レディース鍼灸

ライフサイクルに応じた女性のヘルスケア

矢野 忠 編著

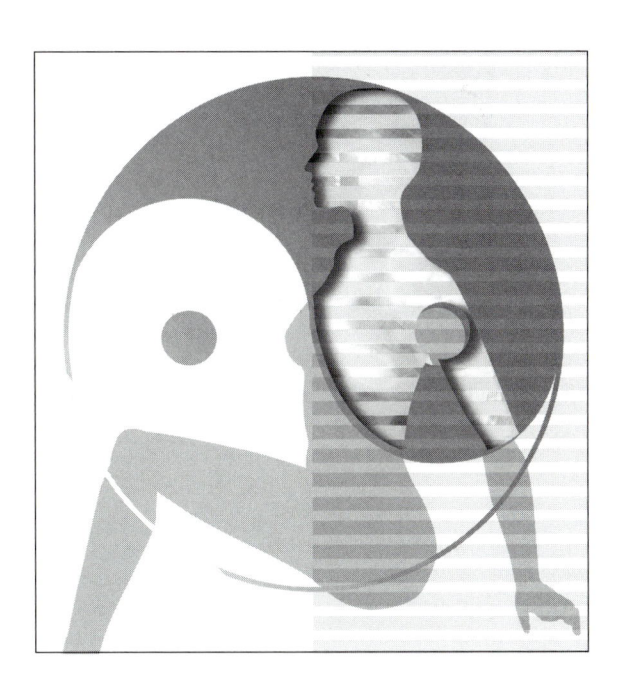

医歯薬出版株式会社

編集・執筆一覧

編集／矢野　忠

執　筆（執筆順）

矢野　忠（やの ただし）	明治国際医療大学学長
形井　秀一（かたい しゅういち）	筑波技術大学名誉教授
相良　洋子（さがら ようこ）	さがらレディスクリニック
安野富美子（やすの ふみこ）	東京有明医療大学保健医療学部鍼灸学科教授
志村まゆら（しむら まゆら）	筑波技術大学保健科学部准教授
角谷　英治（すみや えいじ）	明治国際医療大学鍼灸学部教授

This book is originally published in Japanese under the title of :

REDISU SHINKYU
（Acupuncture for Women's Healthcare）

Editor:

YANO, Tadashi
President, Meiji University of Integrative Medicine

© 2006 1st ed.
ISHIYAKU PUBLISHERS, INC.
7-10, Honkomagome 1 chome, Bunkyo-ku,
Tokyo 113-8612, Japan

まえがき

　最近，性差医療（Gender Specific Medicine：GSM）という言葉をよく耳にするようになった．性差医療は，性差に基づいた適切な医療を提供することを目的とした女性のための，あるいは男性のための，よりよい医療を指向する新しい概念による医療である．

　性差医療は，米国では1990年代から始まり，1993年には性差医療を研究するためのセンターが設立され，着実に発展している．こうした米国の動向はわが国の医療にも影響を及ぼし，現在「女性外来」や「更年期外来」，あるいは「男性更年期外来」などが開設され，徐々にではあるが確実に広まっている．究極の医療が「個の医療」，「テーラーメイドの医療」であるとすれば，性差医療はその目的に沿った医療である．

　東洋医学は，本来的に「個の医療」である．東洋医学は個々に応じた最適な医療を提供するために独自の診療体系を築き上げてきた．それが「証」であり，証に基づいた治療（随証療法）である．「個」を重視する視点は，当然ながら性差をも考慮する．たとえば約2300年前に編纂された『黄帝内経素問』上古天真論篇にすでに男女の発育は異なることについて記述があり，以降，それを踏まえた診療が展開されてきた．また，『啓迪集』（曲直瀬道三著）には「男子は陽に属するので気を散じやすい．女子は陰に属するので気鬱になりやすい．」とし，女子に気病（精神的ストレスによる病気）が多いことが記されている．このことは今も変わることがない．このように，東洋医学には古くから性差医療の視点があったが，その重要性が性差医療の台頭によって，ようやく再認識されようとしている．

　女性は男性と異なり，明確なライフサイクル（小児期，思春期，性成熟期，更年期，老年期）を有し，それぞれのライフステージにおける特徴がみられる．また，結婚・妊娠・出産・子育てといった固有なライフがある．これらのことから，女性にはライフサイクルに応じた健康管理が必要である．特に疾病予防，健康維持・増進といった観点からのアプローチが重要である．

　鍼灸治療は薬を使わない非薬物療法で，自然治癒力の賦活を治療原理とした伝統医療である．それだけに身体に優しい医療であり，しかもアメニティの高い心地のよい医療でもある．これらの特質は女性の生涯にわたるQOL（生活の質）の向上を図るうえで適していると考えている．

　そこで，これらの特質を活かし，女性のライフサイクルに応じたヘルスケアを目的とした鍼灸治療，すなわち「レディース鍼灸」（女性鍼灸学）をとりあげたのが本書である．本書は東洋医学の中に現代西洋医学の婦人科学と産科学を織り込むことによって，女性のライフサイクルに応じた適切な医療を提供しようとするものであり，東西医学を補完することによって，より質の高い医療を指向することを目指している．そのため，第1章で東洋医学の概論的な内容を掲載し，初心者の鍼灸師のみならず，現代西洋医学の医療関係者（医師，助産師，看護師等）にも理解してもらえるように配慮した．また，第2章では東西医学からみた女性のからだを取

り上げ，臨床における視点の拡大を図ることを狙いとした．第3章から第6章は，鍼灸師および他のコメディカル（助産師，看護師）に必要な専門的な内容で構成した．第3章は女性の診療にあたって知っておくべき婦人科学と産科学の診察と検査の要点について概説し，第4章は女性のライフサイクルに応じた主要疾患を取り上げ，医学的な知識と理解を深めることを意図した．第5章はこれまでの各章の内容を踏まえて女性のライフサイクルに応じた鍼灸治療について解説した．産科領域では助産師にも役立つよう配慮した．そして，第6章は性差医療の動向を踏まえてレディース鍼灸の展望に触れ，あわせて鍼灸研究の現状について紹介した．

これまでの鍼灸医療は，ある意味で女性外来の歴史でもあった．鍼灸医療の受療者は圧倒的に女性が多く，男性受療者の倍近い実態である．受療者の平均年齢はやや高いが，最近では若い女性の受療者も増え，ストレス緩和をはじめとしたヘルスプロモーションとして鍼灸医療が利用されている．しかし，産科領域での鍼灸医療の歴史は長く，骨盤位（逆子）をはじめとして様々なマイナートラブルの対処に活用され，大きな効果をあげてきたにもかかわらず，その実績についてはあまり知られていないのは残念である．産科領域においても産科医，助産師との連携による妊婦のマイナートラブルへの対処が広く展開されることが望まれる．

女性を取り巻く社会的，医療的環境が大きく変化しているなかで，女性のための鍼灸医療は営々と行われてきたが，「レディース鍼灸」（女性鍼灸学）として体系化されたものはなく，ようやくその試みが始まったばかりである．この領域は，今後，女性のヘルスケアの重要な部分を担うと考えられるだけに，その順調な発展が期待されている．本書がその一助となることができれば執筆者らの望外の喜びであり，大いに勇気づけられる．

本書は不十分な点も多いが，皆様方からの忌憚のないご意見やご指摘をいただきながら，臨床のなかで揉まれ，逞しく育てられることを願ってやまない．

最後になりましたが，執筆者の先生方には，本書の意図するところをご理解していただき，快く執筆を賜りましたこと，心から感謝申し上げます．相良先生には，専門医の立場からご丁寧に校閲ならびに執筆を賜りましたこと深謝申し上げます．また，医歯薬出版編集部竹内　大氏ならびに関係者の方々に厚く御礼申し上げます．

平成18年5月吉日

編者　矢野　忠

増補にあたって

第1版第1刷について不満な点も多々あった．今回第2刷増刷にあたって，その点には加筆・修正を加え，なおかつ第6章第2節に「健康美と鍼灸」を新しく加えた．今後も内容を吟味し，よりよいものにしてゆくつもりである．

平成22年12月　矢野　忠

目　次

まえがき............iii

第 1 章　東洋医学とは

第 1 節　東洋医学の特色 ……………………………………………矢野　忠　1
1. エコロジーの医学………………………………………………………………1
2. 心身一如の医学…………………………………………………………………1
3. 自然治癒力の医学………………………………………………………………2
4. 未病の医学………………………………………………………………………2

第 2 節　東洋医学の思想 ……………………………………………矢野　忠　3
1. 陰陽論……………………………………………………………………………3
   1) 陰陽の性質とその関係／3　　2) 陰陽論の医学的応用／5
2. 五行論……………………………………………………………………………6
   1) 五行とは／6　　2) 五行の相生関係と相剋関係／6　　3) 五行の色体表／7
   4) 五行論の医学的応用／7

第 3 節　東洋医学の病因論 …………………………………………矢野　忠　9
   1) 外因／9　　2) 内因／10　　3) 不内外因／11　　4) 東洋医学の病因論の意味／12

第 4 節　東洋医学の機能病態論 ……………………………………矢野　忠　12
1. 気・血・津液の生理機能とその病態…………………………………………13
   1) 気／13　　2) 血／14　　3) 津液／15
2. 臓腑の生理機能とその病態……………………………………………………16
   1) 臓腑の種類／16　　2) 臓の生理機能と病態／16　　3) 腑の生理機能と病態／19

第 5 節　東洋医学の診察法 …………………………………………矢野　忠　20
   1) 望診／20　　2) 聞診／23　　3) 問診／23　　4) 切診／27

第 6 節　病証論 ………………………………………………………矢野　忠　30
1. 病証とは…………………………………………………………………………30
2. 病証の種類………………………………………………………………………31
   1) 八綱病証／31　　2) 気血津液病証／33　　3) 臓腑病証／35　　4) 外感病の病証／36
3. 病証の決定………………………………………………………………………36

第 7 節　経絡・経穴系（ツボとスジ） ……………………………形井秀一　37
   1) 経絡とは／38　　2) 経穴／40

第8節　東洋医学の治療法 …………………………………………… 形井秀一　43
　　1）あん摩／44　　2）導引・気功／44　　3）鍼灸／45　　4）漢方／46

第2章　東西両医学からみた女性のからだ

第1節　現代西洋医学からみた女性のからだ …………… 矢野　忠・相良洋子　49
　1．加齢による性機能および身体の変化 ……………………………………… 50
　　1）幼児期／50　　2）思春期／50　　3）性成熟期／51　　4）更年期／52
　　5）老年期／53
　2．性周期 …………………………………………………………………………… 53
　　1）卵巣／53　　2）子宮内膜／55　　3）月経／57

第2節　東洋医学からみた女性のからだ ………………………………… 矢野　忠　58
　1．女性の成長と発育 ……………………………………………………………… 58
　2．胞宮（子宮）について ………………………………………………………… 59
　　1）胞宮／59　　2）胞宮と臓腑との関係／60
　　3）胞宮と四脈（衝脈・任脈・督脈・帯脈）／61
　3．月経について …………………………………………………………………… 63
　4．妊娠と分娩 ……………………………………………………………………… 64
　　1）妊娠／64　　2）分娩／64

第3節　東洋医学からみた婦人病の病因と治療原則 ………………… 矢野　忠　65
　1．婦人病の病因 …………………………………………………………………… 65
　　1）六淫／66　　2）七情／67　　3）その他／68
　2．産科・婦人科疾患の発症機序 ………………………………………………… 68
　　1）臓腑機能の失調が衝脈・任脈に影響して起こる疾患／68
　　2）気血の失調が衝脈・任脈に影響して起こる疾患／68
　　3）胞宮への直接的損傷が衝脈・任脈に影響して起こる疾患／70
　3．治療の原則 ……………………………………………………………………… 70
　　1）疏肝気／70　　2）和脾胃／71　　3）補腎気／71　　4）調気血／71

第3章　女性の診察法と検査法

第1節　診察の基本 …………………………………………… 安野富美子・相良洋子　73
　1．一般診察と診察上の配慮 ……………………………………………………… 73
　　1）患者を迎えるための準備／73　　2）医療面接の基本／74

3）医療面接のポイント／74　　4）予診の取り方／75　　5）問診／75
　2. 婦人科的診察法･･･76
　　1）診察上の配慮／76　　2）外陰部・骨盤・下肢の視診／76　　3）腟鏡診／77
　　4）内診・双合診・直腸診／77
　3. 主要症状の診察の進め方･･･78
　　1）月経異常／78　　2）不正性器出血／78　　3）妊娠に伴う諸症状／78
　　4）よくみられる症状／79　　5）外陰部症状と帯下（おりもの）／79
　4. 東洋医学の診察法（四診法の要点）･･･79
　　1）望診／80　　2）問診／80　　3）切診／80

第2節　主要な検査法 ････････････････････････････････ 安野富美子・相良洋子　81
　1. 婦人科内分泌検査法･･･81
　　1）基礎体温／81　　2）ホルモン測定／82　　3）ホルモン負荷試験／84
　　4）頸管粘液検査／84　　5）子宮内膜組織診／85
　2. 不妊検査法･･･85
　　1）卵管疎通性検査法／85　　2）排卵時期の診断法／87　　3）精子検査／87
　3. 組織診と細胞診･･･88
　　1）組織診／88　　2）細胞診／88　　3）腫瘍マーカー／89
　4. 内視鏡検査法･･･89
　　1）腟拡大鏡診（コルポスコピー）／89　　2）子宮鏡診（ヒステロスコピー）／89
　　3）腹腔鏡診（ラパロスコピー）／89　　4）膀胱鏡診／89　　5）直腸鏡診／89
　　6）羊水鏡診／90
　5. 超音波診断法･･･90
　　1）超音波断層法／90　　2）ドプラー法／91
　6. その他の画像診断･･･92
　　1）コンピューター断層撮影（CT）／92　　2）磁気共鳴画像（MRI）／93
　7. 産科領域で行われる検査･･･93
　　1）羊水検査／93　　2）胎盤機能検査／93　　3）胎児心拍（数）陣痛図／95
　　4）胎児採血／96　　5）骨盤計測／96

第4章　女性の主要疾患

第1節　女性のライフサイクルと主要疾患 ･･････････････ 形井秀一・矢野　忠　97
　1. 思春期の心身･･･ 形井秀一　97
　　1）東洋医学のこころとからだ／97　　2）思春期女性にみられる愁訴と疾患／97
　2. 性成熟期の心身･･･ 矢野　忠　98
　　1）性成熟期の身体的変化／98　　2）性成熟期女性の周囲環境／98

3）性成熟期女性にみられる愁訴と疾患／99
　3. 更年期・老年期の心身 ………………………………………………形井秀一　100
　　1）東洋医学のこころとからだ／100　　2）老年期に多い疾患／101

第2節　思春期の主要疾患 ……………………………………………形井秀一　102
　1. 起立性調節障害 …………………………………………………………………102
　2. 緊張型頭痛 ………………………………………………………………………104
　3. 過敏性腸症候群 …………………………………………………………………106
　4. 過換気症候群 ……………………………………………………………………108
　5. アトピー性皮膚炎 ………………………………………………………………110

第3節　性成熟期の主要疾患 ……………………………………矢野　忠・相良洋子　113
　1. 月経の異常（周期・持続日数・出血量）………………………………………113
　2. 無月経 ……………………………………………………………………………115
　3. 月経困難症 ………………………………………………………………………116
　4. 月経前症候群 ……………………………………………………………………120
　5. 外陰腟炎 …………………………………………………………………………122
　6. 性感染症 …………………………………………………………………………123
　7. 卵巣腫瘍 …………………………………………………………………………127
　8. 子宮内膜症 ………………………………………………………………………129
　9. 子宮腺筋症 ………………………………………………………………………132
　10. 子宮筋腫 …………………………………………………………………………134
　11. 子宮癌 ……………………………………………………………………………136
　　A．子宮頸癌／136　　B．子宮体癌／137

第4節　更年期・老年期の主要疾患 ……………………………安野富美子・相良洋子　139
　1. 更年期障害 ………………………………………………………………………139
　2. 泌尿・生殖器の萎縮症状 ………………………………………………………143
　3. 骨粗鬆症 …………………………………………………………………………144
　4. 高血圧症 …………………………………………………………………………146
　5. 脂質異常症 ………………………………………………………………………148
　6. 乳　癌 ……………………………………………………………………………150

第5節　産科の主要疾患 …………………………………………矢野　忠・相良洋子　152
　1. つわり・妊娠悪阻 ………………………………………………………………152
　2. 流　産 ……………………………………………………………………………154
　3. 子宮内胎児死亡 …………………………………………………………………156
　4. 異所性妊娠 ………………………………………………………………………157

5. 胞状奇胎 …………………………………………………………… 159
6. 早　産 …………………………………………………………… 160
7. 胎児発育不全 …………………………………………………… 161
8. 妊娠高血圧症候群（妊娠中毒症） …………………………… 162
9. 子　癇 …………………………………………………………… 165
10. 前置胎盤 ………………………………………………………… 166
11. 多胎妊娠 ………………………………………………………… 167
12. 血液型不適合妊娠・胎児付属物の異常 ……………………… 169
13. 乳腺炎 …………………………………………………………… 171

第5章　女性のライフサイクルに応じたヘルスプロモーション

第1節　思春期のマイナートラブル ………………………形井秀一　173
1. 肥　満 …………………………………………………………… 173
2. 疲労感 …………………………………………………………… 177
3. 頭　痛 …………………………………………………………… 181
4. 便通障害 ………………………………………………………… 185

第2節　性成熟期のマイナートラブル ……………矢野　忠・形井秀一　190
1. 月経痛 …………………………………………………矢野　忠　190
2. 月経周期の異常 ………………………………………矢野　忠　197
3. 肩こり …………………………………………………形井秀一　205
4. 冷え症 …………………………………………………形井秀一　210
5. 不妊症 …………………………………………………形井秀一　214
6. 腰　痛 …………………………………………………矢野　忠　218

第3節　妊娠期のマイナートラブル ……………形井秀一・矢野　忠　226
1. つわり …………………………………………………形井秀一　226
2. 骨盤位 …………………………………………………矢野　忠　229
3. 切迫早産 ………………………………………………矢野　忠　236
4. 和痛分娩 ………………………………………………矢野　忠　241
5. 陣痛促進 ………………………………………………形井秀一　248
6. 乳汁分泌不全 …………………………………………矢野　忠　251
7. 妊娠中の腰痛 …………………………………………形井秀一　258
8. 妊娠中の便秘 …………………………………………形井秀一　260

第4節　更年期・老年期のマイナートラブル　…………形井秀一・矢野　忠　263
  1. 更年期障害……………………………………………………………形井秀一　263
  2. 尿漏れ………………………………………………………………形井秀一　268
  3. 耳鳴り………………………………………………………………形井秀一　272
  4. 膝痛（変形性膝関節症）………………………………………………矢野　忠　276
  5. 高血圧症……………………………………………………………矢野　忠　285

第6章　レディース鍼灸の展望と研究の現状

第1節　レディース鍼灸の展望……………………………………矢野　忠　291
  1. 性差医療と女性外来………………………………………………………291
     1）性差医療とは／291　　2）東洋医学における性差医療／292　　3）女性外来／292
  2. レディース鍼灸とは………………………………………………………293
     1）女性のライフサイクルに応じた「レディース鍼灸」の可能性／294
     2）働く女性と「レディース鍼灸」／296
  3. 鍼灸治療に対する女性の意識……………………………………………299

第2節　健康美と鍼灸……………………………………安野富美子・矢野　忠　301
  1. 鍼灸医学からみた皮膚……………………………………………………301
     1）皮膚の捉え方／301　　2）皮膚はバリア／301
  2. 美容鍼灸について…………………………………………………………302
     1）美容鍼灸と美身鍼灸／302　　2）美容鍼灸の内容／303
     3）皮膚バリア機能に及ぼす鍼の効果／303
  3. 美身鍼灸の実際……………………………………………………………305

第3節　産婦人科領域における鍼灸研究の現状………志村まゆら・角谷英治　309
  1. 動物を対象とした基礎的研究の成果……………………………志村まゆら　309
     1）子宮の自律神経調節／309
     2）子宮および卵巣に及ぼす体性感覚刺激の効果／310
  2. ヒトを対象とした研究の成果………………………………………角谷英治　315
     1）痛みのコントロール／315　　2）自律神経系に及ぼす影響／315
     3）筋の緊張・異常収縮に及ぼす影響／316　　4）血流量への影響／317
     5）女性ホルモンに及ぼす影響／318

索　引……………………………………………………………………………321

第1章

東洋医学とは

第1節　東洋医学の特色

> **ポイント**
> 1. 自然と人体は一体と捉え，自然との共生を重視するエコロジーの医学
> 2. 心と体は一体であるとする身心一如の医学
> 3. 内在性の治癒力を活用する自然治癒力の医学
> 4. 本格的な病に至る前に治療し，健康回復を促進させる未病の医学

1. エコロジーの医学

　東洋医学では，自然と人体は一体であると捉え，自然は大宇宙（マクロコスモス）であり，人体は小宇宙（ミクロコスモス）であるとみなす．したがって，人体の生理，病理あるいは疾病の発生や治療の法則などのすべては，自然の法則で説明できるとした．たとえば，自然と人体のリズムが同調して振動していれば健康であり，非同期であれば不健康である．このような考え方を東洋医学では天人合一説という．

　このように自然と人体の調和を重んずる考え方の根底には，人は自然によって生かされているという認識がある．人は自然から分離独立した存在（closed system）ではなく，自然に包まれ，しかも自然と情報交流しながら自らの秩序を創り上げる存在（open system）であるという認識である．いわば自然との共生を重視した．そうしたことから，季節に応じた養生を奨励し，気象（季節）の変化を診察・治療の上でも展開した．いうなれば，東洋医学は気象医学を含めたエコロジーの医学である．

2. 身心一如の医学

　東洋医学では，心と身体は一体（身心一如）であるとみなし，人体のあらゆる活動は精神と身体とが一体となってなされるとした．したがって，身体機能は感

情を含めた精神活動に影響され，逆に精神活動は身体機能に影響される．こうした心身一如の生体観に基づいて健康や疾病状態を把握し，それに基づいて診察法や治療法が展開される．

　東洋医学の生体観は哲学的，抽象的であると指摘されるが，極めて具体的かつ臨床的である．たとえば，臓腑に精神活動を割り当て，診察・治療に応用している．さらに診察においては病人の精神や感情の状態を詳細に診ることを通して，病苦の理解に迫ろうとする．いわば病人を診て，病苦を治療しようとする．

3. 自然治癒力の医学

　東洋医学の治療おいては，直接的に原因を排除あるいは撲滅することはせず，人体の有する自然治癒力を賦活し，疾病状態を改善しようとする．特に鍼灸医学では，治療手段（鍼，灸，あん摩など）に物理的刺激を用いることから，内在性の治癒力を積極的に活用しようとする．一方，現代西洋医学は，直接的に病変部を除去（外科的処置）したり化学療法（内科的処置）により病原微生物を撲滅するなど，原因そのものを排除しようとする．このことから，東洋医学は主として心身機能が変調した病態に対して有効であり，現代西洋医学は原因の明らかな病態（感染症や器質的疾患など）に対して有効であるといわれている．

　多くの疾病は治癒力（生体防御力）の低下により発症することから，自然治癒力を重視する鍼灸医学の視点は大変評価されている．しかも，内在性の治癒力を治療原理としていることから，エコ医療ともいわれ，人に優しい医学である．

4. 未病の医学

　現代西洋医学の進歩・発展と公衆衛生の普及により，感染症を主とした急性疾患は減少し，逆に生活習慣の変容やストレスの増大により，生活習慣病や心の病が増えてきた．生活習慣病は一旦発病すると治癒困難であることから，本格的な疾病状態になる前に生活習慣の適正化や運動療法や食事療法などの非薬物療法によって予防する必要があるといわれている．

　予防医療については，東洋医学では「未病治」（未病を治す）を最高の医療行動目標としている．「未だ病にならざるを治す」は，生活習慣病の予防や高齢者の健康寿命の延伸の対策にもなることから，未病の医学が注目されている．

　東洋医学では，健康を維持増進するには養生法を重視し，未病状態に対しては積極的な治療を行うことを奨励している．こうした未病医療の展開は，医療費の増大を抑制し，削減の切り札となる可能性がある．

第2節　東洋医学の思想

> **ポイント**
> 1. 東洋医学の主要な思想として，陰陽論と五行論がある．
> 2. 陰陽論は東洋医学の根本をなす思想である．
> 3. 陰陽は相対的な対立概念であり，相互に転化し，平衡する性質を有する．
> 4. 陰陽論は，身体機能や病理の説明あるいは治療方針に応用される．
> 5. 五行とは，木・火・土・金・水のことである．
> 6. 五行の色体表とは，自然界を五行の属性で分類したものである．
> 7. 五行間には，相互に助け合う相生の関係と，抑制し合う相剋の関係がある．
> 8. 五行論は診察，治療に応用される．

1．陰陽論

　東洋医学の根幹をなす思想として，陰陽論がある．陰陽論は古代中国の自然哲学のひとつであるが，小宇宙である人体も自然の運行と同様の法則に従って活動しているとみなし，人体の機能や疾病の発生過程を陰陽論で体系的に説明しようとした（図1-1）．

1）陰陽の性質とその関係

　陽の属性は，明るく・軽やかで・暖かく・活動的である．陰の属性は，暗く・重く・冷たく・静かである．自然のさまざまな現象や事物は，陰陽の属性に分けることができ，陰陽の関係で説明できると考えた．たとえば，昼と夜を陰陽でみると，昼は明るく・活動的であり，夜は暗く・静かであることから，昼は陽であり，夜は陰にあたる．しかし，昼は徐々に夜に移行し，夜はやがて昼となり，その境は決して区切ることはできず，連続的である．陰陽論では，こうした昼夜

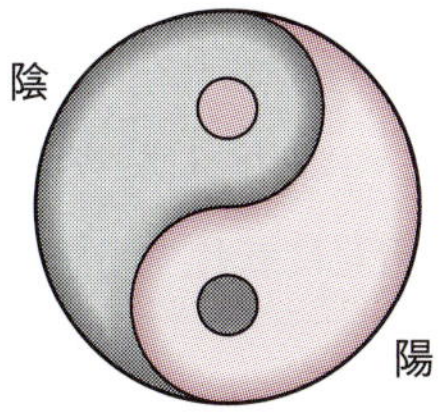

図1-1　陰陽太極図

図1-2 陰陽の消長と平衡

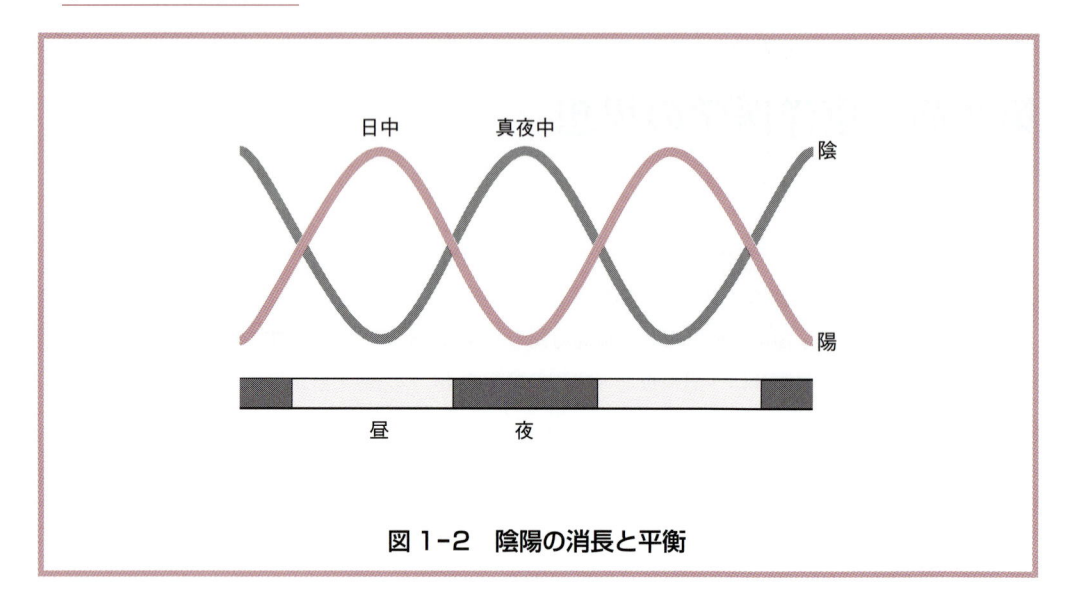

の変化は，陰陽の消長によって捉えられるとした（図1-2）．

このように，陰陽という思想は自然現象およびその変化を対立的に，しかも統一的に説明するものである．この陰陽をもって小宇宙である人体の働き，あるいは疾病の発生過程も同様に説明できると考えた．

(1) 相対的な対立概念としての陰陽

陰陽は相対する対立的な概念である．天と地，昼と夜，上と下，表と裏，熱と寒，男と女など，自然界のさまざまな現象や事物は対立的に捉えることができ，すべて陰陽の属性に分けることができる．しかし，それらの陰陽分類は絶対的な尺度によるのではなく，相対的なものである．昼夜の関係で示したように，対立する現象や事物は原則的には連続的に変化するもので，明瞭に二分できない．こうしたことから，陰陽の関係は相対的な対立関係でしか捉えられないのである．

(2) 相互に転化する陰陽

陰と陽は対立したままの関係ではなく，陰から陽に，陽から陰に相互に転化できる．それは陰が極まったときに陽に転化し，陽が極まったときに陰に転化するからである．たとえば，昼夜の変化のように，昼（陽）が最大に達した時点から夜（陰）に転化し始め，徐々に増大して夜（陰）となる．このように陰陽は対立したままの関係ではなく，相互に転化する性質をもっている（図1-2）．

(3) 平衡する陰陽

陰陽は常にバランスを保ち，平衡状態を維持していると考えられている．すな

わち，陰と陽は一方に偏らないように相互に制約し合っている．したがって，一方が強くなるか，あるいは弱くなるかによって陰陽のバランスが崩れると異常が生じる．しかし，陰陽の平衡は常に五分と五分の平衡関係ではなく，陰陽消長にみられるように，時間の推移とともに変化しながら平衡状態を保つ（図1-2）．

2）陰陽論の医学的応用

陰陽論の思想は，人体の区分や臓腑の区分，人体の生理機能および病理，さらには治療の方針に用いられる．

(1) 陰陽による人体の区分

人体を陰陽に区分するとき，原則として四つ這いの肢位で太陽の当たるところを陽とし，影になるところを陰とした．したがって背中は陽で胸腹部は陰，外側は陽で内側は陰，表は陽で裏は陰とした．また上下では，陰陽の性質から上は陽で下は陰に区分できる．このように人体を陰陽に区分することによって，疾病の存在する部位（病位）を明らかにし，治療の方針をも示した．

(2) 陰陽による臓腑の区分

臓腑は，その機能から陰陽に区分される．臓は陰に属し，物を蔵し，組織・器官を養う機能を有する．一方，腑は陽に属し，物を運搬したり，排出したりする機能を有する．

(3) 陰陽からみた人体の生理・病理

東洋医学では，人体のさまざまな機能は「気」によって行われ，その物質的な基盤は「血」であると考えられている．陰陽の属性から「気」と「血」をみると，「気」は陽に属し，「血」は陰に属する．したがって「気」は陽で機能を意味し，「血」は陰で物質を意味する．しかも「血」は「気」の働きによって生成され，「気」は「血」によってその機能を発揮することができるとした．

このように陰陽相互の作用によって人体の正常な生理活動は維持されるが，陰陽の正常な関係が失調すると異常とされ，病的状態とみなされる．すなわち，人体のさまざまな病理は陰陽の偏り（偏衰偏盛）によって生じるものであると捉えている．

(4) 陰陽からみた治療方針

病的状態が陰陽の失調によって発症することから，治療方針は陰陽のバランスを回復するように立てる．そのために陰陽の失調パターン（いずれが衰えている

か，高ぶっているか)を診察し，それに基づいて治療方針を組み立てる．

2. 五行論

1) 五行とは

　　五行論は，陰陽論とともに東洋医学の基本をなす重要な思想である．五行論では，自然界はすべて5つの基本的要素から構成されており，それらの属性に還元できると考え，小宇宙である人体の機能や疾病の発生過程をも五行論で説明できるとした．

　　五行論でいう5つの基本的要素とは，木・火・土・金・水である．これを五行という．この五行の属性によって自然界のすべてを五行に還元し，自然界を分類した．そして，五行間に存在する関係(五行の相生，相剋)によって自然界の秩序と変化を説明しようとした．

2) 五行の相生関係と相剋関係

　　五行間には相生と相剋という関係性がある．前者は助け合う関係であり，後者は抑制し合う関係である．

(1) 五行の相生関係

　　五行の相生とは，助け合う関係である．それは生むものと生まれるものの関係でもあることから，母子関係にある．木は火を生じ，火は土を生じ，土は金を生じ，金は水を生じ，水は木を生じ，相生の関係は循環する．また，木は火の母であり，火は木の子となる関係から，五行の相生関係を母子関係という(図1-3)．

(2) 五行の相剋関係

　　五行の相剋とは，剋するものと剋されるものの関係で，抑制(制御)し合う関係である．木は土を剋し，土は水を剋し，水は火を剋し，火は金を剋し，金は木を剋し，相剋の関係は循環する．剋するとは勝つという意味があり，木は土に勝つ，あるいは水は火に勝つ関係である(図1-3)．

(3) 五行の相生と相剋の関係

　　五行の相生と相剋の関係によって，五行相互の関係は安定する．この助け合う力(相生)と抑制し合う力(相剋)が平衡であれば，五行相互の関係は安定する．つまり五行で構成されている自然界は，変化しながらも安定を維持し，一定の秩序を創ることができる．この関係性は小宇宙である人体にも当てはまり，五行の相

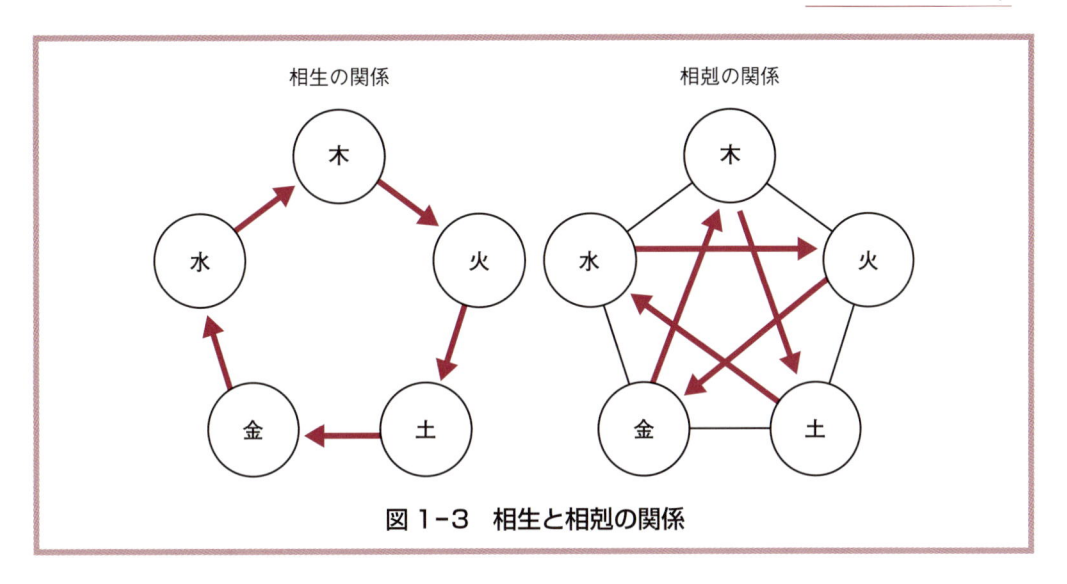

図 1-3　相生と相剋の関係

生と相剋の関係が平衡である状態を健康と考え，不調和が異常（病的状態）と捉えた．

3）五行の色体表

　自然界のすべては五行の属性に分けることができるとし，五行によって自然界を分類したものが色体表である．五行の色体表によって分類された項目は，すべて五行の属性をもつ（表1-1）．たとえば，五臓を五行に分類すると，肝は木，心は火，脾は土，肺は金，腎は水となり，五主では，筋は木，血脈は火，肌肉は土，皮は金，骨は水となる．したがって，肝と筋は木に属し，心と血脈は火に属し，脾と肌肉は土に属し，肺と皮は金に属し，腎と骨は水に属する．このように木・火・土・金・水に属する項目は同じ属性をもち，関連性があるとみなす．

　五行の色体表の内容は，臓腑の配当，診断に関する事項の配当（五色，五支，五声，五音，五香，五味，五竅，五液，五主など），病因に関する事項の配当（五悪，五季など），精神作用に関する事項の配当（五志，五精など）に大きく分けることができる．

4）五行論の医学的応用

　五行論は，診断，疾病の転機および治療の法則に応用される．

（1）診断への応用

　五行論の診断への応用として，五色・五支・五声・五音・五香・五味・五竅・五液・五主・五志・五精・五悪・五気・五季などの項目が使われる．そ

表1-1 五行の色体表

	五臓	五腑	五色	五支	五声	五音	五香	五味	五竅	五液	五主	五志	五精	五悪	五気	五季
木	肝	胆	青	爪	呼	角	臊	酸	目	涙	筋	怒	魂	風	風	春
火	心	小腸	赤	毛	言	徴	焦	苦	舌	汗	血脈	喜（笑）	神	熱	熱	夏
土	脾	胃	黄	乳	歌	宮	香	甘	口	涎	肌肉	思（慮）	意・智	湿	湿	土用
金	肺	大腸	白	息	哭	商	腥	辛	鼻	涕	皮	憂（悲）	魄	寒	燥	秋
水	腎	膀胱	黒	髪	呻	羽	腐	鹹	耳	唾	骨	恐（驚）	精（志）	燥	寒	冬

れぞれの項目に異常所見があれば，対応する臓腑の病変として捉える．たとえば五臓と五色の対応関係では，肝と青，心と赤，脾と黄，肺と白，腎と黒が対応し，顔色が赤ければ心の病症（症状）とみなし，心の病を考慮する．また，五臓と五主の対応関係でいえば，肝と筋，心と血脈，脾と肌肉，肺と皮，腎と骨が対応し，足の筋肉に痙攣があるとすれば肝の病症と考え，肝の病を考慮する．

このように五行の色体表は，五行に属する各項目と臓腑との対応関係から，臓腑の病変を診断するために利用される．

(2) 疾病の転帰と治療の法則への応用

疾病の転帰についても，相生および相剋の関係が応用される．これには肝の病は心の病を引き起こすといった相生の関係による場合と，肝の病は脾の病を引き起こすといった相剋の関係による場合とがある．

一般的には，相生の関係で疾病が進展する場合，比較的予後は良好である．しかし，相剋の関係で疾病が進展する場合，予後が不良であるといわれている．

治療においても相生と相剋の関係が応用されている．たとえば，相生関係を利用したものとしては，心の病を治療するにはその母である肝の臓の機能を補い，心の子にあたる脾の臓の機能を抑える．一方，相剋関係を利用したものとしては，脾の病を治療するには脾を剋する肝の機能を抑える，などである．

第3節　東洋医学の病因論

> **ポイント**
> 1. 病因は，①外因，②内因，③不内外因に分けられる．
> 2. 外因とは，外から人体を侵襲する病因で，これには六淫と癘気（伝染病）がある．六淫とは風・寒・熱（暑）・湿・燥・火の六邪のことである．
> 3. 内因とは，内から人体を侵す病因で，これには七情の乱れがある．七情とは，怒・喜・思・悲・憂・恐・驚の7つの感情や情動のことである．
> 4. 不内外因とは，不摂生な飲食・過重労働による疲労・不摂生な房事（性生活），外傷などで，明らかに病の原因となるものをさす．
> 5. 外因の侵襲で生じる病を外感病といい，内因・不内外因で生じる病を内傷病という．

東洋医学では，疾病は「邪気」が人体を侵襲したときと，人体の正気（元気，原気，真気ともいう．邪気に対しては正気を使用）が虚弱な状態になったときに発生するとし，それらの病因として外因，内因，不内外因がある（図1-4）．

1）外　因

外因とは，外から人体を侵襲する病因のことで，六淫と癘気（伝染病）がある．自然の気象現象は，風・寒・熱（暑）・湿・燥・火の六気と呼ばれる気象因子に

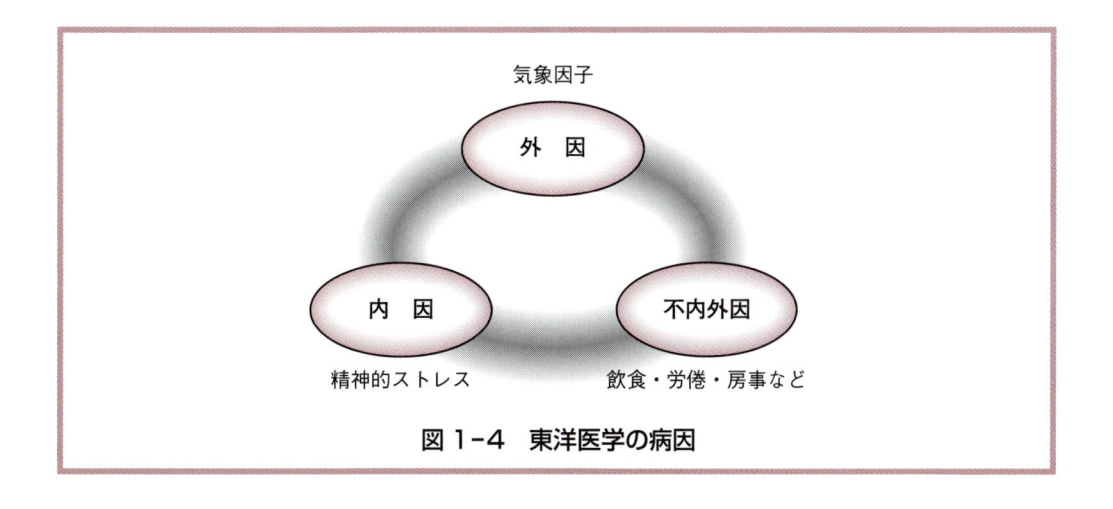

図1-4　東洋医学の病因

（気象因子／外因／内因：精神的ストレス／不内外因：飲食・労倦・房事など）

よって構成されている．空気の流動が風，気温の低下が寒，気温の上昇が熱（暑），熱（暑）がさらに上昇したものが火，湿度の増加が湿，減少が燥，である．これらの六気の織りなす模様により様々な気象が生じ，四季がめぐる．

(1) 六　淫

六気が身体の適応能力を超えて作用したとき，六気は邪気（外邪）に転じて六淫〔風邪，寒邪，熱邪（暑邪），火邪，湿邪，燥邪〕となり，疾病の原因となる．

外因で病的状態が発生するには，2通りがある．ひとつは，人体の正気が充実しているにもかかわらず，六気が人体の適応能力を超えて作用した場合である．たとえば，夏の季節では，熱（暑）気は正常な気象因子として作用するが，長時間，炎天下にいると熱中症になるように，六気が人体の適応能力を超えて作用すると六淫に転じる．もうひとつは，人体の正気が虚していると，相対的に六気に対する適応能力が低下しているため，正常な六気であっても六淫に転ずることがある．たとえば，冬は寒いことが正常であるが，正気が虚していると寒気も外邪に転じて感冒を引き起こす．このように正気が虚していると，生体防御が低下して容易に外邪を感受し，発病する．このことから，正気の充実の程度が疾病の発生に強くかかわることから，治療においては正気を補い，扶けること（扶正）を第一義とする．ここに東洋医学の病因論と治療観の特徴がある．

(2) 四季と疾病および臓腑との関係

六気の多少によって四季が生ずる．春には風，夏には熱（暑），土用（長夏：陰暦の六月）には湿，秋には燥，冬には寒が主たる気となって季節をつくる．これらの気が邪気に転ずると，春に風病，夏に暑病，土用に湿病，秋に燥病，冬に寒病が発症する．

また，六淫と臓腑の対応関係から，風は肝，熱（暑）は心，湿は脾，燥は肺，寒は腎を傷る．これを季節からみると，春には肝の病が，夏には心の病が，土用には脾の病が，秋には肺の病が，冬には腎の病が発症しやすいと捉える．

(3) 癘　気

癘気は，天地の間にある一種の不正な気のことであり，流行している感染症や伝染性疾患の原因のことをさす．疫癘ともよばれている．たとえば，コレラ，疫痢（赤痢），ジフテリアなどの急性感染症はすべて癘気によると考えられている．

2) 内　因

内因とは，内から人体を侵す病因のことで，これには七情の乱れがある．

人の正常な精神活動や感情，情動は，怒・喜・思・悲・憂・恐・驚の7つに分けられ，これを七情と呼ぶ．七情が突然に過不足となり，その状態が長期間にわたると，臓腑の機能を失調させ，疾病の原因となる．ゆえに七情は内傷七情とよばれる．

七情と臓腑は関係し，七情の過不足によって臓腑の機能は損なわれる．逆に臓腑の機能に変調が生じると，臓腑に対応する七情が乱れ，精神的愁訴を引き起こす．

(1) **怒**：人はときに怒ったり，カーッとなったりするが，これが過度になると肝を傷（やぶ）る．また，肝気が高ぶっていると，ちょっとしたことでも怒りっぽくなり，イライラする．

(2) **喜**：喜べば気がのびやかになるが，過度になると神気（正常な精神活動を主（つかさど）る気）を消耗させて精神を不安にする．過度の喜びは心を傷る．また，心の機能が失調すると，喜びやすくなる．

(3) **思**：思慮のことである．くよくよ考え込むことが度重なると脾を傷る．また，脾の機能が失調すると，くよくよ考え込むようになる．

(4) **悲**：悲哀は苦痛の中から生まれてくる．過度の悲は肺を傷る．また肺の機能が失調すると，悲しみやすくなる．

(5) **憂**：こころが沈み，うつうつとして楽しまないことをいう．憂が過度になると気はのびず，肺を傷る．また，肺の機能が失調するとこころが沈みやすくなる．

(6) **恐**：恐怖心である．恐は腎を傷る．また，腎気が少なくなる（腎虚）と恐れやすくなる．

(7) **驚**：不意な局面に直面すると，精神が極度に緊張することによって生まれてくる．驚を受けると神気（精神）が乱され，感情が不安定になる．過度の驚は，腎を傷る．また，腎の機能が失調すると，物事に驚きやすくなる．

3）不内外因

不内外因は，外因にも内因にも該当しない病因で，不摂生な飲食・過重労働による疲労・不摂生な房事（性生活）など，明らかに疾病の原因となるものをさす．つまり不内外因は，いわば日常生活上の問題であり，食べすぎ，飲みすぎ，働きすぎ，房事の不摂生などの不良な生活習慣である．さらに外傷や薬物中毒はすべて正気を損ねる原因となる．

(1) **飲　食**：栄養の源であるが，暴飲暴食すると脾胃の運化（消化・吸収）の機能を損ね，脾胃の病の原因となる．また，有害な飲食物の摂取，生ものの摂りすぎや五味の偏食も脾胃の病の原因となる．

(2) **疲労（労倦）**：過重労働による疲労は，脾気を損傷し，気力を減退させ，気虚を引き起こす．

(3) **房事の不摂生**：房事の不摂生は，精気を損傷させ，体を虚弱にするばかりでなく，腎気を損ね，腎虚を引き起こす．

4）東洋医学の病因論の意味

　東洋医学の病因論は，外因よりは内因，不内外因を重視する立場をとる．言い換えれば，疾病の原因として，精神的ストレスと不良な生活習慣をより重視する立場である．それは，「正気」が充実していれば人体は外邪の侵襲を受けにくく，容易に疾病状態にならないとする考え方による．したがって，正気を衰えさせる内因と不内外因を外因より重視する．

　かつては急性疾患が疾病構造の中心であった．急性疾患の多くは感染症であった．いわば外因による疾病である．西洋医学の進歩と公衆衛生の普及により，急性疾患は激減した．しかし，現代では生活習慣病や心の病などの慢性疾患が増加している．これらの疾病の多くは，生活習慣の改善や心のケアなどで予防できる．こうしたことから，東洋医学の病因論が注目されている．

第4節　東洋医学の機能病態論

> **ポイント**
> 1. 気の生理機能は，①推動作用，②温煦作用，③防御作用，④固摂作用，⑤気化作用の5つである．
> 2. 気の主な病態は，①気虚，②気滞である．
> 3. 血の主な生理機能は，人体各部に水穀の気（栄養素）と清気（酸素）および体液を与え，全身の組織を滋養するとともに，各組織に潤いを与える．
> 4. 血の主な病態は，①血虚，②血瘀である．
> 5. 津液の主な生理機能は，皮膚・粘膜を潤し，臓腑を滋潤し，関節液となって関節運動を円滑にする．
> 6. 津液の主な病態は，①津傷（脱水など），②水液停滞（水腫など）である．
> 7. 臓は実質臓器で，精気を蔵して外に漏らさない．これには，肝・心・脾・肺・腎・心包の6種類がある．
> 8. 腑は中腔臓器であって，物を受け，消化し，それを送り，胆汁・便・尿などとして排泄する．これには，胆・小腸・胃・大腸・膀胱・三焦の6種類がある．
> 9. 奇恒の腑とは，臓でもなく腑でもなく，両者の性質を有する臓腑で，これには脳・髄・胆・胞宮（子宮）などがある．

1. 気・血・津液の生理機能とその病態

1）気

（1）気（氣）とは

「気」は，古代中国人が自然の現象に対して抱いた素朴な認識である．季節の移り変わり，生き物の誕生と死など，この世のあらゆる事象およびその変化は，すべて気の運動によって生じるものであり，万物は気によって構成されていると捉えた．これが東洋の「気」の思想である．

この「気」の思想は，今日においてなお生きている．天気，気候，気象，空気，元気，気分，気持ち，気合い，病気，気力，電気，磁気など，日常用語の中にそれを見いだすことができる．これらの用語の多くは，気象現象，精神現象，さらには見えないエネルギーを表しているが，動いてやまないもの，流動するもの，絶えず変化するものの実体として「気」という用語を共通に使っている．まさに東洋の「気」の思想を反映した用語である．

（2）気の生成

万物は「気」によって構成されているという認識は，人においても同様である．したがって東洋医学では，人体の生命活動は「気」によってなされていると考え，「気」の盛衰とその変化によって健康から疾病までを捉えようとした．

人体に流れる「気」は，元気（原気，真気，正気ともいう）といわれている．元気は，脾胃が運化（消化・吸収）により取り入れた水穀の気（食物の栄養素にあたる）と肺が呼吸により取り入れた清気（空気中の酸素にあたる）に先天の腎気（腎精）が結合してできたものである（図1-5）．

水穀の気と清気は「後天の気」とよばれ，生後に獲得する「気」である．一方，先天の腎気は親からもらい受けた「気」で，生まれながらに有している．この両者（先天の気と後天の気）の結合によって生成されたものが元気である．

元気は人体内を流れ，全身各部位に流布し，臓腑・経絡などの生理機能を主る．たとえば元気は，臓腑に流布して臓腑の気となり，臓腑の生理活動を行い，また経絡をめぐって経絡の気となり，経絡の機能を発揮するなどである．

（3）気の生理機能とその病理

a 気の生理機能

「気は人の根本なり」と古典に記されているように，気は人体一切の生理機能を指している．この気の機能をまとめると次のようになる．

① **推動作用**：人体の成長発育，臓腑・経絡の機能，血の循環，津液の代謝

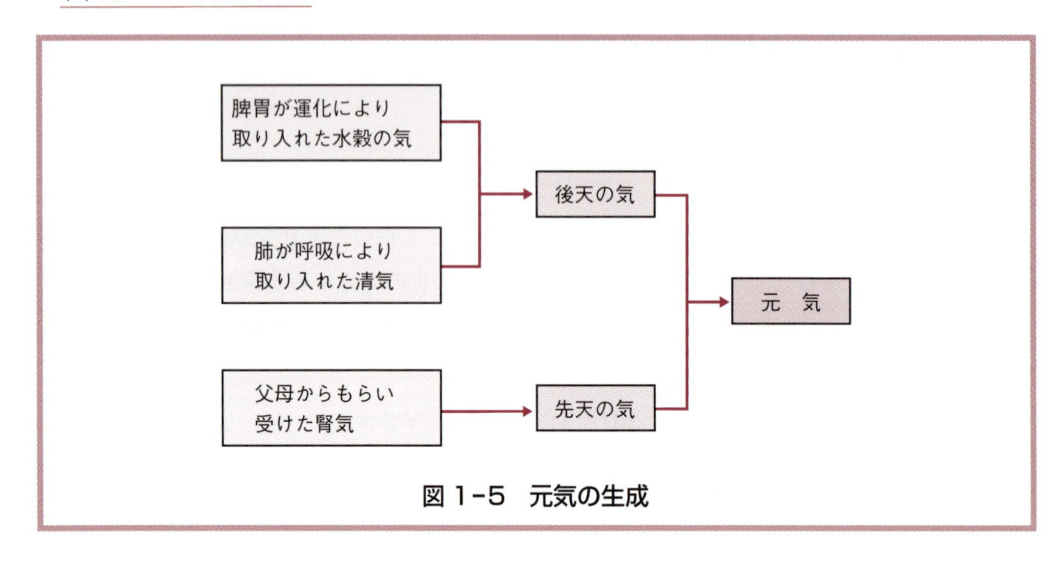

```
┌─────────────────────────────────────────────────┐
│  ┌──────────────┐                               │
│  │脾胃が運化により│─┐                             │
│  │取り入れた水穀の気│ │                            │
│  └──────────────┘ │   ┌──────┐                  │
│                   ├──▶│後天の気│─┐                │
│  ┌──────────────┐ │   └──────┘ │                │
│  │肺が呼吸により  │─┘            │   ┌──────┐     │
│  │取り入れた清気  │              ├──▶│ 元 気│     │
│  └──────────────┘              │   └──────┘     │
│                                │                │
│  ┌──────────────┐   ┌──────┐  │                │
│  │父母からもらい  │──▶│先天の気│─┘                │
│  │受けた腎気      │   └──────┘                   │
│  └──────────────┘                               │
│                                                 │
│              図 1-5  元気の生成                   │
└─────────────────────────────────────────────────┘
```

などの作用を行う．
② **温煦作用**：体を温める作用で，人体の正常な体温を維持する．
③ **防御作用**：人体を種々の外邪から衛る．
④ **固摂作用**：血を脈外に漏れないようにしたり，尿や汗などの体液が余分に漏れないようにする．
⑤ **気化作用**：物質をエネルギーに変えたり，エネルギー代謝によって物質を生成したりする．

b 気の病理変化

気の主な病理変化は，流れる気が不足する「気虚」と，気が滞る「気滞」の2種類である（気の病証 p33 参照）．

2) 血

(1) 血とは

血は，経脈の中を流れる赤い液体であり，人体の組織を栄養する基本的物質であると考えられている．東洋医学でいう「血」は，ほぼ動脈血に相当する．

(2) 血の生成

血の生成は，水穀の気（精微：栄養物）と清気とが営気（脈中にあって血の生成に関与し，血とともに脈中をめぐる気）により脈中で合して赤色の血となり，また営気の作用によって脈内を流れる（図1-6）．

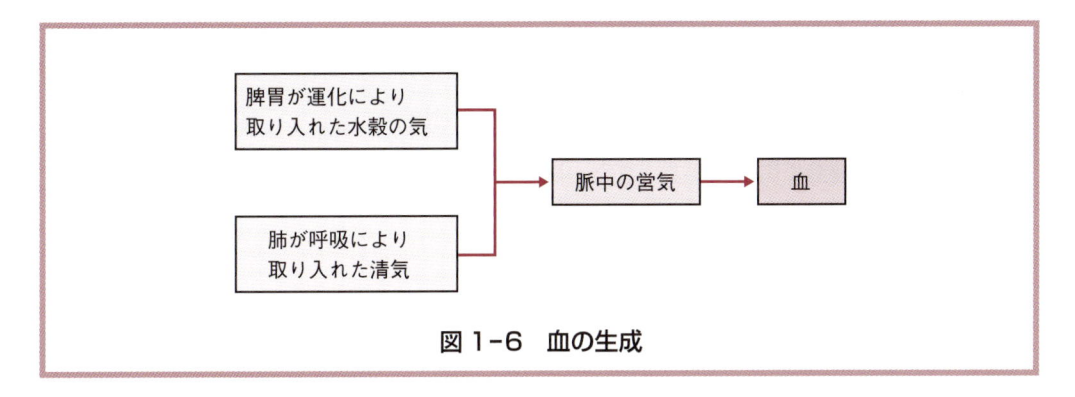

```
┌─────────────────────────────────────────────────────────┐
│   ┌──────────────┐                                      │
│   │脾胃が運化により│                                      │
│   │取り入れた水穀の気│──┐                                  │
│   └──────────────┘  │   ┌────────┐    ┌───┐              │
│                     ├──▶│脈中の営気│──▶│ 血 │              │
│   ┌──────────────┐  │   └────────┘    └───┘              │
│   │肺が呼吸により  │──┘                                    │
│   │取り入れた清気  │                                      │
│   └──────────────┘                                      │
│                                                         │
│              図1-6　血の生成                              │
└─────────────────────────────────────────────────────────┘
```

(3) 血の生理機能とその病理

a　血の生理機能

血は脈中を流れ，人体各部に水穀の気（精微：栄養素）と清気（酸素）および体液を供給し，全身の組織を滋養するとともに，各組織に潤いを与える．また，血は精神活動の基本的物質でもあり，その不足は精神活動に深く影響を及ぼす．

b　血の病理変化

血の主な病理変化は，脈中の血が不足する「血虚」と，脈中あるいは脈外で血が滞る「血瘀」の2種類である（血の病証 p34 参照）．

3) 津　液

(1) 津液とは

津液（しんえき）とは，体内のすべての液体のことで，「津」は比較的薄い液体を指し，「液」は比較的粘稠な液体を指している．しかし，一般的には両者にほとんど区別がないので，津液と総称される．

(2) 津液の生成

津液は，脾胃の運化（消化・吸収）によって取り入れられた液体であり，人体の組織を滋潤する重要な液体成分である．

津液の代謝（水分代謝）は，主として脾と肺と腎の3臓によって行われる．なかでも腎が，津液の代謝全体を促進する重要な役割を担っている．脾胃の運化によって吸収された津液は，肺に輸送され，肺の宣散（せんさん）・粛降（しゅくこう）の機能（全身に水分をめぐらし，余分な水分を排泄する機能）によって全身にくまなく散布される．皮膚にめぐらされた津液は肺の宣散によって汗として排泄され，粛降によって腎・膀胱に送られた津液は尿として排泄される．このようにして，脾・肺・腎の3臓によって人体の水分は代謝され，体液量は調節される．なお，水分代謝には小腸や大腸も関与する．

(3) 津液の生理機能と病理

a 津液の生理機能

津液の主要な生理機能は，皮膚・粘膜を潤し，臓腑を滋潤し，関節液として関節運動を円滑にする．また，脈中においては血の成分として脈中をめぐり，さらに脈外に出て組織を滋潤する作用をもつ．

b 津液の病理変化

津液が不足して起こる津傷（脱水など）と，水液が停滞して起こる水液停滞（水腫など）がある（津液の病証 p34 参照）．

2．臓腑の生理機能とその病態

東洋医学の臓腑は，図1-7で示されているように現代解剖学における臓器とは異なるものである．それは実体としての臓器ではなく，機能をイメージ化したものである．

1）臓腑の種類

臓腑は，その性質と機能から五臓六腑（心包を入れて六臓とする）に分けられている．五臓は肝・心・脾・肺・腎の5種類（心包を含めて6種類）であり，六腑は胆・小腸・胃・大腸・膀胱・三焦の6種類である．

臓は実質臓器であって，精気を蔵して外に漏らさない．腑は中腔臓器であって，物（飲食物など）を受け，消化し，それを送り，胆汁・便・尿などとして排泄する．

このほかに臓でもなく腑でもなく，両者の性質を有する臓腑がある．これを奇恒の腑と称し，脳・髄・胆・胞宮（子宮）などである．

2）臓の生理機能と病態

肝・心・脾・肺・腎の主な生理機能と病態を示す．

(1) 肝

肝は，第9胸椎に付着している．以下に肝の代表的な機能と病理を示す．

① **肝は血を蔵す**：血液量の調節作用がある．この機能が損なわれると，目においては目の滋養ができないために目は乾燥し夜盲となり，筋においては痙攣が起こる．婦人においては月経血量が減少し，ときには無月経になる．

② **肝は筋を主る**：筋・腱を支配し，運動を制御する作用がある．この機能が損なわれると，手足の痙攣（拘攣）や肢体の麻痺（痙性）が起こる．

③ **肝は目に開竅する**：目の機能を調節する作用がある．この作用が損なわれると夜盲，目の乾燥，目の充血，目のかすみなどの症状が起こる．

④ **肝は疏泄を主る**：疏泄とは，滞ることなく，伸びやかに流れるといった意味である．気分や情緒を伸びやかにし，安定させる作用がある．この作用が損なわれると，イライラしたり怒りっぽくなったりする．さらに気血の流れを維持し，身体各部の機能が円滑に発揮できるようにする．

(2) 心

心は，第5胸椎に付着している．以下に心の代表的な機能と病理を示す．

① **心は血脈を主る**：循環作用を有する．この作用が損なわれると心臓痛，結代脈，動悸などの症状が起こる．

② **心は神を蔵す**：精神・意識活動を正常に行わせる作用がある．この作用が損なわれると心煩，不眠，健忘などの症状が現れる．

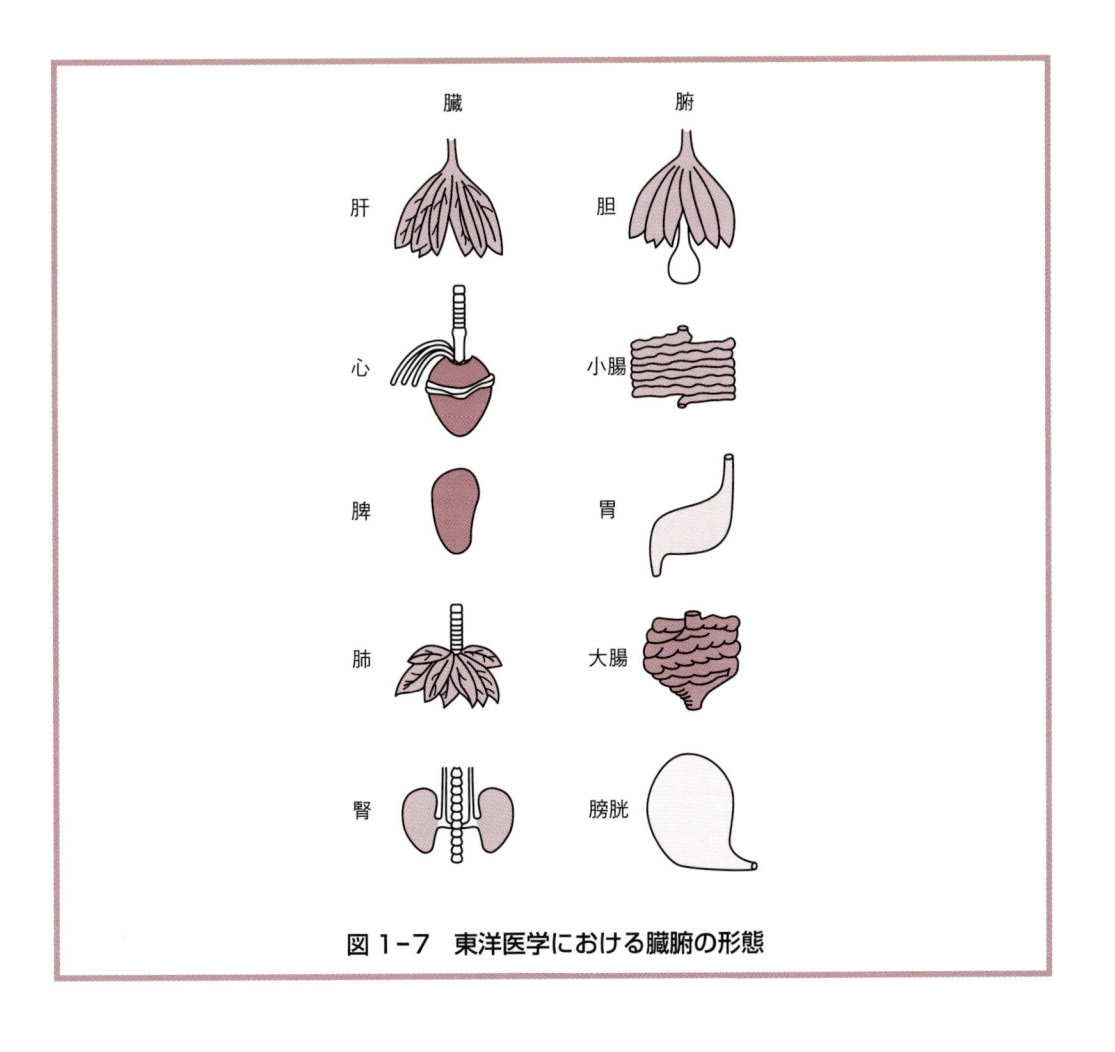

図 1-7 東洋医学における臓腑の形態

③ **心は舌に開竅する**：心は舌と密接に関係しており，心の変化は舌に現れる．この作用が損なわれると舌がもつれ，言葉がつかえる．

(3) 脾

脾は，第11胸椎に付着している．以下に代表的な機能と病理を示す．

① **脾は運化（消化・吸収）を主る**：飲食物を消化し，栄養素を吸収する作用がある．この作用が損なわれると食欲減退，軟便，食後の腹部脹満（脹った感じ）などの症状が現れる．

② **脾は統血を主る**：経脈内の血が，外に漏れ出ないようにしている．この作用を統血といい，この作用が損なわれると出血（血便，皮下出血，月経過多など）しやすくなる．

③ **脾は肌肉を主り，口に開竅する**：筋肉を栄養し，筋運動を円滑にする作用がある．また，口と関係し，食欲や味覚を主る．これらの作用が損なわれると筋肉の萎縮や筋力低下，食欲の変化や味覚異常などの症状が現れる．

(4) 肺

肺は，第3胸椎に付着している．以下に代表的な機能と病理を示す．

① **肺は気を主る**：呼吸機能を調節する．この作用が損なわれると呼吸器症状〔呼吸困難，息切れ（気短）など〕が現れる．

② **肺は水道を通調する**：脾胃の昇清機能によって送られてくる体液（津液）を衛気（経脈から出て体表や臓腑のまわりをめぐり，外邪の侵襲を防いだり，臓腑や筋肉を温めたりする気）とともに体表にめぐらせたり（宣散），余分な体液を膀胱へ送ったり（粛降）して体内の水分代謝を行っている．この作用が損なわれると浮腫，尿が少ない，発汗異常などの症状が現れる．

③ **肺は皮毛を主り，鼻に開竅する**：皮膚と汗腺および鼻の機能を支配している．したがって，これらの作用が損なわれると皮膚の変化や発汗の異常あるいは鼻の症状（鼻閉，鼻汁，くさめ）などが現れる．

(5) 腎

腎は，両側にあって第2腰椎に付着する．以下に代表的な機能と病理を示す．

① **腎は精を蔵す**：腎は，先天の元気（原気）を宿すところである．腎精によって発育・成長を行う．したがって，腎精の消耗は発育不全，性欲減退，老化を早めたりするなどの症状を引き起こす．

② **腎は水を主る**：有益な水分を再吸収し，不用な水分を尿として排出する作用がある．脾・肺とともに体内の水分代謝を行う．この作用が損なわ

れると，尿量異常や水腫が起こる．
③ **腎は納気を主る**：呼吸機能を主る．肺は呼気，腎は吸気を主るといわれ，この作用が損なわれると呼吸器症状（喘息，呼吸困難など）が現れる．
④ **腎は骨を主り，髄を生じ，脳を充たす**：腎は骨を支配し，髄を作り，脳と関係する．したがって，腎に病変が起こると骨の発育障害をきたし，骨はもろく，歯は弱くなり（歯は骨余といわれ，骨の一部），健忘など精神機能にも影響を及ぼす．
⑤ **腎は耳に開竅する**：耳は腎と関係している．したがって，この作用が損なわれると難聴や耳鳴などの症状が現れる．
⑥ **腰は腎の腑なり**：腰は腎の腑であることから，腰痛は腎の病変によることが多い．

(6) 心　包

心包は，心を衛る臓で，その機能と病変は心に一致する．

3) 腑の生理機能と病態

(1) 胆

胆は，第10胸椎に付着する．胆は胆汁を貯蔵して，小腸に排泄して消化を助ける．また，決断の精神作用を有する．

(2) 小　腸

小腸は，第1仙椎に付着して，上は下脘穴（臍の直上2寸）の位置で幽門をもって胃と境し，下は水分穴（臍の直上1寸）の位置で闌門をもって大腸と連なる．小腸は清濁を分け（闌門の部位で），清（水穀の精微）は脾に，濁の水気は膀胱へ，濁の固形物は大腸へ送る．

(3) 胃

胃は，第12胸椎に付着している．食物は噴門から胃に入り，消化されると幽門を経て小腸に送られる．胃は食物を受納し，腐熟（初期的消化）し，下に降ろし（消化物を腸へと移動させる），脾と協力して栄養を吸収し，「胃の気（脾胃の消化機能）」として全身を養う．

(4) 大　腸

大腸は，第5腰椎に付着する．闌門を発して肛門に終わる．大腸は食物の残渣（小腸から送られてくる固形物）を排出させ，また，余分な水分を再吸収する．

(5) 膀　胱

膀胱は，第2仙椎に付着している．小腸の下口で分離された水分は膀胱の上に注ぎ，膀胱に浸み込むときに気の作用で尿に変化する．膀胱は貯尿と排尿を主る．

(6) 三　焦

三焦は，「名のみありて，形なし」と記され，その形態は明らかではない．三焦は，上焦・中焦・下焦の3部に区分される．三焦は，気化が行われる場所であり，気が昇降する通路とされている．また津液を全身にめぐらし，体内の水路を調え，不用の物質を尿，便として排泄させる総合的な機能をもつ．

第5節　東洋医学の診察法

> **ポイント**
> 1. 四診は，望診・聞診・問診・切診の4つである．
> 2. 望診は視診法に相当し，代表的なものに舌診がある．
> 3. 聞診は東洋医学独特の診察法で，聴覚と嗅覚によって診察する．
> 4. 問診では，特に患者の心身にわたる自覚症状を重視する．
> 5. 切診は触診法に相当し，切経，腹診，脈診がある．
> 6. 四診によって，病証を決定する．

四診は，東洋医学独特の診断法で，「証」を決定するために行われる．これは，望診・聞診・問診・切診の4つの診察法からなる．

1）望　診

望診は視覚でもって患者を観察する方法である．現代西洋医学の視診に相当するが，診た印象（例：きれい，きたない等）も重視する．

観察する内容は，神（意識）・色（顔色や舌の色）・形（姿勢）・態（動作）であり，これらの情報から寒熱・虚実・気血および臓腑の病変を推察する．

(1) 一般的な望診

① 「神」，つまり精神・意識状態を診る

東洋医学では，人の精神活動や意識水準を「神」とよび，「神」の状態（得神，失神，仮神）を診ることにより，疾病の軽重と予後を判定する．なお，得神とは，意識清明で病状は比較的軽い状態をいう．失神とは，意識不明，精神萎縮，言語錯乱で病状は重い状態をいう．

臨床的には得神の患者を対象にすることが多いことから，顔の表情を観察することが重要である．顔の表情は，七情の状態を比較的よく反映する．怒った表情，思い悩んでいる表情，悲しい表情，おびえた表情などを観察する．

② 顔の気色（色，つや）を診る

顔色は，自然光の下で観察する．化粧や紫外線の影響などで顔色を判断できない場合は前腕の内側部の皮膚の色で判定する．顔色については五色（青・赤・黄・白・黒）を診る．肝病では青っぽく，心病では赤っぽく，脾病では黄色っぽく，肺病では白っぽく，腎病では黒っぽくなる．また，寒熱・虚実の状態も診ることができる．熱があると顔は赤くなり，寒いと白っぽくなり，すごく恐ろしいときは青ざめる．

③ 形態・動態を診る

発育良好で栄養がよく，皮膚に潤いがあり，血色がよい状態は体質が強壮である．逆に発育が悪く，痩せており，皮膚につやがなく，血色が悪い状態は身体虚弱である．

(2) 舌　診

a　舌診の仕方

舌は自然光の下で見る．患者を正座させ，自然に舌を出させる．舌診では，必ず飲食物や薬の摂取の有無を調べ，それらの影響を考慮しなければならない．

b　舌診の診察内容

舌診では，①正気の盛衰，②病位の深浅，③病邪の性質，④病勢の進退，を診る．

舌診のポイント	①胖大舌は気虚／②歯痕は気虚／③痩薄舌は津液不足／④舌苔黄は熱証 ⑤舌苔白は寒証，表証／⑥舌苔厚で滑苔は湿の停滞／⑦舌質紅は熱証 ⑧舌質白は気虚，血虚，寒証／⑨紫舌，紫斑（瘀斑），瘀点は血瘀

c　舌と臓腑の関係

舌は心の苗であり，脾の外候であるといわれている．心や脾に病変があれば舌の症状を呈する．また，舌は経絡を通じて直接あるいは間接的に臓腑と関連し，臓腑の病変が舌の一定の部位に現れる．舌と臓腑との関係では，舌尖は心と肺，舌中部は脾（胃），舌根部は腎，舌辺部は肝・胆に対応する．これらの部位の舌質や舌苔の異常が各臓腑の病変を示す（図1-8）．

d　舌質の色と形態

i　正常舌

正常舌の舌質は，ほどよい厚さと大きさであり，色は淡紅色で鮮明，舌苔は薄

図 1-8 舌と臓腑の関係

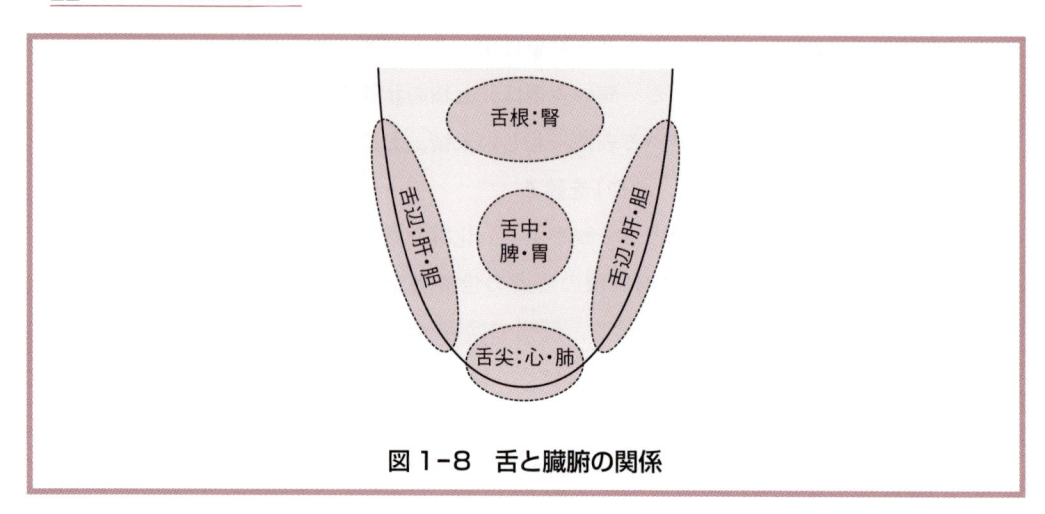

（図中：舌根：腎／舌中：脾・胃／舌尖：心・肺／舌辺：肝・胆）

白苔，よく動き，適度に潤っている．

ii 舌質の色

舌質の色が，紅色の場合は熱証を，淡白の場合は寒証・虚証を，淡い青紫色では寒証（より強い寒証）を，紫舌・紫斑は血瘀を表す．

iii 舌質の形態

胖大舌は舌質が正常より大きいものをいい，多くは気虚を表す．歯痕とは，舌辺に歯の痕があるもので，胖大舌の舌辺に見られ，多くは気虚で湿の停滞を表す．

痩薄舌は舌質が薄く痩せている舌をいい，多くは津液の消耗を表す．たとえば，痩薄舌で舌質が紅で裂紋がある場合は熱による津液の損傷を，舌質が淡白の場合は気血両虚を示す．

e 舌苔の色と苔質

i 舌苔の色

白苔は一般的に表証（薄白苔）と寒証を，黄苔は裏証と熱証を，灰苔は裏証で熱証あるいは寒証を，黒苔は裏証で熱あるいは寒が強い状態を示す．

ii 苔質

舌苔が薄い（薄苔：舌苔を透かして舌質が見える状態）場合は外感表証あるいは脾胃虚弱（胃気虚弱）を，厚い場合は病邪が裏に侵入したことや食積（食物が胃内に停滞している病態）あるいは痰湿（痰や湿が停滞している病態）を示す．

舌苔が乾燥している場合は，熱があるか津液が消耗していることを示し，湿潤し苔面にたくさんの水分がある場合（滑苔）は，体内に湿が停滞していることを示す．

（3）排泄物の望診

痰，鼻汁，小便，帯下，大便など排泄物の色を観察し，寒熱を判断する．排泄

物の色については，原則として，透明，薄い物は寒証を，黄色，粘稠，汚濁は熱証を示す．

> **排泄物の望診ポイント**
> ① 透明，薄い物は寒証
> ② 黄色，粘稠，汚濁は熱証

2) 聞　診

　　聞診は東洋医学独特の診察法で，聴覚・嗅覚を用いて診る方法である．病人の五声，五音，呼吸，咳嗽，吃逆，病臭，口臭，分泌物臭，体臭などが対象となり，臓腑や気血の状態を診る．

a　五声と臓腑の関係

　　五声とは，呼・言・歌・哭・呻のことをいい，病人の言語や声の出し方を分類したものである．肝病では叫ぶような声（呼）を出し，心病ではよくしゃべったり，笑ったり（言）し，脾病では節をつけ歌うようにしゃべり（歌），肺病では泣くようにしゃべり（哭），腎病ではうなるようなしゃべりかた（呻）をする．なお，病人の声の高さ（五音：音階）と臓腑を結びつけたものもある．

b　呼吸の状態

　　呼吸の状態から正気の盛衰あるいは臓腑の状態を診る．呼吸が微弱で呼吸音が低いものは虚証，呼吸が荒く呼吸音が高いものは実証と診る．また，呼吸機能には肺（呼気）と腎（吸気）が関与することから，呼吸困難は肺，腎あるいは肺・腎の病変によって生ずると捉える．なお，咳嗽は肺，吃逆・噯気（げっぷ）は胃と関係する．

c　分泌物・排泄物のにおい

　　においが強く悪臭を放つものは多くは熱証であり，やや生ぐささを放つものは寒証である．その他，口臭は胃熱を示し，噯気に腐臭や酸臭を伴うものは食積である．

> **排泄物の聞診ポイント**
> ① 臭気の強いものは熱証
> ② 生ぐさい臭いは寒証

3) 問　診

　　問診は，基本的には西洋医学の問診と同様である．しかし，東洋医学の問診は，患者の自覚症状を重視するところに特徴がある．

問診事項は，姓名・年齢・性別・婚姻・職業・住所などの一般状況，生活習慣，飲食の嗜好，家族歴，既往歴，現病歴，現症について聴取する．

a　心身所見の問診

現症の問診は，寒熱，汗，痛み，耳目，睡眠，飲食と味覚，二便などについて聴取する．

> **問診の ポイント**　①寒熱を問う／②汗を問う／③痛みを問う／④耳目を問う／⑤睡眠を問う／⑥飲食と味覚を問う／⑦二便を問う

①　寒熱を問う

悪寒，発熱，畏寒について問診する．

悪寒は，寒気がし，暖かくしても治らない状態で，多くは発熱を伴うことが多い．悪寒が強く，発熱が軽いものは風寒表証，逆に悪寒は軽く発熱が強いものは風熱表証で，いずれも風邪の侵襲による表証であり，外感病にみられる．

畏寒は，寒がるが暖かくすれば治る状態であり，これには陽虚による虚寒証と寒邪が裏に入った実寒証とがある．陽虚による畏寒は一般的に冷え症といわれるもので，特に手足に冷えが自覚される．実寒症は寒い環境状態に曝されて起こったり，冷たいものを摂り過ぎて起こる．

一方，発熱するが悪寒はないものに実熱証と虚熱証（陰虚熱）がある．実熱証の場合は熱が高く，壮熱（高熱）となる．虚熱証は陰虚によるもので，一般的には午後あるいは夜になって発熱する潮熱となる．また，手のひらと足の裏などに熱感が自覚される（五心煩熱）．

②　汗を問う

汗とは，陽気の働きによって津液が蒸発し，体表に排泄されたものを指す．病が表証で無汗の場合は表実証を，有汗の場合は表虚証を示す．

一方，裏証で自汗の場合は陽虚を，盗汗の場合は陰虚を示す．また，大汗は裏熱が強い場合が多いが，冷汗で大汗する場合は亡陽（陽気が衰微する危険な状態）によるもので，非常に危険な状況を示す．

③　痛みを問う

基本的問診事項として実痛と虚痛の鑑別，痛みの性質，痛みの部位について問診する．

実痛は突然痛み，痛みは強く，拒按（押さえると痛みが増悪），飲食によって痛みが増悪するなどの性質を示す．一方，虚痛は痛みが長時間続き，しくしく痛み，喜按（押さえると痛みが軽減），飲食によって痛みが軽減するなどの性質を示す．

表1-2 痛みとその特徴

痛みの種類	痛みの特徴
実 痛	突然痛み，痛みは強く，拒按（押さえると痛みが増悪），飲食によって痛みが増悪するなど
虚 痛	痛みが長時間続き，しくしく痛み，喜按（押さえると痛みが軽減），飲食によって痛みが軽減するなど
脹 痛	痛みに脹満感を伴う．気滞による．
重 痛	痛みに重だるさを伴う．沈痛ともいう．湿邪による．
刺 痛	針で刺されるような痛み．瘀血による．
灼 痛	痛みに灼熱感を伴う．熱邪による．
冷 痛	痛みに冷え感を伴う．寒邪による．
隠 痛	しくしくといつまでも痛む．気血両虚による．

痛みの性質から痛みを分類する（表1-2）と，脹痛（気滞による），重痛（湿邪による），刺痛（瘀血による），灼痛（熱証による），冷痛（寒証による），隠痛（気血両虚による）に分けられる．この他に絞痛（絞めつけられるような痛み），掣痛（引っぱられるような痛み）がある．

また，筋肉痛や関節痛を痺証とし，これには風痺（遊走性の痛み），寒痺（冷えると増悪し，暖めると軽減する），湿痺（固定性の重だるい痛み），熱痺（炎症性の痛み）がある．

痛みの部位と病変部位との関係をみると，頭痛では，頭項（後頭）痛は太陽経，前額（前頭）痛は陽明経，側頭痛は少陽経，頭頂痛は厥陰経と関係する．また，胸痛は心あるいは肺，脘痛は胃，腹痛で大腹痛は脾，小腹痛は膀胱・腎・大腸・小腸あるいは胞宮（子宮），少腹痛（脇痛）は肝あるいは胆，腰痛は腎と関係する（図1-9）．

④ 耳目を問う

基本的問診事項として耳鳴，耳聾（聴力障害），眩暈（めまい），目のかすみについて問診する．

耳鳴，耳聾は多くは腎虚で起こる．眩暈（めまい）は腎陰虚，肝陽の高ぶり（肝陽上亢），さらには痰湿によって起こる．目のかすみの多くは肝虚による．一般的には耳は腎，目は肝と関係する．

⑤ 睡眠を問う

基本的問診事項として不眠について問診する．

不眠には虚実がある．虚証の不眠は慢性に発生することが多く，気虚・血虚・陰虚にみられる．一方，実証の不眠は急性に発生することが多く，一般に寝つき

図1-9 胸腹部の痛みと臓腑

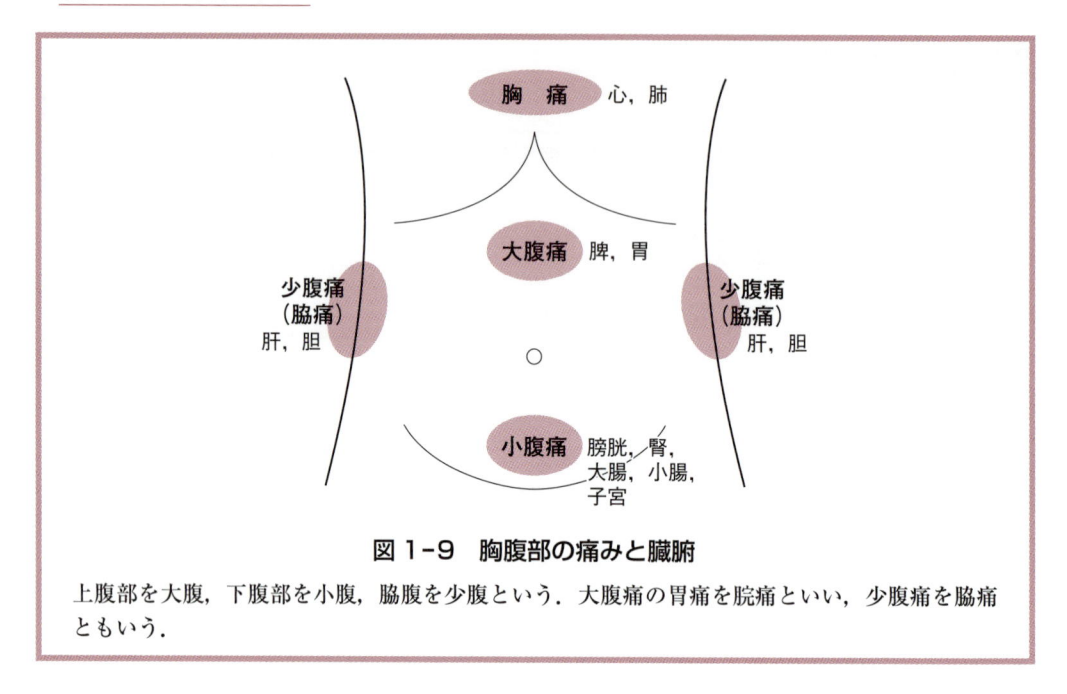

上腹部を大腹，下腹部を小腹，脇腹を少腹という．大腹痛の胃痛を脘痛といい，少腹痛を脇痛ともいう．

が悪く，じっとしていられない，イライラなどの症状を伴う．なお，臓腑との関係では不眠の多くは心・脾・肝の病変によって起こる．

⑥ **飲食と味覚を問う**

基本的問診事項として口渇，食欲，味覚について問診する．

口が渇かないか，渇いても温かいものを少量しか飲まない場合は寒証であり，口が渇いて冷たいものを飲みたがり，大いに渇して多く飲むものは熱証である．

食欲が減退し，食後に腹部膨満（脹悶）するものは脾胃虚弱であり，逆に食欲旺盛で食べてもすぐに空腹になるものは胃熱であり，空腹感があるのに食欲がないものは胃陰不足である．

病人は体が求める物，あるいは不足している物を求めることから，どのような味の食物を好むかを問診し，五臓の病変を診察する．五味と五臓の対応は，酸は肝，苦は心，甘は脾，辛は肺，鹹は腎であり，五味の中で好んで求める味から五臓の病変を診る．たとえば，最近甘いものが食べたく，好んで食べているということであれば，脾の病変を考える．

また，口の中が甘い，苦いといったことからも，五臓の病変をうかがうことができる．口の中が酸っぱく唾液で溢れるのは肝・胆の病変，甘いのは脾の病変，塩からい（鹹）のは腎の病変，苦いのは肝・胆の病変か熱証の場合である．

⑦ **二便を問う**

基本的問診事項として大便と小便について問診する．

大便について便の状態（便秘，軟便，水様便）について問診する．

実証の便秘の多くは外感熱病（発熱の強い疾病）にみられ，虚証の便秘は気虚や陽虚（虚寒証）あるいは陰虚（虚熱）にみられる．実証あるいは陰虚による便秘は，熱による津液の損傷により便が硬くなり便秘になったものであり，気虚や陽虚によるものは腸の運動性の低下により便秘が起こったものである．

下痢については便の性状について問診する．急に起こる激しい下痢で，しかも強い発熱がある場合は実証の下痢である．熱がなく軟便は，脾虚によるものであり，水様便は脾あるいは腎の陽虚による．

小便については尿量，排尿回数について問診する．尿量の少ない場合は，熱による津液不足によるか，大量の発汗あるいは嘔吐による脱水によるか，浮腫があるかのいずれかである．

尿量の多い場合は，虚寒による場合と消渇（糖尿病）による場合がある．排尿回数の多いもので，尿意が頻回で尿量が少なく，あるいは排尿痛のあるものは，膀胱に熱のあるものであり，余瀝（よれき）（排尿後も尿がポタポタしたたる状態）や夜間頻尿の場合は腎虚による．

4）切　診

切診は患者の身体に直接触れて病状を診る診察法であり，現代西洋医学の触診法に相当するが，現代西洋医学のそれとは診かたが異なる．東洋医学の切診には脈診，腹診，切経の3種類がある．

> **切診のポイント**
> ① 切診には，脈診，腹診，切経がある．
> ② 祖脈は脈診の基本となる脈状で，浮脈，沈脈，遅脈，数脈，虚脈，実脈を診る．
> ③ 主な腹診は，五臓診と特定腹証である．
> ④ 特定腹症の代表的なものに，心下痞鞕（硬）（心），胸脇苦満（肝・胆），少（小）腹急結（血瘀），胸脇苦満（肝・胆），小腹不仁（腎）がある．

（1）脈　診

脈診には，三部九候の脈診，人迎脈口診，六部定位の脈診（脈差診，比較脈診ともいう）などがあるが，ここでは脈診の基本にあたる祖脈をとりあげる．

祖脈は脈診の最も基本的なもので，浮脈，沈脈，遅脈，数脈，虚脈，実脈を診る．

(1) **浮脈**：浮いている脈で，指を軽くあてれば脈を感じ，強く押さえれば消えるような脈である．疾病が表にあるときに触れる．
(2) **沈脈**：沈んだ脈で，指を軽くあてただけでは脈を感ぜず，強く押さえて脈を感ずる．疾病が裏にあるときに触れる．
(3) **遅脈**：術者の1呼吸に3動以下の遅い脈である．寒証でみられる．
(4) **数脈**：術者の1呼吸に6動以上の速い脈である．熱証でみられる．

(5) **虚脈**：指を軽くあてても強くあてても弱く感じる無力な脈である．気虚，血虚などの虚証でみられる．

(6) **実脈**：指を軽くあてても強くあてても強く感じる有力な脈である．病邪の亢進する実証でみられる．

(2) 腹　診

腹診は，胸腹部の触診（腹部の緊張）である．患者を安静仰臥位で下肢を伸ばさせ，静かに呼吸させる．術者は患者の左に位置して温かい手で触察する．このとき，胸腹部の膨隆状態を観察し，陥下，皮膚の状態（滑らかさ・湿潤・温度），硬さ，厚さ，圧痛・硬結などを触察する．なお，上腹部は大腹，下腹部は小腹，側腹部は少腹という．

a　五臓診

腹部に五臓を配当し，動悸，圧痛・硬結をもとに五臓の病変を診る．心は心下（窩）部，肝は臍の左側，肺は臍の右側，脾は中央部，腎は下腹部に配当されている．（図1-10）

b　特定腹証

特定腹証は，湯液（漢方）で使用する腹診であり，「証」を決定するうえで非常に重視されている．以下に代表的な腹証を示す．（図1-11）

(1) **平人の腹**：健康な人の腹で，腹部全体が温かく，適度の潤いがあって，硬からず，軟らかからず，上腹部が平らで，下腹部がややふっくらとしている腹である．

(2) **心下痞鞕（硬）**：心下部（みずおち）が自覚的につかえるものが痞であり，他

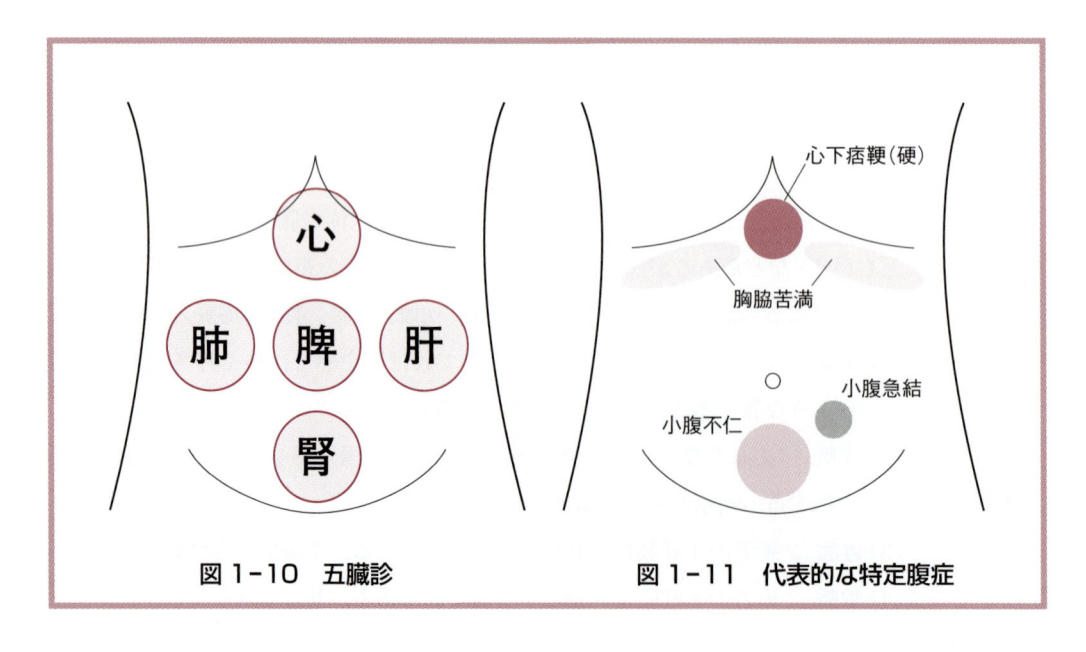

図1-10　五臓診　　　　　図1-11　代表的な特定腹症

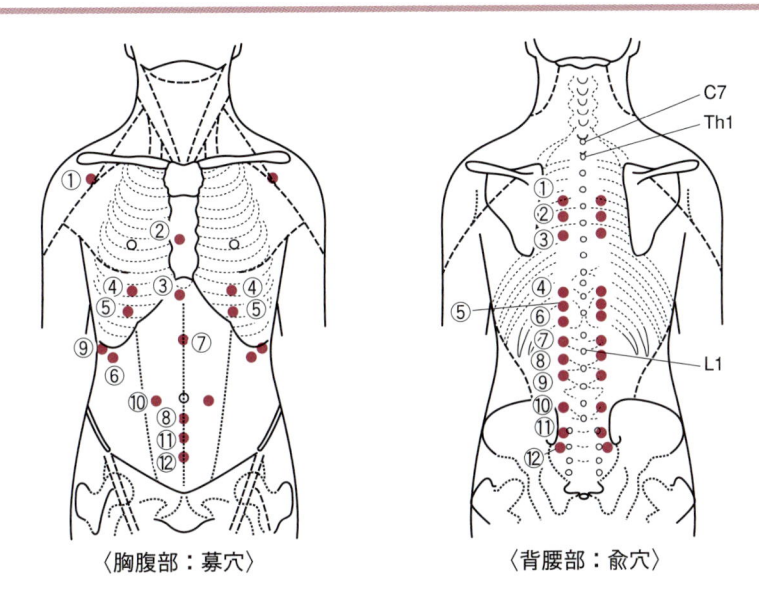

募穴と兪穴

〈胸腹部〉①中府（肺），②膻中（心包），③巨闕（心），④期門（肝），⑤日月（胆），⑥章門（脾），⑦中脘（胃），⑧石門（三焦），⑨京門（腎），⑩天枢（大腸），⑪関元（小腸），⑫中極（膀胱）

〈背腰部〉①肺兪（肺），②厥陰兪（心包），③心兪（心），④肝兪（肝），⑤胆兪（胆），⑥脾兪（脾），⑦胃兪（胃），⑧三焦兪（三焦），⑨腎兪（腎），⑩大腸兪（大腸），⑪小腸兪（小腸），⑫膀胱兪（膀胱）

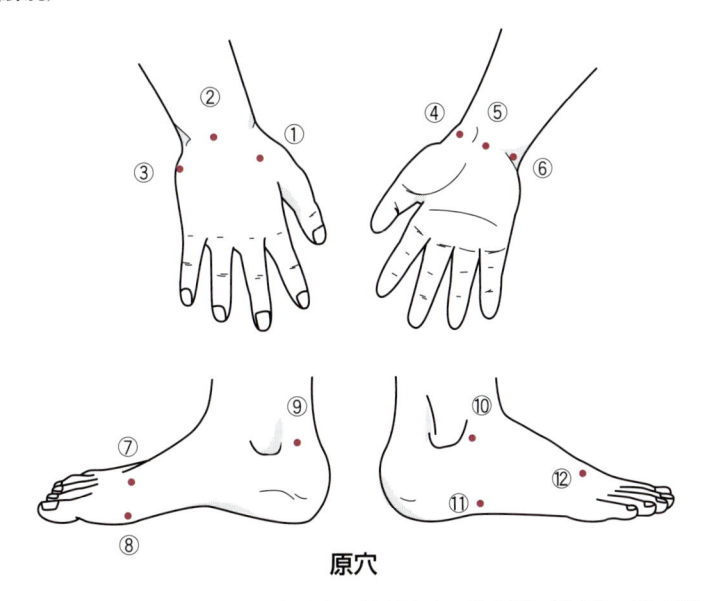

原穴

①合谷（大腸経），②陽池（三焦経），③腕骨（小腸経），④太淵（肺経），⑤大陵（心包経），⑥神門（心経），⑦太衝（肝），⑧太白（脾経），⑨太渓（腎），⑩丘墟（胆経），⑪京骨（膀胱経），⑫衝陽（胃経）

図1-12　兪募穴と原穴

覚的に抵抗感のあるものを鞕（硬）という．心・心包の病変を示す．
- (3) **胸脇苦満**：季肋下部に充満感があり，肋骨弓の下縁を押すと苦満感や圧痛がある．肝・胆の病変を示す．
- (4) **少腹急結（小腹急結）**：左腸骨窩部に抵抗・硬結がある．瘀血の証である．
- (5) **小腹不仁（臍下不仁）**：下腹部が無力空虚でフワフワしており，知覚麻痺・知覚鈍麻がある．腎虚に多くみられる．

(3) 切　経

> **切経のポイント**
> ① 実証の経穴反応は，圧痛・硬結（痛みが増悪），緊張，熱感
> ② 虚証の経穴反応は，圧痛・硬結（心地よい），陥下，冷感，不仁，皮膚のザラツキ・湿りけ

　切経は経絡あるいは経穴の反応を触察によって診察する方法である．圧痛・硬結，陥下（押さえると軟弱で凹んだ感じ），緊張，皮膚温変化（寒熱），皮膚のザラツキ・湿りけなどについて触察する．

　実証の反応は圧痛・硬結（押して痛みが増強するもの），緊張，熱感であり，虚証の反応は圧痛・硬結（押して心地よいもの），陥下（くぼみ），冷感，不仁（知覚麻痺・知覚鈍麻），皮膚のザラツキ・湿りけなどである．

　切経における経絡反応および経穴反応がどの経絡に現れるかによって，どの臓腑・経絡に病変があるかを判断する．特に背部にある兪穴と胸腹部にある募穴および各経絡の原穴の反応が重要である（図1-12）．

第6節　病証論

> **ポイント**
> 1. 病証とは，心身にわたるひずみのパターンを示すとともに治療方針をも示す．
> 2. 病証の基本は，八綱病証（表裏，寒熱，虚実，陰陽）である．
> 3. 八綱病証と病因から，外感病か，内傷病かを判定する．
> 4. 内傷病では，気血津液病証，臓腑病証へと弁証を進める．外感病では六経病証，衛気営血病証へと弁証を進める．

1. 病証とは

　病証は現代西洋医学の疾患名とは異なり，一種の症候群のように心身にわたる多種多様な症状の集合した状態を示す．たとえば腰痛であれば，現代西洋医学で

は腰下肢部の諸検査から腰椎椎間板ヘルニアによる腰痛か，変形性腰椎症による腰痛か，原因となる疾患を診断するが，東洋医学では，顔色，舌の状態，耳の状態，目の状態，歯の状態，腰痛の状態，足の状態，食事の好み，気持ちなど，心身にわたる全身の状態を四診によって診察し，たとえば「腎虚証」による腰痛といったように病証を決定する．

このように東洋医学の診察は，現代西洋医学のように疾患を診断するのではなく，病証を決定し，最適な治療の方針を決めるためのものである．たとえば腎虚という病証が決定されれば，病証の本質が腎気の衰えを示すことから，治療にあたってはこれを補うよう治療方針を立てる．東洋医学が，「診断即治療」の体系といわれるゆえんである．

2．病証の種類

1）八綱病証

八綱とは，陰陽，表裏，寒熱，虚実のことである．八綱によって心身のひずみのパターンを捉えたものが八綱病証であり，各種病証の基礎となっている．

八綱病証では，表裏は疾病の病位を，寒熱は疾病の性質を，虚実は疾病における正邪の盛衰を示し，その総綱として陰陽がある．すなわち表証・熱証・実証を陽証とし，裏証・寒証・虚証を陰証として総括する．しかし，陰陽の病証は，具体的に疾病の状態を捉えるうえで症状が相互に矛盾することが多く，実際的ではないことから，表裏，寒熱，虚実によって病証をたてる．なかでも，寒熱，虚実が最も重要である．

> **八綱病証のポイント**
> ① 表裏は疾病の病位を，寒熱は疾病の性質を，虚実は疾病における正邪の盛衰を示し，その総綱として陰陽がある．
> ② 八綱と病因から外感病と内傷病とを鑑別する．
> ③ 表証は外感病，裏証は内傷病によることが多い．
> ④ 寒証は，陽気不足（陽虚）によるものが多い．灸や温熱療法が効果的である．
> ⑤ 熱証には，陰液不足（陰虚）によるものがあり，多くは慢性病でみられる．
> ⑥ 虚証は正気が衰えた状態で，多くは内傷病にみられる．一般的には機能の低下した状態を示す．
> ⑦ 実証は，外邪の侵入あるいは病的産物の蓄積によって起こるもので，一般的には機能の亢進した病的状態を示す．
> ⑧ 臓腑の機能失調により，体内に病的産物（気滞，痰飲，瘀血など）が生じると，実証を呈する．基本的には裏証で虚証であったものが，実証に変化したものである．

(1) 表　裏

　表証とは，疾病が体表の浅表部にあることを示すもので，外邪を感受することによって発症する．その症状は，悪寒，発熱，頭痛，関節痛（身体痛）などで，外感病の初期の症状が主である．

　裏証とは，疾病が体内の深部にあることを示すもので，臓腑機能の失調を伴っている．裏証には，外邪が体内の深部に侵入して起こる裏証と，内因や不内外因の病因によって起こる内傷病としての裏証があるが，内傷病によるものがほとんどである．裏証の症状は，臓腑機能の失調に起因するもので，さまざまな症状を呈する．なお，表証を除外できたときにすべて裏証とみなす．

(2) 寒　熱

　寒証には，寒邪の侵襲による場合と陽気の不足（陽虚）による場合がある．

　寒邪の侵襲によるものは実証性の寒証であり，外感病の初期にみられる．外感病の初期は表にあることから，実証性の寒証のほとんどは表寒証と捉えられる．ただし，直接，裏に入って臓腑を侵襲することもあり，これを寒邪直中という．多くは冷えた飲食物の摂取や，直接腹部を冷やしたときに発症（冷えによる腹痛）する．

　陽気の不足によるものは虚証性の寒証であり，陽気不足による陰気の相対的増大によって寒証が発生する．これを陽虚あるいは虚寒という．

　寒証の症状の特徴として，悪寒，悪風（軽度の悪寒），畏寒，顔面蒼白，四肢厥冷（手足の冷え）など，冷えの症状が中心であり，その他は冷えのある部位によって症状が異なる（胃に宿れば胃痛，腹に宿れば腹痛・下痢など）．

　実寒（実証性の寒証）の場合は，寒邪の侵襲によって生じるものであり，症状も著しく，温めることを先決とする．虚寒の場合は，手足の冷えや畏寒など比較的寒証の症状は軽く，いわゆる「冷え症」の状態を呈する．この場合，陽気を高めるように治療する．温熱療法が効果的である．

　熱証には，熱邪の侵襲による場合と陰液の不足（陰虚）による場合がある．熱邪の侵襲によるものは実証性の熱証であり，外感病でみられる．外感病がまだ表にあるときは表熱証ととらえられ，裏に入ると裏熱証を呈し，症状は激しくなる．

　陰気不足によるものは虚証性の熱証であり，陰液の不足による陽気の相対的増大によって熱証が発生する．これを陰虚あるいは虚熱といい，慢性病で多くみられる．

　熱証の症状の特徴として，発熱，潮熱（一定の時刻に発熱するもの），口渇，顔面紅潮，五心煩熱（手足のほてりと胸の苦悶感），冷たいものを好むなど，熱の症状が中心である．その他は，熱のある部位によって症状が異なる（胃に宿れ

ば胃熱による胃痛・口臭，腹に宿れば便秘など）．

　実熱（実証性の熱証）の場合は，熱邪の侵襲によって生ずるものであり，熱証の症状も著しく，冷やすことを先決とする．虚熱の場合は，のぼせ，手足のほてり（五心煩熱）や潮熱などで，比較的熱証の症状は軽く，いわゆる「熱感（ほてり）」の状態を呈する．この場合は，陰液を補い，陰陽のバランスを調える．

(3) 虚　実

　虚証は正気が衰えた状態で，多くは内傷病にみられる．正気の衰えは体質虚弱，疾病の長期化，正気が傷られたとき，さらに出血や房事過多による腎精の消耗による．また，外邪の侵襲によって正気が損傷されたときにも起こる．

　実証は，外邪の侵入あるいは病的産物の蓄積によって起こるもので，一般的には機能の亢進した病的状態を示す．実証は正気が充実している状態において病邪との闘争によって現れることから，比較的激しい症状を呈する．

　外邪（六淫の邪）の侵襲によって起こる実証は，表証・裏証ともに実寒証・実熱証として現れる．病的産物の病邪による実証は，臓腑の機能失調により体内に病的産物（気滞，痰飲，瘀血など）を生成し，それが病邪（内邪）として作用することによって起こるものである．基本的には，裏証で虚証であったものが実証に変化したものである．

2) 気血津液病証

　気・血・津液は全身を流れ，組織，臓腑，経絡などの正常な機能を維持しているが，これらに過不足が生じたり，流れに滞りや停滞が生じたりすると，病的状態が発生する．内傷病の病証として，気・血・津液の病態を診る．

(1) 気の病証

　気の主な病証として気虚と気滞をとりあげる．

a　気　虚

　気虚とは，気の不足によって臓腑の機能が低下した状態であり，元気の不足，臓腑機能の低下，病邪に対する抵抗力の低下（防御作用の低下）によって生ずる．

　気虚の症状は，疲労，声に力がない，気短（息切れ），自汗など，一般的に気の不足に基づいた症状である．臨床においては，どの臓腑の気虚であるかを弁別しなければならない．

b　気　滞

　気滞とは，人体を流れている気が停滞することによって起こる状態である．気滞は感情の抑うつ，飲食不摂生，外邪の感受などによって，臓腑あるいは経絡に

病変が生じて発症するが，多くは感情の抑うつによって引き起こされる．

気滞の症状の特徴は，脹悶（脹って苦しい，詰まったような感じ）と疼痛である．気滞による疼痛の特徴は，精神的な影響を受けやすく，精神状態によって良くなったり悪くなったり，痛みの程度や部位が変化する．臨床においては，どの部位に気滞が起こっているか弁別しなければならない．

(2) 血の病証

血の主な病証として血虚と血瘀をとりあげる．

a 血虚

血虚とは，血の不足により血の滋養作用が低下した状態で，脾胃の運化作用（消化・吸収）の低下により血が生成されないときや，出血あるいは血液の破壊により循環血液量が低下することによって起こる．

血虚の症状は，顔面蒼白あるいは萎黄，唇や爪の色がうすい，フラフラする（眩暈），不眠，手足のしびれなどであり，一般的には血行障害やそれに基づく栄養障害によって引き起こされる．臨床的には，どの臓腑の血虚であるか弁別しなければならない．

b 血瘀

血瘀とは，循環障害による病理的な病変をさしており，気虚や気滞あるいは寒邪による経脈の収縮によって，経絡中を流れている血が滞ったとき，また外傷などによって出血が発生したときに起こる．

血瘀の代表的な症状は，疼痛，出血，チアノーゼ，腫瘤（しこり）である．疼痛の場合は刺痛となり，同じ部位が痛む．腹部では疼痛を伴った腫瘤を触れる．出血は身体各部にみられ，皮膚では紫斑となり，消化管出血ではタール便となって現れる．

> **メモ** **瘀血と血瘀**：中医学では血の滞り，出血した脈外の血を瘀血といい，それによって起こる一連の病理的な病態を血瘀といっている．日本漢方では瘀血とし，両方の意味をもたせている．

(3) 津液の病証

津液の主な病証として，津傷（津液不足）と水液停滞をとりあげる．

a 津傷（津液不足）

津傷とは，津液の不足によって起こる病的な状態で，脱水状態を指しており，大量の発汗や嘔吐による体液の喪失，また慢性病による陰虚が原因で起こる．津傷の症状は，口や喉の乾燥，皮膚の乾燥，尿量減少，便秘などである．

b 水液停滞

水液停滞とは，余分な津液が体内に停滞した状態である．水分代謝を主る脾・肺・腎の機能失調によって津液が体内に停滞し，痰飲（胃部に水分が貯溜した病態），水腫（浮腫）などを生じる．

3）臓腑病証

(1) 肝・胆の病証

肝の病証でよくみられる症状は，胸脇や少腹の脹痛（張ったような痛み），イライラ，怒りっぽい（易怒），眩暈（めまい），四肢のふるえ，手足の痙攣，眼疾患（夜盲，かすみ目など），月経不順などである．症状と他の診察所見を合わせて，肝の病証を診る（弁証する）．代表的な病証には，実証として肝鬱気滞（肝気鬱結）証，肝陽上亢証，肝風内動証などが，虚証として肝血虚証，肝陰虚証がある．

胆の病証でよくみられる症状は，口が苦い，驚いたり恐怖を感じたときに起こる動悸，不眠などである．

(2) 心・小腸の病証

心の病証でよくみられる症状は，動悸（心悸，強いものを怔忡(せいちゅう)），心煩（胸中が煩悶して胸苦しい），不眠，多夢，健忘などである．症状と他の診察所見を合わせて，心の病証を診る．代表的な病証には，実証として心火上炎証，心血瘀阻証などが，虚証として心気虚証，心陽虚証，心血虚証，心陰虚証などがある．

小腸の病証でよくみられる症状は，小便が赤い，尿道の灼熱感などである．

(3) 脾・胃の病証

脾の病証でよくみられる症状は，食欲不振，食後の膨満感，胃下垂・脱肛，軟便・下痢，皮下出血，月経過多，味覚異常，疲労などである．症状と他の診察所見を合わせて，脾の病証を診る．代表的な病証には，脾虚証，脾陽虚証，中気下陥証などの虚証が多い．

胃の病証でよくみられる症状は，胃痛，消化不良，噯気，悪心・嘔吐などである．症状と他の診察所見を合わせて，胃の病証を診る．代表的な病証には，胃寒証，胃熱証，胃陰虚証などがある．

(4) 肺・大腸の病証

肺の病証でよくみられる症状は，咳嗽，息切れ，呼吸困難，鼻閉などである．症状と他の診察所見を合わせて，肺の病証を診る．代表的な病証には，実証とし

て風熱犯肺証，風寒犯肺証などが，虚証として肺気虚証，肺陰虚証などがある．

大腸の病証でよくみられる症状は，便秘，下痢である．

(5) 腎・膀胱の病証

腎の病証でよくみられる症状は，腰や膝のだるさ・痛み，耳鳴，難聴，呼吸困難，勃起障害，不妊症，閉経，排尿障害などである．症状と他の診察所見を合わせて，腎の病証を診る．代表的な病証には腎陽虚証，腎陰虚証，腎気不固証，腎不納気証などの虚証が多い．

膀胱の病証でよくみられる症状は，頻尿，尿閉，尿失禁などである．

4) 外感病の病証

代表的な病証が，六経病証である．外感病を太陽病証，陽明病証，少陽病証，太陰病証，少陰病証，厥陰病証に分け，外感病の進展段階として捉えた．このほかに衛気営血病証などがある．

3．病証の決定

病証の決定は最適な治療を行うためのものであり，四診により得られた多様な診断情報を総合処理し，決定する．

病証の決定では，まず各種病証の基礎となる八綱病証の弁証（病証の鑑別）から行う．すなわち，四診で得られたすべての診断情報を表証か裏証か，虚証か実証か，寒証か熱証かを判別し，病因とあわせて外感病か内傷病かを鑑別する．

腰の重だるさを主訴とした患者を例とする．足が冷え，透明な尿で，頻尿ぎみ，疲れやすく，元気がない．所見では，舌質および舌苔はやや白っぽく，脈はや

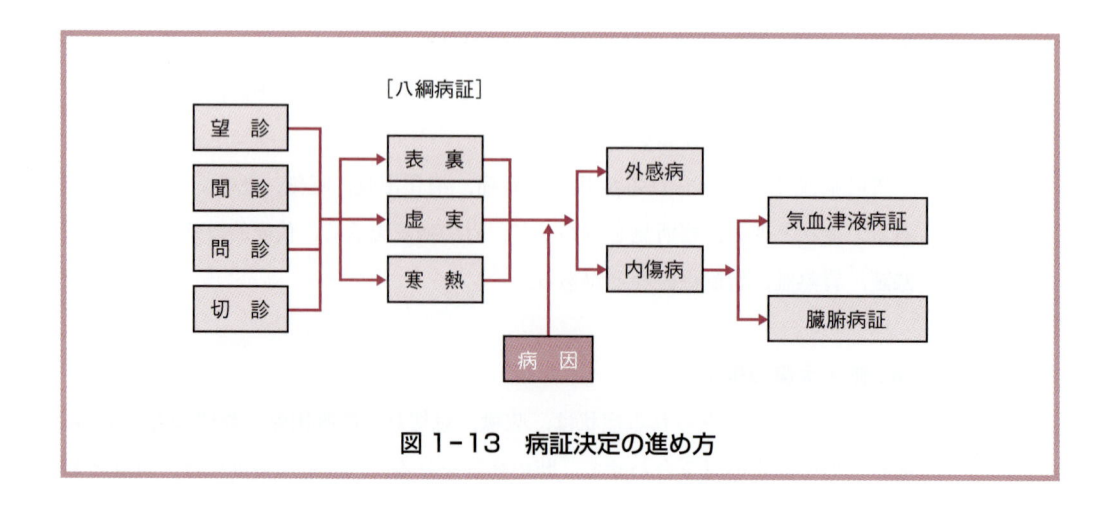

図1-13　病証決定の進め方

や沈んで弱い．八綱病証による弁証では，表裏については，外邪による表証の所見（悪寒，発熱，頭痛，頭項部のこりなど）は認められないことから，裏証と考える．また，腰が重だるい，足の冷え，脈が沈，舌質の淡白からも裏証が裏づけられる．寒熱については，熱証の所見は一切なく，足の冷え，舌質淡白，尿の回数と尿の色（透明）など寒証を示す所見が主であることから寒証と考える．虚実については，脈弱く，疲れやすい，元気がないなど，元気不足による所見が主であり，虚証と考える．したがって八綱病証では裏寒虚の病証とみる．すなわち，寒で虚は陽気の不足，虚寒によるものであるから，陰陽の証でいえば陰証となり，治療の基本的な方針は陽気を補うこととなる．さらに，外邪によって引き起こされたものでないことから内傷病とみる．

　以上のように八綱病証でまず基本的な病証を判定し，次の病証（内傷病なら気血津液病証，臓腑病証へ，外感病なら六経病証へ）の鑑別に進む（**図1-13**）．

　外感病については外邪（六淫など）の関与の有無によって判定する．すなわち外邪によって発生した場合を外感病とみなす．外感病の多くは表から入るので，初期は表証・実証の症状が顕著であることが特徴的である．

第7節　経絡・経穴系（ツボとスジ）

> **ポイント**
> 1. 経絡は，経脈と絡脈からなり，体表と臓腑（内臓）を機能的に関係づける通路である．
> 2. 経脈は主に体の深部を縦に走り，絡脈は経脈をつなぐとともに体の浅部を網の目のように分布し，全身を循る．
> 3. 十二経脈は臓腑と繋がり，それぞれの経脈に六臓六腑の名前がつけられている．
> 4. 経絡は，気血が流れる通路である．
> 5. ツボは俗称で，これには経穴，奇穴，阿是穴がある．
> 6. 経穴とは，十二正経と奇経八脈のうち任脈・督脈の合計十四経脈上に所属するツボのことで，合計361穴が認められている（WHO，1989年）
> 7. 経穴は，気血の変動が現れるポイント（診断点）であり，また，治療のポイント（治療点）でもある．
> 8. 経穴の中でも，特に診断および治療上重要である経穴を要穴という．

　全身にくまなく張りめぐらされた経絡，それは神経や血管，あるいはリンパ管と異なるもので，まさに東洋医学独特の生体制御システムである．いわば，東洋医学独自の生命エネルギー（気血）の伝達系であるとともに生体情報の伝達経路でもある．

表 1-3　経絡・経穴の分類

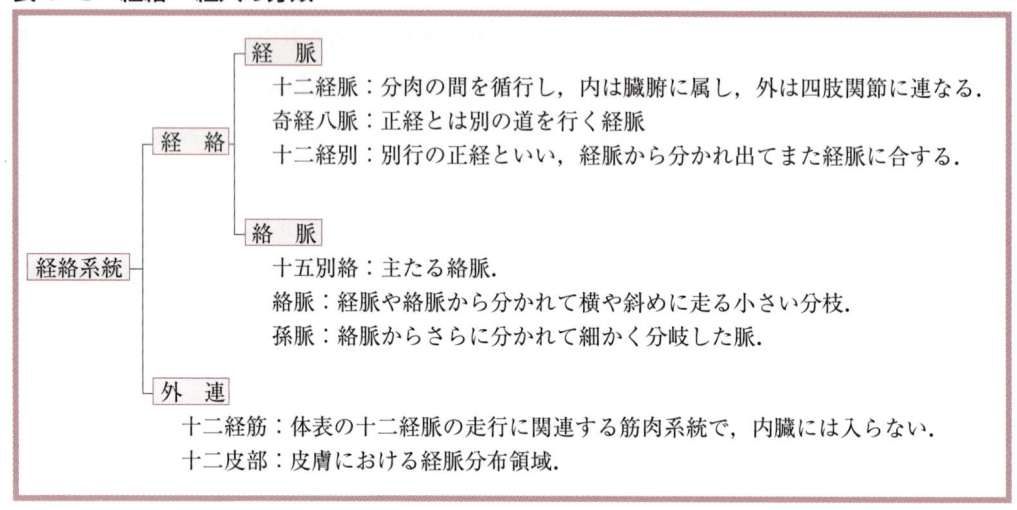

```
経絡系統 ┬ 経絡 ┬ 経脈
        │     │   十二経脈：分肉の間を循行し，内は臓腑に属し，外は四肢関節に連なる．
        │     │   奇経八脈：正経とは別の道を行く経脈
        │     │   十二経別：別行の正経といい，経脈から分かれ出てまた経脈に合する．
        │     └ 絡脈
        │         十五別絡：主たる絡脈．
        │         絡脈：経脈や絡脈から分かれて横や斜めに走る小さい分枝．
        │         孫脈：絡脈からさらに分かれて細かく分岐した脈．
        └ 外連
            十二経筋：体表の十二経脈の走行に関連する筋肉系統で，内臓には入らない．
            十二皮部：皮膚における経脈分布領域．
```

1）経絡とは

　経絡は，経脈と絡脈からなる（表 1-3）．

　経脈は縦のライン，絡脈は横のラインと考えられ，縦の経脈と経脈を繋ぐラインが絡脈である．また，絡脈は体表面を覆う浅い流れであり，経脈は絡脈よりも深い流れで，臓腑と直結している．

　経絡が体表面から臓腑に至るまでの経路（通路）をみると，皮毛（体表）→絡脈→経脈→臓腑となっている（図 1-14）．その中で，経脈は生命現象を営むための基本要素である気血が運行する主要なルートとして重視されている．

　東洋医学では，疾病が発生する原因のひとつは，体外からの邪気（外邪）が侵入することによると捉えている．この場合，皮毛（体表）を侵襲した邪気は，図 1-14 のように，流れに沿って絡脈，経脈へと進み，臓腑に達する．病期はそれにともなって進む．一方，内因や不内外因によって臓腑の機能が変調すると，逆のルートを通って皮毛（体表）に至り，圧痛やこり，あるいは皮膚のザラツキなど，何らかの体表所見を呈する．

　このように経絡は病が宿る場とも，病が進展する伝達経路ともなっている．いずれにしても，邪気が経絡のいずれかに滞ったり，気血の運行が妨げられたり，気血の不足状態が生じたりすると，疾病状態に進展する．その状態を，鍼をしたり，灸をしたり，あるいはあん摩などによって，邪気を取り除くか，気血がスムーズに流れるようにするか，気血を導き補うかによって改善させる．それが東洋医学の治療である．

図 1-14　経絡の基本構造

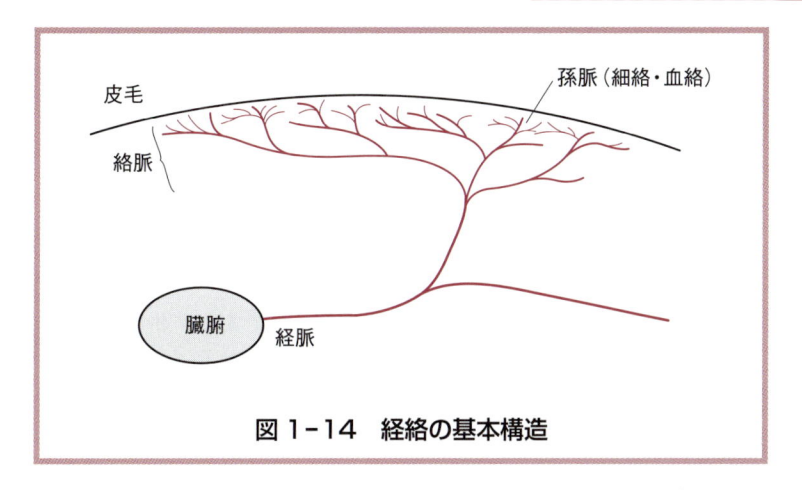

表 1-4　十二経脈と奇経八脈

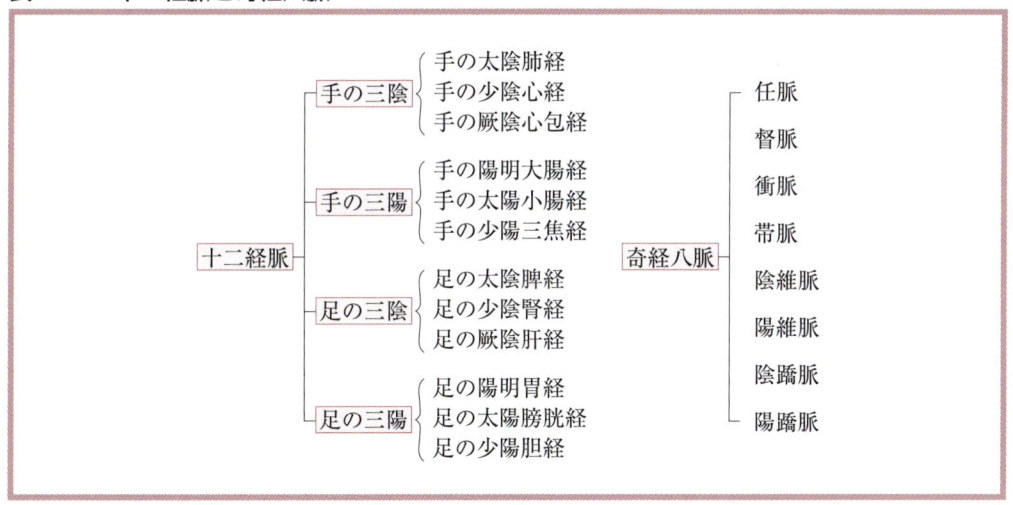

十二経脈
- 手の三陰
  - 手の太陰肺経
  - 手の少陰心経
  - 手の厥陰心包経
- 手の三陽
  - 手の陽明大腸経
  - 手の太陽小腸経
  - 手の少陽三焦経
- 足の三陰
  - 足の太陰脾経
  - 足の少陰腎経
  - 足の厥陰肝経
- 足の三陽
  - 足の陽明胃経
  - 足の太陽膀胱経
  - 足の少陽胆経

奇経八脈
- 任脈
- 督脈
- 衝脈
- 帯脈
- 陰維脈
- 陽維脈
- 陰蹻脈
- 陽蹻脈

(1) 経　脈

　経脈には，十二経脈，奇経八脈，十二経別がある．

　十二経脈は，上下肢と体幹を関連づけるラインで，上下肢それぞれに6本ずつあり，正経十二経といわれている．正経は，すべて経穴を有する経脈である．十二経脈は六臓六腑（六臓：肝・心・脾・肺・腎・心包，六腑：胆・小腸・胃・大腸・膀胱・三焦）と繋がり，体表と六臓六腑を関連づけ，臓腑─経絡系を構成する（**表1-4**）．

　奇経八脈（奇経）は，正経の機能を調節すると考えられている[11]．それは川と湖の関係で示され，川（正経）の水が多ければ湖（奇経八脈）に貯め，川の水が少なければ湖から補給する，といった相互関係がある．この奇経八脈のうち，督脈と任脈は正経と同じように経穴を有する（**表1-5**）．

　十二経別は，正経から分かれて走行する脈で，経脈より比較的深部を循行すると

される．その作用は，表裏の経脈の関係を強化し，正経が関係していない器官へ気血の不足を補うことである．

正経十二経脈と奇経八脈のうちの任脈と督脈の合計14経脈は，おのおのの経脈上に経穴を持つので特に重要である．

(2) 絡脈

絡脈は，縦の経脈と経脈を繋ぐ横のラインである．絡脈は経脈から別れた支脈で，さらに孫脈などに分かれ，体表に網目状に分布する．絡脈は，体表に網目状に分布する微小静脈や動静脈吻合枝などを意味すると考えられている．

2) 経 穴

(1) 経穴とは

経穴をツボというが，ツボは俗称である．専門的には，経穴といった場合，十四経脈（十二正経と任脈および督脈）上にあるツボのことをさす．これを経脈に所属しているツボという意味で，経穴という．しかし，ツボには経脈上にないツボもあり，それらを専門的には奇穴，および阿是穴と呼んでいる．経穴，奇穴，阿是穴を総称して腧穴というが，一般的にはツボと俗称することが多い（表1-5）．

(2) 経穴の部位と反応

経穴は，気の出入りするところとされている．正気，邪気の両方ともが出入りする．外部から侵襲した邪気は絡脈を介して経脈に入り，やがて臓腑に達することがある．その状態は経穴の反応として現れる．また，臓腑の変調は気血のめぐりに影響し，その状態も経穴の反応として現れる．

表1-5 ツボの種類

腧穴	ツボの総称
経穴	腧穴のうち，正経十二経脈および任脈・督脈上のツボのことで，正穴と同義．経穴は，名称，部位が定められている．『黄帝内経素問』には，経穴の数を1年の日数に合わせて365穴としているが，1989年のWHOジュネーブ会議で361穴が認定された．
奇穴	経穴以外で，名称と部位が定められているツボ．特効的な効果があるツボとされている．
阿是穴	名称も部位も定められていないツボで，いわば反応点にあたる．「痛を以て兪となす」とされ，押して圧痛や気持ちよさを感じるような部位をツボとして治療に使用する．天応穴ともいう．

このように，経穴は疾病状態の際に何らかの反応を現す部位である．東洋医学的診察においては，切経（経脈・経穴反応を触察によって診る）によって経穴反応を診るが，それは東洋医学的な診断（証をたてる）を行う上で大変重要である．つまり，経穴は，診断点として利用される．

なお，経穴の反応は大きくは実の反応と虚の反応に分けられ，診療に応用されている．実の反応は熱感，無汗，硬結，緊張，圧痛などであり，虚の反応は冷感，発汗，陥凹，弾力がない，圧すると気持ちよいなどである．

(3) 経穴の作用

経穴は，病気の際に何らかの反応が現れる部位であり，その反応の内容は診断（証を立てる）を行うために重要な意味があると前述したが，反応を示した経穴は気血の変調を調えたりするための重要な治療ポイントにもなる．

治療点としての経穴は，それぞれ特有の治療的作用を有し，臨床に応用されている．ひとつは所属する経脈に波及する効果であり，もうひとつは経穴がある部位，およびその周辺への効果である．たとえば，足三里という経穴は胃経に所属していることから，胃腸症状に対する効果と，足にあることから足の疲れや膝痛に対する効果を併せ持つ．

また，経穴の中には，臓腑―経絡理論により，診断点および治療点として特別重要な経穴を定めている．それらを要穴といい，**表1-6**に示すように，いくつかの種類があり，作用がそれぞれ異なる．

表1-6 要穴の種類

1. 五行穴（五兪穴）〔井・榮・兪・経・合〕
2. 原穴（十二原穴）
3. 絡穴（十五絡穴）
4. 郄穴（十六郄穴）
5. 八脈交会穴
6. 兪穴（背兪穴）
7. 募穴
8. 八会穴
9. 交会穴

(4) 経穴の取り方

経穴の取り方（取穴）には，骨度法と同身寸法とがある．

骨度法は，七尺五寸の身長の人を標準として，体の部位ごとに標準の長さを定め，どこにツボが位置するかを決める方法である（**表1-7**）．

表1-7 経脈の長さと骨度法

手の六陽（手より頭まで）	五尺	合して	三丈
手の六陰（手より胸中まで）	三尺五寸	〃	二丈一尺
足の六陽（足より頭まで）	八尺	〃	四丈八尺
足の六陰（足より胸中まで）	六尺五寸	〃	三丈九尺
蹻　　脈（足より目まで）	七尺五寸	〃	一丈五尺
督脈・任脈	各々四尺五寸	〃	九尺
すべて合わせて			十六丈二尺

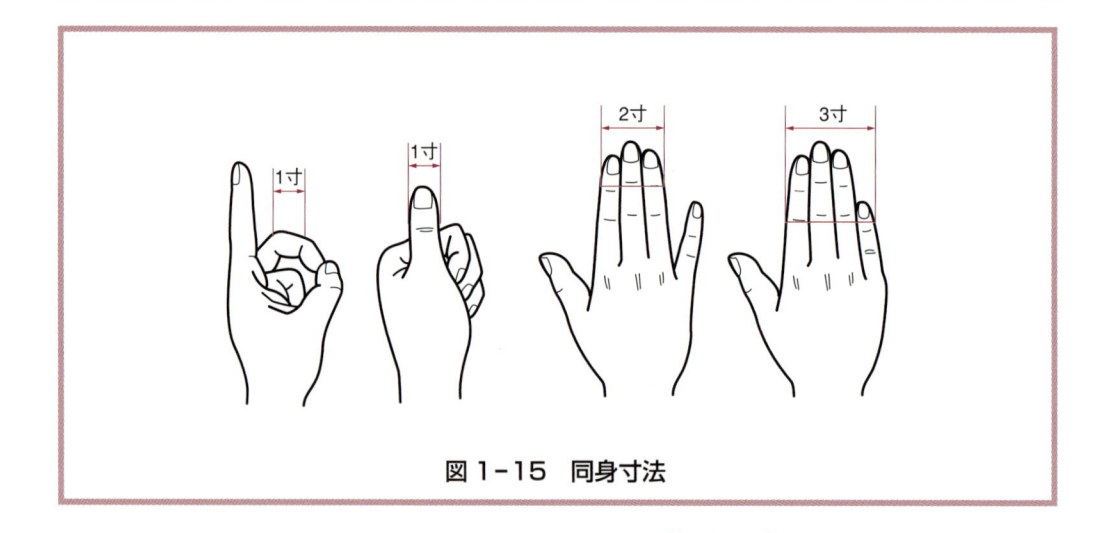

図1-15　同身寸法

　同身寸法は，**図1-15**のように患者の指の幅で寸を定め，それを基準として，取穴する方法である．簡便なため，普及しているが，正確な取穴には，骨度法がよいとされている．

第8節　東洋医学の治療法

> **ポイント**
> 1. 東洋医学の治療法には，鍼，灸，漢方（湯液），あん摩・導引・気功（導引按蹻），などがある．
> 2. あん摩は手技療法の一種で，健康保持増進に広く利用されている．
> 3. 導引は，呼吸法を含めた自己体操法の一種である．
> 4. 気功は，呼吸法や運動あるいは存思（意識の集中）によって気血を調和し，経絡を疏通して，身体の治癒力を高める療法である．主として内気功による養生気功が広く普及している．
> 5. 鍼灸治療は，鍼と灸という微細な物理的刺激を用いて，生体の特定部位（ツボ）に作用させ，疾病の予防，あるいは治療を行う療法である．
> 6. 鍼には，皮膚を刺激する鍼（鍉鍼など），皮下を刺激する鍼（円皮鍼，皮内鍼など），刺す鍼（毫鍼など）がある．
> 7. 灸は，艾を用いて身体に温熱刺激を与える方法で，直接灸と間接灸がある．
> 8. 漢方薬は，草根木皮，鉱物，動物の骨などを素材とし，数種類以上の単味を同時に煎じて用いる．
> 9. 漢方薬の処方は，証に基づいて行われる．

『黄帝内経素問』異法方宜論篇第十一には，中国の気候風土，社会環境の違いにより東西南北の各地で発生する病気が異なり，その違いに対応した異なる治療法が発達したと記述されている．異法方宜論篇によると，その治療法は**表1-8**のようになる．

表1-8が示すように，このまとめ方には，五行論（東洋医学における自然哲学のひとつ）の影響がみられ，思弁的ではあるものの，当時すでに病気が生活環境や自然環境と密接に関連して発生することを理解しており，病気により治療用具や治療法が異なっていたことは，特筆すべきことであろう．

表1-8　中国の地域とそれぞれの治療法

東方 ─ 砭　石 … 簡単な外科的処置
西方 ─ 毒　薬 … 漢方薬による湯液療法
北方 ─ 　灸　 … 艾による温熱療法
南方 ─ 九　鍼 … 金属による体表刺激療法
中央 ─ 導引按蹻 … 「あん摩」などの手技療法，運動療法，体操法など

1) あん摩（図1-16）

あん摩は，中国の中央，黄河流域から発祥したものと位置づけられている．

あん摩は中国に生まれて日本に渡来してから，手技療法として広く一般大衆に親しまれている．古典的なあん摩は，東洋医学的な診察に基づいて，経脈の気血の滞りを解き，気血の流れを円滑にすることをねらいとしたが，明治以降，疲労回復をはじめ，健康保持・増進に広く利用されるようになった．

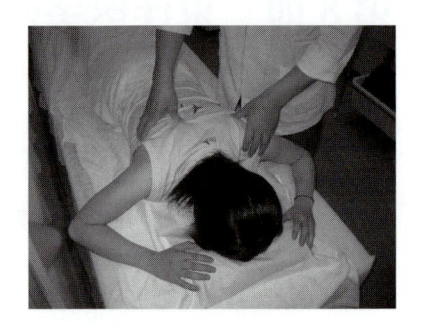

図1-16　あん摩

あん摩は，衣服の上から施術し，主として遠心性の刺激を生体に加えるところに特徴がある．中医学では，推拿（すいな）といわれている．なお，あん摩は，わが国においては，国家資格であるあん摩マッサージ指圧師免許を取得して初めて業として施術することができる．

最近では，タッチケアの一環として，妊婦の健康維持や分娩時の腰仙椎部痛のケア，さらには赤ちゃんのケアにも応用され，注目を集めている．また，心身のリフレッシュの療法としても人気を集めている．

> **メモ**　マッサージ：西洋で発祥した手技療法である．原則的には皮膚に直接的に施術する．その際，滑剤やオイルが用いられる．あん摩と異なり，手技は，四肢末梢から体の中心に向けて求心的に行われる．

2) 導引・気功（図1-17）

導引は，中国古来の養生法の一種で，呼吸と身体動作によって体の中に自然の大気を取り入れ，気をめぐらす方法である．いわば呼吸法を取り入れた自己体操法である．

導引は，身体を積極的に動かし，呼吸をして汚れた気を吐き出し，新しい気を吸収して，身体のエネルギー源である気の調整を行う．

気功は，呼吸法や運動あるいは存思（意識の集中）によって気血を調和し，

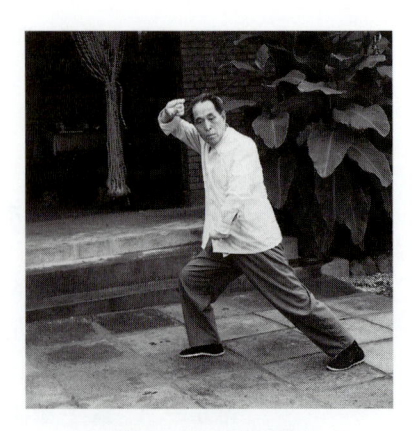

図1-17　気功
太極拳を行う故馬礼堂氏．

経絡を疏通して身体の治癒力を高める療法で，硬気功（武術気功）と軟気功（医療気功）に分けられる．軟気功を一般的に気功療法と呼び，気功師が患者の治療として行う外気功と自己鍛錬法として自ら行う内気功（養生気功）に分けられる．内気功は，さらに身体を動かす動功（太極拳など）と静かに呼吸し存思する静功に分けられる．

3）鍼　灸

鍼灸は，中国の黄河流域に発祥した黄河文明の中で，2000年以上前に体系化された医学である．原典は，紀元前4〜5世紀頃の春秋戦国時代から紀元前100年頃の前漢の時代までにまとめられた黄帝内経（『素問』・『霊枢』）である．鍼灸は，鍼と艾（もぐさ）という異なる道具による治療法をまとめて表現した言葉である．

鍼灸治療は，鍼と灸という微細な物理的刺激を用いて，生体の特定部位（ツボ）に作用させ，疾病の予防，治療を行う療法である．これを行うには，国家資格であるはり師免許，きゅう師免許を必要とする．

(1) 鍼

鍼は，古代，9種類（九鍼）あるとされ（図1-18），癰疽（おでき）などの切開，皮膚の擦過，皮下から筋層，時には骨まで刺入する刺激など，その目的により使い分けられていた．しかし，今日では外科的な処置は禁止されており，もっぱら細い鍼（毫鍼）や体表や皮下でツボを刺激する鍼（小児鍼，円皮鍼，皮内鍼など）が用いられている．また，鍼の材質は，古くは鉄，金，銀などが使用されていたが，最近では滅菌されたステンレスのディスポーザブル鍼（使い捨て鍼）が用いられている（図1-19）．

(2) 灸（図1-20）

灸は，艾を用いた温熱療法の一種である．艾は蓬（ヨモギ）を原材料として，これを乾燥させ，臼で引いて唐箕に掛け，ヨモギの葉裏に密生している白い毛（毛茸）を精製して作る．

灸治療には，艾を体表上で直接燃焼させて刺激する直接灸（透熱灸など）と艾の伝導熱や輻射熱を利用した間接灸とがある．お灸といった場合，透熱灸で代表される直接灸をさす．これは，艾を母指と示指でひねって小さな艾炷（円錐状に形作った艾）をつくり，ツボにすえて線香で点火する方法で，軽い熱傷を伴い小さな灸痕を残す．一方，間接灸は生姜灸や塩灸で代表されるように，体表と艾の間に生姜や塩などを介在させ，間接的に熱刺激（伝導熱）を作用させる方法であ

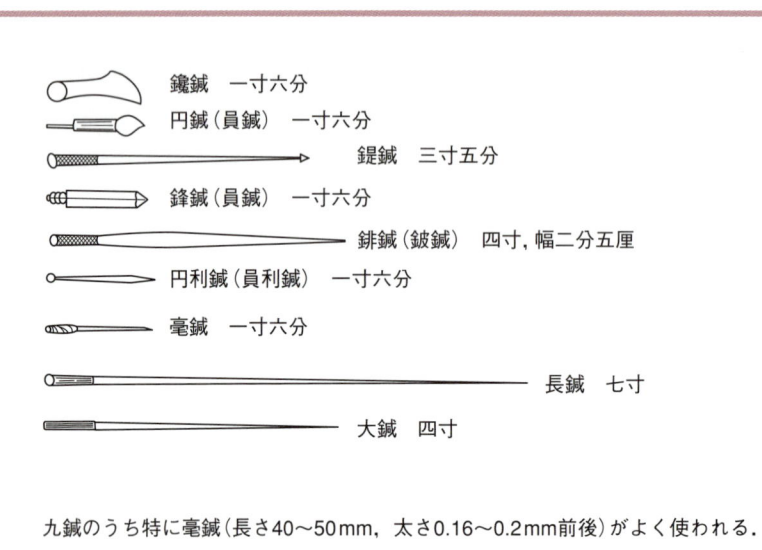

```
鑱鍼   一寸六分
円鍼（員鍼）  一寸六分
鍉鍼   三寸五分
鋒鍼（員鍼）  一寸六分
鈹鍼（鈹鍼）  四寸, 幅二分五厘
円利鍼（員利鍼）  一寸六分
毫鍼   一寸六分
長鍼   七寸
大鍼   四寸
```

九鍼のうち特に毫鍼（長さ40〜50mm，太さ0.16〜0.2mm前後）がよく使われる．

図1-18　古代九鍼

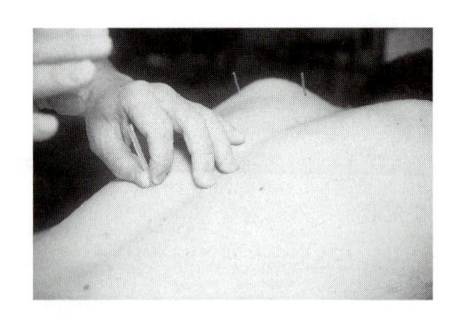

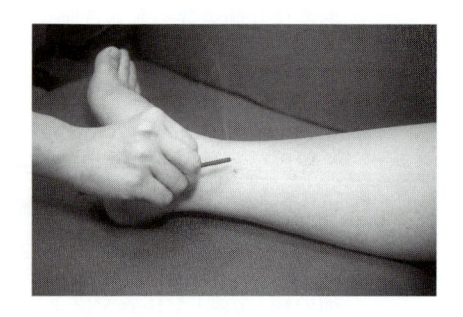

図1-19　鍼　　　　　図1-20　灸（三陰交）

る．また，温筒灸や棒灸のように，皮膚から艾を一定距離離して刺激する方法では輻射熱を利用する．間接灸は刺激感覚がマイルドで，熱傷を引き起こさない．

4）漢　方

　漢方薬は，数種類以上の単味（一つひとつの素材）を混合して用いて，複合的な効果を期待する東洋医学的な薬物療法である．自然界に存在する草根木皮，鉱物，動物の骨など，あらゆるものを素材とする．多くは乾燥させて長期に保存し，必要に応じて煎じて服用するもので，このことから湯液療法とも呼ばれている．中には，丸剤にしたり，散剤，軟膏などとして使用するものもあるが，原則は煎じ薬を服用する．

　漢方の処方は，基本的には随証治療によるもので，東洋医学的な診察によって

「証」を立て，それに基づいて漢方薬が処方される．日本では，証といえば，多くは方剤弁証による．すなわち，葛根湯証，桂枝湯証など，証がそのまま方剤を示すことになる．

わが国では，漢方薬の処方に健康保険が適用されているため利用頻度は高い．しかし，医師の処方が漢方の証の考え方に必ずしも依拠しないで，西洋医学的な発想により処方されることが多いことから，臨床効果が十分得られなかったり，時には副作用が生じたりするなど問題になっている．そのため，現在，漢方薬の効果の見直しの研究も進められている．また，わが国では，投薬方法として，エキス剤化する方法が発展してきたが，韓国や中国では煎じ薬による投薬が中心である．韓国では，薬局から全国に煎じ薬のパックを配送する方法が発達している．また，韓国や中国では，東洋医学（韓医学，中医学）の専門病院があり，伝統医学による診療が専門的，総合的に行われている（図1-21）．

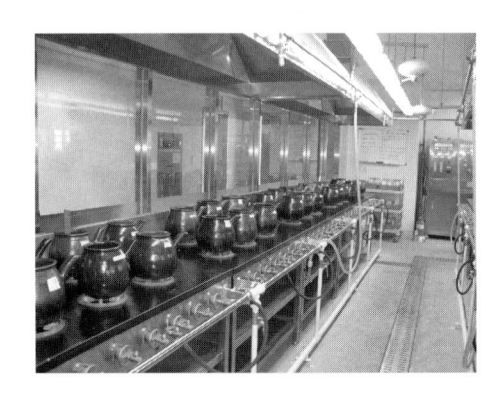

図1-21 漢方薬
韓国の韓医大学附属病院で入院患者用に漢方薬を煎じている風景

参考文献

1) 天津中医学院，後藤学園・編：鍼灸学［基礎編］．第1版，東洋学術出版社，千葉，1992．
2) 天津中医学院，後藤学園・編：鍼灸学［臨床編］．第1版，東洋学術出版社，千葉，1994．
3) 天津中医学院，後藤学園・編：鍼灸学［経穴編］．第1版，東洋学術出版社，千葉，1997．
4) 山田光胤，代田文彦：図説東洋医学．学習研究社，東京，1983．
5) 上海中医学院・編：改訂 中医学基礎．燎原，東京，1989．
6) 矢野 忠：女性のための東洋医学入門．日中出版，1998．
7) 天津中医学院第一附属病院針灸科・編：森和・監訳；針灸臨床の理論と実際．上巻，国書刊行会，東京，1988．
8) 天津中医学院第一附属病院針灸科・編：森和・監訳；針灸臨床の理論と実際．下巻，国書刊行会，東京，1988．

9) 山西医学李丁・天津中医学院・編：浅川要，生田智恵子，木田　洋，横山瑞生・訳；針灸経穴辞典．第2版，東洋学術出版社，1987.
10) 神戸中医学研究会・編：中医学入門．医歯薬出版，東京，1987.
11) 内山恵子：中医診断学ノート．東洋学術出版社，千葉，1988.
12) 上海中医学院・編，神戸中医学研究会・訳；中医学基礎．燎原，東京，1981.
13) 南京中医学院・編著：中医学概論邦訳委員会・訳編；中国漢方医学概論．中国漢方医学書刊行会，東京，1973.

第2章

東西両医学からみた女性のからだ

第1節　現代西洋医学からみた女性のからだ

ポイント

1. 幼児期では，卵巣は出生より初経までは増大を続け，思春期に近づくにつれて大きくなり，約4倍にまでなる．

2. 思春期以前は，視床下部が性ステロイドによって抑制されるため，排卵は起こらず，卵胞はある程度成熟した後に閉鎖に陥る．卵胞の閉鎖の繰り返しによる結合組織化と間質化によって卵巣容積は増大する．

3. 思春期では，エストロゲンのネガティブフィードバックに対する視床下部の感受性が低下するため，GnRH（ゴナドトロピン放出ホルモン）の分泌が増加する．これにより，下垂体からの黄体化ホルモン（LH）および卵胞刺激ホルモン（FSH）の分泌が増加し，刺激された卵巣からエストロゲンとプロゲステロンが分泌される．このエストロゲンとプロゲステロンおよび副腎由来のアンドロゲンによって第二次性徴が発現する．特に骨盤の発育の変化は第二次性徴の中でも重要である．

4. 思春期では，赤血球，ヘモグロビン，ヘマトクリット値は10歳頃までは上昇するが，女子においては12歳で低下した後は大きな変化がみられないことから，中学生，高校生において貧血者が増加する．

5. 性成熟期は，女性として成熟した時期で，身体および生殖器は完全に女性としての機能を発揮する．

6. 更年期では，卵巣のゴナドトロピンに対する反応性は低下し，卵巣のエストラジオール（エストロゲンの一種）分泌量は低下する．

7. 更年期には，種々の不定愁訴（肩こり，のぼせ・ほてり，頭痛，心悸亢進など）がみられることが多い〈更年期障害〉．

8. 閉経後の低エストロゲン血症のために破骨細胞の機能は亢進し，骨のリモデリングは高回転となる．このため相対的に骨吸収がさかんとなり，骨量は減少にむかう．

9. 老年期では，すでに卵巣欠落症状はないが，エストロゲン低下により性器の退行萎縮がみられ，そのため老人性腟炎，外陰掻痒症などが起こりやすくなる．また，骨粗鬆症，虚血性心疾患も増加する．

1. 加齢による性機能および身体の変化

1）幼児期

（1）身体の成長

　身長約 50 cm で誕生した子どもは，約 15～18 年後には女子では約 160 cm 前後まで成長する．しかし，身長は一定の割合で伸びていくわけではない．胎児期から出産直後にみられた急激な成長（第 1 発育急進期）は，幼児期になると低下し，前思春期にはほぼ一定であるが，思春期になると再び増加し，急激な成長のスパート（第 2 発育急進期）がみられる．

（2）卵巣の発育

　卵巣中の卵子数は，胎生 20 週には約 700 万個となるが，出生までにはその 65％は自然に消滅し，約 200 万個となる．出生後は思春期まで持続的に閉鎖・退縮し，7 歳で約 30～50 万個，思春期には約 20 万個までに減少する．

　卵巣重量は出生より初経までは増大を続ける．小児期では卵巣はごく小さい（1～2g 程度）が，思春期に近づくにつれて大きくなり，約 4 倍になる．

（3）ホルモン

　下垂体―性腺系のホルモンについては，生後数日で胎盤由来のエストロゲンが減少することから，ネガティブフィードバックによって黄体化ホルモン（LH）や卵胞刺激ホルモン（FSH）は上昇するが，次第に低下し，生後 1 年ほどで低値となる．思春期以前は，視床下部を中心とした中枢が性ステロイドホルモンにより強力に抑制されるため排卵は起こらず，卵胞はある程度成熟した後に閉鎖する．

2）思春期

（1）視床下部―下垂体―性腺系の発育

　思春期とは，第二次性徴の出現（乳房発育，陰毛発生など）から初経を経て，月経周期がほぼ順調になるまでの期間であり，わが国では 8～9 歳頃から 17～18 歳頃までの期間とされている．すなわち思春期は，幼児期と生殖機能をもつ性成熟期の移行期にあたる時期である．

　思春期には，エストロゲンのネガティブフィードバックに対する視床下部の感受性が低下するため，GnRH（ゴナドトロピン放出ホルモン）の分泌が増加する（図 2-1）．これにより下垂体前葉から性腺刺激ホルモン（ゴナドトロピン）であ

る卵胞刺激ホルモン（FSH）および黄体化ホルモン（LH）の分泌が増加し，卵巣からはさらに多くのエストロゲンやプロゲステロンが分泌されるようになる．これらの性ステロイドホルモンと副腎由来のアンドロゲンにより，第二次性徴が発現する．

特に骨盤の発育の変化は第二次性徴の中でも重要である．女子骨盤の成熟は，卵巣機能の成熟が完成する年齢よりは1～2年早いといわれている．また，身長の発育も同じ時期にみられるが，骨盤の発育の方が身長の伸びよりは著しい．

図2-1 視床下部―下垂体―卵巣系
視床下部―下垂体―卵巣系におけるゴナドトロピン（LHとFSH）と卵巣ステロイドホルモン（エストロゲン，プロゲステロン）のネガティブフィードバック

(2) 骨密度と貧血

超音波骨密度測定装置での計測では，高校生の時期に最も骨密度が高くなり，20歳以降は減少するといわれている．

思春期では，身体発育とともに循環血液量も著しく増加し，鉄需要が増大することが知られている．しかし，赤血球，ヘモグロビン，ヘマトクリット値は10歳頃までは上昇するが，女子においては，12歳で低下した後は大きな変化がみられないことから，中学生，高校生においては貧血者が増加する．したがって，小学生の頃から適切な食事摂取が重要であると指摘されている．

3）性成熟期

性成熟期（一般的には18～45歳）は，女性として成熟した時期で，身体および生殖器は完全に女性としての機能を発揮する．

(1) 月　経

初経直後の卵巣機能はまだ不安定であることが多く，周期日数のバラツキ，無排卵周期症，黄体機能不全などの状態がみられることが多い．また月経周期は，月経開始後2～3年の期間は不規則であるが，その後，25～38日型の規則正し

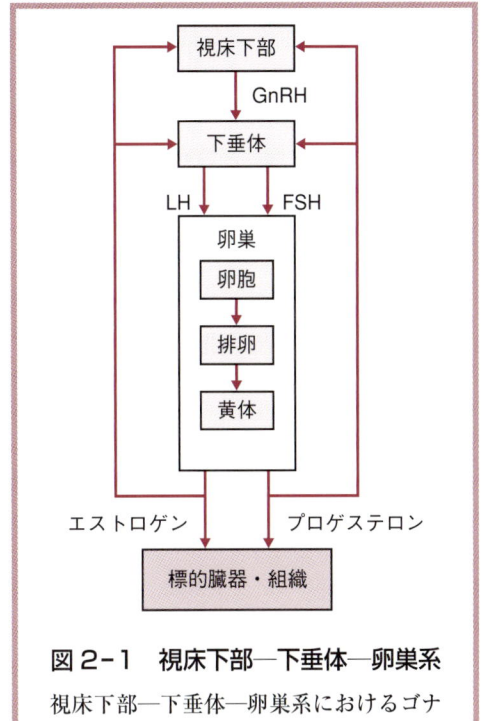

い周期に移行する．閉経前2～3年の期間には再び月経周期は不規則になる．

(2) 身体の変化

身長は，性成熟期には伸びないが，体重はむしろ増加する．すなわち，加齢とともにBMI (body mass index) は増加する．

血圧は，性成熟期には収縮期血圧，拡張期血圧ともに加齢とともに上昇する．この変化は男性と同じで，交感神経活動の亢進，血中カテコールアミンの上昇などの関与が指摘されている．

4) 更年期

更年期（45～55歳）は生殖期（性成熟期）と非生殖期（老年期）の移行期で，卵巣機能が衰退し始めてから消失するまでの時期にあたる．

(1) 性ホルモン

40歳になると卵巣中の卵胞閉鎖が急激に進行し，卵細胞数が減少する．卵巣中に卵母細胞がなくなると，卵巣ステロイドホルモンおよびインヒビンは減少し，LHとFSHはネガティブフィードバックが除かれるために速やかに上昇する．特にFSH濃度は卵細胞が減少するにつれて，LHよりも早期に，しかも最終月経の2～3年前から上昇し始めるといわれている．

更年期には，月経周期の不順，月経血量の増加や減少がみられる．更年期開始前に卵巣中の卵母細胞は10,000個以下に減少し，卵胞のゴナドトロピンに対する反応性も低下する．卵胞のエストラジオール（エストロゲンの一種）分泌量は低下し，無排卵性周期となることも多い．このように卵巣機能は10年近くかけて低下し，やがて完全に閉止する（閉経）．なお，更年期には種々の不定愁訴（肩こり，のぼせ・ほてり，頭痛，心悸亢進など）を伴う更年期障害が発症することが多い．

メ モ　インヒビン：卵巣性タンパクホルモンの一種で，顆粒膜細胞から産生される．黄体期に主に産生され，卵胞刺激ホルモン（FSH）を特異的に抑制する．閉経するとほとんど産生されなくなる．

---

(2) 身体の変化

女性の身体は多くの臓器・組織にエストロゲン受容体が存在するため，閉経に伴うエストロゲンの減少は全身性変化を引き起こす．低エストロゲン血症により破骨細胞の機能が亢進し，骨のリモデリング（再造形：remodeling）は高回転

となって，相対的に骨吸収がさかんとなる．このため，閉経後，女性は骨粗鬆症のリスクが高まる．

また，エストロゲンの減少により腟粘膜は萎縮し，感染に対する抵抗力が低下するため，外陰部違和感や出血，帯下などが起こりやすくなる．さらに骨盤底支持組織の脆弱化が進み，内性器の下垂や腹圧性尿失禁が起こるようになる．

皮膚においても，エストロゲンの低下により，間質の水分量，コラーゲンの量が低下し，肌の衰えとして実感される．

5）老年期

老年期にはすでに卵巣欠落症状はないが，エストロゲン低下により性器の退行萎縮がみられる．そのため，老人性腟炎，外陰掻痒症が起こりやすくなる．また，骨粗鬆症，虚血性心疾患も増加する．さらに子宮重量も減少（41〜50歳で平均57g，51〜60歳で49g，61〜70歳で39.5g）する．また，エストロゲンの減少により骨盤底筋群の萎縮・弛緩が起こり，骨盤臓器の下垂や脱（子宮脱など）も起こりやすくなる．

メ モ　エストロゲンと虚血性心疾患：エストロゲンは脂質代謝の改善や血管への直接的効果により，心血管系の保護作用を有する．したがって閉経後急速にエストロゲンが減少することにより，老年期には虚血性心疾患が増加する．

2．性周期

下垂体前葉から分泌される性腺刺激ホルモン（ゴナドトロピン）により，卵巣内において卵胞発育，排卵および黄体形成という一連の変化が引き起こされる．この変化とともに卵巣から分泌されるステロイドホルモンおよびインヒビンが間脳および下垂体にフィードバックをかけることにより性周期が形成される．したがって，この過程で異常が生じると性周期に変調が起こり，時には無月経となる．

1）卵　巣

卵巣は卵胞形成とホルモン産生という2つの機能を有し，これら2つの機能は相互に関係している．卵胞は，卵細胞とそれを取り囲む卵胞上皮，さらにその周囲にある間質より成り立っている．卵胞の発育は，主として卵胞上皮細胞の増殖によるもので，その発育段階により，①原始卵胞，②発育卵胞，③成熟卵胞に分類される．

(1) 原始卵胞

直径 40〜50 μm で，卵細胞が 1 層の卵胞上皮によって囲まれている．出生時には約 200 万個あるが，加齢とともに減少する．大部分は閉鎖・萎縮し，成熟するのは 400 個前後である．

(2) 発育卵胞

扁平な卵胞上皮は，次第に増殖・肥大し重層化する．そして，卵胞上皮の細胞内に顆粒を含んだ顆粒膜を形成し，次いで卵細胞と顆粒膜細胞との間に透明帯を形成する．なお，顆粒膜細胞が 4 層以下の卵胞は，下垂体からのゴナドトロピンのひとつである卵胞刺激ホルモン（FSH）の作用とは無関係に発育するが，それ以降の発育には FSH が必要である．顆粒膜細胞層の外側は，基底膜を介して被膜によって取り囲まれているが，この被膜は間質細胞の増殖によって形成されたもので，卵胞莢膜と呼ばれている．莢膜の内側を内莢膜といい，外側を外莢膜という．内莢膜は血管に富み大きな腺細胞を有するが，外莢膜は線維成分が多い．

卵胞がさらに発育すると，顆粒膜細胞の一部が融解消失して細胞間に空胞を形成する．この空胞は相互に融合して大きくなり，卵胞腔となる．卵胞腔の中は透明な卵胞液で満たされるが，卵胞液の増量に伴って卵胞は増大し，肉眼的に認められるほどの大きさになり，卵巣の表面に突出してくる．なお，この段階の卵胞を二次卵胞という（図 2-2）．一方，発育した卵細胞は卵丘と呼ばれる顆粒膜細胞の集団によって包まれる．

顆粒膜細胞は，莢膜細胞で産生されたアンドロゲンを FSH の存在下にエストロゲンに変換する．エストロゲンは卵胞自身に作用して，さらに顆粒膜細胞の増殖を促し，FSH レセプターの数を増やす．なお，月経周期の初期には 15〜20 個の卵胞が FSH に刺激されて発育するが，十分に成熟して排卵に至るものは通常 1 個だけで，他は閉鎖卵胞となる．

(3) 成熟卵胞（グラーフ卵胞）

卵胞が発育し，直径 15〜18 mm 程度の大きさになり，排卵の準備が整う．この時期の卵胞を成熟卵胞（図 2-2）という．卵胞が発育し，成熟卵胞になるまでには 10〜14 日かかるといわれている．排卵に至る卵胞は原則として毎月 1 個であり，その他の多くの発育卵胞は不完全な成熟段階で発育を止め，退縮して閉鎖卵胞となる．

(4) 排　卵

成熟卵胞の増大によって膨隆した卵胞壁の外壁は薄くなり，膨隆部からついに

図2-2 卵成熟(文献3より改変)

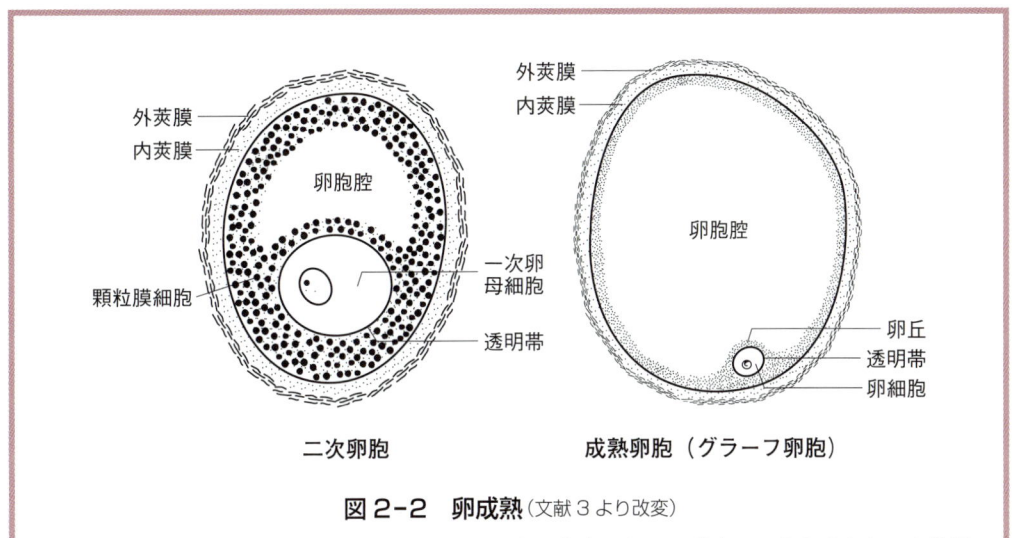

顆粒膜細胞の一部が融解消失して細胞間に形成する空胞が相互に融合して大きくなり，卵胞腔となる．卵胞腔の中は透明な卵胞液で満たされる．この段階の卵胞を二次卵胞という．さらに卵胞が発育し，成熟卵胞になるまでには10〜14日ぐらいかかる．

破裂する．この部分を卵胞斑と呼ぶが，卵は卵丘を構成する顆粒膜細胞（卵丘細胞）とともに排出される．これが排卵である．

このような排卵機構は，黄体化ホルモン（LH）の急激な大量分泌（LHサージ）によって起こる．通常のホルモン分泌の調節はネガティブフィードバックによりなされるが，LHサージはポジティブフィードバックによって起こる．すなわちエストロゲンは，卵胞の発育時期にはLHおよびFSHにネガティブフィードバック作用をもつが，排卵期の高濃度で急上昇する時期にはポジティブフィードバック作用を示し，LHサージを誘発する．排卵は，LHサージの開始より37〜40時間，LHピークからは16〜24時間で起こる．

2）子宮内膜

子宮内膜は，筋層に接する基底層と子宮内腔側の機能層（海綿層と緻密層よりなる）に分けられる．機能層は性ステロイドホルモンによく反応し，月経期・増殖期・分泌期の順に周期的に変化する（図2-3）．

（1）増殖期

月経終了から排卵までの期間である．初期には，内膜は薄く（1〜2mm程度），子宮腺の腺腔は狭く，比較的直線状であるが，エストロゲンの作用で発育し，内膜の厚さは増し（3〜4mm），増殖期後期になると子宮腺は長くなり，腺

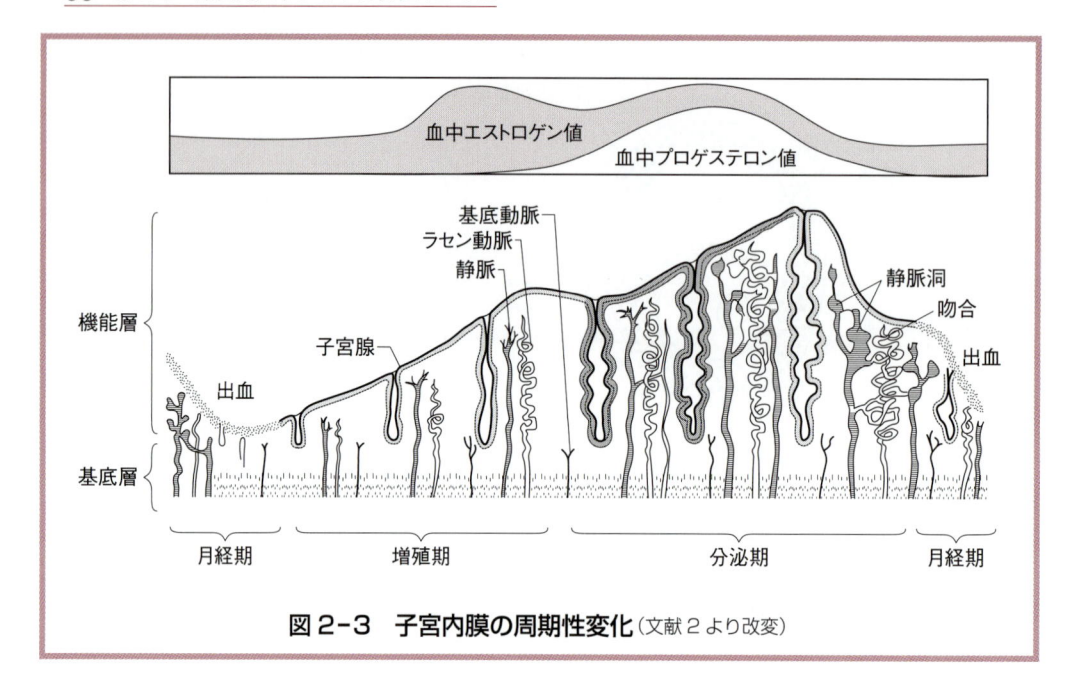

図2-3 子宮内膜の周期性変化（文献2より改変）

腔も拡大し，屈曲するようになる．内膜の血管はこの時期になるとラセン状を呈し，ラセン動脈（コイル動脈ともいう）と呼ばれる．

(2) 分泌期

排卵から月経発来直前までの期間である．排卵後，エストロゲンの作用にプロゲステロンの作用が加わり，内膜はさらに肥厚する．子宮腺は強く迂曲し，腺腔は著しく拡大する．腺細胞は大きくなり，高さを増すようになる．分泌期の4日目ごろには，腺細胞は活発な分泌活動を行い，腺腔内に分泌物が認められるようになる．腺腔は拡大し，鋸歯状を呈し，間質に浮腫がみられるようになる．分泌期後期になると内膜は7mm程度に肥厚する．間質の浮腫も著明で，血管の新生がみられるようになる．なお，この時期は卵巣周期からみると黄体期にあたる．

> **メモ　黄体期**：黄体から分泌されるプロゲステロンが視床下部に作用して体温が上昇する時期をいう．卵巣周期から見た表現である．基礎体温曲線の後半の高温相に該当する．通常36.7℃以上である．高温相が3週間以上続けば妊娠の可能性が高い．内膜周期からみると，分泌期にあたる．

(3) 月経期

月経は，エストロゲンとプロゲステロンの消退によって起こる．子宮内膜の血

管が破れ，内膜組織内に血液が浸透し，内膜は壊死に陥り，子宮内膜の機能層が剥脱する．剥脱組織は粘膜に含まれる酵素によって自己融解し，血液とともに子宮外に排出される．機能層の剥脱後は基底層から粘膜上皮の再生が起こる．

3）月　経

（1）月経とは

月経とは，通常約1カ月の間隔（25〜38日）で起こり，限られた日数（3〜7日）で自然に止まる子宮内膜からの生理的出血と定義される．なお，月経の第1日から次の月経開始の前日までの日数を月経周期と呼ぶ．

月経は，初経より閉経に至る女性の成熟期を通して，妊娠，授乳，ある種の疾患を除いてほぼ規則的に反復して出現する．

（2）月経の内容物と随伴症状

月経の内容物は，血液，子宮内膜断片，粘液よりなり，性状は暗赤色，流動性，弱アルカリ性である．なお，月経血が凝固しない理由は，内膜結合組織中のプラスミン活性物質により線維素が溶かされて出てくるためであるが，量が多い場合には凝血が混じる．

月経の直前および月経中には骨盤内に著しいうっ血が起こり，骨盤内臓器は充血し，子宮体はやや肥大して柔軟となり，子宮腟部は藍紫色を呈し，腟も軟化する．骨盤内神経は圧迫され，下腹部の重圧感，下腹痛，腰痛，尿意頻数を自覚する．そのほかにも便秘，下痢，乳房の腫脹および疼痛，乳頭の過敏性などがみられる．全身症状としては，不快感，疲労感，頭痛，めまい，食欲減退，悪心，眠気，不眠，気分のむら，憂うつなどがみられる．

メモ　プラスミン：フィブリンを分解する酵素，すなわち血液凝固を抑制する物質である．このほかに組織蛋白質の分解を行い，血栓溶解以外にも組織の改築を行うことで，炎症・創傷治癒，細胞移動などに関わると考えられている．

第2節　東洋医学からみた女性のからだ

> **ポイント**
> 1. 女性は，7の倍数で成長・発育をする．
> 2. 14歳で初経を迎え，49歳で閉経となる．
> 3. 胞宮（子宮）は「奇恒の腑」とされ，月経をめぐらし，胎児を宿し，育てる．
> 4. 胞宮とより深く関係する臓腑は，腎・肝・脾胃である．
> 5. 胞宮と関係深い経脈は，任脈・督脈・衝脈・帯脈である．
> 6. 月経は腎気の充実，天癸の生成と成熟，衝脈・任脈の二脈の開通によって行われるが，根本は腎気の充実にある．また，衝脈・任脈の二脈に気血を注ぐためには脾・肝の臓の作用が必要であり，督脈・帯脈からの制御も受けている．

1．女性の成長と発育

　東洋医学では，人体の成長・発育は腎気（親からもらい受けた生命力）によって行われるとしている．

　『黄帝内経素問』上古天真論篇には，女子は7歳になると腎気の働きがさかんになって歯が生え代わり，頭髪も長くなる．14歳になると腎気の働きで腎精（腎が蔵す生命の根本的物質）より天癸（性腺刺激ホルモン，性ホルモンのようなもの）が生成され，その作用で任脈が胞宮（子宮）に通じ，太衝の脈（ゆったりとした衝脈の脈）もさかんになることから，気血が胞宮に導かれて月経が始まる．しかし，49歳になると任脈は空虚になって，太衝の脈も衰えるために，胞宮に気血が導かれず月経が停止してしまう．したがって，子どもを宿すことはないと記されている（表2-1）．

　このように，女性の発育は7の倍数（7歳周期）で成長・発育し，7×7の49歳で閉経になるとしている．ちなみに男性は8の倍数（8歳周期）で成長・発育するとし，8×8の64歳で歯が抜け，髪が抜け落ちると記されている（表2-1）．

　上記のように東洋医学では男女の成長・発育を「腎気」の盛衰の過程として捉えており，なんらかの原因によって「腎気」を損なうようなことになれば，成長・発育に異常をきたし，種々の疾病の発症に関わると認識している．

> **メ モ**　**天癸**：先天の本である腎精から生成される．天癸は腎に蓄えられて，後天の水穀の精微によって滋養されている．一定の時期になると腎気が旺盛になって，天癸が成熟する．性腺刺激ホルモン，性ホルモンのようなものである．

表 2-1　女性と男性の発育過程

【女性】
　7歳：腎気さかんになり，歯が生え代わる．頭髪が長くなる．
14歳：天癸至り，任脈通じ，太衝の脈さかんになり，月経が始まる．子どもをつくることができる．
21歳：腎気平均し，真牙（親しらず）生じて成り，身体が成熟する．
28歳：筋骨堅く強く，頭髪のび揃い，最も充実する．
35歳：手足陽明経脈が衰え，顔の色艶が悪くなり，髪が抜け始める．
42歳：手足の三陽経脈が上部より衰え，顔の色艶が悪くなり，髪に白いものがまじる
49歳：任脈空虚により，太衝の脈衰え，月経停止し，再び子どもをつくることができない
【男性】
　8歳：腎気さかんになり，歯が生え代わる．頭髪が長くなる．
16歳：腎気が旺盛になり，天癸至り，精気が溢れ出る．子どもをつくることができる．
24歳：腎気平均し，筋骨が強くなり，真牙（親しらず）が生じて成り，身体が成熟する
32歳：筋骨たくましく，充実する．
40歳：腎気衰え始め，頭髪抜け，歯が悪くなる．
48歳：陽気衰え，顔の色艶が悪く，髪に白いものが混じる．
56歳：肝気が衰え，筋肉が良く動かなくなり，精液が少なくなる．
64歳：歯が抜け，髪が落ちる．

（『黄帝内経素問』上古天真論篇の要約）

2．胞宮（子宮）について

1）胞　宮

　東洋医学では，子宮を「女子胞」（『黄帝内経』），「子所」（『黄帝内経』），「子宮」（『神農本草経』），「胞宮」（『諸病源候論』），「子臓」（『金匱要略』）などと称している．ここでは胞宮の用語を用いる．
　胞宮は「奇恒の腑」とされている．奇恒の腑は六臓六腑と異なり，臓と腑の両方の機能を合わせ持つ特殊な器官である．胞宮は月経をめぐらすといった腑としての機能を有するとともに，胎児を宿し，育てるといった臓としての機能も有するからである．

2）胞宮と臓腑との関係

胞宮と五臓との生理的関係を以下に示す．なかでも，胞宮と関係が深い臓腑は，腎，肝，脾胃である．

(1) 腎と胞宮

「胞絡は，腎に繋る」（『素問』奇病篇）とあり，腎と胞宮とは密接に関係している．

腎は先天の本（親からもらい受けた生命力）であると同時に元気の根（元気のおおもと）であり，精を蔵し，人体の成長・発育・生殖を主る．また，精は血に化する源（腎精から血を生成することから腎精はその原料となる）であり，月経や妊娠の物質的基盤となっている．女子は14歳で腎気がさかんになり，天癸が成熟するのをまって胞宮が機能する．

(2) 肝と胞宮

肝経は，任脈・督脈の二脈を通じて胞宮につながることから，肝と胞宮は関係する．

肝は血を蔵し，疏泄を主り，血海（衝脈）を制御する．すなわち，血の貯蔵および血量の調節機能は胞宮の生理機能に大きな影響を及ぼす（第1章 p16参照）．

(3) 脾胃と胞宮

脾経は中極穴で任脈と交会し，任脈と通じ，間接的に胞宮と関係する．

脾は運化（消化・吸収）を主り，気血の生化［脾の運化により吸収された水穀の気（精微）より気血を産生］を行う．すなわち，脾は後天の本（生後，飲食などから取り入れる生命力）である．同時に脾は中気（中焦の気：飲食から取り入れた栄養素などで元気のもと）を主り，その気は上昇し，血を統摂（経脈から血が漏れ出さないようにする作用）する．すなわち，脾が統摂する血が月経・妊娠の機能に物質的基盤を与えている．

また，「衝脈は陽明に隷う」とされ，足の陽明経と関係する．胃は脾と表裏関係にあり，胃は水穀の海であり，飲食の受納と腐熟（飲食物を受けて，それを消化すること）を主り，胃中の穀気（胃気）がさかんになれば，衝脈・任脈二脈の気血もさかんになり，これによって胞宮の生理機能も正常を保つことができる．

(4) 心と胞宮

『素問』評熱病論篇には，「胞脈は心に属して胞中に絡す」とあることから，心

は胞宮と関係する．心は神明（精神作用）と血脈（血の運行：循環）を主ることから，胞宮の機能は心によっても影響されることになる．

(5) 肺と胞宮

　　肺は一身の気を主り，「肺朝百脈（全身の血液はすべて肺を通る）」と「通調水道（肺の粛降機能によって水分代謝を調整する）」によって水穀の精微の輸送機能（栄養を全身にめぐらす）がある．すなわち，生体内部の精・血・津・液は肺気によって運行される．したがって，胞宮に必要な物質は，肺によって輸送・調節されることから，肺は胞宮の機能に影響を及ぼすことになる．

3）胞宮と四脈（衝脈・任脈・督脈・帯脈）

　　胞宮の生理機能は，衝脈・任脈・督脈・帯脈の4つの経脈の支配を受けている．特に胞宮と衝脈・任脈との関係は密接（衝脈と任脈は胞宮から起こる）である．衝脈・任脈・督脈・帯脈の四脈は奇経に属し，十二経脈と連なり，胞宮と全身とを連絡させ，胞宮の正常な生理機能を維持している．

(1) 衝脈と胞宮

　　衝脈は胞宮より起こり，上行すれば「諸陽に滲す」，下行すれば「諸陰に滲す」ことから，経脈や臓腑の気血を蓄えることができる（図2-4）．また，衝脈は足の陽明経および足の少陰腎経と連なっている．したがって，この脈は先天および後天の経脈（腎経や脾経・胃経をさす）と関係することになり，先天と後天の気を蓄えることができる．このことから，衝脈は「十二経の海」「血海」とも呼ばれている．したがって，女性においては「血海」とも称される衝脈の精血が充実していることによって，胞宮の正常な生理機能が維持される．

(2) 任脈と胞宮

　　任脈は衝脈とともに胞宮から起こる経脈（奇経）で，胞宮の機能と密接に関係している（図2-5）．月経・妊娠は，任脈の気が通じて行われる．

　　任脈は「陰経の海」とも呼ばれ，陰経の経脈すべての機能を統括する重要な働きがあり，「衝は血海なり，任は胎胞を主るなり」といわれ，衝脈が充実し，さらに任脈が通じて始めて月経・妊娠が可能となる．

(3) 督脈と胞宮

　　督脈も胞宮より起こり，任脈と循環往復して経脈の陰陽の気のバランスを維持するとともに，月経周期の規則性を維持し，胞宮の機能を正常に保っている（図

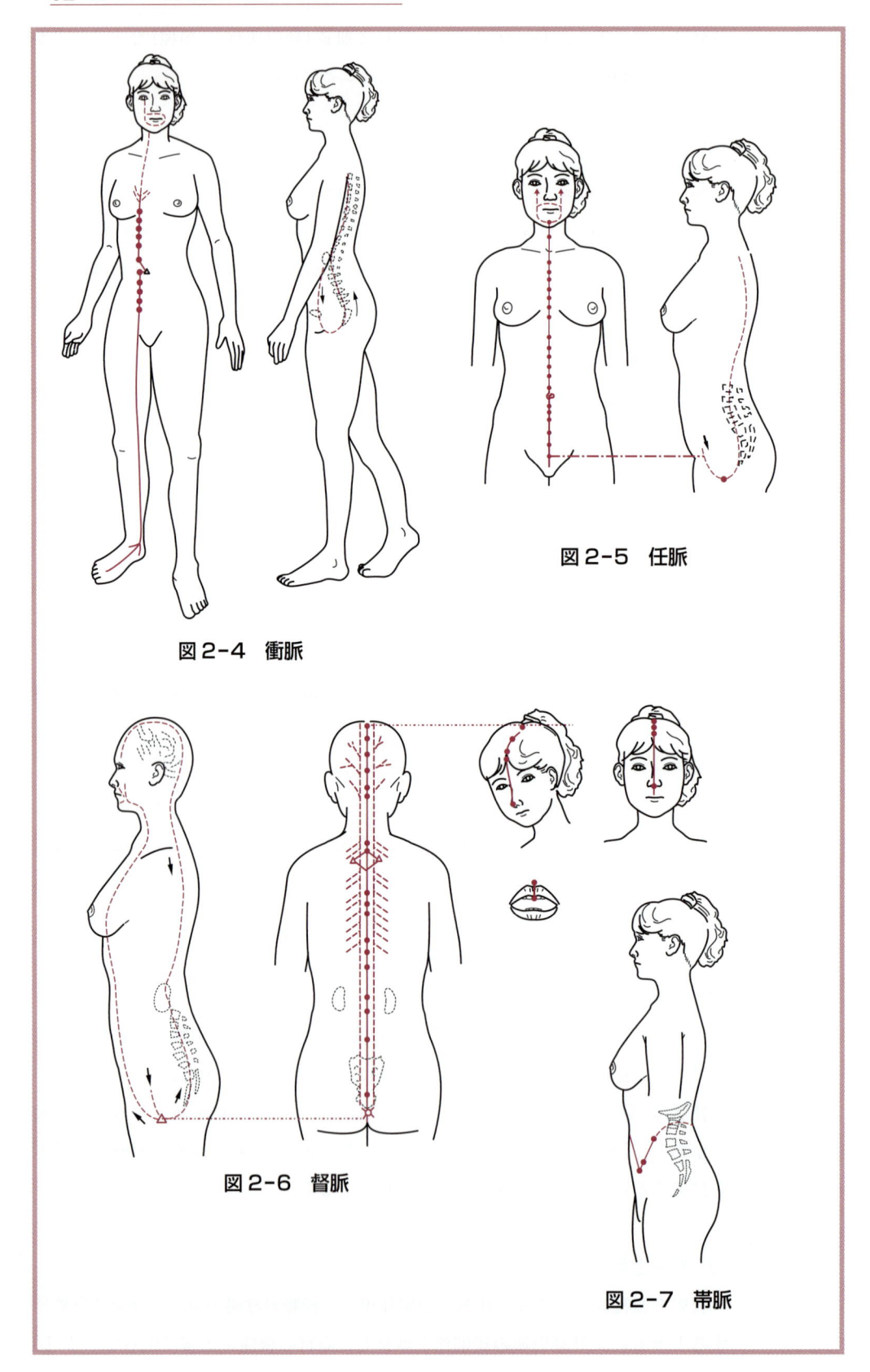

62　第2章　東西両医学からみた女性のからだ

図2-4　衝脈

図2-5　任脈

図2-6　督脈

図2-7　帯脈

2-6）．

　督脈は「陽の海」と呼ばれ，陽経の経脈の機能を統括している．また，督脈は「脊を貫きて腎に属す」ことから，腎と密接な関係をもつ．

(4) 帯脈と胞宮

　帯脈は腰腹部を一周して，衝脈・任脈・督脈の三脈と交会して間接的に胞宮と連なっている（図2-7）．つまり，帯脈は衝脈・任脈・督脈の三脈の相互の調整をすることができる重要な経脈である．

3．月経について

　東洋医学では，月経を「月真」「月事」「月水」「経水」といい，胞宮（子宮）からの周期的出血を指す．

　月経は腎気の充実，天癸の生成と成熟，衝脈・任脈の二脈の開通によって行われるが，根本は腎気の充実にある．また，衝脈・任脈の二脈に気血を注ぐためには脾・肝の臓の作用が必要であり，督脈・帯脈からの制御も受けている（図2-8）．

　腎気→天癸→衝脈・任脈二脈の開通→胞宮という月経の発生機序からわかるように，腎は女性の生理機能の中で主導的役割を果たしている．したがって，婦人科疾患の診療において必ず腎を考慮しなければならない．また，気血の失調を引き起こすような原因は，衝脈・任脈に影響を及ぼすことから，様々な産婦人科系の疾患を引き起こすことになる．

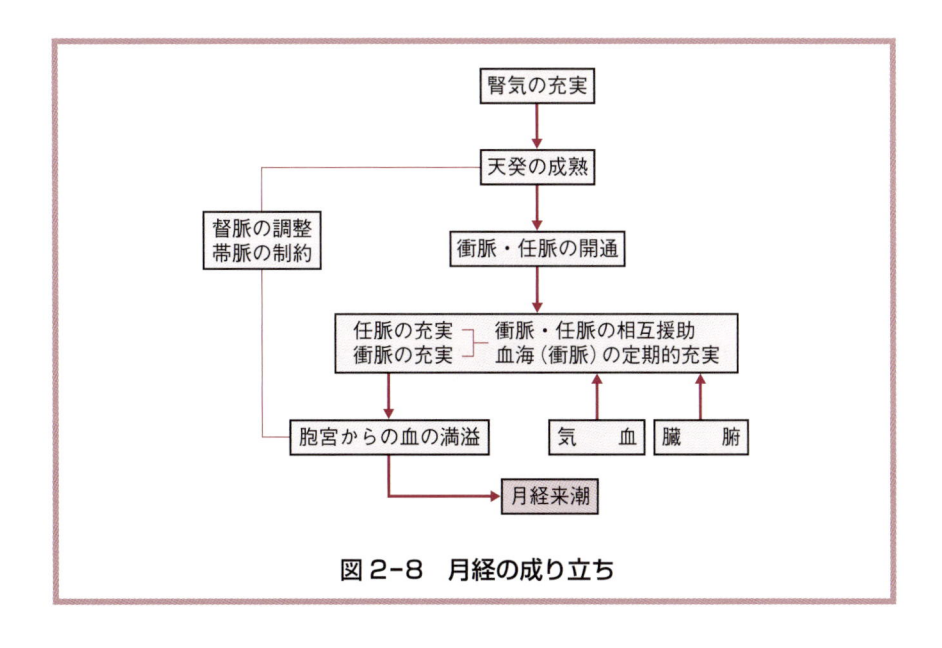

図2-8　月経の成り立ち

4. 妊娠と分娩

1）妊　娠

（1）妊娠の経過

月経が周期的に来潮すれば，受胎し，妊娠することができる．

男女の性交によって受胎するには，腎気が充実してさかんであり，天癸が成熟して衝脈・任脈二脈の機能が正常に働いていることが必要である．なお，妊娠すれば母体では月経が停止するが，これは臓腑の気血が衝脈・任脈に注いで胎児を養うためであると説明されている．このために妊娠期間中，とかく血が不足しやすく，気は偏盛（偏って高ぶる）しやすい状況になる．

一方，胎児の発育状況について『千金要方』には次のように記されている．「妊娠一月胚を始め，二月膏を始め，三月胞を始め，四月形体成り，五月動き始め，六月筋骨立ち，七月毛髪生じ，八月臓腑具わり，九月穀気胃に入り，十月諸神備わり，日満つれば即ち生まるるなり」とある．また，「妊娠一月は肝経，二月は胆経，三月は心包経（心経），四月は三焦経（小腸経），五月は脾経，六月は胃経，七月は肺経，八月は大腸経，九月は腎経，十月は膀胱経」とし，妊娠月と経脈とを関係づけた．このように，妊娠の経過を経脈との関連で捉えているが，それは妊娠の経過に伴う心身の変化を理解するうえで興味深い．

（2）妊娠中の身体症状

妊娠初期につわりが生じる．これは，血が下部（胎）に集まって衝脈の気がさかんになると，肝気が上逆して胃気不降（胃気が下に降りず，上にあがろうとすると悪心・嘔吐が生じる）をまねくため，偏食・悪心・嘔吐・起床時の頭暈（ふらつき）といった症状が現れる．しかし，一般的にはその程度は軽く，20 ～ 40 日で自然に消失する．

妊娠3カ月で白帯がやや多くなり，妊娠6カ月になると胎児は大きくなるため，気機（気がめぐり，機能すること）が阻滞され，水道通調（水分代謝）が障害される．そのために，軽度の浮腫が生ずる．妊娠末期では，胎児によって膀胱や直腸が圧迫されるために便秘や頻尿などがみられる．

2）分　娩

正常な分娩については，「正産は，婦人の懐胎十月に満ち足るれば，忽ち腹腰に陣々たる疼痛作り，相次ぎて胎児は頓陥す（次第に降りくる），臍腹に至りて

痛み極まり，乃ち腰間に至りて痛み重く，穀道（肛門）は挺迸し（飛び出している），継ぎて漿破れ血出でて，児は自生す」『十産論』と記されている．

第3節　東洋医学からみた婦人病の病因と治療原則

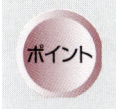

ポイント
1. 婦人病の病因として，七情では怒・思・恐が，六淫では寒・熱・湿が重視されている．
2. 産科・婦人科疾患は，①臓腑機能の失調，②気血の失調，③胞宮の直接的損傷，の3つの原因が衝脈・任脈の機能に影響することによって発症する．
3. 産科・婦人科疾患の治療は，基本的には衝脈・任脈二脈を調えることであり，そのためには腎気を補い，脾胃を和し，肝気を疏し，気血を調えることである．

1. 婦人病の病因

　　婦人病の病因を図2-9に示す．これらの病因によって様々な婦人病が引き起こされるが，発病するか否かは体質の強弱，臓腑，四脈（任脈・衝脈・督脈・帯脈）および胞宮の機能の盛衰による．すなわち，疾病は，人体の防御力（免疫力），自然治癒力の強さによって決まると捉えている．

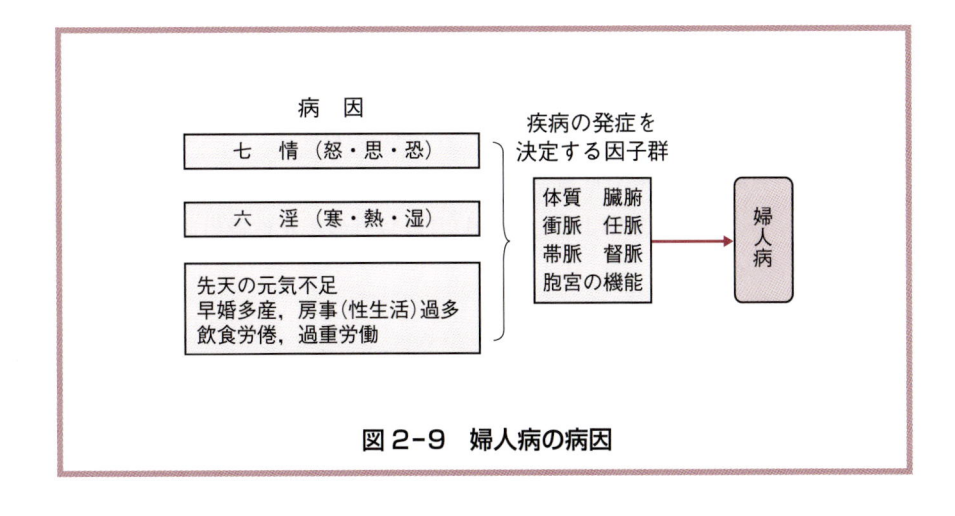

```
病　因                           疾病の発症を
┌─────────────────┐             決定する因子群
│ 七　情（怒・思・恐） │┐      ┌──────────────┐
└─────────────────┘│      │ 体質　　臓腑 │
┌─────────────────┐│      │ 衝脈　　任脈 │    ┌─────┐
│ 六　淫（寒・熱・湿） │├─→  │ 帯脈　　督脈 │ →  │ 婦人病 │
└─────────────────┘│      │ 胞宮の機能   │    └─────┘
┌─────────────────┐│      └──────────────┘
│ 先天の元気不足       ││
│ 早婚多産，房事(性生活)過多 │
│ 飲食労倦，過重労働   │┘
└─────────────────┘
```

図2-9　婦人病の病因

1）六　淫

ここでは産科・婦人科疾患と関係の深い寒・熱・湿について記す．

(1) 寒　邪

寒邪を外感（寒さを受ける）したり，生もの・冷飲食物を過食したり，雨に濡れたりして体を冷やすと，気の流れが阻滞し，血が寒凝する（寒邪によって血の流れが滞る）．婦人においては，経行後期（月経が1週間以上遅れたり，周期が延長したりするもの）・痛経（月経痛）・経閉（無月経）などが出現する（図2-10）．

また，体が陽気不足（陽虚）で虚寒（陽気不足による冷え）が発生すると，帯下病（おりもの）・痛経（月経痛）などが出現する（図2-10）．冷え性（体質）の女性によくみられる．

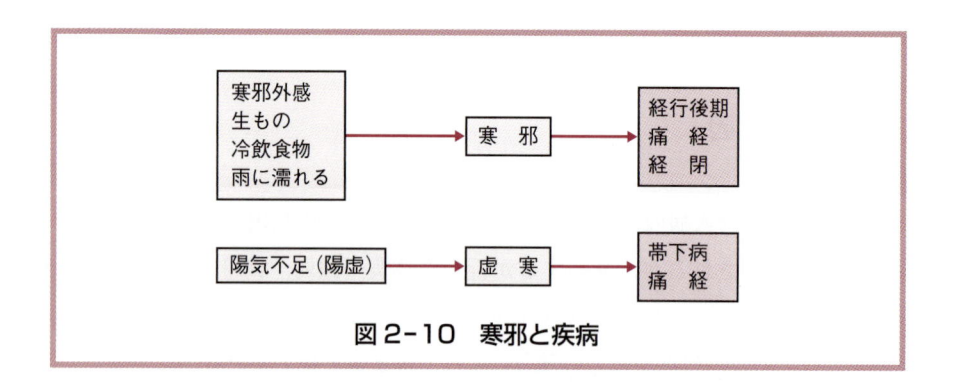

図2-10　寒邪と疾病

(2) 熱　邪

熱邪を感受（暑さを受ける）したり，怒，イライラが極まって火化（感情が高ぶって熱が生じること）したり，辛いものを摂り過ぎたり，あるいは陰虚で虚熱（熱っぽい）が生じると，熱によって血の運行はさかんになり，出血したりする．婦人においては，経行先期（月経が1～2週間以上早くなるもの）・月経過多・経行吐衄（とじく）（月経期あるいは月経期前後に規則的に出血する鼻血や吐血のことで熱による），崩漏（月経以外の不正性器出血）などが出現する（図2-11）．

> **メモ**　火　化：怒りやイライラなどにより気が滞り，その状態が激しくなると，滞った気は圧縮されて熱に転じる．たとえば肝気のうっ結が火化して，肝火となる．

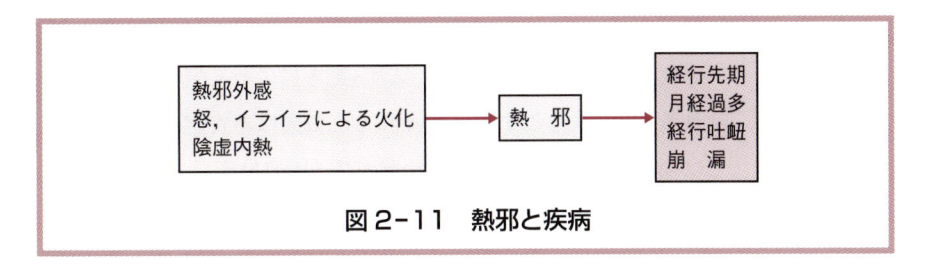

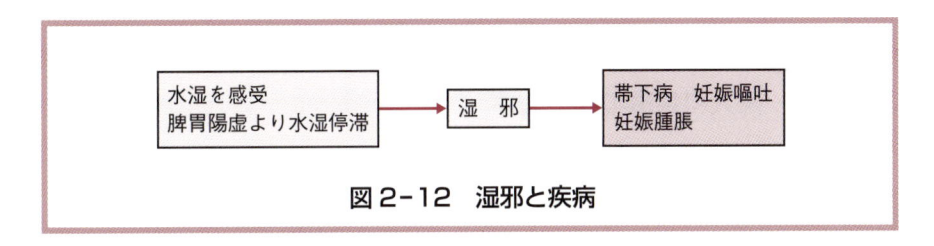

```
┌─────────────────────────────────────────────────────────┐
│  ┌──────────────┐      ┌────┐      ┌──────────┐        │
│  │ 熱邪外感      │      │    │      │ 経行先期 │        │
│  │ 怒, イライラに│ ───▶ │熱 邪│ ───▶ │ 月経過多 │        │
│  │ よる火化      │      │    │      │ 経行吐衄 │        │
│  │ 陰虚内熱      │      │    │      │ 崩  漏   │        │
│  └──────────────┘      └────┘      └──────────┘        │
│                  図 2-11  熱邪と疾病                     │
└─────────────────────────────────────────────────────────┘

### (3) 湿 邪

水湿を感受（湿気を受ける）したり，あるいは脾胃陽虚により水湿（体液）が停滞すると，余分な体液によって，分泌物が増えたり，胃腸症状が生じたり，浮腫になったりする．婦人や妊婦においては，帯下病・妊娠嘔吐・妊娠腫脹（妊娠による下腿の浮腫など）などが出現する（図 2-12）．

┌─────────────────────────────────────────────────────────┐
│  ┌──────────────┐      ┌────┐      ┌──────────┐        │
│  │ 水湿を感受    │      │    │      │ 帯下病    │        │
│  │ 脾胃陽虚より  │ ───▶ │湿 邪│ ───▶ │ 妊娠嘔吐  │        │
│  │ 水湿停滞      │      │    │      │ 妊娠腫脹  │        │
│  └──────────────┘      └────┘      └──────────┘        │
│                  図 2-12  湿邪と疾病                     │
└─────────────────────────────────────────────────────────┘

## 2）七 情

ここでは産婦人科疾患と関係の深い，怒・思・恐についてのみ記す（表 2-2）．

### (1) 怒

抑うつ・憤怒は常に気滞・気逆を引き起こす．気が滞ったり，気が逆流したりすると，婦人においては痛経（気滞による月経痛）・経行吐衄（怒りが高じて熱邪が発生し，そのために鼻血や吐血が発症）などをきたす．

### (2) 思

憂慮し続ければ，気結を引き起こす．気が結すると，血の流れが滞ったり，不安定になったりするため，婦人においては経閉（無月経）・経行先後無定期（月経周期の不順）などをきたす．

**表 2-2  怒・思・恐と婦人病**

① 怒：抑鬱憤怒は常に気滞・気逆をまねき，痛経・経行吐衄などをきたす．
② 思：憂慮し続ければ，常に気結をまねき，経閉・経行先後無定期などをきたす．
③ 恐：過度の驚きや恐怖は気下・気乱をまねき，崩漏・胎動不安などをきたす．
```

(3) 恐

過度の驚きや恐怖は気下・気乱（驚きによって気が下がり，恐によって気が乱れる）を引き起こす．気が乱れると気血は不安定となり，婦人や妊婦においては崩漏（不正性器出血）・胎動不安（切迫早産：腰がだるく，腹痛を伴い，胎児が動いて下がる）などをきたす．

3) その他

先天の元気不足・早婚多産・房事過多は腎気の損傷をまねく．また，飲食の不摂生は脾胃の損傷をまねき，妊娠中の過重労働は胎児の発育に損傷をきたす．

> **メモ** 七情と気の変動：怒れば気は上昇／恐れれば気は下降／喜べば気は弛む／驚けば気は乱れる／悲しめば気は消える／思えば気は固まる／憂えば気は縮む

2. 産科・婦人科疾患の発症機序

産科・婦人科疾患は，下記の3つの病態によって発症すると考えられている（図2-13）．

①　臓腑機能の失調が衝脈・任脈に影響したことによって発症する疾患
②　気血の失調が衝脈・任脈に影響したことによって発症する疾患
③　胞宮の直接的損傷が衝脈・任脈に影響したことによって発症する疾患

図2-13　産科・婦人科疾患の発症機序

1) 臓腑機能の失調が衝脈・任脈に影響して起こる疾患

腎・肝・脾の病態により次の疾病が発症する（図2-14, 15, 16）．

2) 気血の失調が衝脈・任脈に影響して起こる疾患

月経・妊娠・出産・乳汁はいずれも血を必要とするために，血を消耗する．そのために婦人や妊婦においては，常に血が不足し，気血のバランスがくずれて気が偏盛（偏ってさかんな状態），有余な状態（機能亢進）になりやすい．気血の病変により，次の疾患が発症する（図2-17, 18）．

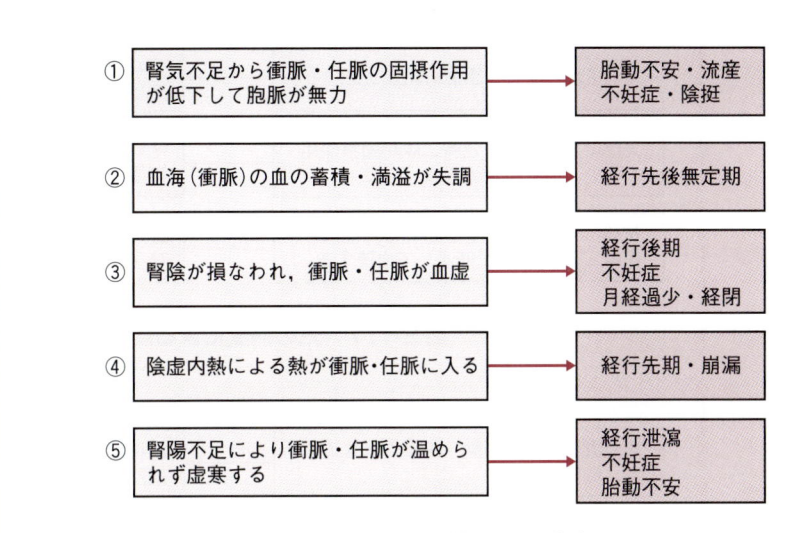

3. 東洋医学からみた婦人病の病因と治療原則　69

① 腎気不足から衝脈・任脈の固摂作用が低下して胞脈が無力 → 胎動不安・流産　不妊症・陰挺

② 血海（衝脈）の血の蓄積・満溢が失調 → 経行先後無定期

③ 腎陰が損なわれ，衝脈・任脈が血虚 → 経行後期　不妊症　月経過少・経閉

④ 陰虚内熱による熱が衝脈・任脈に入る → 経行先期・崩漏

⑤ 腎陽不足により衝脈・任脈が温められず虚寒する → 経行泄瀉　不妊症　胎動不安

図2-14　腎の病態による疾病

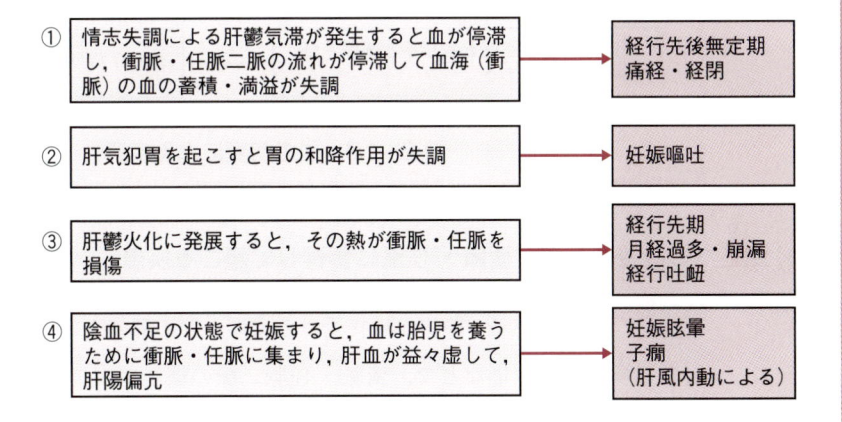

① 情志失調による肝鬱気滞が発生すると血が停滞し，衝脈・任脈二脈の流れが停滞して血海（衝脈）の血の蓄積・満溢が失調 → 経行先後無定期　痛経・経閉

② 肝気犯胃を起こすと胃の和降作用が失調 → 妊娠嘔吐

③ 肝鬱火化に発展すると，その熱が衝脈・任脈を損傷 → 経行先期　月経過多・崩漏　経行吐衄

④ 陰血不足の状態で妊娠すると，血は胎児を養うために衝脈・任脈に集まり，肝血が益々虚して，肝陽偏亢 → 妊娠眩暈　子癇　（肝風内動による）

図2-15　肝の病態による疾病

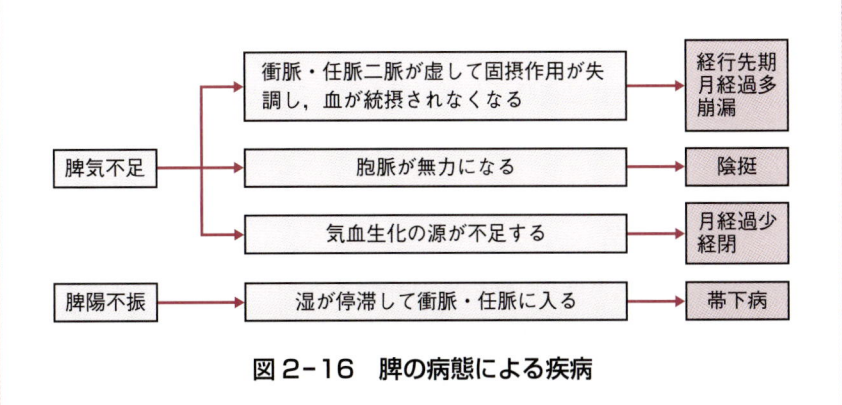

脾気不足 →
- 衝脈・任脈二脈が虚して固摂作用が失調し，血が統摂されなくなる → 経行先期　月経過多　崩漏
- 胞脈が無力になる → 陰挺
- 気血生化の源が不足する → 月経過少　経閉

脾陽不振 → 湿が停滞して衝脈・任脈に入る → 帯下病

図2-16　脾の病態による疾病

```
┌─────────────────────────────────────────────────────────────────┐
│  ┌─────────────────────────────┐      ┌─────────────────────┐   │
│  │ 気逆を起こせば，衝脈の気が上逆 │─────▶│ 月経期では経行吐衄，妊娠期 │   │
│  │                             │      │ では妊娠嘔吐         │   │
│  └─────────────────────────────┘      └─────────────────────┘   │
│  ┌─────────────────────────────┐      ┌─────────────────────┐   │
│  │ 気虚により衝脈・任脈二脈が固摂作用 │───▶│ 経行先期・月経過多・   │   │
│  │ を失い，血を統摂できなくなる    │      │ 崩漏・胎動不安・陰挺    │   │
│  └─────────────────────────────┘      └─────────────────────┘   │
│  ┌─────────────────────────────┐      ┌─────────────────────┐   │
│  │ 気結によって血滞をまねくと，衝脈・ │──▶│ 経行後期・痛経・経閉・  │   │
│  │ 任脈二脈の流れが停滞して血滞する │      │ 産後腹痛             │   │
│  └─────────────────────────────┘      └─────────────────────┘   │
└─────────────────────────────────────────────────────────────────┘
```

図2-17 気の病変による疾病

```
┌─────────────────────────────────────────────────────────────────┐
│  ┌─────────────────────────────┐      ┌─────────────────────┐   │
│  │ 寒が血に入ると衝脈・任脈二脈は流れ │──▶│ 経行後期・月経痛      │   │
│  │ ず，血は凝滞              │      │ 経閉・産後腹痛         │   │
│  └─────────────────────────────┘      └─────────────────────┘   │
│  ┌─────────────────────────────┐      ┌─────────────────────┐   │
│  │ 熱が血に入ると衝脈・任脈二脈は損傷 │──▶│ 経行先期・月経過多・崩漏・│   │
│  │ し，血は妄行              │      │ 流産・早産             │   │
│  └─────────────────────────────┘      └─────────────────────┘   │
│  ┌─────────────────────────────┐      ┌─────────────────────┐   │
│  │ 湿が血を損傷し，熱に出会って湿熱を │──▶│ 帯下・陰痒           │   │
│  │ 生ずる                    │      │                      │   │
│  └─────────────────────────────┘      └─────────────────────┘   │
│  ┌─────────────────────────────┐      ┌─────────────────────┐   │
│  │ 寒に出会って寒湿を生じると衝脈・任 │──▶│ 痛経・経閉           │   │
│  │ 脈の血が停滞              │      │                      │   │
│  └─────────────────────────────┘      └─────────────────────┘   │
└─────────────────────────────────────────────────────────────────┘
```

図2-18 血の病変による疾病

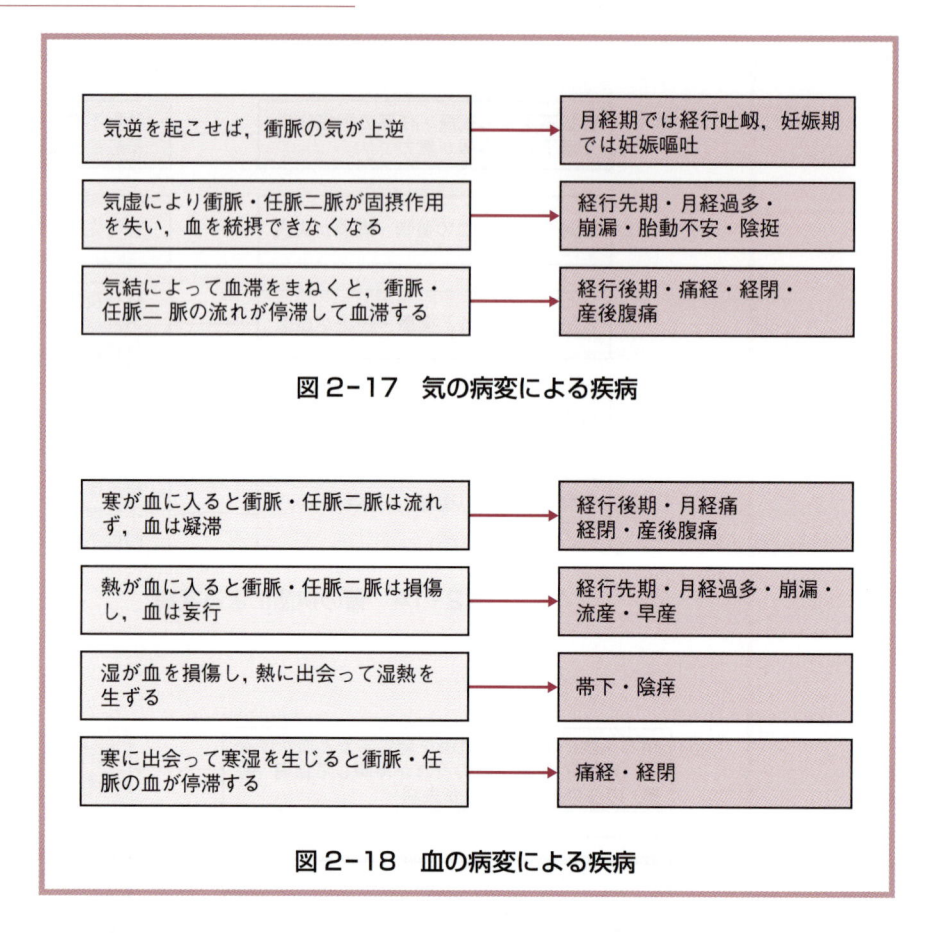

3）胞宮への直接的損傷が衝脈・任脈に影響して起こる疾患

　胞宮（子宮）の感染，胞宮が直接受ける寒湿などの邪による侵襲，胞宮の外傷・房事過多による損傷などで，衝脈・任脈二脈の機能が損傷されると，月経病や帯下病が発症する．

3．治療の原則

　基本的には衝脈・任脈二脈を調えることが原則となる．そのためには，腎気を補い，脾胃を和し，肝気を疏し，気血を調えることである（図2-19）．

1）疏肝気

　婦人は生理上，血をよく損傷するため，気血のバランスを失い，気分偏盛（気が偏って高ぶる）になりがちであり，そのために情緒的・感情的に不安定になりやすく，肝は条達（肝気が滞ることなく流れ，身体各部に達すること）を失い，疏泄作用（円滑に機能すること）に失調を生じ，衝脈・任脈二脈の不調を引き起

図2-19 産科・婦人科の治療原則

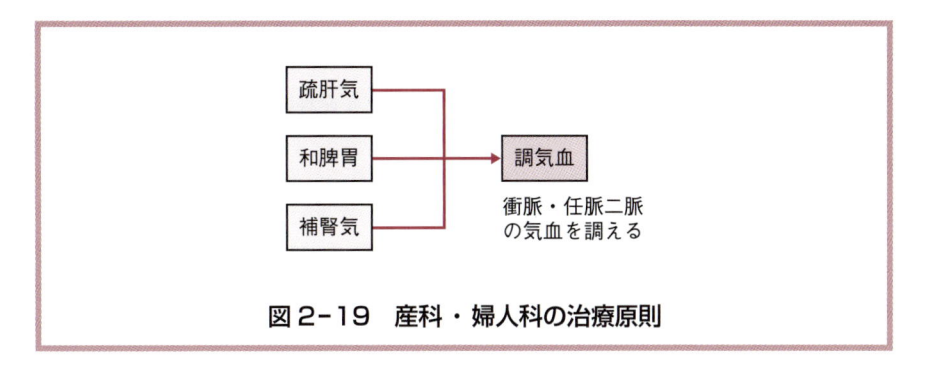

こしやすくなり，種々の産婦人科疾患が発症する．しかも肝は血海（衝脈）を主ることから，肝の機能の調整は欠くべからざる治療である．

2）和脾胃

脾胃は後天の本であり，気血化生の源である．脾胃の運化機能が順調であれば気血は旺盛であり，血海が充満し，月経は順調であり，妊娠に異常をきたすことはない．飲食の不摂生や憂慮心労では，脾胃は損傷して衝脈・任脈二脈の不調を引き起こし，種々の産科・婦人科疾患が発症する．

3）補腎気

腎は先天の本であり，精気を蔵し，人体の成長・発育を促す．腎気が旺盛であれば，衝脈・任脈二脈がさかんとなる．腎気不足になれば衝脈・任脈二脈の不調を引き起こし，種々の産科・婦人科疾患が発症する．

4）調気血

気血はいずれも臓腑に由来し，経絡を運行して婦人の生理的機能を行う．

気は血の帥であり，血は気の母であり，両者は相互に協力しあっている．婦人において，気血が調っていれば五臓は健やかで，衝脈・任脈二脈はさかんである．しかし，婦人は血を本としているが，月経・妊娠・出産・授乳などはすべて血を消耗する．そのため，気血のバランスを崩しやすくなる．したがって，気血を調えることが治療において最も重要なことである．

参考文献

1) 池ノ上　克，鈴木秋悦，高山雅臣，広井正彦・編：エッセンシャル産科学・婦人科学．第2版，医歯薬出版，東京，1996．
2) 矢嶋　聡，中野仁雄，武谷雄二・編：NEW産婦人科学．南江堂，東京，1997．

3) 坂元正一，水野正彦，武谷雄二・編：プリンシプル産科婦人科学1．第3版，メジカルビュー社，東京，2000．
4) 坂元正一，水野正彦，武谷雄二・編：プリンシプル産科婦人科学2．第3版，メジカルビュー社，東京，2000．
5) 小川重男・編：必修産婦人科学，改訂第2版，南江堂，東京，1983．
6) 黒竜江中医学院・編：中医産婦人科の臨床応用．雄渾社＋人民衛生出版社，1986．
7) 黒竜江中医学院・編：中医臨床大系　産婦人科学．雄渾社＋人民衛生出版社，1985．
8) 南京中医学院経教研組・編：石田秀実・監訳；現代語訳黄帝内経素問〔上巻〕．東洋学術出版社，東京，1991．
9) 南京中医学院経教研組・編：石田秀実・監訳；現代語訳黄帝内経素問〔中巻〕．東洋学術出版社，東京，1992．
10) 南京中医学院経教研組・編：石田秀実・監訳；現代語訳黄帝内経素問〔下巻〕．東洋学術出版社，東京，1993．
11) 南京中医学院系・編：石田秀実・白杉悦雄・監訳；現代語訳黄帝内経霊枢〔上巻〕．東洋学術出版社，東京，1999．
12) 南京中医学院系・編：石田秀実・白杉悦雄・監訳；現代語訳黄帝内経霊枢〔下巻〕．東洋学術出版社，東京，2000．
13) 山田光胤，代田文彦：図説東洋医学．学習研究社，東京，1983．
14) 矢野　忠：女性のための東洋医学入門．日中出版，1998．

第3章

女性の診察法と検査法

第1節　診察の基本

1．一般診察と診察上の配慮

> **ポイント**
> 1. 予診票を活用する．
> 2. 問診にあたっての基本的な注意事項として，①年齢に対する配慮，②妊娠に対する配慮，③隠れた訴えに対する配慮，④既往歴に対する配慮が挙げられる．
> 3. 月経については，初経（初潮）年齢，平素の月経の状態，周期，持続日数，量および凝血の有無，月経痛の有無，月経痛に対する鎮痛剤の使用状況と就床の必要性，月経時違和感，最終月経の量・期間等について聴取する．
> 4. 既往の妊娠および分娩については，妊娠の年齢，妊娠の経過，分娩の時期・様式および異常，出生時体重，児の異常，産褥の異常などについて聴取する．

1）患者を迎えるための準備

　　医療面接を円滑に進め，良好な施術者—患者関係をつくるには，いくつかの項目に配慮することが必要である．ポイントは，リラックスした雰囲気づくりを心がけることである．そのための準備として，①診療室のセッティング，②予診票の活用，③身だしなみについて気を配るなどの必要がある．

①　診療室のセッティング

　　患者と医療者はお互いが椅子に座り，対座は90度法が良いとされている．入室と同時にベッドに腰掛けさせたり，寝かせたりするのではなく，ゆったりとした雰囲気でコミュニケーションがとれるよう，対座法で対応する．

②　予診票の利用

　　短時間にもれなく必要な情報を収集するためには予診票を活用する．特に女性固有の疾患の場合，問診内容によっては患者の羞恥心を刺激することもあるので，あらかじめ予診票で患者の状態を把握することで，スムースに対応できる．

③ 医療者の身だしなみ

医療者は清潔な身だしなみに常に気を配ることが重要である．

2) 医療面接の基本

患者がリラックスできる雰囲気の診療室で，医療面接を行う．円滑に医療面接を進めるには，以下に示す基本的面接技法が必要である．

① 患者への挨拶

「おはようございます」「おまたせしました」等のように，友好的に好感がもたれるように挨拶をする．

② 患者の確認

誘導してきた患者が本人であるかを「○○　○○子さんですね」と，氏名を呼んで確認する．

③ 自己紹介

「今日，担当します○○です．よろしくお願いします」のように自己紹介をする．

④ これから何が行われるのかの説明

これから行われることについて，その内容を簡単に説明する．たとえば，「最初は，○○さんからお話をお聞きし，その後に診察します．その上で治療を行いたいと思いますが，よろしいでしょうか」と説明し，診察にあたり，患者の理解と協力を必要とする場合はさらに説明を加える．特に東洋医学的な診察では，患部と直接関係のない部位，たとえば候背腹診などのように体幹部の触察を行うが，そのような場合は，あらかじめ診察の概略を説明しておくことが，患者に不信感を抱かせないためにも，また，診察に患者の協力を得るうえでも必要である．鍼灸治療を初めて受ける患者には，治療上の問題点（有害事象など）についても説明をしておくことが大切である．

3) 医療面接のポイント

いくつかの基本的な質問の例を経過に沿って紹介する．

① 前半は，開かれた質問（open-ended questions）を活用する．具体的には，「どうなさいましたか」などのように患者の答えを限定しないような質問である．これまでの問診では「どこが悪いのですか」といったように，限定した内容であったが，開かれた質問をすることによって患者が自由に話せるようにする．

② 前半のまとめを行い，患者と確認する．患者が一番訴えたいこと，それをどのように表現したかを確認し，次いで鍼灸治療の受診動機，または理由

③ 中間は，閉ざされた質問（closed questions）と要約を活用する．患者の主訴が確認できれば，そのことについて詳細に聴取する．そのうえで内容を要約し，患者と確認したうえで情報を共有する．

④ 後半は，開かれた質問と閉ざされた質問とを適宜使い分ける．生活上の問題点や病気の予後に対する心配事や不安などに関する聴取を行う．

⑤ 終了は，「何か他にお聞きすることがありますか」といったように，言い残したことや，聴いてもらいたいことがあるか否かについて質問し，あれば聴取する．次いで「いろいろお聞きしましたので，では，これから検査を行います」と告げ，検査の内容について説明を行う．

4）予診の取り方

予診票は，受診の理由，月経歴，妊娠・出産歴，既往歴，家族歴の項目などからなり，多くは数値を記入したり，○×式で該当する項目を選択する程度で簡単に記載できるようになっている．予診票の作成にあたっては，鍼灸診療用に独自に工夫するとよい．

5）問　診

(1) 問診事項

基本的な問診項目は，姓名，年齢，住所，職業，身長，体重，初経年齢，月経周期，最終月経，結婚の有無および結婚年齢，夫の健否および職業，既往妊娠，分娩の回数および経過，児の発育，流早産の有無および回数，その他の既往疾患，現在の訴え，避妊の有無および方法，輸血の有無，薬剤アレルギーの既往，食欲，睡眠，便通，排尿等である．特に月経の異常および既往の妊娠については，詳細に聴取することが重要とされている．

月経については，初経（初潮）年齢，平素の月経の状態，周期，持続日数，量および凝血の有無，月経痛の有無，月経痛に対する鎮痛薬の使用状況と就床の必要性，月経時違和感，最終月経の量・期間等である．

既往の妊娠および分娩については，妊娠の年齢，妊娠の経過，分娩の時期・様式および異常，出生時体重，児の異常，産褥の異常などである．

(2) 問診にあたっての基本的な注意事項

a　年齢に対する配慮

婦人科疾患においては，小児期・思春期・性成熟期・更年期・老年期の各期によって訴える症状の臨床的意義は大きく異なる．たとえば月経痛の場合，思春

期では機能性月経困難症が多いのに対して，30歳以降では器質性月経困難症が多い．不正性器出血の場合も，思春期と閉経後では，その臨床的意義は大きく変わる．前者は排卵障害に伴うホルモン異常によるものが多く，後者では子宮癌などの器質的な病変によるものが多い．このように，患者の年齢（ライフサイクル）をたえず念頭において診察を進める．

b 妊娠に対する配慮

妊娠可能な年齢層においては，結婚の有無，無月経の有無にかかわらず，常に妊娠を考慮し，診察を進める．

c 隠れた訴え（あるいは隠された訴え）に対する配慮

とかく羞恥心のために症状を訴えない場合がある．このようなことが起こらないように，親しみやすい雰囲気を作り，羞恥心を刺激しないように注意し，症状を隠されないように配慮する．

d 既往歴に対する配慮

高血圧，腎炎，糖尿病などの既往に注意する．特に妊娠歴に関する事項，たとえば流早死産の有無と時期，分娩時の産科合併症の有無，分娩様式などを聴取する．

2．婦人科的診察法

> **ポイント**
> 1．視診では，①骨盤，②下肢の状態，③外陰部・恥丘の状態を観察する．
> 2．内診は産婦人科の基本的な診察技術とされている．

婦人科診療には，①外陰部・骨盤・下肢の視診，②腟鏡診，③双合診（触診）がある．なお，鍼灸師が行える診察法は，骨盤と下肢の視診のみであるが，他の診察法について知識として知っておくとよい．

1）診察上の配慮

産婦人科診察の特殊性を考慮して，看護師（女性）を立ち会わせて診察が行われる．性交経験のない，または婦人科診察の経験のない女性は，過度に緊張し，触診が困難なことがあるので，あらかじめ診察の意義，必要性を説明しておく．また診察に先立ち排尿させておくことが望ましい．なお，正確な診察をするには開脚位（仰臥位，膝を腹側に引き上げて，腹壁の緊張をとる）がよいとされている．

2）外陰部・骨盤・下肢の視診

視診は内診の前に必ず行われる．必要があれば触診も併用される．

視診では，骨盤については骨盤の大きさ・形・左右対称性を，下肢については発疹の有無，浮腫，静脈瘤，発毛状態，開脚度，筋肉の発育を，外陰部・恥丘については発育状態，奇形の有無，陰毛の状態，静脈瘤，発疹，発赤，腫脹，腫瘤，潰瘍，外傷の有無，陰核の大きさ，外尿道口の形，肛門の痔核，脱肛，裂傷，腟前庭・処女膜の状態を観察する．

3）腟鏡診

腟鏡により腟管を開大して，子宮腟部を露出する．腟壁，子宮腟部，分泌物を観察する．子宮腟部や腟壁の細胞診，分泌物の培養検査などを行うこともある．腟の前後壁は，腟鏡を抜去しながら観察する．

4）内診・双合診・直腸診

内診は膀胱に尿が貯留していると子宮体が不明瞭になるため，必ず排尿させてから行う．

双合診とは，腟腹壁双合診のことである（図3-1）．最近は内診に続いて経腟超音波断層法を行い，さらに詳細な所見を取ることが多い．

直腸診は，性交未経験者で内診ができない患者，骨盤の結合織の異常やダグラス窩の異常，あるいは直腸に異常が推定される場合に行われる．特に癌，子宮内

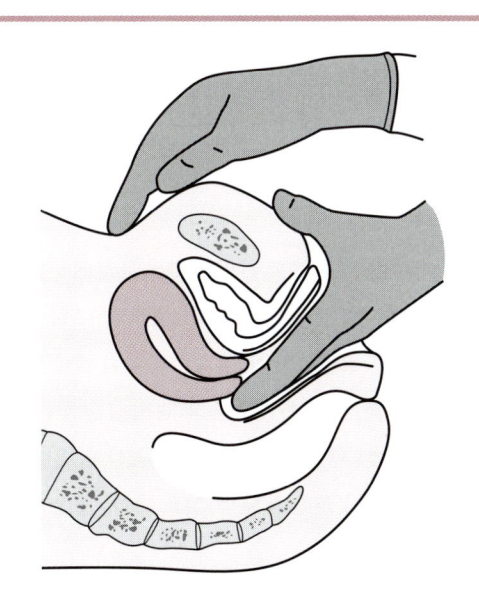

図3-1 正常子宮の双合診（文献4より改変）

双合診は，左（右）手の示指と中指を腟内に挿入し，右（左）手を腹壁に当てて，両手で触診する方法である．子宮，付属器，ダグラス窩などの状態を診る．

膜症，子宮後方の腫瘤，骨盤結合織炎（傍子宮結合織炎）の例に適する．

3. 主要症状の診察の進め方

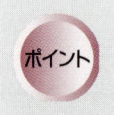

> **ポイント**
> 1. 診察の基本は，鍼灸治療の適・不適の判断である．
> 2. 不適と考えられる場合や適・不適の判断がつかない場合には，すみやかに専門医の受診を勧める

1）月経異常

無月経では，患者の年齢によっては，結婚の有無に関係なく，まず妊娠を考える．妊娠が否定されれば，原発性無月経か続発性無月経かを鑑別するために診察を進める．

月経周期の異常では，希発月経か頻発月経かを聴取する．性成熟期より更年期にかけての頻発月経では，子宮筋腫などの器質的な病変による不正性器出血のためにみせかけの頻発月経になっていることもある．

月経量の異常では，過少月経か過多月経かを聴取する．過多月経の場合，性成熟期では子宮筋腫や子宮腺筋症などの器質的な病変が原因である場合が少なくない．

月経痛では，機能性か器質性かを鑑別する．性成熟期に発症し，進行性に増悪する場合は子宮筋腫や子宮内膜症など，器質的病変を考慮する必要がある．

2）不正性器出血

妊娠可能な年齢層において不正性器出血があれば，まず妊娠を考える．妊娠が否定される場合は，性成熟期あるいは更年期においては，子宮頸癌や子宮体癌などの悪性疾患，クラミジア，淋菌などの炎症性疾患，子宮頸管ポリープや子宮筋腫（特に粘膜下筋腫），いわゆる更年期出血を含む機能性子宮出血などを，閉経後には子宮体（内膜）癌・子宮頸癌，老人性膣炎などを考える．なお，患者が不正性器出血を訴えて来院した場合には，貧血など全身状態にも注意する．

3）妊娠に伴う諸症状

月経が閉止し，予定月経が1～2週間遅れた頃（個人差はある）より，食欲不振，嗜好の変化，悪心，嘔吐などの消化器症状が現れるようであればつわりを疑い，妊娠を考慮する．なお，その際，消化器疾患との鑑別が大切である．

妊娠前半期に不正性器出血がみられたら，流産や異所性妊娠，胞状奇胎などを考える．妊娠後半期では，早産，前置胎盤，常位胎盤早期剝離などの病変が考えられる．

4）よくみられる症状

下腹痛は，月経困難症によるものが多いが，尿管・膀胱・腸管等からくるものもあり，それらの疾患と鑑別しなければならない．そのほかに産婦人科疾患で下腹痛をきたす主要な疾患は，子宮筋腫や子宮内膜症，卵巣囊腫茎捻転，子宮や付属器の炎症，妊娠に基づく下腹痛等がある．

腰痛は，産婦人科疾患，整形外科疾患，消化器系，泌尿器系の疾患による腰痛があるので鑑別が必要である．

排尿痛，頻尿，無尿・乏尿，排尿困難，尿失禁などの排尿障害の場合の原因は，尿路感染症，泌尿生殖器の器質的病変，骨盤底支持組織の弛緩，精神的なものなど，多岐にわたるので，どのような疾患や病変によるのか鑑別が必要である．

不定愁訴の場合，月経前症候群（月経前緊張症），自律神経失調症，更年期障害，卵巣機能欠落症状，心身症等を考慮する．

5）外陰部症状と帯下（おりもの）

外陰部の搔痒感は，腟炎（腟トリコモナス症，腟カンジダ症など）や皮膚炎（接触性皮膚炎，アトピー性皮膚炎など），ウイルス性疾患（性器ヘルペス，尖圭コンジローマなど）などが考えられる．

外陰部の痛みには，外陰部の炎症（単純性外陰炎，バルトリン腺炎）や潰瘍（外陰ヘルペス，急性外陰潰瘍），外陰ジストロフィー，外陰の外傷などがある．

帯下（おりもの）については，病的か生理的かを鑑別する．若い未婚の女性においては，多くは生理的な帯下である．病的な帯下には，感染症（細菌，真菌，トリコモナスなど）や腫瘍性疾患（子宮頸癌，子宮体癌など）が考えられる．

4．東洋医学の診察法（四診法の要点）

> **ポイント**
> 1. 望診では，経量（月経量），経色，経質について診察する．
> 2. 問診では，現代西洋医学と同様に年齢・月経・帯下・結婚・出産歴・既往歴および生活環境について聴取する．
> 3. 切診では，脈診と腹診を行う．

産婦人科疾患の診察では，月経，帯下，妊娠，産後について重視する．

1）望　診

月経の望診

a　経量（月経量）

経量過多（月経量が多い：月経過多）は，血熱，気虚による．経量過少（月経量が少ない）は，血虚，腎虚あるいは寒凝血滞による．経量が多かったり少なかったり定まらない場合は，気滞によるものが多い．

b　経　色

紫紅色または鮮紅色は血熱が多く，淡紅色は気虚，血虚に属する．暗紫色は気滞に属することが多く，これに血塊が混ざっていれば血瘀である．

c　経　質

質が粘稠であれば熱，希薄であれば虚寒（陽虚）による．帯下量が多ければ病的である．白色帯下は多くは脾虚・腎虚で，黄色帯下は湿熱でみられる．帯下の質が希薄なものは脾虚・腎虚によるが，粘稠なものは湿熱による．

2）問　診

現代西洋医学と同様に，年齢・月経・帯下・結婚・出産歴・既往歴を問診し，さらには生活環境についても聴取する．

3）切　診

(1) 脈　診

月経来潮時および月経期間では，脈は滑利（滑らかな脈）であることが多い．脾虚湿盛（脾虚により湿が体内に過剰に溜まっている状態）による帯下病（腟から液体の流出があるもの）では，脈は緩滑（ややゆったりとした滑らかな脈），腎気虚損（腎虚）では尺脈の沈遅（沈んでゆっくりとした脈）が多い．

妊娠脈では，妊娠3カ月以降，六脈はいずれも滑利であり，とりわけ尺脈が強い．脈が沈細（沈んで細い脈）にして渋であったり，両尺脈がはなはだ弱い場合は，腎気が衰弱して衝脈・任脈二脈の不足に陥っていることが多く，胎動不安や流産をきたしやすい．

(2) 腹　診

月経来潮時に下腹部に疼痛・拒按があれば実証，しくしく痛み喜按があれば虚証である．さらに四肢に冷えがあり，下腹部に痛みがあり，喜温・喜按（温めたり，触ったりすると症状が軽減）であれば虚寒（陽虚）である．下腹部内に結塊が触知され，押さえると激痛がある場合は血瘀である．

第2節　主要な検査法

ポイント

1. 婦人科内分泌検査法には，①基礎体温（BBT），②ホルモン測定，③ホルモン負荷試験，④頸管粘液検査，⑤子宮内膜組織診（日付診）などがある．
2. 基礎体温とは，十分な睡眠時間をとった後の早朝覚醒時（床から起き上がる前）に婦人体温計で測った口腔舌下の体温をいう．基礎体温は，黄体からプロゲステロンが分泌されると上昇するため，高温相の有無や長さにより黄体機能を推測することができる．
3. 不妊検査には卵巣機能の検査のほか，①卵管疎通性検査法，②排卵時期の推定，③精子検査などがある．
4. 細胞診や病理組織診は腫瘍性疾患の診断に用いられる．悪性疾患が疑われる場合は，補助的診断として腫瘍マーカーの検査を併用することが多い．また子宮内膜組織診は，黄体機能をみるための不妊検査のひとつとして行われることもあり，子宮内膜日付診と呼ばれる．
5. 婦人科内視鏡検査には，腟拡大鏡診（コルポスコピー），子宮鏡診（ヒステロスコピー），腹腔鏡診（ラパロスコピー）などがある．
6. 超音波断層法は，探触子（プローブ）から超音波を発生させ，生体からの反射波を電気的に変換して画像化するものである．経腹法と経腟法があるが，いずれも産婦人科の診察に不可欠である．
7. その他の画像診断として，CTとMRIがある．いずれも骨盤内臓器の診断や鑑別に有用である．特にMRIは安全性が高く，産科領域でも用いられる．
8. 産科領域で行われる検査には，超音波診断法のほか，羊水検査，胎盤機能検査，胎児心拍（数）陣痛図，胎児採血，骨盤計測などがある．

1．婦人科内分泌検査法

1）基礎体温

十分な睡眠時間をとった早朝覚醒時（床から起き上がる前）に婦人体温計で測った口腔舌下の体温をいう．基礎体温（basal body temperature：BBT）を毎日記録した基礎体温曲線により，排卵の有無や時期，黄体機能などを推測する．

（1）基礎体温の意義

基礎体温は，黄体から分泌されるプロゲステロンが体温中枢に作用することにより上昇する．したがって，排卵前の卵胞期には低温相，排卵後の黄体期には高温相となる．逆に基礎体温曲線が低温相と高温相の2相性であれば，排卵性周期

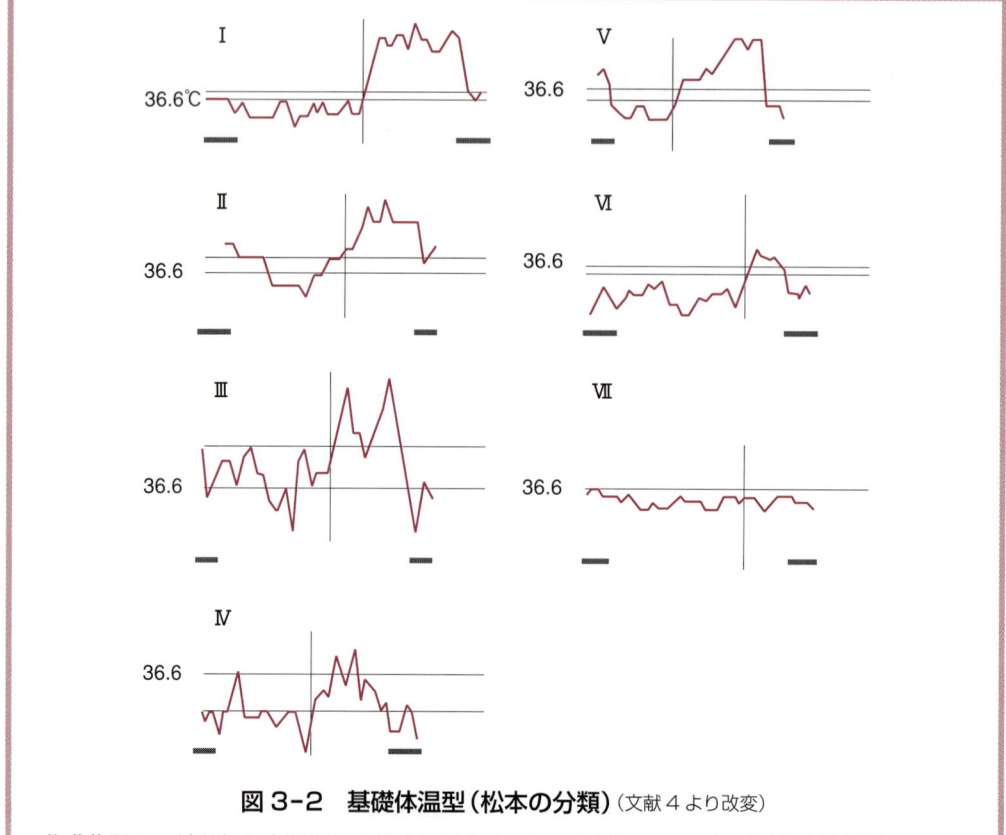

図 3-2 基礎体温型(松本の分類)(文献4より改変)
基礎体温は，低温相と高温相の2相性を呈する．Ⅰ～Ⅵ型は2相性を，Ⅶ型は低温相のみの1相性を示す．Ⅰ型は正常排卵周期を示す．

と考えられる．正常の排卵性周期では，低温相と高温相の温度差は0.3℃以上であり，高温相の長さは12～16日とされている．基礎体温曲線が1相性であれば無排卵性であり，また高温相が12日未満であれば黄体機能不全と考えられる．高温相が3週間以上続く場合は妊娠を疑う．

(2) 基礎体温曲線の分類

基礎体温曲線は図3-2のようにⅠ～Ⅶ型に分類されている．Ⅰ～Ⅵ型は2相性を，Ⅶ型は1相性を示す．Ⅰ型は正常排卵周期を，Ⅱ～Ⅵ型は黄体機能不全型を示す．Ⅶ型は無排卵性で，月経様出血がある場合は無排卵周期症であり，出血がない場合は無月経である．

2)ホルモン測定

下垂体ホルモン，卵巣由来性ステロイドホルモンの血中濃度を測定する．測定

法には免疫学的微量測定法であるラジオイムノアッセイ（radioimmunoassay, RIA）やエライザ法（enzyme-linked immunosorbent assay, ELISA）などが用いられる．以下に主要なホルモン測定の意義について紹介する．

(1) 血中 FSH（卵胞刺激ホルモン）値および血中 LH（黄体化ホルモン）値

FSH および LH ともに下垂体前葉から分泌される．

血中 FSH 値が 30 mIU/ml 以上（高ゴナドトロピン）を示す場合は，卵巣からのエストロゲン分泌がきわめて低いとみなされる．閉経婦人では生理的状態であるが，若年婦人の場合は早発閉経または卵巣欠落症候群を疑う．無排卵，無月経でも正常ゴナドトロピン性である場合には，排卵期の LH の放出障害を示すもので，視床下部性の排卵障害が推定される．低ゴナドトロピンは視床下部あるいは下垂体の障害によるもので，両者の鑑別は GnRH（性腺刺激ホルモン放出ホルモン）負荷試験〔LHRH（黄体化ホルモン放出ホルモン）負荷試験〕による．

血中 LH 値の変動幅は FSH に比べて大きいが，基礎値が比較的高値（20 mIU/ml 以下）で LH/FSH 比が 1 以上を示す場合は，多嚢胞性卵巣症候群を疑う．

メモ　多嚢胞性卵巣症候群：卵巣の硬化性嚢胞性疾患で，多毛症，肥満症，月経異常，不妊症，卵巣肥大を特徴とする．

---

(2) 血中プロラクチン（PRL）値

下垂体前葉から分泌され，起床後から午後 4 時頃までは比較的低値を示し，入眠後から覚醒直前までは比較的高値を示す日内変動がある．

高プロラクチン血症は排卵障害と密接に関係する．基準値（CLIA 法 4.3〜32.4 ng/ml）をこえる場合には，再検査のうえ抗ドパミン作動薬（向精神病薬：メジャートランキライザー）の服用の有無を確認すると同時に，プロラクチン産生腫瘍（下垂体腺腫など）の検索を行う．

(3) 血中エストラジオール値および血中プロゲステロン値

卵巣由来の性ステロイドホルモンである．エストラジオールはエストロゲンのひとつで，卵胞より分泌される．血中エストラジオール値は，卵胞発育の程度を推測する最もよい指標とされている．排卵直前のピーク値は 200〜300 pg/ml である．

プロゲステロンは主として黄体から分泌される．したがって，排卵後に増加する．黄体のステロイド産生不足が起こると，子宮内膜の分泌性変化が不十分とな

り，着床障害の原因となる．黄体期中期の血中プロゲステロン値が 10 ng/ml 以下であるときは，黄体機能不全を疑う．

(4) 血中テストステロン値

テストステロンは，女性においては主として卵巣と副腎で産生される．血中テストステロンの高値は，副腎皮質か卵巣か，あるいは両臓器での産生過剰によるものである．男性化徴候（無月経または月経不順，多毛，音声の低音化，陰核の肥大，痤瘡の増加など）を伴う排卵障害例で測定が行われる．

3）ホルモン負荷試験

視床下部―下垂体―卵巣系の機能をみるために行われる．

(1) GnRH 負荷試験（LH-RH 負荷試験）

無月経，無排卵，排卵障害の原因検索のために行われる．GnRH（性腺刺激ホルモン放出ホルモン）100 μg を筋注または静注し，負荷前，15，30，60，90，120 分後に採血して，LH，FSH を測定する．通常は卵胞期初期に行う．前値および負荷後の反応パターンにより，視床下部障害型，下垂体障害型，卵巣障害型，多囊胞性卵巣症候群などを診断する．

(2) TRH 負荷試験

TRH（甲状腺刺激ホルモン放出ホルモン）により下垂体からの PRL（プロラクチン）分泌が促進されることを利用した，PRL 分泌予備能をみる検査である．排卵障害や乳汁漏出症の原因検索のために行われる．TRH 500 μg を筋注または静注し，負荷前，15，30，60，90，120 分後に採血して PRL を測定する．前値が高く反応が悪い場合は下垂体腺腫の可能性がある．また過剰反応を示す場合は，潜在性高 PRL 血症が疑われる．

(3) その他

エストロゲンに対する性中枢のフィードバック機能をみるためのエストロゲン負荷試験，ゴナドトロピンに対する卵巣の反応性をみるための hMG（ヒト閉経ゴナドトロピン）負荷試験などがある．

4）頸管粘液検査

頸管粘液（頸管腺から分泌される）の性状は，卵巣周期に伴う血中性ホルモン濃度の変化を反映する．エストロゲンにより粘液は増量し，粘稠性は低下し，牽

糸性は増加し，精子の通過性は向上する．塗沫自然乾燥標本でシダ葉状結晶形成がみられる．一方，プロゲステロンにより粘液は減少し，粘稠性は増大し，牽糸性は低下する．

　本検査法は，排卵前期には頸管粘液の分泌量が次第に増量することから排卵時期の簡便な推定法として用いられる．

5）子宮内膜組織診

　子宮内膜は，エストロゲンとプロゲステロンの作用を受けて増殖・発育し，およそ4週間の周期で再生，剥離を反復する．このように子宮内膜が受けたホルモンの作用に応じて子宮粘膜の組織像が変化することから，子宮内膜日付診が行われる．

　この検査は，基礎体温上の排卵後の経過日数とその間のホルモン作用との同調性を子宮内膜組織像で評価するもので，日付と組織像とが一致しない場合は不妊の原因となると考えられているが，その評価は難しく，必須の検査ではない．

2．不妊検査法

　不妊検査には，①卵管疎通性検査法（卵管通気法，子宮卵管造影法，卵管通水法，卵管通色素法），②排卵時の診断法（自覚症状，基礎体温，頸管粘液検査，腟スメア，超音波断層法，ホルモン測定），③精子検査などがある．

1）卵管疎通性検査法

　女性の不妊症の中では，卵管因子によるものが約40％と推定される．それだけに卵管疎通性検査は非常に重要である．検査は原則として月経終了後，排卵までの間に行う．

（1）卵管通気法（Rubin test）

　スクリーニングテストとして日常的にはよく用いられている．方法は，炭酸ガスを一定の圧力（200 mmHg程度）で外子宮口より注入し，内圧の変動をキモグラフで記録する（図3-3）．同時に腹壁に聴診器を当てて，卵管采からのガスの放出音を聴く．ただし，卵管造影法に比べて確実性に欠ける，一側卵管閉塞の場合は診断できない，閉塞部位が確定できないなどの欠点がある．

（2）子宮卵管造影法

　外子宮口から造影剤を子宮腔に注入し，子宮内腔と卵管をX線で造影する．

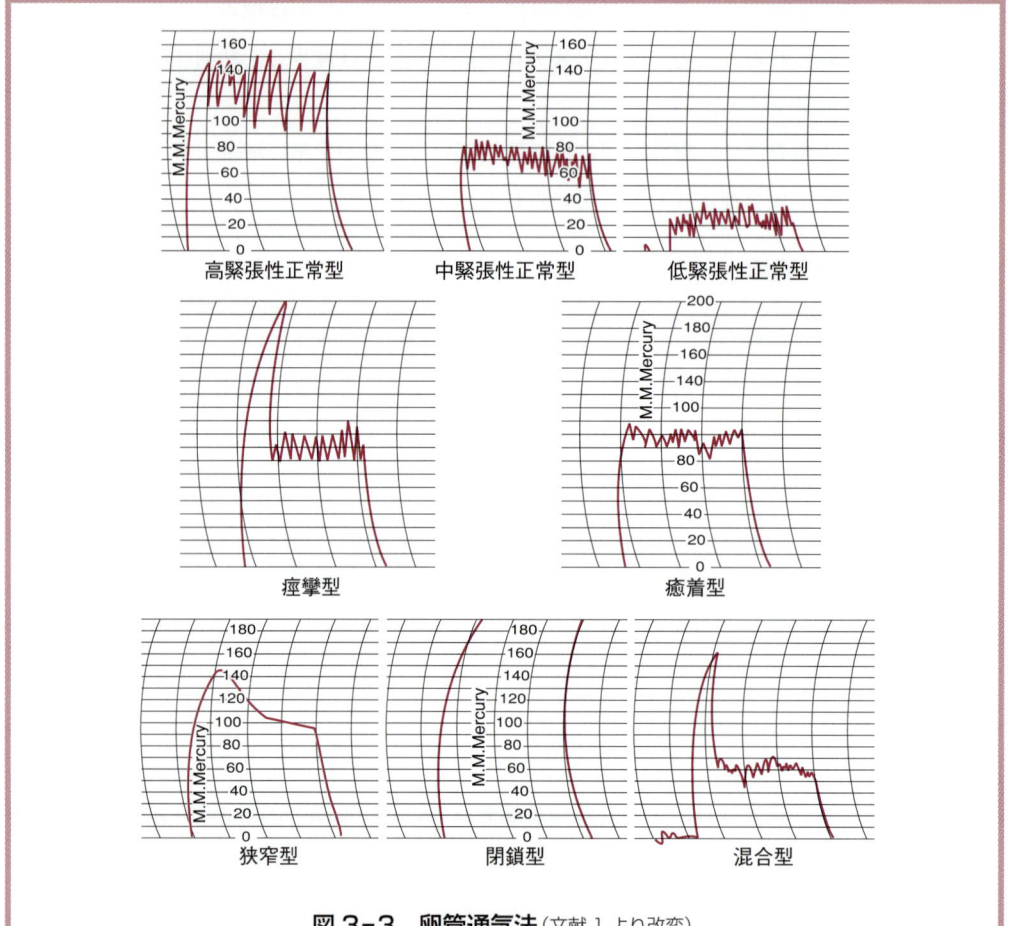

図3-3 卵管通気法(文献1より改変)

スクリーニングテストとして，日常的によく用いられる．方法は，炭酸ガスを一定の圧力（200 mmHg程度）で外子宮口より注入し，内圧の変動をキモグラフで記録する．通気曲線は，その波形パターンから正常型，痙攣型，癒着型，狭窄型，閉鎖型，混合型に分類される．

子宮および卵管の内腔の状態を知る最も有効な検査法である．卵管の疎通性や閉塞部分の診断に広く用いられている．子宮卵管造影で卵管に異常所見が認められる場合は，腹腔鏡検査を行い，正確な診断を行うと同時に癒着剝離などの治療を行う．

(3) 卵管通水法，卵管通色素法

生理的食塩水を外子宮口から静かに注入する．卵管の疎通性は注入時の抵抗，注入量によって判定する．インジゴカルミン（indigocarmin）液を用いて卵管通水を行い，腹腔内に排出された色素が腹膜から吸収され排尿されるのを確認するのが，卵管通色素法である．腹腔鏡検査時に卵管の疎通性を検査するのにも用い

られる．

2）排卵時期の診断法

　排卵時期を診断することは，ヒューナー試験（性交後試験：Hühner test）の時期や人工授精の時期を決めるうえで重要である．排卵時期の決定は，①自覚症状，②基礎体温測定，③頸管粘液検査，④腟スメア，⑤超音波断層法，⑥ホルモン測定による．

- ① **自覚症状**：中間痛（排卵痛），中間期出血，帯下感などの，いわゆる排卵期の症状がはっきりしている場合には，これらの自覚症状から排卵時期を推測することができる．
- ② **基礎体温（BBT）測定**：排卵は低体温相の最終日とその前後3日以内に起こることが多い．月経が安定している場合（周期が一定）は，過去のBBTから排卵日を計算し，次回の排卵日を推定する．
- ③ **頸管粘液検査**：頸管粘液は，排卵の1日前ぐらいにピークに達する．また，性状が変化し，粘稠性が低下（頸管粘液0.4 ml 以上）し，牽糸性が増加（10 cm 以上）し，結晶形成（+++）が認められる場合は，排卵が近いと判定する．
- ④ **腟スメア**：腟上皮細胞は月経周期により変化する．血中エストロゲンが増量し，排卵が近づくと角化した表層細胞が多数出現する．したがって，腟スメアの表層細胞の比率（smear index）を測定することにより，排卵日を推定することができる．この検査は，通常，頸管粘液検査で排卵日を予測できない場合（頸管粘液分泌不全）に用いる．
- ⑤ **超音波断層法**：経時的に卵胞の発育を計測し，排卵時期を予測する．排卵直前になると卵胞の直径は20 mm前後に増大する．月経が不順で，しかも頸管粘液分泌が悪く，排卵日の予測が困難な場合に用いられる．
- ⑥ **ホルモン測定**：血中エストラジオールがピークに達するとLH（黄体化ホルモン）サージが開始し，その34〜42時間後に排卵が起こるとされている．最近は，尿中LHを検出するキットを用いてLHサージを確認し，排卵を推定している．

3）精子検査

　男性不妊症の診断に用いられる．精子検査は射精後2時間以内に行う．なお，精液は体調や禁欲期間などによって影響されることから，一定期間をおいて2〜3回検査してから判定するよう勧められている．

(1) 精液検査

正常な精液は白色混濁している．正常男子の1回射精量は2〜5 ml であり，2 ml 以下を精液減少症という．精子数は 20×10^6/ml 以上を正常，20×10^6/ml 以下を乏精子症，精子がまったく認められない場合を無精子症という．なお，赤色を呈する場合は，副生殖器の炎症を疑う．

精子の運動性については，前進運動精子の百分率を調べ，50％以上を正常，50％以下を精子無力症とする．また，精子の奇形については明確な診断基準がないが，正常形態の精子が30％以上あれば正常とし，これ以下を奇形精子症とすることが多い．

(2) 性交後頸管粘液検査（ヒューナー試験）

腟内に射精された精子は頸管粘液中を通過し，卵管膨大部に達する．しかし，頸管粘液中において精子の通過障害があれば不妊の原因になる．このことから，精子と頸管粘液の適合性の検査は不妊症の診断に用いられる．

ヒューナー試験は，不妊検査として日常よく行われている．推定排卵日ないしその前後に性交を行い，頸管内の精子の状態を観察する．

BBTおよび頸管粘液検査から排卵日を推定し，2日以上の禁欲期間をおいて性交を行わせ，性交後2〜3時間以内に後腟円蓋の内容液，子宮頸管粘液を採取し，検鏡下（×400倍）で1視野内の全精子数，運動精子数を数える．判定基準は統一されたものはないが，正常では頸管内に10〜数十個の運動精子を認める．陰性の場合は3度繰り返し検査を行う．

3．組織診と細胞診

1）組織診

組織診とは，切除鉗子等を用いて組織を採取し，病理組織学的に検査する方法で，悪性腫瘍はじめ多くの疾病の確定診断は，この方法によりなされる．

2）細胞診

細胞診とは，組織より剥離した細胞を塗抹検鏡する方法で，腫瘍の鑑別あるいは母組織の病変の診断に用いられる．患者に与える苦痛は少なく，簡便かつ安価であり，スクリーニングに用いられる．

3）腫瘍マーカー

悪性腫瘍が疑われる場合は，組織診，細胞診に加えて腫瘍マーカーの測定が行われる．腫瘍マーカーは腫瘍の種類によって異なり，診断のみならず，治療の効果や予後の判定にも用いられる．

4．内視鏡検査法

1）腟拡大鏡診（コルポスコピー）

腟拡大鏡（照明装置の付いた立体顕微鏡の一種）は，子宮腟部を直視下に拡大して観察する目的で考案・開発された．この装置を用いて子宮腟部を生食水で湿らせ，粘膜面の性状，色調などを観察し，子宮頸部の病変を詳しく診る（単純コルポスコピー）．次いで酢酸加工（加工コルポスコピー）により異常所見を浮き上がらせて行う「狙い生検組織診」は，子宮頸癌の早期診断として不可欠である．

2）子宮鏡診（ヒステロスコピー）

子宮腔内に内視鏡を挿入し，子宮内腔を観察する方法である．主として子宮体癌，粘膜下筋腫，ポリープなどの腫瘍病変の有無を観察する．なお，不正子宮出血，子宮内異物，癒着，子宮外妊娠などの補助診断にも有用である．また，子宮鏡を用いた卵管再疎通術や不妊治療，筋腫やポリープの切除などの治療も行われる．

3）腹腔鏡診（ラパロスコピー）

二酸化炭素を用いて人工的に腹部を膨隆（気腹）させた後，経腹壁的に内視鏡を腹腔内に挿入し，腹腔内臓器を直視下に観察する検査である．内・外診で確定診断がつかない非定型的な子宮外妊娠や卵巣出血，不妊症，子宮内膜症，骨盤内腫瘍などの診断，治療に用いられている．

4）膀胱鏡診

膀胱内腔および内尿道口や尿管の膀胱開口部を直接的に観察するための内視鏡である．女性性器と尿路系とはお互いに隣接しているために，女性性器の変化は膀胱に対して様々な形態的ならびに機能的な変化もたらすことが多い．

5）直腸鏡診

肛門輪部からS状結腸下半部までの内腔を直視することが可能である．子宮頸癌をはじめ，体癌や腟癌等の悪性腫瘍による直腸壁浸潤や転移が疑われる場

合，悪性腫瘍の放射線療法による直腸炎や直腸潰瘍等の直腸障害が考えられる場合，直腸壁や粘膜面に浸潤した子宮内膜症を鑑別する場合などに使用される．

6）羊水鏡診

妊娠末期（36週以降）や分娩の当初に，子宮頸管から卵膜を透かして羊水の混濁・色調・量を観察する内視鏡検査である．胎児仮死（fetal distress）の有無を推定するために行われていたが，最近は分娩監視装置の普及によりほとんど行われなくなっている．

5．超音波診断法

超音波診断法は安全性が高く，胎児に対しても繰り返し使用できる検査法であることから，産婦人科領域では有力な検査である．しかも，超音波診断法によってのみ確実に得られる診断情報が多いことも特徴である．

1）超音波断層法

超音波断層法は，超音波パルス波を生体内に入射し，反射してきたエコーの位置と強さから生体の構造を抽出する方法である．一般的にはBモード法による断層画像が用いられる．

Bモード法は，超音波で生体をスキャンして，断層像を二次元画像として表示する方法である．断層像はリアルタイムで抽出され，胎児や胎児の心臓の動きを観察する．産婦人科領域では，経腹走査法と経腟走査法の2種類がある．経腟走査法では，子宮の形状や腫瘍の有無などの観察が行われる．

（1）経腟走査法（経腟超音波）

経腟用の専用プローブを用いて子宮や卵巣などを観察する（図3-4）．子宮では形状や大きさ，筋層内の腫瘍の有無，内膜の性状などを観察し，卵巣では卵胞の発育，排卵，黄体形成，卵巣腫瘍の有無や性状などを観察する．

経腟超音波は不妊症治療に不可欠な基本検査法として利用されている．産科領域では，妊娠初期に主として利用される．子宮内妊娠や胎児心拍の確認，胎児の発育，多胎，流産，胎児奇形，子宮外妊娠，胞状奇胎などの異常を経腹超音波よりも早期に，より確実に診断できる．

（2）経腹走査法（経腹超音波）

腹部用のプローブを用いて，腹腔内，骨盤腔内を走査する．下腹部や骨盤腔内

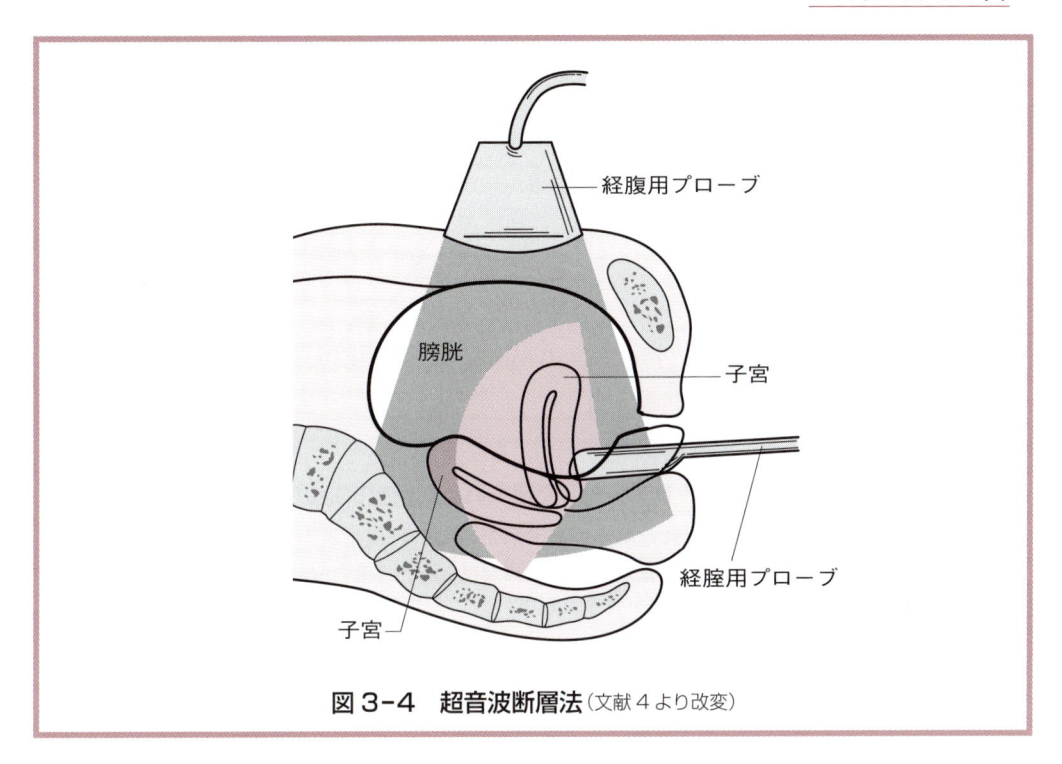

図3-4 超音波断層法(文献4より改変)

の腫瘍診断が主である．子宮筋腫，良性卵巣腫瘍，悪性卵巣腫瘍，腹水などの鑑別に用いられる．

妊婦において経腹超音波が多く用いられるのは妊娠中期以降で，胎児発育や胎児生存（心拍動），胎児数，胎位の確認（骨盤位など），羊水量の判定，胎盤付着部位の診断，奇形の発見などに利用されている．

2）ドプラー法

超音波のドプラー効果を利用した検査法で，胎児心拍の有無や臍帯動脈の血流速度などの計測に用いられる．

(1) 超音波ドプラー胎児心拍検出装置

母体の腹壁上から胎児心拍を検出する専用装置である．胎児心拍の検出率が100％となる12週以降に用いられる．胎児心拍数の正常値は120〜160拍／分である．

(2) 胎児心拍（数）陣痛図

胎児心拍（数）陣痛図の胎児心拍計は，ほとんどが超音波ドプラー信号を採用している．最近ではパルス波を用いた装置が増えている．

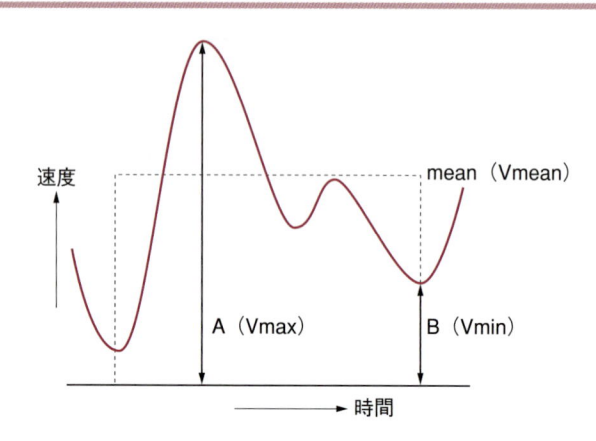

図 3-5　超音波パルスドプラー法で得られる血管抵抗指数(文献4より改変)

超音波パルスドプラー法で得られた血流速度波形から血管抵抗指数が算出できる．図中のAは収縮期最高速度（Vmax）を，Bは拡張期末期最高速度（Vmin）を，meanは平均速度（Vmean）を示す．縦軸は速度を，横軸は時間を表す．以下の式によりRI，PIを求める．
RI ＝（Vmax － Vmin）/Vmax，PI ＝（Vmax － Vmin）/Vmean

（3）パルスドプラー装置

　血流から得られるドプラー信号のパワースペクトルを連続的に表示することで，血流の速度波形を得ることができる．臍帯動脈や胎児大動脈などの血流速度波形を記録し，血流動態を観察する．血管抵抗指数〔抵抗係数：resistance index（RI），拍動係数：pulsatility index（PI）〕などの指標が用いられる（図3-5）．

（4）カラードプラー装置

　パルスドプラー法で走査して，動きの方向に応じた色付けした速度分布の断層像を作り，これを通常の断層像に重ね合わせたものである．胎児の心疾患の診断や動静脈の血流速度の波形を得るときのガイドとして用いられる．最近は腫瘍血流のインピーダンスをみることにより，悪性腫瘍の診断にも応用されている．

6．その他の画像診断

1）コンピューター断層撮影（CT）

　CT検査では，組織・臓器の性状や広がりをわずかなX線吸収の差として捉えることができるため，腫瘍性疾患の鑑別や浸潤の有無・程度を観察するのに有用である．放射線被爆の問題があるため，妊婦には適さない．

2）磁気共鳴画像（MRI）

CT検査と同様，組織コントラストの優れた画像を得ることができ，しかも放射線被爆がないという特徴がある．しかしペースメーカー使用者には禁忌であり，体内に金属を埋没している場合にも行えない場合がある．また胎児に対する安全性が確立しているとはいえないので，妊婦に対する適応は慎重に考える．

7．産科領域で行われる検査

1）羊水検査

羊水中には，羊膜，絨毛膜，胎児皮膚，胎児気道などからの分泌物や剥離細胞，あるいは胎児尿や胎児便などが含まれ，細胞成分と非細胞成分とに分けられる．

細胞成分には母体由来の細胞は含まれず，遺伝学的には胎児と同一のものである．したがって，羊水中の細胞を調べれば胎児の染色体や遺伝学的な特性がわかる．

非細胞成分は主として水であるが，電解質，ホルモン，蛋白などを含んでおり，特定の物質を調べることによって胎児の診断が可能である．

羊水の採取（羊水穿刺）は，穿刺針を用いて経腹的に行われる（図3-6）．まずは超音波で胎児および胎盤の位置を確認し，穿刺可能な羊水腔を確定してから行われる．妊娠前半期では，胎児に比べて羊水腔が相対的に大きいので穿刺しやすいが，妊娠後半期では胎児が成長するために難しくなる．なお，羊水穿刺は，その目的によって遺伝的羊水穿刺（染色体異常の検索，先天性代謝異常症の検索，性別判定など），診断的羊水穿刺（Rh不適合妊娠，胎児成熟度判定，羊水過多の判定，胎児異常の診断，胎児胎盤機能検査など），治療的羊水穿刺（子宮内胎児輸血，羊水過多症など）に大別される．

2）胎盤機能検査

胎児・胎盤から産生されるホルモンや酵素を測定する生化学的検査法と，超音波装置や胎児心拍数モニタリングなどによる生理学的検査法がある．いくつかの検査法を組み合わせて胎盤機能を推測する．

（1）尿中エストリオール（E3）

母体尿中E3は，胎児副腎で生成されたDHEA-S（硫酸デヒドロエピアンドロステロン：副腎皮質から産生されるアンドロゲンの一種）が胎児肝臓—胎盤

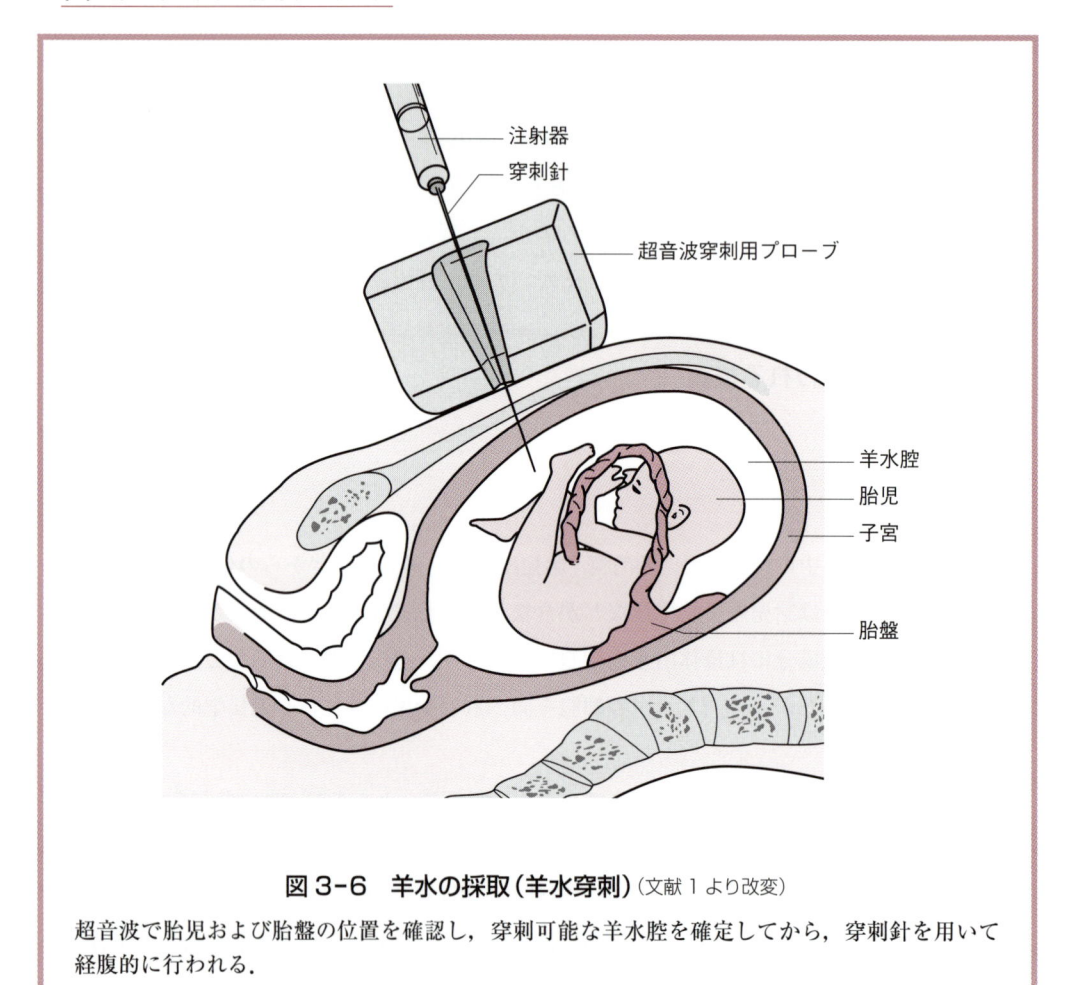

図 3-6 羊水の採取（羊水穿刺）（文献 1 より改変）
超音波で胎児および胎盤の位置を確認し，穿刺可能な羊水腔を確定してから，穿刺針を用いて経腹的に行われる．

―母体肝臓の経路を経て排泄されるため，①胎児副腎および胎盤機能，②胎児，胎盤におけるステロイド転換機能，③胎児，胎盤および母体の血液循環機能などを知る指標となる．

> **メモ　エストリオール**：妊娠中は胎児副腎から分泌されたアンドロゲン（DHEA-S）が，胎盤でエストリオールへと転換されて妊婦尿中に排泄される．

(2) ヒト胎盤性ラクトゲン（hPL）

hPL は胎盤絨毛で産生され，母体循環に移行して尿中にほとんど排泄されないため，母体血中 hPL は胎盤機能の良い指標になる．

(3) DHEA-S 負荷試験

胎盤での DHEA-S のエストラジオールへの転換をみることにより，胎盤の予

備能を推測する．母体に DHEA-S を静注した後，血中のエストラジオール値を経時的に測定し，投与前値と比較する．正常妊婦では，負荷後 15 分より急増し，30 分でピークを示す．ピーク値が遅延した場合は胎盤血流量の低下が，またエストラジオール値の増加が見られない場合は胎盤予備能の低下が疑われる．

3）胎児心拍（数）陣痛図（cardiotocogram：CTG）

胎児心拍数と陣痛を同時にモニターして表示したものを胎児心拍（数）陣痛図（CTG）（図 3-7）という．計測方法には，母体腹壁上にトランスジューサーを装着する外測法と，胎児頭部に電極を装着し，羊水腔内に陣痛（子宮内圧）測定用のカテーテルを挿入する内測法があるが，外測法が一般的である．

胎児心拍数の変動パターンにより胎児の自律神経の状態や低酸素状態の評価を行う．妊娠中の胎児の状態を評価するためには，一過性頻脈の有無をみるノンストレステスト（NST），子宮収縮の負荷を与えて心拍数の変動をみるコントラクションストレステストなどがある．また分娩時には，子宮収縮に伴う一過性徐脈の有無により胎児の低酸素状態の有無を判断する．

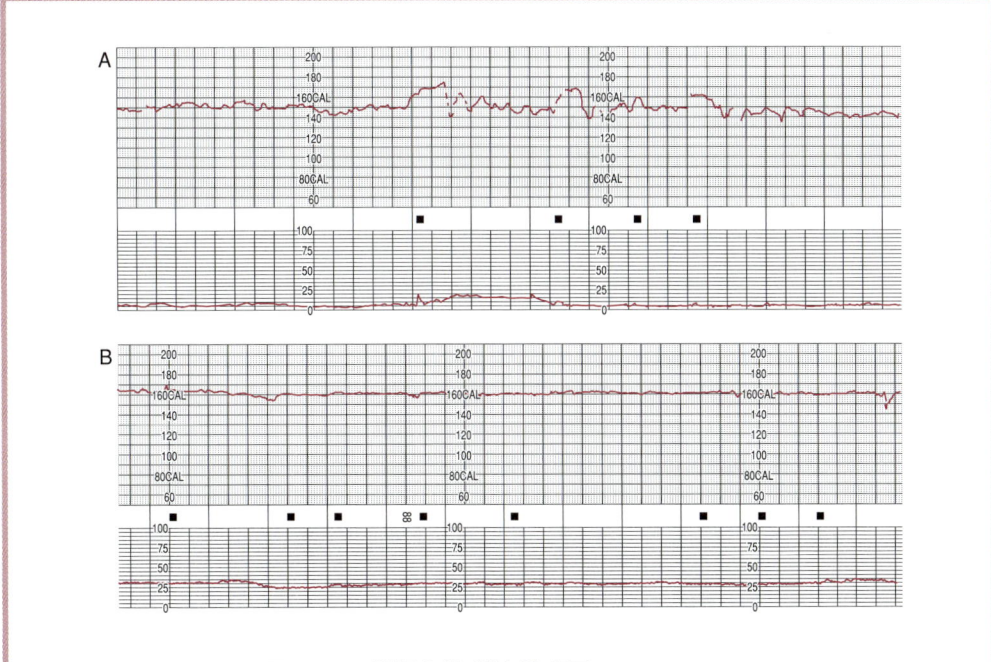

図 3-7 胎児心拍（数）陣痛図（文献 3 より引用）

図中の上の曲線が胎児心拍，下の曲線が陣痛曲線．胎児心拍数の変動パターンにより胎児の状態を推定する．心拍数図と陣痛図の間の■が胎動を示す．
上段の A は NST の reactive pattern，下段の B は NST の non-reactive pattern

> **メ モ** **NST(nonstress test)**：NST は妊娠中（子宮収縮がない時期）の胎児健康状態を評価する指標．胎動などに伴って胎児心拍数図上に一過性頻脈が出現するかどうかで判定する．20 分間に 2 回以上の一過性頻脈〔基線心拍数から，15 bpm (beats per minute) 以上の上昇，持続は 15 秒以上 2 分以内〕がある場合を reactive と判定し，胎児の状態は良好と考える．それ以外は non-reactive と判定する．

4) 胎児採血

　超音波ガイド下に臍帯静脈を穿刺して胎児の血液を採取し，種々の検査を行う方法である．胎児の染色体検査，胎盤機能検査，ガス分析，血液一般検査，感染症の検査などが行われるが，採血に伴うリスクがあるため，ルーチンに行われる検査ではない．

5) 骨盤計測

　X 線を用いる方法と，体表から計測する方法とがあるが，後者は現在ほとんど行われていない．X 線を用いる方法には，骨盤の前後径を計測するグッドマン法と，横径を計測するマルチウス法がある．胎児が通過障害を起こす可能性が高い狭骨盤が疑われる場合に行われる．グッドマン法による，恥骨結合後面と仙骨岬を結ぶ最短距離（産科的真結合線）と児頭大横径との差が 0.5 cm 以下の場合は児頭骨盤不均衡（cephalopelvic disproportion：CPD）と診断され，帝王切開の適応となる．

参考文献

1) 矢嶋　聡，中野仁雄，武谷雄二・編：NEW 産婦人科学．南江堂，東京，1997．
2) 水野正彦，武谷雄二・監修：改訂版プリンシプル産科婦人科学 1．メジカルビュー社，東京，2000．
3) 水野正彦，武谷雄二・監修：改訂版プリンシプル産科婦人科学 2．メジカルビュー社，東京，2000．
4) 池ノ上克，鈴木秋悦，高山雅臣，広井正彦・編：エッセンシャル産科学・婦人科学．医歯薬出版，東京，1996．
5) 坂元正一，竹村　喬・編：産婦人科 MOOK 33 ベッドサイドの婦人科診断．金原出版，東京，1985．
6) 武谷雄二・総編集：新女性医学大系・4 女性の症候学．中山書店，東京，1999．
7) 武谷雄二・総編集：新女性医学大系・9 女性と予防医学．中山書店，東京，1999．
8) 武谷雄二・総編集：新女性医学大系・10 女性と感染症．中山書店，東京，1999．
9) 武谷雄二・総編集：新女性医学大系・12 排卵と月経．中山書店，東京，1999．
10) 武谷雄二・総編集：新女性医学大系・15 不妊・不育．中山書店，東京，1999．
11) 小倉久男・編：産婦人科疾患別重要ポイント．医学教育出版，東京，1999．

第4章

女性の主要疾患

第1節　女性のライフサイクルと主要疾患

1．思春期の心身

1）東洋医学のこころとからだ

　　東洋医学では，五行理論の中で，魂，神，意，魄，精の5つの精神作用と，怒り，喜び，思い，憂い，悲しみ，恐れ，驚きの7つの感情作用は身体と深い関係にあり，それらが五臓六腑の機能に強く影響するとしている．

　　これは精神と身体の関係を五行分類の視点から論じ，その両者が統一的に働くことが人間の存在のしかたであるということを医学的に把握していたということであろう．

　　このように，心と身体の両者を独自の視点で捉える方法を東洋医学，特に，鍼灸はもっていることから，心身の病を考えるとき，特に心身のアンバランス状態が出現しやすい思春期の問題を把握し，解決する治療手段として重要であり，十分に活かすべきであろう．

2）思春期女性にみられる愁訴と疾患

　　思春期においては機能の調節系は非常に不安定であり，また精神的にも発育段階にあることから，心身の健康障害を引き起こしやすい．特に，精神的な問題が身体症状として現れる傾向にある．

　　思春期によく起こる疾病として，月経困難症，過敏性腸症候群，あるいは起立性調節障害や過換気症候群などが挙げられる．また，症状としては，頭痛も比較的多く，緊張型頭痛がほとんどである．そのほか，肥満，便秘，冷え症もよくみられる．

2. 性成熟期の心身

1）性成熟期の身体的変化

性成熟期とは，一般的には思春期が終わる18歳ごろから更年期が開始する45歳までの期間を指す．この期間は種保存の立場から生殖機能が安定的に維持される．すなわち，妊娠，出産，授乳などの特異的な内分泌環境が形成され，女性としての機能を発揮する．しかし，性成熟期の前半と後半では，極めて異なった加齢変化を示すのもこの時期の特徴である（第2章 加齢による性機能および身体の変化，p50参照）．

2）性成熟期女性の周囲環境

性成熟期は，上述したように身体的には安定した時期である．しかしながら，安定している性成熟期においても，月経周期の存在，家庭や職場でのストレス，さらには自我同一性の確立ができないといったことが要因となって，心理的にも身体的にも変調を起こし，不定愁訴という表現をとるようになる．

20～30歳代にかけては，妊娠，出産，それに伴う家族構成の変化および家庭内役割の変化，子どもの成長に伴う母親としての心の変化等が起こりやすい．30～40歳代になると，夫の昇進，転職により，さらには夫との対話時間の短縮

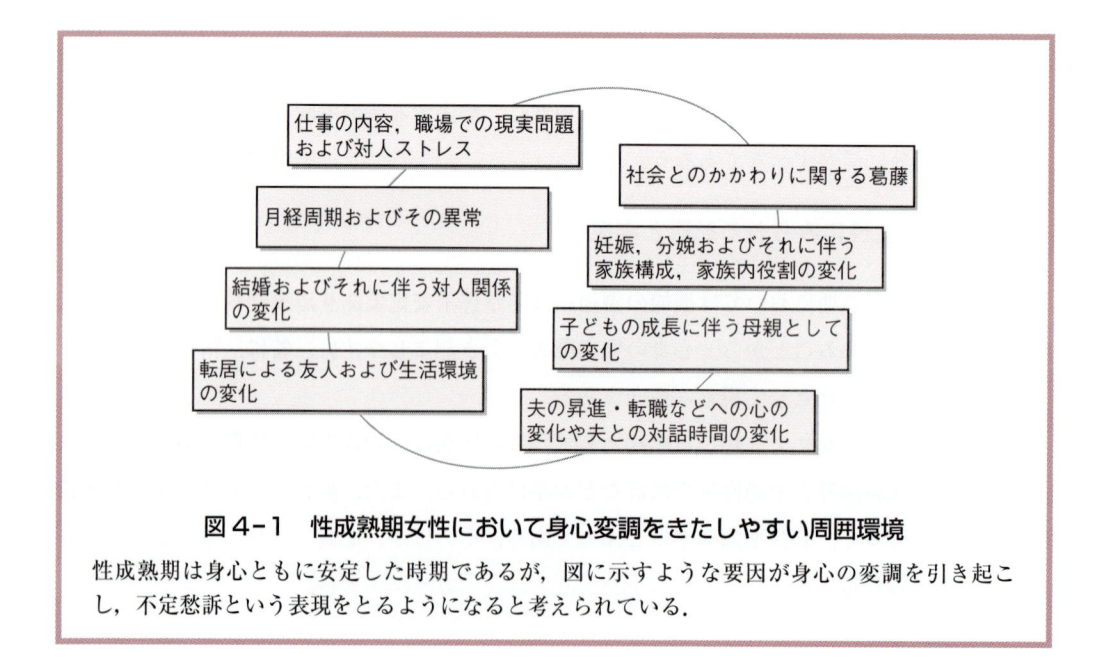

図4-1　性成熟期女性において身心変調をきたしやすい周囲環境

性成熟期は身心ともに安定した時期であるが，図に示すような要因が身心の変調を引き起こし，不定愁訴という表現をとるようになると考えられている．

化などにより心の変化が生じる．また，夫が単身赴任すると家庭内の対人関係や日常生活が変化する．こうした様々な周囲の環境変化が，性成熟女性において身心の不調をもたらす要因となる（図4-1）．また，働く女性においては，仕事への不満や不安，職場での対人ストレスなどが身心不調の要因となる．

3）性成熟期女性にみられる愁訴と疾患

性成熟期女性と更年期（閉経後）女性に見られるトップ10の不定愁訴を表4-1に示す．最も頻度の高い愁訴は全身倦怠感で，次いで肩こり・項部痛，ほてり・のぼせであった．また，不安感や気力低下・抑うつの精神神経症状もよくみられ，ふらつき，不眠もみられた．これらの愁訴は表4-1に示すように更年期におけるエストロゲンの急速な減少に起因する症状（のぼせ・ほてりが第1位で，気力低下・抑うつは下位）とは似て非なるものである．

同様に背景にある疾病をみると，性成熟期女性と閉経後女性とは異なり，月経関連疾患が多かった（図4-2）．

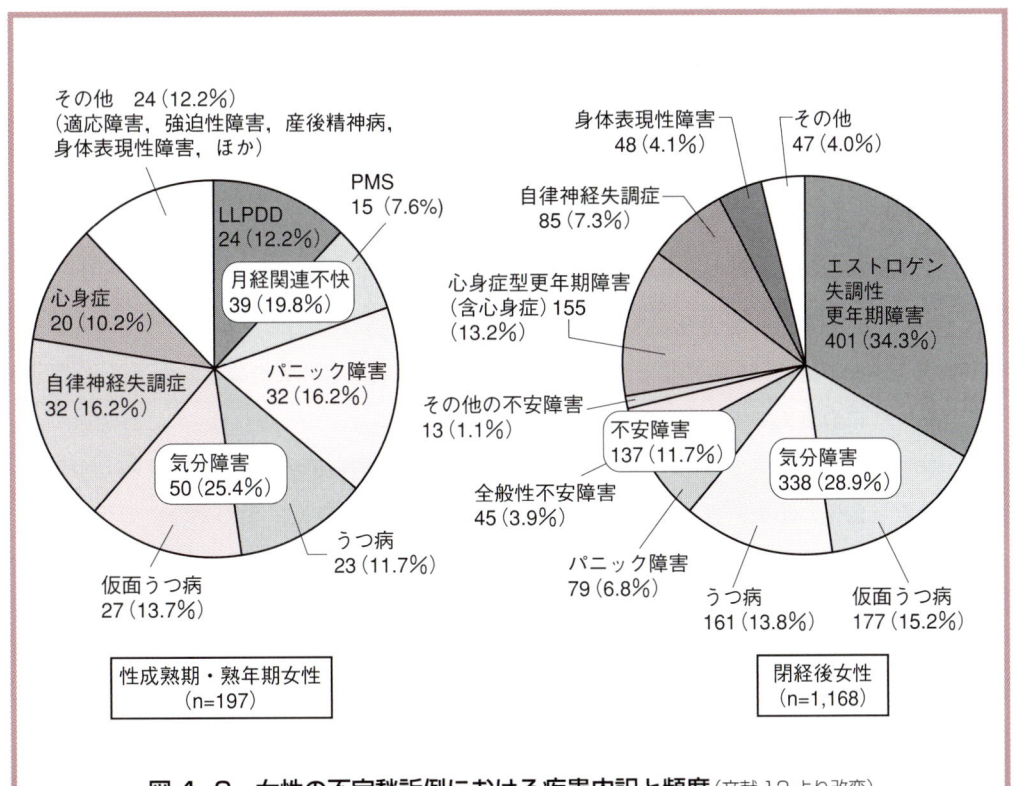

図4-2　女性の不定愁訴例における疾患内訳と頻度 (文献12より改変)

性成熟期女性では，月経関連疾患であるLLPDD（黄体期後期違和障害）・PMS（月経前症候群），精神疾患（パニック障害，気分障害），自律神経失調症が多かった．

性成熟期・熟年期女性（n=197）:
- その他　24（12.2%）（適応障害，強迫性障害，産後精神病，身体表現性障害，ほか）
- LLPDD　24（12.2%）
- PMS　15（7.6%）
- 月経関連不快　39（19.8%）
- パニック障害　32（16.2%）
- うつ病　23（11.7%）
- 仮面うつ病　27（13.7%）
- 気分障害　50（25.4%）
- 自律神経失調症　32（16.2%）
- 心身症　20（10.2%）

閉経後女性（n=1,168）:
- 身体表現性障害　48（4.1%）
- その他　47（4.0%）
- 自律神経失調症　85（7.3%）
- 心身症型更年期障害（含心身症）155（13.2%）
- エストロゲン失調性更年期障害　401（34.3%）
- その他の不安障害　13（1.1%）
- 不安障害　137（11.7%）
- 全般性不安障害　45（3.9%）
- パニック障害　79（6.8%）
- うつ病　161（13.8%）
- 仮面うつ病　177（15.2%）
- 気分障害　338（28.9%）

表 4-1　性成熟期女性と更年期（閉経後）女性に見られる不定愁訴の比較
（文献 12 より）

性成熟期・熟年期不定愁訴（197 例）				エストロゲン失調急性障害（401 例）			
症状順位		n	%	症状順位		n	%
1	全身倦怠感	73	37.8	1	のぼせ・ほてり	135	33.7
2	肩こり・項部痛	61	31.6	2	肩こり・項部痛	101	25.2
3	のぼせ・ほてり	60	31.1	3	発汗	90	22.4
4	頭痛・頭重感	54	28.0	4	全身倦怠感	68	17.0
5	不安感	47	24.4	5	身体各部の疼痛	67	16.7
6	気力低下・抑うつ	45	23.3	6	めまい	52	13.0
7	動悸	44	22.8	7	頭痛・頭重感	50	12.5
8	ふらふら感	37	19.2	8	身体違和感	29	7.3
9	不眠	31	16.1	9	気力低下・抑うつ	28	7.0
10	めまい	30	15.5	10	不安感	20	5.0

> **メモ　LLPDD**：月経前不快障害とされ，月経前症候群（PMS）に比して著明な抑うつ，著明な不安，著明な感情不安定，諸活動における興味の減退がみられる．黄体期のエストラジオールやプロゲステロンの過剰分泌などが原因のひとつといわれている．うつにみられる精神・身体症状が中心となり，治療には心理療法が欠かせないといわれている．

3．更年期・老年期の心身

1）東洋医学のこころとからだ

　　東洋医学では，更年期・老年期の身体の変化について『黄帝内経素問』上古天真論篇第一で言及し，次のように述べている．すなわち，腎気の衰えとともに，女子は，「49 歳にして，任脈虚し，太衝の脈衰少し，天癸竭き，血道通ぜず，故に形衰えて子なきなり」と．

　　この腎気の衰え，月経不順，頻躁，易怒，精神疲労，めまい，耳鳴りや難聴，動悸，不眠，五心煩熱，筋骨の機能の衰退，歯の衰え，髪の毛の白髪化や脱落，生殖機能や排尿・排泄機能の衰え，食欲不振，感覚異常等々を招くことは，古典[13-17]の中の説明により十分に理解される．また，これらの状態を中医学では「経断前後諸症」という．

　　また，『中医心理学[18]』では，更年期に腎気の衰えがさらに進み陰陽のバランスの変化が進行すると，「肝気が失調して，煩躁，憂鬱などの不愉快な感情になりやすく，健康にとって非常に有害である．……，この時期は特に自己解脱が必要で，充実した仕事と心身の健康のために有益な活動の中から楽しみと安らぎを求めるべきである．……，更年期を迎えるときは，私心なく，平然と心を闊達に

して，現実の生活と人生の老衰という避けることのできない現実を迎えるべきであろう．」として，自己の心の持ちようが大事であると繰り返し述べている．

2）老年期に多い疾患

老年期は，様々な疾患を複合的に持つ傾向にある（表4-2）．

東洋医学的には，疲れやすく，気力がない，寒がりで四肢が冷える，だらける，座りたがる，横になりたがる，握力が弱まる，全身がふるえるなどが一般的にみられる．これは，「五蔵が皆虚して，気血，精神は衰え，調和を失って機能が低下し，回復することが難しく，臓腑気血機能の衰えと情志の失調が起こり，気滞，血瘀，痰飲などの持続性の病変を起こしやすくする．」ことによると考えられる．

表4-2　老年期に多い疾患

脳血管障害
認知症
甲状腺機能低下症
高血圧
心疾患（僧帽弁閉鎖不全など）
糖尿病
腎不全
骨粗鬆症
慢性便秘
閉塞性動脈硬化症
変形性膝関節症

これらは，東洋医学的な治療で改善するが，多くは治癒ではなく緩解であり，機能の衰えを少し遅らせたり，機能の低下により二次的に生じる痛みや不快感などを取り除くことが治療の目的となる．

心の項で述べたが，老年期は心身は死へ向かう時期であり，心身に過度で無理な活動を行わせることなく，働かせ得る機能を活かした活動を無理のない範囲で行う．

参考文献

1) 武谷雄二・総編集：新女性医学大系・3 エージングと身体機能．中山書店，東京，2001．
2) 武谷雄二・総編集：新女性医学大系・4 女性の症候学．中山書店，東京，1999．
3) 武谷雄二・総編集：新女性医学大系・9 女性と予防医学．中山書店，東京，1998．
4) 武谷雄二・総編集：新女性医学大系・18 思春期医学．中山書店，東京，2000．
5) 森　崇：青春内科とその実態．産婦人科治療，81：181-185，2000．
6) 伊野田法子：私はこうしている思春期の悩み．産婦人科治療，81：186-188，2000．
7) 和栗雅子，藤田富雄：母性内科からみた妊産婦の健康管理．産婦人科治療，82：640-646，2000．
8) 森井浩世：中高年女性によくみられる内科疾患．産婦人科治療，82：647-649，2001．
9) 平原史樹：中高年の Quality of life (QOL)．産婦人科治療，81：632-637，2000．
10) 廣井正彦：女性のライフサイクルとQOL．産婦人科治療，82：613-620，2001．
11) 長井信篤，野添新一：思春期によくみられる内科疾患と健康管理．産婦人科治療，82：628-633，2001．

12) 後山尚久：更年期の不定愁訴と漢方治療．産科と婦人科，77(1)：837-846, 2000.
13) 『素問』上古天真論篇，第一.
14) 『素問』逆調論篇，第三十四.
15) 『素問』五蔵生成篇，第十.
16) 『霊枢』五味篇，第五十六.
17) 『霊枢』脈度篇，第十七.
18) 中医心理学．東京，谷口書店，1997, pp410-412. 原著は，中医心理学，湖北科学技術出版社.

第2節　思春期の主要疾患

1. 起立性調節障害　orthostatic dysregulation：OD

ポイント
1. 起立性調節障害は，10〜18歳の頃に発症しやすい，自律神経失調症のひとつである．
2. 頭痛，腹痛，全身倦怠，朝起きられないなどの身体不調がある．
3. 過敏性の体質や異常体質の子どもが多く，精神面の影響も大きい．
4. 起立性調節障害の治療の際には，急激な身長の伸びや，月経の始まりなどの身体的変化，過食や拒食，夜更かしなどの精神的な変化など，心身両面の変化を捉えられる細やかさが必要．
5. 薬物治療は，自律神経安定剤，自律神経調整剤，血圧安定剤などが投与される．

　起立性調節障害（以下，OD）は，思春期前後の小学校高学年から高校生（10〜18歳のころ）に発症しやすい障害で，自律神経失調症のひとつである．小・中学生の2％，思春期の約5〜10％がODであるという調査もある．立ちくらみ，息切れ，頭痛，腹痛，全身倦怠などの身体不調の症状がみられ，小中高を通して女子に多い．
　また，夜寝つきが悪く，朝起きられず，午前中は調子が悪いということもあって，学校に行きたくないと訴えることが多く，引きこもりや不登校の主要因と考えられている．このような症状は，貧血，結核，甲状腺の病気，慢性肝炎，慢性腎炎などの病気が原因で出現することもあり，それらの慢性病を除外する必要がある．

【病　態】　一般的にODの子どもは，中枢においては交感神経と副交感神経の両者がともに亢進しており，末梢では両自律神経が緊張亢進か，あるいは不安定な状態に陥りやすいと考えられている．
　また，過敏性の体質や異常体質の子どもが多いともいわれており，さらに，精神面の影響も大きいと指摘される．

1) 起立性調節障害の診断

ODの診断基準は，表4-3に示す，大症状と小症状の項目から判定される．大症状は起立性調節障害に特異的な症状が多く，小症状は一般的な自律神経症状や不定愁訴が多い．また，眼前暗黒感を伴う強い立ちくらみを繰り返す，冬季には緩解し，春季前後から悪化する，家族，特に両親がODである（特に男子の場合），などがあるとODを強く疑う．

2) 血圧測定による検査法

これは，臥位時と立位直後の血圧を測定して比較する検査法である．

血圧計を装着し，まず臥位時血圧を測定する．起立させ，起立後，直ちに血圧測定を開始し，起立30秒後の血圧値を求める．30秒後に，収縮期血圧が臥位時血圧値に復していない症例は血圧回復が遅れていると判断し，ODが疑われる．

3) 現代医学的治療

治療には，自律神経安定剤，自律神経調整剤，血圧安定剤などが投与される．

表4-3 起立性調節障害診断基準

大症状	・立ちくらみ，あるいはめまいを起こしやすい． ・立っていると気持ちが悪くなる，ひどくなると倒れる． ・入浴時あるいは嫌なことを見聞きすると気持ちが悪くなる． ・少し動くと動悸あるいは息切れがする． ・朝の寝起きが悪く，午前中調子が悪い．
小症状	・顔色が青白い． ・食欲不振． ・疝痛をときどき訴える． ・倦怠あるいは疲れやすい． ・頭痛をしばしば訴える． ・乗り物に酔いやすい． ・起立試験で脈圧狭小 16 mmHg 以上． ・起立試験で収縮期血圧が安静時より低下 21 mmHg 以上． ・起立試験で脈拍数増加1分間に21回以上． ・起立試験で立位心電図 TⅡの0.2 mV 以上の減高，その他の変化．

判定 以上の項目のうち，
　　◆大症状1と小症状3以上／◆大症状2と小症状1以上／◆大症状3以上
で，器質性疾患を除外できた場合を起立性調節障害と判定する．

4）周囲が気をつけること

　　この時期，子どもの観察をしっかりし，急な身長の伸びや，月経の始まり，過食や拒食，夜更かし等々，細かな事柄をしっかり見極めて，心身の問題をどのように解決すればよいか，親が子どもの身になって考える必要がある．

　　子どもに自分の考えや生活のリズム，生き方を押し付けてしまうことは避けると同時に，子どもと距離を置きながらも親身な気遣いが必要となる．

2. 緊張型頭痛　tension headache

> **ポイント**
> 1. 緊張型頭痛は，頸肩部の筋緊張が引き起こす頭痛で，心的影響が大きい．
> 2. 座業中心の職種の人に発症しやすい．
> 3. 世界的な頭痛分類で，一次性頭痛に位置づけられている．
> 4. 緊張型頭痛は，ブラジキニン，乳酸，K^+などの老廃物が頸肩部の筋に貯蓄され，痛みを起こさせている状態である．
> 5. 薬物療法は，抗不安薬，筋弛緩薬を使用する．また，自律訓練法やバイオフィードバックなどの心身医学的アプローチも行われる．

　緊張型頭痛は，頭頸部の筋の持続的な緊張が引き起こす頭痛で，精神的緊張が大きく影響する．後頭部や項部が締め付けられる感じがすると訴えることが多く，数日から数カ月続く場合がある．頸・肩こりや背部の緊張感を伴うことが多い．

　長時間同一姿勢をとるような，たとえば，座業中心の事務職やタイピスト，運転手などに多いといわれている．すなわち，頸肩部に持続的な負荷がかかり，頸肩部の筋の緊張を長く強いられる場合に発症しやすい．朝方よりも午後や夕方に感じやすいが，頭痛が継続すると1日中感じるようになり，多少の休息では症状は軽減しない．

　休息や気分転換など，心身両面のリラクゼーションが必要である．

　緊張型頭痛について，「国際頭痛分類第2版」では大きな変更はない．緊張型頭痛は，表4-4のように分類されている．

メモ　頭痛の国際分類：米国神経学会の頭痛分類特別委員会の分類（1962年）が世界的な分類の最初である[1]．1988年，国際頭痛学会（International Headache Society：IHS）の頭痛分類委員会（委員長：Jef Olesen）により「国際頭痛分類第1版」が発表され[2]，筋収縮性頭痛が緊張型頭痛と改称された．また，この分類では，各頭痛タイプに「明確な診断基準」（explicit diagnostic criteria）が提示された．その結果，世界中の研究者や臨床家から広く受け入れられ，臨床研究や疫学的研究に用いられ，新薬の開発に貢献した．さらに，「国際頭痛分類第2版」が，2004年IHSにより発表され[3]，2004年6月30日に，日本語版が出版された[4]．

表 4-4 緊張型頭痛の分類

1.1 稀発（infrequent）反復性緊張型頭痛	月1日未満のもの
1.2 頻発（frequent）反復性緊張型頭痛	月1〜15日未満のもの
1.3 慢性（chronic）緊張型頭痛	月15日以上のもの

それぞれ「頭蓋周囲の圧痛を伴うものと伴わないもの」に細分される

【病　態】　緊張型頭痛は，頭蓋および頸肩部の筋の緊張とそれを修飾する持続的な精神的緊張があるために，頸部の筋緊張を緩和することができず，筋の虚血からブラジキニン，乳酸，K^+などの老廃物が頸肩部の筋に貯蓄され，痛覚線維を刺激する．これが頭痛を起こさせている状態である．

【臨床症状】　緊張型頭痛は，20〜50歳代に男女差なく発症し，持続する．頸部から後頭部，あるいは側頭部にかけて起こり，頭重感，圧迫感，締め付けられる感じと形容する患者が多く，痛みは持続する．頸肩部のこりや痛み，症状が強いときは嘔気，時に嘔吐もある．めまいを訴えることもある．

1）診察の要点

診察では，次のような事項について問診をする．耐えがたい激痛の場合は医師の受診を勧める．

① **頭痛の発症の仕方と経過，頻度**：いつ，どのようなきっかけで始まり，現在に至る経過はどのようであるか，また，その痛みの頻度はどれくらいか

② **頭痛の部位**：頭痛は，頭全体か，側頭部や頭頂などの一部か，前後左右などの部位の違いは明確か

③ **痛みの性質**：拍動性の痛みか，圧迫されるような痛みか，鋭い刺すような痛みか

④ **痛みの程度**：耐えられる痛みか，激しくじっとしていられないような痛みか

⑤ **頭痛の様子，持続時間**：頭痛は秒単位で感じるか，数時間続くか，あるいは何日間も持続するか

⑥ **随伴症状**：肩こり，頸肩部痛，閃輝暗転，流涙，二重に見える，視力低下など

⑦ **誘因**：飲食物（たとえば，チョコレート，アルコールなど），精神的ストレス，頭に触れること

⑧ **頭部・顔面・頸部の合併症**：頭部外傷，頸椎捻挫，頸椎症，眼疾患，耳鼻咽喉科疾患，歯痛などの有無，高血圧など

⑨ **既往歴や家族歴**：頭痛の既応や家族の頭痛歴など

2) 現代医学的治療法

　　　薬物療法は，心的緊張のある場合には抗不安薬を，筋緊張の軽減には筋弛緩薬を使用する．しかし，その効果が十分でない場合，自律訓練法やバイオフィードバックなどの心身医学的アプローチが行われることもある．
　　　その他，眼科や耳鼻科疾患，頸椎症などがある場合はその治療を，抑うつ症の場合は抗うつ剤を投与するなどの治療も必要であり，また後頭神経や眼窩上神経などへのブロック療法も行われている．

3．過敏性腸症候群　irritable bowel syndrome：IBS

> **ポイント**
> 1. 過敏性腸症候群は，腹痛と下痢や便秘を主症状とし，原因となる器質的疾患がない状態をいう．
> 2. 日本では，女性や若い世代に多い．
> 3. 自律神経失調や精神的ストレスなどで発症する．
> 4. 過敏性腸症候群の病態は，消化管の知覚過敏による運動異常が考えられる．
> 5. 薬物療法は，整腸剤・高分子重合体，抗コリン薬・消化管運動調整薬・下剤などの消化器系薬物，あるいは漢方薬が投与される．

　IBS を，並木[5]は，「腸管の機能異常に基づき，運動・緊張の亢進，その他の不調和が起こり，それによって種々の不安定な腹部症状を伴う便通異常が持続するもので，その患者の取り扱い上多くの場合，心身医学的立場からの考慮が重要な意味をもつ症候群」と定義する．
　日本における IBS の罹患率は一般の人の約 2％，労働人口のおよそ 25％といわれている．男女比は 1：2 で女性に多く，罹患率は 20～30 歳代の比較的若い世代で高く，年齢が高くなるに従って減少する．
　以前は，慢性大腸炎による症候群と考えられていたが，大腸には炎症は見られないことから，大腸の機能異常によるということで「過敏性大腸症候群」と呼ばれていた．1970 年代になり，大腸だけではなく小腸も関与することが明らかになり，「過敏性腸症候群」といわれるようになっている．
　本症候群は，自律神経失調などの問題があったり，精神的な不安や緊張，興奮，悲しみや怒りなどの感情の起伏や，仕事や対人関係の悩みなどの精神的ストレスが原因となって発症する．また，自律神経系の働きに異常が生じやすかったり，精神的なストレスに弱い人が，暴飲暴食，アルコール類，冷たいものなどの摂取，過労，感冒，身体の冷えなどのストレッサーとして発症することもある．

【病　態】　IBS の原因は，IBS が腹痛や下痢，便秘を主症状とすることから，消化管の知覚過敏による運動異常が考えられる．また，患者の 85％ 以上が，精神的ストレスにより腹痛や下痢・便秘症状が悪化し，さらに約 25％ に食事による腹痛の誘発が見られることから，胃-結腸反射の亢進が考えられている．精神的ストレスや，飲食物による胃腸の物理的伸展刺激などに対して，過剰な消化管運動反応を呈することなどがわかっており，これらが病態の本体ではないかと考えられている．これを，ストレス─脳─消化管の相互作用，すなわち脳腸相関（brain-gut interactions）という表現を使うこともある．

【分類と症状】　症状により次のような分類がある．

① **慢性・持続性下痢型**：原因不明の下痢が慢性的に起こる．腹痛はあっても軽度．胃-結腸反射の亢進を伴うことが多く，食べるとすぐ排便したくなる．5～6 回/日の軟便や水様便．
② **便秘型**：原因不明の便秘が慢性的にある．便秘に続いて激しい腹痛があり，粘液便を排出し，その後下痢がある．
③ **下痢・便秘交代型（不安定型）**：原因不明の下痢と便秘が交互に起こる．腹痛を伴う痙攣性の便秘で始まり，兎糞便を出し，その後下痢に移行する．

1）診　察

まず基本として，意識状態，体温，脈拍，血圧，皮膚所見，脱水症状，浮腫，貧血，栄養状態などを診る．また，腹部の抵抗や圧痛，腹部膨満，鼓脹などを診察する．

内科では，胃・大腸造影，超音波検査などの一般的な消化管検査や尿検査，血液検査により，器質的疾患，その他を除外した後，腹痛や下痢・便秘・嘔気が持続することにより診断される．表 4-5 に IBS の Rome Ⅱ 診断基準[6]を示す．

表 4-5　過敏性腸症候群の Rome Ⅱ 診断基準

12 カ月の間に少なくとも 12 週間（連続する必要はない）以上，以下の 3 項目中の 2 項目以上を伴う腹部不快感または腹痛がある．
(1) 排便により軽快する
(2) 排便回数の変化を伴う
(3) 便の性状の変化を伴う

診断の参考事項
・排便回数の異常（研究上の異常は 1 日 3 回より多く，または 1 週間 3 回未満）
・異常な便の性状（兎糞状，硬便または軟便，水様便）
・粘液便の排出
・ガス症状，または腹部膨満感

2）治療法

薬物は，整腸剤・高分子重合体，抗コリン薬・消化管運動調整薬・下剤などの消化器系薬物，あるいは漢方薬が投与される．しかし，その根底には食事療法と規則正しい食生活と排便習慣・生活習慣の改善が必要である．積極的に運動を勧めることも一法である．また，精神症状，ストレス状況が強い場合は，抗不安薬・抗うつ薬の処方，および職場環境や家庭内の環境の調整も必要である．簡易精神療法や絶食療法や催眠療法が奏功することもある．

4．過換気症候群　hyperventilation syndrome

> **ポイント**
> 1. 過換気症候群は，不随意的に過換気発作が発症する．
> 2. 本人は非常に強い不安に陥るが，徐々に緩解し，もとに復し，後遺症もない．
> 3. 発症は25歳以下，特に思春期の女性に多かったが，男性や中年以上が増える傾向にある．
> 4. 動脈血のCO_2分圧低下，呼吸性アルカローシス発症，交感神経β受容体の機能亢進状態などにより出現する
> 5. 治療法は，paper bag rebreathingを行わせる．ジアゼパムなどの静注，向精神薬やβ-交感神経遮断薬などを投与する．

不随意的に発症する過換気発作により，呼吸器，循環器，脳・神経・筋肉系統など，全身性に多彩な身体症状を呈する症候群である．過剰換気症候群や過呼吸症候群とも呼ばれる．

発作を起こした本人は，非常に強い不安に陥るが，徐々に緩解し，もとに復する．放置すると数十分続くこともあるが，死ぬことはなく，後遺症もない．緊張，不安，興奮，恐怖などの心因性要因や，疼痛，疲労などの身体的要因により発症する．内科外来患者の2〜3％に見られ，男女比は1：2と女性に多く，発症時期は25歳以下，特に思春期に多いとされていた．近年，男性や中年以上の患者が増える傾向にある．

【病　態】　突然あるいは徐々に呼吸が苦しくなり，しだいに不安がつのり，両手の指や口の辺りがしびれた感覚に襲われる．胸苦しさや死の恐怖などを伴い，ひどい場合はテタニー様症状も出現し，手足がしびれたり，全身痙攣，後弓反張などが出現して，失神することもある．

動脈血のCO_2分圧が低下し，pHが上昇して呼吸性アルカローシスが生じ，また，交感神経β-受容体の機能亢進状態が生じることなどにより出現すると考えられている．

1）診　断

過換気症候群の診断基準[7]は，表4-6に示す．

表 4-6　過換気症候群の診断基準

1) 不随意的な過換気発作により，呼吸器，循環器，脳・神経・筋肉系統など，全身性に多彩な症状が出現．ただし，器質的疾患によらない．
2) 過呼吸テストにより，同様の臨床症状が出現．
3) 発作時 $PaCO_2$ の異常な低下と pH の異常な上昇．
4) 交感神経機能の亢進．
5) paper bag rebreathing 法または 3～5% CO_2 混合空気の吸入などで，臨床症状が軽快または消失．
6) 発症とその後の経過に関与している心理的因子の処理により，軽快または治癒．

2）治療法

　　発作時には，①安心させ，呼吸をゆっくりさせるか，止めさせる．また，② paper bag rebreathing（紙袋を用いた再呼吸法）を行わせる方法はよく行われる．医療的には，③ジアゼパムなどの静注をする．

　　間欠期には，①十分な検査をして，他の問題ではないことを患者に納得させる．②過呼吸テストで誘発し，それを消失させうる体験をさせ，病態を十分に説明する．③抗不安薬，抗うつ薬などの向精神薬や β-交感神経遮断薬などを投与，④自律訓練法，行動療法などの心理療法や，絶食療法などを行ったり，環境を調整するなどする，といった治療が行われる．

メ モ　**paper bag rebreathing 法**：発作を起こしている患者に，紙袋やビニール袋で口を覆ったまま呼吸をさせる方法である．多少緩やかな覆い方をする．この方法は，患者の動脈血の CO_2 分圧が低下し，O_2 分圧が上昇している状態であるので，酸素供給量を減らし，二酸化炭素分圧を上げ，酸素分圧を下げることを目的とする簡便な方法である．

過呼吸テスト法：1 分間に 30 回以上の速さで，深呼吸を行わせる方法で，3～5 分間行う．通常，呼吸の回数は 1 分間に 15～16 回くらいであるから，呼吸を頻回に行わせ，酸素吸収量を一時的に増加させ，過呼吸状態を人為的に作らせることを意味する．

自律訓練法：催眠治療から誕生した「自己意志による訓練法」で，脳制御的な治療法といえる．リラックスした状態で，「気持ちが落ち着いている」という意識の下に，①「両腕，両足が重たい」，②「両腕，両足が温かい」，③「心臓が静かに規則正しく打っている」，④「楽に呼吸できる」，⑤「おなかが温かい」，⑥「額がここちよく涼しい」の 6 段階をおよそ 2～4 週間ずつでマスターし，多少騒々しいところでもそれができる状態にまで訓練する．統合的な心身医学的療法の基礎をなす方法である．

行動療法：患者の不適応行動がどのようなことからできあがり，また，消失したり，変容したりしたのか，あるいは，逆に，それがどのような方法により最も効果的に改善することができるかを，実験的に行われた結果を踏まえて検討し，実践して，患者の不適応行動を改善しようとするものである．

5. アトピー性皮膚炎　atopic dermatitis

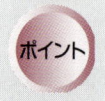

> **ポイント**
> 1. 増悪・緩解を繰り返す，痒みのある湿疹を主病変とする疾患．
> 2. 家族歴・既往歴に，気管支喘息，アレルギー性鼻炎，結膜炎，アトピー性皮膚炎がある．
> 3. この30年間に有病率が5倍近く増加．最近は成人のアトピー性皮膚炎患者が増加傾向．
> 4. 重傷度は，軽症，中等症，重症，最重症とされる．
> 5. 食物抗原は，卵白，牛乳，大豆に，米や小麦，豚肉なども加わる．
> 6. 環境抗原は，ハウスダストとダニ，カビ，花粉，動物の毛，人の垢などである．
> 7. 医学的治療は，副腎皮質ホルモン薬（ステロイド薬）の外用と，抗ヒスタミン剤，抗アレルギー剤の内服がもっとも一般的である．

日本皮膚科学会[9]によると，「アトピー性皮膚炎は，増悪・緩解を繰返す，痒みのある湿疹を主病変とする疾患であり，患者の多くはアトピー素因を持つ」と定義されている．

アトピー性皮膚炎は生後6カ月くらいから見られ，子どもに一番多い．特に1～6歳の乳幼児の10～30％は，アトピー性皮膚炎に一度はかかるといわれている．この30年間に有病率が3％から14.5％と，5倍近く増加している．また，有病率は小児で28％，成人では2％を示すとの報告もある．アトピー性皮膚炎は，定義のように，遺伝的素因を有する人に発症しやすく，その家族内発症頻度は20～30％である．最近は，成人のアトピー性皮膚炎患者が増える傾向にある．

【成　因】　乳幼児期では食物，発汗，環境因子，細菌・真菌などが挙げられるが，思春期になるに従い，接触抗原やストレスなどが加わる．

抗原としては，食物抗原と環境抗原が主要抗原とされている．食物抗原としては，卵白，牛乳・大豆が三大アレルゲンとして注目されてきた．最近は米や小麦，豚肉など，日常摂取する食物も原因となることが指摘されている．環境抗原のうち，関係が深いのは，ハウスダストとダニ，カビ，花粉，動物の毛，人の垢などであり，とくに，ハウスダストとダニが問題とされる．これは同抗原に特異的なIgE，IgGおよびIgG4抗体の出現率と血中濃度が高いことで確認されており，また，ダニ抗原を除去した生活環境では皮疹が軽快し，ダニ抗原を用いた貼布試験で特異的陽性反応を示すことなどによる．

また，皮膚の一番外側にある角質層に含まれるセラミドという脂質が少ないため，角質層の水分を保持する能力が低く，皮膚は乾燥しがちである．すなわち，角質層のバリア機能がうまく働かないため外部の抗原が簡単に皮膚の中に入りやすくなる．

> **メ　モ**　**アトピー素因**：(1) 家族歴・既往歴(気管支喘息，アレルギー性鼻炎・結膜炎，アトピー性皮膚炎のうちいずれか，あるいは複数の疾患)または(2) IgE抗体を産生しやすい素因．

【臨床症状】　乳児の場合では顔面や頭部に赤い発疹(紅斑)や盛り上がった発疹(丘疹)がみられ，幼児になると，紅斑や丘疹，苔癬化病変が首や腋窩，肘窩や膝窩にできることが多い．乳幼児とも耳たぶが切れることが多く，掻爬痕(ひっかき傷)が見られる．

また，幼児・学童期になると，発疹や苔癬化とともに肌が乾燥した状態(米ぬか様の皮膚状態)も見られる．さらに，青年期以降は，皮膚の乾燥が進み，ゴワゴワに厚くなる．顔やからだが赤くなったり，首のまわりなどに色素沈着して黒ずむことがある．

表4-7　アトピー性皮膚炎の診断の手引き(厚生労働省心身障害研究)

2. アトピー性皮膚炎の主要病変
1) 乳児について
　a) 顔面皮膚または頭部皮膚を中心とした紅斑または丘疹がある．
　　　耳切れが見られることが多い．
　b) 紅斑または丘疹がある．
(注)紅斑：赤い発疹，丘疹：盛り上がった発疹，掻爬痕：掻き傷の痕
2) 乳児・学童について
　a) 頸部皮膚または腋窩，肘窩の皮膚を中心とした紅斑，丘疹または苔癬化病変がある．耳切れが見られることが多い．
　b) 乾燥性皮膚や粃糠様落屑を伴う毛孔一致性角化性丘疹がある．
　c) 患部皮膚に掻爬痕がある．
(注)苔癬化：つまむと硬い，きめの粗い皮膚
　　　粃糠様落屑：米ぬか様の皮膚の断片

3. アトピー性皮膚炎の診断基準
1) 乳児について
　2-1)に示す病変のうち，a)，b)の双方を満たし，[別表]に示す皮膚疾患を単独に罹患した場合を除外したものをアトピー性皮膚炎とする．
2) 幼児・学童について
　2-2)に示す病変のうちa)あるいはb)，およびc)の双方，ならびに下記のイ)，ロ)の条件を満たし，[別表]に示す皮膚疾患を単独に罹患した場合を除外したものをアトピー性皮膚炎とする．
　イ)皮膚に痒みがある．
　ロ)慢性(発症後6カ月以上)の経過をとっている．

[別表]
1) おむつかぶれ／2) あせも／3) 伝染性膿痂疹(とびひ)／4) 接触皮膚炎(かぶれ)／5) 皮膚カンジダ症／6) 乳児脂漏性皮膚炎／7) 尋常性魚鱗癬(さめはだ)／8) 疥癬／9) 虫刺され／10) 毛孔性苔癬

表4-8 アトピー性皮膚炎の重症度（厚生労働省心身障害研究）

軽　症：面積に関わらず，軽度の皮疹のみみられる．
中等症：強い炎症を伴う皮疹が体表面積の10％未満にみられる．
重　症：強い炎症を伴う皮疹が体表面積の10％以上，30％未満にみられる．
最重症：強い炎症を伴う皮疹が体表面積の30％以上にみられる．

　＊軽度の皮疹＝軽度の紅斑，乾燥，落屑主体の病変
＊＊強い炎症を伴う皮疹：紅斑，丘疹，びらん，浸潤，苔癬化などを伴う病変

メ　モ　**苔癬化病変**：皮膚のきめが荒くなってゴワゴワした状態で，つまむと硬い．

1）アトピー性皮膚炎の重症度（日本皮膚科学会）

　アトピー性皮膚炎の診断の手引き中の「アトピー性皮膚炎の主要病変」（厚生労働省心身障害研究）を表4-7に示す．

　重症度の目安として，厚生科学研究班が提唱しているのは表4-8の4段階である[9]．

2）治療法

　副腎皮質ホルモン薬（ステロイド薬）の外用と，抗ヒスタミン剤，抗アレルギー剤の内服がもっとも一般的である．ステロイド剤以外に，非ステロイド系の消炎外用薬もある．食物アレルギーが明確な場合は，アレルゲンの食物を口にしない除去食療法を行う．皮膚の汗や汚れをていねいに落としたりするスキンケアも重要である．

　また，減感作療法（体質改善療法），自律訓練法などの心身医学的な治療，日光浴，人工紫外線照射をする光線療法，海水浴療法もある．原因がはっきりしない場合は，EPA（エイコサペンタエン酸）製剤の内服，腸内のカビを退治する抗真菌剤や整腸剤の内服など，対症療法が行われる．漢方療法も行われている．

参考文献

1) The Ad Hoc Committee on Classification of Headache：Classification of headache. *Arch Neural*, 6：137-176, 1962.
2) Headache Classification Committee of the International Headache Society：Classification and diagnostic criteria for headache disorders, cranial neuralgias And facial pain. *Headache*, 8 (Suppl 7)：1-96, 1988.

3）Headache Classification Subcommittee of the International Headache Society：The International Classification of Headache Disorders；2nd ed. *Cephalalgia*, 24(suppl 1)：1-160, 2004.
4）日本頭痛学会・新国際分類普及委員会：国際頭痛分類第2版．日本頭痛学会誌，31(1)；1-188, 2004.
5）並木正義：過敏性腸症候群の現代医学的治療．現代東洋医学，6(1)：13-17, 1985.
6）Douglas A, Drossman ed.: Rome II：The Functional Gastrointestinal Disorders, Degnon Associates, Virginia, USA.
7）五島雄一郎，後藤由夫，鈴木仁一：心身症の新しい診断と治療．心身医学研修ハンドブック，大阪，医薬ジャーナル，1987.
8）石川中，末松弘行：心身医学．東京，朝倉書店，1979.
9）アトピー性皮膚炎治療ガイドライン2002, http://www.kyudai-derm.org/atopy/atopy.html

第3節　性成熟期の主要疾患

1．月経の異常（周期・持続日数・出血量）

ポイント

1. 月経周期が24日以内の場合を頻発月経，39日以上の場合を希発月経という．また，出血が2日以内の場合を過短月経，8日以上の場合を過長月経という．過短月経，過長月経にはそれぞれ過少月経，過多月経を伴うことが多い．
2. 月経周期の異常は内分泌機能異常によって起こる場合が多いが，月経の持続や出血量の異常は器質的原因によることが少なくない．
3. 診断は，問診，婦人科的診察（内診，超音波検査）に加えて，基礎体温の測定，血液検査などによって行う．
4. 機能的なものに対してはホルモン療法や排卵誘発が行われることが多い．器質的な原因がある場合は，それぞれの疾患に対する治療を行う．

　月経開始日から次の月経開始前日までの日数を月経周期日数といい，正常な月経周期は，周期日数が25〜38日，変動が6日以内である．また月経持続日数は3〜7日が正常とされている．24日以内の周期で発来した月経を頻発月経，39日以上の周期で発来した月経を希発月経という．

　また出血が2日以内の場合を過短月経，8日以上続く場合を過長月経という．過短月経は過少月経（出血量が20〜30 ml 以下）に随伴することが多く，過長月経は過多月経（出血が150 ml 以上）に随伴することが多い．

　表4-9に分類を示す．

【成　因】　月経周期の異常はほとんどが内分泌機能異常（無排卵周期症，黄体機能不全症など）によるが，希発月経の一部は慢性全身性疾患（肝機能異常，糖代謝異常，膠原病など）による

表4-9 月経異常の分類(文献2より改変)

1.	月経発来時期の異常	早発月経，遅発月経
2.	月経周期の異常	無月経，頻発月経，希発月経，不整周期
3.	月経持続日数の異常	過短月経，過長月経
4.	月経血量の異常	過少月経，過多月経
5.	月経随伴症状	月経困難症，月経前症候群

こともある．持続日数や出血量の異常は内分泌機能異常によるもののほか，器質性のものがある．器質的原因としては，過短月経または過少月経の場合は子宮腔癒着(アッシャーマン症候群：子宮腔の外傷性癒着で，子宮内容除去術等で過度に搔爬した場合による)，子宮内膜炎，子宮発育不全などが，過長月経または過多月経の場合は，子宮筋腫，子宮腺筋症，子宮内膜症，子宮内膜増殖症，子宮内膜癌，IUD挿入(IUD：intrauterine contraceptive deviceの略語で子宮内避妊具のこと)などの婦人科的原因のほか，血液疾患，先天性出血性素因，抗凝固薬使用などがある．

1) 診察の要点

現病歴，婦人科的診察(内診，超音波検査)に加えて，基礎体温を測定させ排卵の有無を確認する．また血液検査により，貧血の有無，卵巣ホルモンの分泌状態，ゴナドトロピン，プロラクチン，甲状腺機能などをチェックする．

2) 治療法

(1) 月経周期の異常

排卵があり，挙児希望がなく，貧血がなければ経過観察でよい．無排卵周期症の場合はエストロゲン持続状態による子宮内膜の増殖を抑制するため，黄体ホルモン剤の投与または排卵誘発を行う．挙児希望がある場合は，排卵誘発や黄体ホルモンの補充などを行う．貧血がある場合は，貧血治療と同時に出血量を減らすためにホルモン療法を考慮する．

(2) 月経の持続および出血量の異常

機能性の場合は，ホルモン療法や排卵誘発を行う．子宮腔癒着に対してはIUD挿入や剝離を，子宮内膜炎の場合は抗生物質投与，子宮発育不全の場合はホルモン療法を行う．過長月経・過多月経で器質的原因が見つかった場合は，それぞれの疾患の治療を行う．

2. 無月経　amenorrhea

> **ポイント**
> 1. 月経がない状態を無月経という．初経以前，閉経以降および妊娠・産褥・授乳期の無月経は生理的無月経であり，それ以外は病的無月経である．病的無月経のうち，18歳になっても初経発来をみないものを原発（性）無月経，これまであった月経が3カ月以上ないものを続発（性）無月経という．
> 2. 原発（性）無月経は性管分化異常や染色体異常によることが多く，性管開放手術や造腟術などの外科的治療やホルモン補充療法が行われる．
> 3. 続発（性）無月経は，重症度や年齢，挙児希望の有無により，ホルモン療法や排卵誘発が行われる．

月経がない状態を無月経という．初経以前，閉経以降および妊娠・産褥・授乳期の無月経は生理的な無月経であり，それ以外の無月経を病的無月経という．病的無月経のうち，18歳になっても初経が起こらないものを原発（性）無月経，これまであった月経が3カ月以上停止したものを続発（性）無月経という．

【成因】視床下部—下垂体—卵巣系および子宮の異常によるものと，他の疾患による二次的なものがある（表4-10）．

生理的無月経と病的無月経，原発（性）無月経と続発（性）無月経のほか，原因により表4-10のように分類される．また病態による分類として，ゲスターゲンを投与して消退出血（血中のエストロゲンあるいはプロゲステロン，あるいは両者の濃度が減少した際に生じる子宮からの出血）が起こる第1度無月経と，エストロゲンとゲスターゲンを同時に投与してはじめて消退出血が起こる第2度無月経に分類する．

1）診察の要点

全身的診察（羸痩や肥満の有無，乳房発育，腋毛や恥毛の発育状態など），内診（外陰奇形の有無，処女膜や腟の状態，子宮の有無や大きさ，付属器腫瘍の有無など），画像診断，基礎体温，染色体検査，種々の内分泌学的検査を行う．

2）治療法

原発（性）無月経のうち，性管分化異常に対しては性管開放手術や造腟術などの外科的治療が行われる．性腺形成異常症に対してはホルモン補充療法が行われる．続発（性）無月経の場合は，重症度や年齢，挙児希望の有無により，ホルモン療法や排卵誘発が考慮される．

表 4-10　病的無月経の病因的分類（文献 1 より改変）

I．性機能系の一時的障害によるもの
 1. 視床下部性無月経
  神経性食思不振症，体重減少性無月経，心因性無月経，乳漏症（キアリ・フロンメル症候群，アルゴンツ・デルカスティロ症候群），フレーリッヒ症候群*，カルマン症候群*
 2. 下垂体性無月経
  プロラクチン産生下垂体腺腫（プロラクチノーマ），シモンズ病，シーハン症候群，クッシング症候群，下垂体周辺腫瘍，先端巨大症
 3. 卵巣性無月経*
  性腺形成異常症（純型性腺形成異常症，混合性性腺形成異常症，ターナー症候群），早発卵巣不全，ホルモン産生卵巣腫瘍
 4. 子宮性無月経
  子宮発育不全症*，子宮欠損症*，結核性子宮内膜炎，外傷性無月経（アッシャーマン症候群）
 5. 潜伏月経
  処女膜閉鎖*，腟横隔膜症*，腟欠損症*，共通尿生殖洞*

II．性機能系の二次的障害によるもの
 甲状腺疾患，副腎疾患，重症貧血，肝疾患，糖尿病，膠原病

注：*印の疾患は原発性無月経の原因に挙げられる

メモ　ゲスターゲン：プロゲストーゲンのことで，卵巣の黄体から分泌される黄体ホルモンの作用をもつ物質の総称．プロゲステロンはそのひとつである．

3．月経困難症　dysmenorrhea

ポイント
1. 月経困難症とは，月経直前ないし月経時に下腹痛や腰痛といった疼痛を主症状とし，種々の症状を随伴する病的状態をいう．
2. 機能性月経困難症と器質性月経困難症がある．
3. 機能性月経困難症の成因として，プロスタグランジン説が有力である．
4. 機能性月経困難症は初経後 3 年以内（排卵性周期が確立してから）に発来することが多いのに対し，器質性月経困難症は初経後数年経過してから見られることが多い．
5. 月経困難症の症状としては，下腹部痛・腰痛のほか，腹部膨満，悪心・嘔吐，頭痛，下痢，脱力感，食欲不振，イライラなどの随伴症状がみられることもある．

月経直前ないし月経時に下腹痛や腰痛といった骨盤を中心とした疼痛を主症状とし，種々の

症状(腹部膨満,悪心・嘔吐,頭痛,下痢,脱力感,食欲不振,イライラなど)を随伴する病的状態をいう.本疾患は,気にならない軽度のものは含まず,日常生活が損なわれるか,あるいは何らかの医療介助を必要とする強い症状をきたした場合をいう.月経時の疼痛は60〜80％の頻度にみられるが,就労が困難なものは30％程度とされている.

なお,月経痛(algomenorrhea)とは,月経期間中に月経に随伴して起こる下腹痛,腰痛をいう.一般的には月経困難症と同義に用いられていることが多い.

月経困難症は,機能性月経困難症(functional dysmenorrhea)と器質性月経困難症(organic dysmenorrhea)とに分類される.

機能性月経困難症は原発性月経困難症(primary dysmenorrhea)ともいい,骨盤内に器質的な原因がないのに月経困難症をきたすものである.器質性月経困難症は,続発性月経困難症(secondary dysmenorrhea)ともいい,骨盤内に器質的な原因(たとえば子宮内膜症,子宮腺筋症,子宮筋腫,子宮頸管狭窄,骨盤内の炎症や癒着,子宮奇形,子宮位置異常など)があり,これにより月経困難をきたすものである.

【成因】 機能性月経困難症の成因には様々な説(心因説,内分泌説,子宮筋過強収縮説,頸管因子説,神経説,子宮後頸後屈説,子宮発育不全説など)がある.なかでも注目されているのはプロスタグランジン説である.

プロスタグランジン説とは,分泌期から月経期にかけて子宮内膜で産生されたプロスタグランジン(PGs)によって子宮筋が過剰に収縮し,子宮内圧が亢進するため子宮筋が虚血性変化を起こすことにより疼痛を引き起こすとする説である.

黄体期後半に血中プロゲステロン濃度が低下すると,子宮内膜に蛋白融解酵素の誘導が起こり,細胞膜よりリン脂質が放出され,アラキドン酸の産生とシクロオキシゲナーゼ(cyclooxygenase)経路の活性化が促され,その結果として分泌期子宮内膜より PGs の生成が高まる(図4-3).その濃度は増殖期の3倍に増加し,月経時にはそれ以上に上昇するといわ

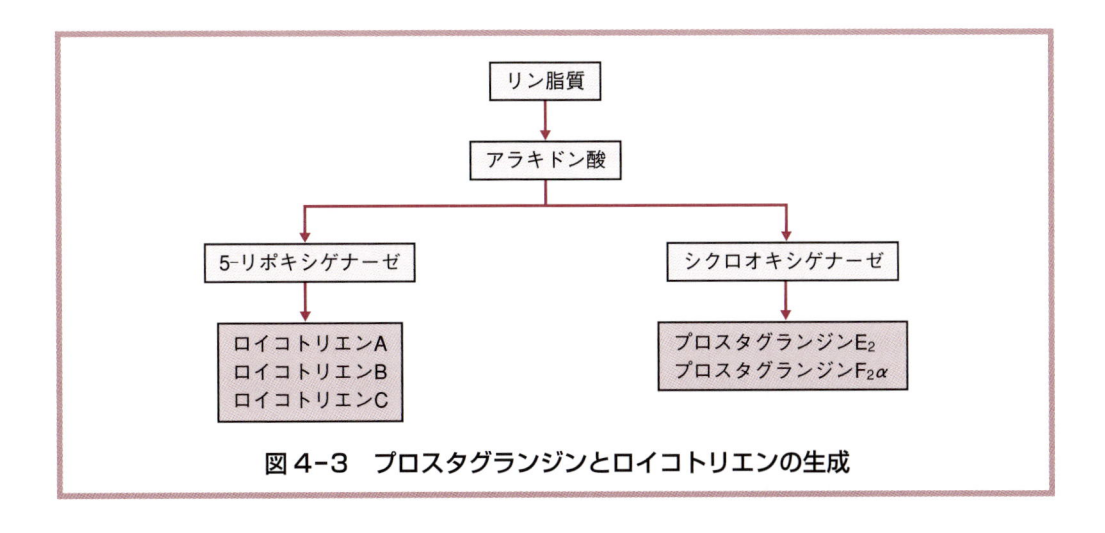

図4-3 プロスタグランジンとロイコトリエンの生成

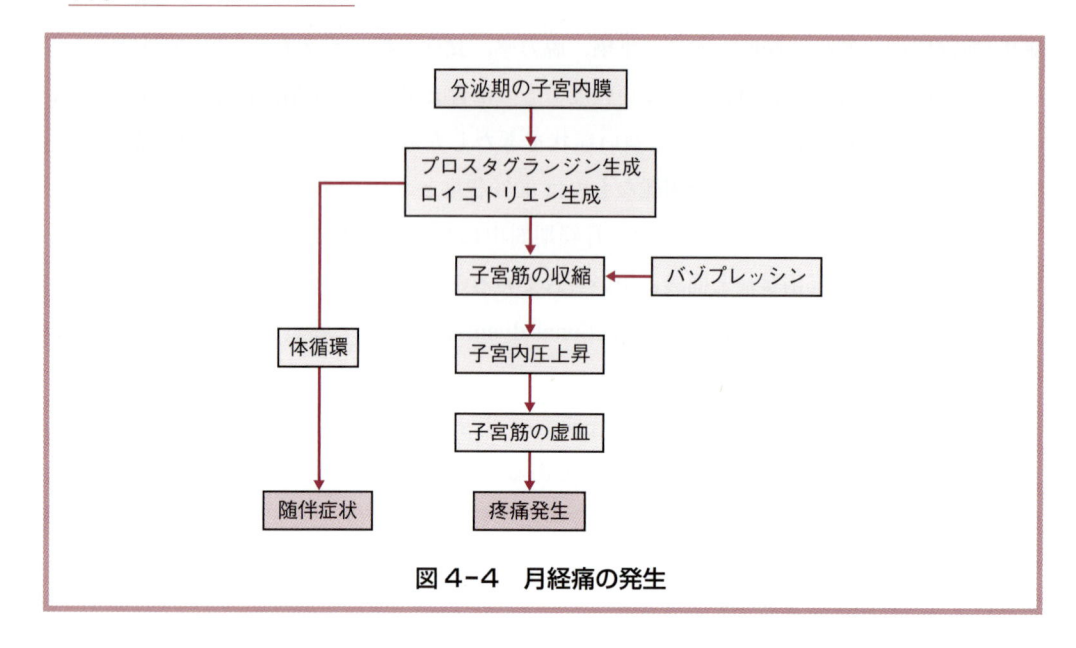

```
          分泌期の子宮内膜
                ↓
          プロスタグランジン生成
          ロイコトリエン生成
                ↓
          子宮筋の収縮 ← バゾプレッシン
                ↓
          子宮内圧上昇
                ↓
          子宮筋の虚血
                ↓
   体循環        疼痛発生
     ↓
   随伴症状
```

図4-4 月経痛の発生

れている．また，月経時にみられる悪心・嘔吐，頭痛などの随伴症状も，PGsとその代謝産物が体循環に流入するためと考えられている．

機能性月経困難症の女性では，無症状の女性に比べて分泌期から月経期にかけPGsの産生が多く，子宮内膜および月経血中のPGF$_{2α}$やPGE$_2$の濃度が高いと報告されている．PGE$_2$は非妊娠子宮の収縮を抑制することから，PGsの中でもPGF$_{2α}$が月経困難症の原因物質と考えられている．

さらにアラキドン酸からロイコトリエンが産生されるリポキシゲナーゼ (lipooxygenase) 経路も月経困難症と関係があることが報告されている．ロイコトリエンは子宮内膜に存在し，子宮収縮や血管収縮を引き起こすといわれている．また，バゾプレッシンの関与も指摘されている．バゾプレッシンは月経開始時に強い子宮収縮作用を有し，月経困難症の患者では無症状の女性に比べて血中濃度が4倍高いことからも，関与の可能性が指摘されている（図4-4）．

【臨床症状】　月経時の疼痛（下腹部痛，腰痛，頭痛），腹部膨満，悪心・嘔吐，頭痛，便秘，下痢，脱力感，食欲不振，イライラなどである．

1）診察の要点

まず，初経の時期，月経の期間，月経血量，月経周期などの月経歴，なかでも初経より月経痛が発症するまでの期間，痛みの性質・時期（月経周期のいつ頃に発症するか）・持続について聴取し，推定鑑別を行う（表4-11）[3]．

機能性月経困難症の場合は，一般に若年（好発年齢はおおむね10代後半）から起こり，月経直前または月経第1日目に現れ，増悪しないことが多い．機能性月経困難症は排卵性周期に伴って起こることが多いため，初経後しばらく（3年以

表4-11 月経困難症の鑑別の要点(文献6を改変)

	機能性月経困難症	器質性月経困難症
原因	PGsの過剰産生による子宮筋の収縮	子宮内膜症,子宮腺筋症,子宮筋腫など
発症時期	初経後3年以内	初経後数年以上経過
痛みの発生時期	月経の直前から月経1〜2日目	月経前〜月経終了まで
痛みの持続	短い(数時間から2日以内)	長い(1〜5日)
痛みの性質	周期性(痙攣様,陣痛様)	持続性〜周期性
痛みの期間	月経時のみ	月経時以外でも痛む.性交痛,排便痛を伴うこともある
加齢による変化	増悪は見られず,むしろ衰退ないし消失	変化なし,増悪する例も少なくない
妊娠・分娩後の変化	減弱ないし消失	変化なし〜減弱

内)して排卵性周期が確立すると増加する.多くの場合,妊娠・出産により軽快ないし全快する.

一方,器質性の場合は初経後5年以上経過して発症するものが多い.すなわち,数年間ないし10数年間,疼痛のなかった婦人が月経痛を発症した場合は器質性月経困難症を疑う.

2)治療法

(1)機能性月経困難症の治療

PG合成阻害剤(非ステロイド性消炎鎮痛剤),ホルモン療法(経口避妊薬など)などの薬物療法が行われる.これらの治療が無効の場合は心理・社会的背景が関与している可能性があり,カウンセリングや心理療法が考慮される.

(2)器質性月経困難症の治療

まず原疾患の治療を行う.機能性月経困難症の治療が行われる場合もある.

4. 月経前症候群　premenstrual syndrome：PMS

> **ポイント**
> 1. 月経前症候群（PMS）とは，月経前3～10日のあいだ続く精神的あるいは身体的症状で，月経発来とともに減退ないし消失するものをいう．
> 2. PMSの成因は不明であるが，最近ではβエンドルフィンやセロトニンなど，脳内の神経伝達物質の関与が指摘されている．
> 3. 身体症状では，疼痛（頭痛，関節痛，腰痛など），乳房症状（乳房痛，乳房腫脹，乳房過敏），胃腸症状（腹部膨満感，下腹痛，便秘，下痢，口渇，食欲減退・亢進，嘔吐），水分貯留症状（浮腫，体重増加），皮膚症状（顔面紅潮，痤瘡）などがみられる．
> 4. 精神症状では，イライラ，易怒性，情緒不安定，抑うつ気分，引きこもりなどが多い．
> 5. PMSは，月経前に存在した多種多様な症状が月経の発来とともに消失し，次回の月経周期の後半にも同じような症状が繰り返されることが特徴であることから，少なくとも2周期の前方視的な症状調査によって診断する．

「月経前3～10日のあいだ続く精神的あるいは身体的症状で，月経発来とともに減退ないし消失するもの」（日本産科婦人科学会）と定義されている．以前は月経前緊張症候群（premenstrual tension syndrome）と呼ばれていたが，最近では月経前症候群（PMS）がよく用いられている．

月経前における心身の変調は，多くの女性が経験するところであるが，症状が周期的に出現し，日常生活に支障をきたす程度になった場合をPMSという．

【成因】　現在までに，①ホルモン異常説（エストロゲン／プロゲステロンのアンバランス，プロラクチン異常，甲状腺機能の異常，耐糖能異常など），②水分貯留説（抗利尿ホルモンの異常，レニン・アンジオテンシン・アルドステロン系の異常など），③内因性オピオイド（エンドルフィン）説，④セロトニン説，⑤プロスタグランジン説，⑥ビタミン欠乏説，⑦炎症・アレルギー説，⑧精神的要因説などの諸説が提唱されてきたが，いずれも確認されるには至っていない．

これらの中で最近注目されているのが，内因性オピオイド説とセロトニン説である．前者は，オピオイドペプチドのひとつであるβエンドルフィンが過剰に分泌されると，血中LH（黄体化ホルモン），PGE_1およびドパミンなどが低下，PRL（プロラクチン）が上昇，アルドステロン分泌亢進などが引き起こされ，消化器症状，精神症状，むくみ，乳房痛など多彩な症状が出現するとする．また後者は，うつ病の治療に用いられるセロトニン再吸収阻害薬が本症の症状を軽減することから注目されている．欧米ではこの薬剤が月経前不快気分障害（PMDD：premenstrual dysphoric disorder）の治療薬として認められはじめており，同時に性ホルモンとセロトニンの関係に関する研究が進められている．

【臨床症状】 心身にわたる多彩な症状がみられる．このことから，不安緊張型，浮腫体重増加型，食欲亢進甘味物嗜好型，全身疼痛神経過敏型，抑うつ型に分けられることがある．ここでは身体症状と精神症状とに分ける．

① **身体症状**：疼痛では頭痛，関節痛，腰痛，乳房症状では乳房痛，乳房腫脹，乳房過敏，胃腸症状では腹部膨満感，下腹痛，便秘，下痢，口渇，食欲減退・亢進，嘔吐などがみられる．水分貯留症状としては，浮腫，体重増加，皮膚症状としては，顔面紅潮，座瘡がみられる．そのほか，喘息などのアレルギー症状や発熱，口内炎などがみられることもある．

② **精神症状**：イライラ，不安，緊張感，情緒不安定，攻撃性，抑うつ，集中力低下，疲労感，傾眠，不眠，嗜好変化など，多彩な愁訴を呈する．

1）診察の要点

月経前に存在する多種多様な症状が月経の発来とともに消失し，次回の月経周期の後半にも同じような状態が繰り返されることが特徴で，少なくとも2周期の前方視的な症状調査によって診断する．その際に，①症状，②出現時期と周期性，③日常生活に対する障害の程度を確認し，類似疾患と鑑別する．なお，診断に使われる調査票にはいろいろなものがあるが，基礎体温（排卵周期の確認）と症状が同時に記入できるものがよい．

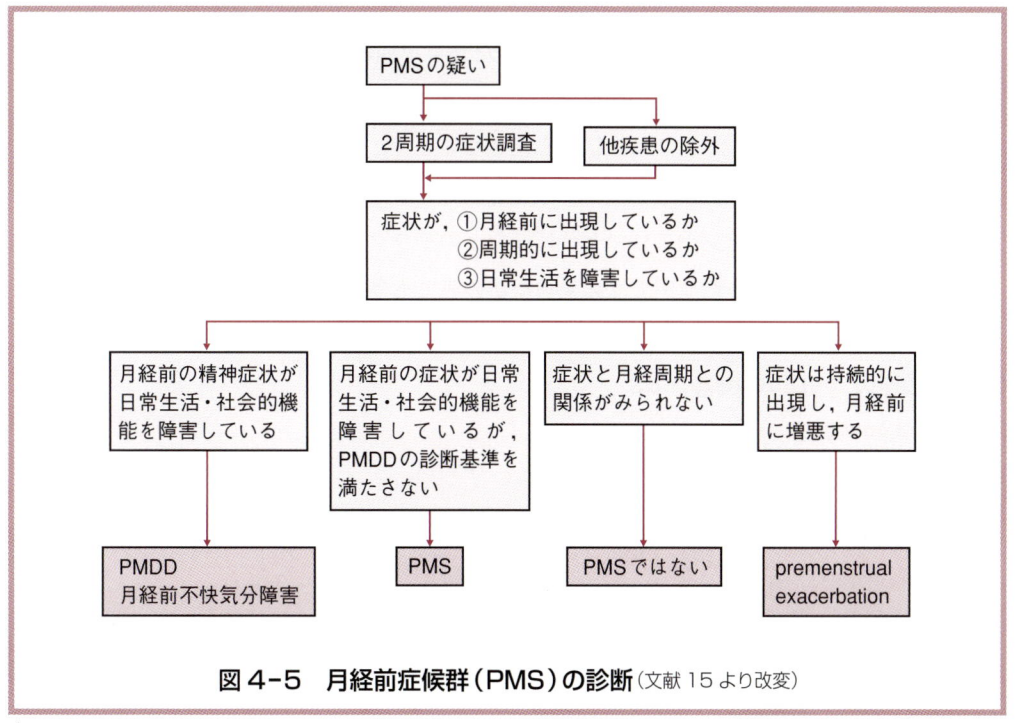

図4-5　月経前症候群（PMS）の診断（文献15より改変）

(Steiner M：Premenstrual syndrome and premenstrual dysphoric disorder：guidelines for management. *J Psychiatry Neurosci*, 25：459-468, 2000. による)

PMSと関連した疾患に月経前不快気分障害（PMDD）がある．この障害は精神症状を主訴とするPMSの重症型と考えられている（図4-5）．

2）治療法

治療には薬物療法と非薬物療法がある．薬物療法には対症療法，ホルモン療法，向精神薬などがある．対症療法には，痛みに対するPG合成阻害薬，むくみに対する利尿剤，乳房痛に対するブロモクリプチンなどがある．漢方薬が奏効する場合もある．

ホルモン療法として，低用量経口避妊薬とゴナドトロピン放出ホルモン（アゴニスト）療法がある．前者の作用機序は不明な点があるが，月経周期に関連する多彩な症状が緩和されることが多い．後者は内因性オピオイドの周期性変化が抑制されることで症状が改善すると推測されているが，偽閉経状態をきたすために長期投与は難しい．精神症状が強いPMDDに対してはセロトニン再吸収阻害薬や抗不安薬が有効である．しかし精神症状が重症で自傷行為を伴うような場合は，精神科に紹介する．

非薬物療法には，症状調査，食事の改善，運動，ストレスマネージメント，リラクセーションなどがある．症状調査は診断目的で行われるものであるが，これによって症状と月経周期との関連を自覚させることでしばしば不安が軽減し，症状も軽快する．食事は，ビタミン・ミネラルを十分に摂取する，複合炭水化物（精製していないもの）を取り入れた食事を頻回にとる，刺激物やアルコールを控えるなどが有用といわれている．運動は適度な有酸素運動を週2～3回行う．また身心のストレスは症状を悪化させるので，月経前にはスケジュールを緩めにしておく，早めに帰宅して十分な睡眠をとるなど，ストレスを軽減させる．さらに，マッサージやアロマセラピーなどのリラクセーション法を取り入れることも有効である．軽症例では非薬物療法のみでも効果は期待できる．

5. 外陰腟炎　vulvovaginitis

ポイント
1. 外陰腟炎とは，外陰部および腟に起こる炎症をいう．
2. 病原微生物（細菌，ウイルスなど）から化学物質（石鹸など）や機械的刺激（下着や性交など）による炎症など，様々な原因によって生じる．
3. 症状は，外陰腟部の発赤，腫脹，疼痛と掻痒感，帯下の増加などである．

外陰部および腟に起こる炎症をいう．外陰部単独の場合もあるが，多くは腟内に発生した感

染による帯下の増加やその原因菌が腟内より外陰部に波及して発症する．

【成因】病原微生物（細菌，ウイルスなど）から化学物質（石鹸など）や機械的刺激（下着や性交など）による炎症などによって生じる．

原因としては，① 腟トリコモナス原虫による炎症，② カンジダなどによる真菌症，③ 細菌による炎症，④ ウイルスによる炎症，⑤ 毛ジラミなどの寄生虫，⑥ 石鹸など化学的刺激による炎症，⑦ 性交，手淫，下着などでの機械的刺激による炎症，⑧ アレルギー，⑨ エストロゲンの低下による炎症（閉経後，老人）などがある．

【臨床症状】帯下流出や原因菌の感染による外陰部の発赤，腫脹，疼痛と掻痒感である．特に，強い掻痒では擦過により外陰表皮が傷つくことがある．

1）診察の要点

外陰部の発赤，腫脹などの炎症所見と原因となる各疾患の所見により診断される．

2）治療法

カンジダ性のものには抗真菌剤，トリコモナス性のものには抗トリコモナス剤，細菌性のものには抗生剤の投与など，起炎菌に感受性のある薬剤投与を行う．また，病原微生物によらない皮膚炎に対しては抗ヒスタミン剤の外用や内服，副腎皮質ホルモンの外用などが用いられる．

6．性感染症　sexually transmitted diseases：STD

> ポイント
> 1. 性感染症（STD）とは，性行為ないしは類似の行為によって感染する感染症をいう．
> 2. クラミジア，ウイルスといった小さな病原体による新しいタイプのSTDが急増している．一方，梅毒，淋病といった細菌によるSTDは減少している．

性行為ないしは類似の行為によって感染する感染症をいう．したがって，従来の性病よりも広い概念である．性行為の多様化により，性交以外の感染方式が加わったためであり，感染部位は性器以外に口腔や直腸などがみられる．その代表的なものに同性愛によるAIDSなどがある．また，体の接触のみで感染する毛ジラミや疥癬も含まれる．

【成因】STDはその病原体の大きさから，大きい順に寄生虫（毛ジラミ症，疥癬），原虫（腟トリコモナス症），真菌（外陰・腟カンジダ症），細菌〔梅毒，淋疾（病），軟性下疳，鼠径リンパ肉芽腫症〕，クラミジア（子宮頸管炎，子宮付属器炎，鼠径リンパ肉芽腫症），ウイルス（外陰ヘルペス，尖圭コンジローマ，AIDSなど）に大別される（表4-12）．

表4-12 性感染症（STD）の種類と病原体（文献1より改変）

分類	病原体	疾患
細菌	梅毒トレポネーマ 淋菌 軟性下疳菌 B群溶連菌	梅毒 淋疾 軟性下疳 腟炎
ウイルス	単純ヘルペス-1，-2 ヒトパピローマウイルス 伝染性軟属腫ウイルス B型肝炎ウイルス C型肝炎ウイルス？ HTLV-1 HIV（LAV/HTLV-3）-1，-2 EBウイルス	性器ヘルペス 尖圭コンジローマ 伝染性軟属腫（水イボ） B型肝炎 C型肝炎 成人T細胞白血病 エイズ（AIDS） 伝染性単核症
クラミジア	クラミジア・トラコマティスL1～3 クラミジア・トラコマティスD～K	鼠径リンパ肉芽腫 非淋菌性尿道炎
マイコプラズマ	ウレアプラズマ・ウレアリチクム	非淋菌性尿道炎
真菌	カンジダ・アルビカンス	性器カンジダ症
原虫	腟トリコモナス エントアメーバ・ヒストリチカ	腟トリコモナス症 アメーバ赤痢
寄生虫	疥癬虫 毛ジラミ	疥癬 毛ジラミ症

この数年来，クラミジアによるものが最も多くなっているが，最近はその実数は減少傾向にあり，若年者に梅毒が増加していることが問題になっている．

（1）クラミジア感染症

現在，最も頻度の高いSTDである．わが国の生殖年齢の男女の約5％が罹患しているといわれている．クラミジアは，感染局所から病原微生物を検出することにより確定診断される．

臨床症状は，女子ではまず子宮頸管炎を起こす．感染成立時は自覚症状に乏しく，主訴はあっても帯下感，不正性器出血，腹痛などの非特異的症状である．やがて上行し，子宮内膜炎，卵管炎，骨盤腹膜炎などに波及する．卵管炎，骨盤腹膜炎などは不妊症や子宮外妊娠の原因となる．尿道炎を合併すると頻尿，排尿痛などの排尿障害を伴う．また，クラミジアの妊婦への感染では，早産や前期破水の原因となるだけではなく，産道を介して胎児に水平感染し，新生児の肺炎や結膜炎をおこすこともある（図4-6）．

治療は，感受性のある抗菌薬が使用される．非妊婦に対してはテトラサイクリン系，マクロライド系（蛋白質合成阻害剤），ニューキノロン系（核酸合成阻害剤）が，妊婦に対してはマクロライド系が選択される．セックスパートナーの治療を同時に行うことが重要である．

> **メモ** ライター（Reiter）症候群：泌尿生殖器のクラミジア感染によって引き起こされる関節炎，結膜炎，尿道炎を三徴とする症候群．

（2）性器ヘルペス

単純ヘルペスウイルス（HSV）の性器への感染によって発症する．ヘルペスは神経節に潜伏感染するため根治が難しく，宿主の免疫力低下などの際に再発する．分娩時に再発すると母児感染する可能性があり，新生児の感染症は重篤である．本症は，性感染症のうちクラミジア感染症に次いで第2位となっている．約8割は不顕性感染である．

臨床症状は，現病歴と症状から4つの臨床型分類（急性型，再発型，誘発型，無症候型）に分けられる．

急性型は，性行為などの感染の機会があってから数日後（多くは3〜7日）から外陰部の不快感，掻痒感を感じ，まもなく強い疼痛を訴える．強い疼痛のために排尿や歩行が困難になることもある．また，発熱や全身倦怠感などの全身症状を伴うことが多い．ウイルスが仙骨神経節に感染すると，尿閉をきたすこともある．外陰部には，水疱形成に続いて浅い潰瘍性病変が出現する．自然に放置した場合，瘢痕を残すことなく3〜4週間で治癒する．

再発型は，繰り返し再発することが特徴であるが，比較的症状は軽く，1週間以内に治癒することが多い．外陰部の同じ場所に数個の小さい水疱性，潰瘍性病変が出現する．再発の誘因としては疲労や月経が多い．

誘発型は，すでに不顕性感染がある状態で免疫抑制状態になると発症する．抗癌剤，副腎皮質ホルモンなどの投与や，下腹部の放射線照射や手術，妊娠などが

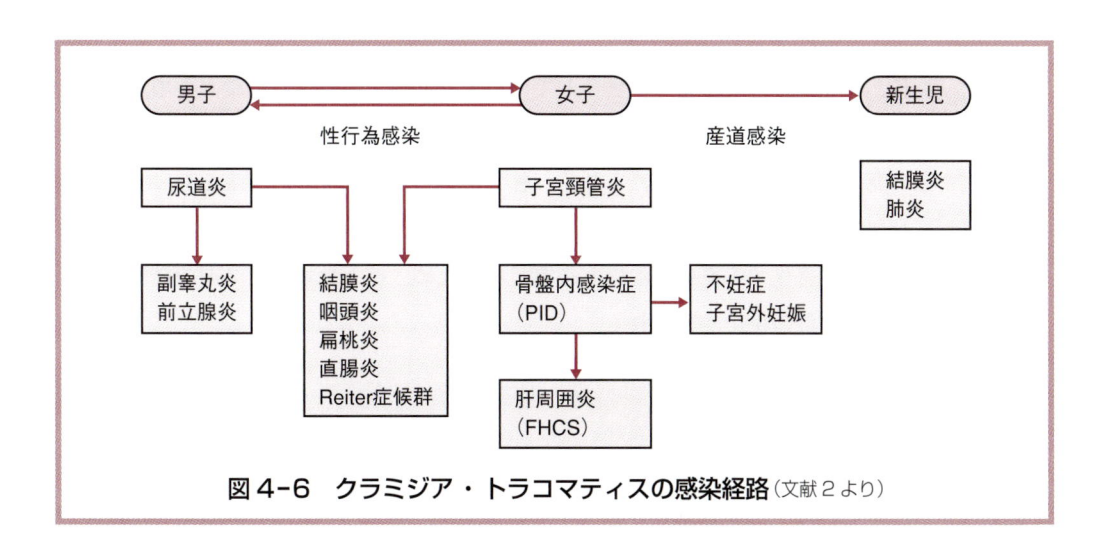

図4-6 クラミジア・トラコマティスの感染経路 (文献2より)

誘因となる．症状は軽く，発熱や鼠径リンパ節の腫脹はみられない．

　無症候型は，臨床症状はまったくないが，子宮頸部にHSVが認められるもので，潜在していたHSVの再活性化と考えられている．

　治療は抗ウイルス剤の全身的，局所的投与と，疼痛などの症状に対する対症療法が主体となる．抗ウイルス剤としては，バラシクロビル（バルトレックス®），アシクロビル（ACV，ゾビラックス®），ビダラビン（Ara-A，アラセナ-A®），などが使われる．

　対症療法としては，感染防止，疼痛緩和，解熱，全身状態の改善などを目的に，抗生物質，鎮痛剤，解熱剤，ビタミン剤，輸液などの投与が随時症状に応じて行われる．

(3) 淋疾（病）

　淋菌の感染によるもので，女性では子宮頸管，尿道，直腸などに，男性では尿道，直腸などに感染する．典型的なものは，2〜5日の潜伏期間の後に外陰部掻痒感や灼熱感を伴う黄色膿性の帯下をきたすが，無症状のことも少なくない．尿道に感染すると排尿痛が見られる．上行感染が起こると，子宮内膜炎，卵管炎，骨盤腹膜炎へと進行する．

　骨盤内の炎症は卵管周囲の癒着をきたし，不妊症の原因になる．また産道に感染した淋菌により，新生児結膜炎を発症することがある．

　診断は，子宮頸部，尿道から淋菌を証明する．

　耐性菌が多く，最近はセフトリアキソン静注，スペクチノマイシン筋注の単回投与が第1選択になっている．

(4) 腟トリコモナス症

　トリコモナス原虫の感染によって起こる腟炎である．性行為による感染以外に，タオルからの感染や浴場などでの感染もある．淡黄色膿性帯下の増加と外陰部掻痒感が特徴であるが，慢性化すると症状は自覚されなくなる．視診では腟壁の発赤や点状出血斑が認められる．腟分泌物の鏡検により，鞭毛をもって動くトリコモナス原虫が確認される．

　尿路に寄生する原虫の治療も必要であるため，抗トリコモナス剤の経口または経口と腟錠の併用が行われる．

(5) 尖圭コンジローマ

　ヒトパピローマウイルス（HPV）の感染により，外陰部や肛門周囲，子宮頸部，腟などに発生する良性乳頭腫である．主にHPV6型と11型が原因といわれてい

る．罹患者との性交により60〜80％が感染する．潜伏期間は平均3カ月と長い．症状は腫瘤の触知がほとんどであるが，帯下やかゆみを伴うこともある．本症も産道感染がおこることがあり，新生児の咽頭に乳頭腫が発症する．外陰部病変は先が尖った鶏冠様の腫瘍であるが，子宮頸部では扁平な形のことも多い（flat condyloma）．典型例では視診のみで診断可能であるが，診断困難な場合は組織診を行う．

治療は，切除，電気メスによる焼灼，液体窒素やドライアイスによる凍結療法，レーザーによる蒸散などの外科的療法と，イミキモドクリーム，5FUクリーム，ブレオマイシン軟膏塗布などの薬物療法がある．

7．卵巣腫瘍　ovarian tumor

> **ポイント**
> 1．卵巣は体内の諸臓器の中で最も多種多様な腫瘍が発生する器官である．
> 2．卵巣腫瘍においては，20歳前後では胚細胞性腫瘍が，30〜40歳以上では表層上皮性腫瘍が多い．
> 3．症状は，①下腹部腫瘤感，腹部膨満感，②下腹痛，③圧迫症状，④ホルモン産生による症状などであるが，初期には無症状であることが多く，早期診断は困難である．

卵巣に発生する腫瘍である．卵巣腫瘍はすべての年代で見られるが，20歳前後では胚細胞性腫瘍が，30〜40歳以上では表層上皮性腫瘍が多い．また，消化器系や乳腺の癌の既往歴があれば，クルーケンベルグ腫瘍（転移性卵巣癌：Krukenberg tumor）などの転移性腫瘍も発生する．

卵巣は体内の諸臓器の中で最も多種多様な腫瘍が発生する器官であり，原発性あるいは転移性にも様々な腫瘍がみられる．

日本産科婦人科学会では，WHO分類に準処した臨床病理学的分類を提示している．この分類は，腫瘍を組織発生的にみて，①表層上皮性・間質性腫瘍，②性索間質性腫瘍，③胚細胞腫瘍，④その他の腫瘍に大別し，またそれぞれの腫瘍を臨床的見地から，良性，悪性，および境界悪性に分類している（表4-13）．表層上皮性・間質性腫瘍は最も多く発生し，全卵巣腫瘍の約2/3を占める．また，そのほかには他の臓器より卵巣に転移した悪性腫瘍（転移性腫瘍）があり，原病巣としては胃，大腸，乳腺，子宮などが挙げられる．

【臨床症状】　①下腹部腫瘤感，腹部膨満感，②下腹痛，③圧迫症状，④ホルモン産生による症状（エストロゲン産生腫瘍における女性化徴候，アンドロゲン産生腫瘍における月経異常・男性化徴候など）があげられる．発病初期には無症状であり，検診の際に偶然に発見されることが多い．進行すれば腫瘍の増大による症状が見られるようになる．

表4-13 卵巣腫瘍の臨床病理学的分類(卵巣腫瘍取り扱い規約2009による)

	良性腫瘍	境界悪性腫瘍	悪性腫瘍
表皮上皮性・間質性腫瘍	漿液性腺腫 粘液性腺腫	漿液性境界悪性腫瘍 粘液性境界悪性腫瘍	漿液性腺癌 粘液性腺癌
性索間質性腫瘍	莢膜細胞腫 線維腫	顆粒膜細胞腫	線維肉腫
胚細胞腫瘍	成熟嚢胞性奇形腫 成熟充実性奇形腫	未熟奇形腫(G1/G2) カルチノイド	未熟奇形腫(G3) ディスジャーミノーマ
その他	腺腫様腫瘍	性腺芽腫	小細胞癌

1) 診察の要点

　問診においては，発病初期ではほとんど無症状であるが，腹満などの症状があれば，いつからどのように起こったか，あるいは不正性器出血や月経異常の有無などについて問診する．一般に腹部腫瘤を訴えた場合はまず卵巣腫瘍を念頭におく．

　内診は非常に重要で，腫瘍の大きさ，固さ，可動性，圧痛または腹膜刺激症状の有無などの情報を得ることができる．画像診断として，超音波検査やCT，MRIが病巣の広がりや質的診断に有用である．

　腫瘍マーカーでは，胚細胞腫瘍におけるαフェトプロテイン(AFP：胎児性癌，未熟奇形腫，卵黄嚢腫瘍)やヒト絨毛性ゴナドトロピン(hCG：絨毛癌，胎芽性癌)，上皮性腫瘍における糖鎖抗原125(CA125：漿液性囊胞腺癌，類内膜腺癌，明細胞腺癌，クルーケンベルグ腫瘍)，癌胎児性抗原(CEA：粘液性腺癌，消化器よりの転移性嚢胞腺腫瘍)，糖鎖抗原19-9(CA19-9：粘液性腺癌，成熟囊胞性奇形腫)などが用いられている．

表4-14 付属器腫瘍の手術適応(文献1より改変)

1. 囊胞性腫瘤：直径7cm以上で，2カ月間縮小傾向を示さないもの
2. 充実性腫瘤
3. 囊胞内に乳頭状構造や隔壁の肥厚を認めるもの
4. 直径10cm以上の腫瘤
5. 腹水を伴うもの
6. 小児あるいは閉経後女性の触知可能な付属器腫瘤
7. 卵巣腫瘍茎捻転あるいは破裂が疑われる場合

(Clinical Gynecologic Oncology, 4th, ed., ed. by S. Manning による)

2）治療法

治療法の基本は手術療法である（表4-14）．しかし，悪性卵巣腫瘍で手術だけで根治が望めない場合は，術後化学療法を追加する．

8．子宮内膜症　endometriosis

> **ポイント**
> 1. 子宮内膜症は，子宮内膜および類似組織が子宮内腔以外の場所で増殖する疾患である．このうち，子宮筋層内に発育するものは，子宮腺筋症と呼ぶ．
> 2. 子宮内膜症は一般には進行性病変であり，卵巣からの性ステロイドホルモン（特にエストロゲン）によって発育が促進される．
> 3. 原因としては，子宮内膜移植説と体腔上皮化生説が有力視されているが，いずれも，すべての内膜性病変を説明するまでに至っていない．
> 4. 本症は，疼痛と不妊を主訴とする疾患である．疼痛には，月経困難症，下腹部痛，腰痛，性交（時）痛，排便痛などがある．重症の例では，不妊を伴うことが多い．
> 5. 診断は腹腔鏡または開腹の所見によって診断され，最終診断は摘出または生検組織の病理学的検査による．

「子宮内膜および類似組織が子宮内膜層以外の骨盤内臓器で増殖する疾患」（日本産科婦人科学会；1993）と定義されている．主として骨盤腔内の卵巣，卵管，ダグラス窩などに好発する．さらには外陰，腟，腸管，膀胱，腹壁，臍，リンパ節，肺などにも発症する．

以前は発生部位により，内性子宮内膜症および外性子宮内膜症と呼称していたが，両者の発生機序や病態が異なることから，従来の内性子宮内膜症（子宮筋層内に発育するもの）を子宮腺筋症（adenomyosis）とした．子宮内膜症は一般には進行性病変であり，卵巣からの性ステロイドホルモン（特にエストロゲン）によって発育が促進される．

生殖年齢層にある女性の5～10％が本症に罹患しているといわれている．好発年齢は20歳代後半～30歳代で，生殖年齢と一致した年代で多い．

【成因】　発症機序はまだ不明であるが，子宮内膜移植説（内膜逆流説）と体腔（腹膜）上皮化生説がある．前者が主流であり，月経により剥離した内膜が月経血とともに卵管を逆流して骨盤内に至り，これが腹膜に生着するとする説である．後者はミュラー管（卵管，子宮，および腟上部に分化する胎生期の組織）が発生学的に腹膜の一部から発生することから，腹膜には子宮内膜に分化する能力が潜在的にあるとし，腹膜や卵巣表層細胞が何らかの要因のもとで子宮内膜類似組織へと化生変化して内膜症が生じるとする説である．

分類は，内診所見と直視的所見を組み合わせて病変の進行度を表したビーチャム分類（Beecham，1966年）（表4-15）や，病変の部位（腹膜，卵巣，卵管，ダグラス窩）と性状，広

表4-15　ビーチャム(Beecham)による臨床進行分類(内診用)(文献2より改変)

> stage Ⅰ：散在性の1〜2mmの内膜症小斑点を骨盤内にみる．開腹時に初めて診断される．
> stage Ⅱ：仙骨子宮靱帯，広靱帯，子宮頸部，卵巣がいっしょに，あるいは別々に固着し，圧痛，硬結を生じ，軽度に腫大している．
> stage Ⅲ：第Ⅱ期と同じであるが，少なくとも卵巣が正常の2倍以上に腫大している．仙骨子宮靱帯，直腸，付属器は癒合し一塊となっている．ダグラス窩は消失している．
> stage Ⅳ：広範囲に及び，骨盤内臓器は内診ではっきりと区別できない．

がりなどにより点数をつけ，合計点により4段階の進行度に分類したアメリカ不妊学会の子宮内膜症のR-AFS分類(1996年)(表4-16)が用いられている．

【臨床症状】　子宮内膜症の主な症状は，疼痛と不妊である．疼痛には，月経困難症，下腹部痛，腰痛，性交時痛，排便痛などがある．重症の例では，不妊を伴うことが多い．なお，不妊を主訴として疼痛を訴えない例であっても，腹腔鏡を施行すると骨盤子宮内膜症が認められる場合が少なくない．

月経困難症は，患者の多くが訴える(50％以上)．器質性(続発性)月経困難症の形をとり，月経の度ごとに増悪していく傾向がある．下腹痛・腰痛は，発生部位や病巣の広がりの程度によって月経時以外にも自覚するようになる．性交痛・排便痛・内診痛は，内膜症病変部に対する直接刺激によって生じ，強い疼痛を引き起こす．膀胱病変があれば排尿痛を起こす．

① 疼　痛：病変による機械的圧迫，病巣から分泌される液性成分による炎症，病巣から分泌されるプロスタグランジン等が関与していると推測されている(図4-7)．
② 不　妊：子宮内膜症の30〜40％は不妊症を合併し，機能性不妊で腹腔鏡検査を行った症例の30〜60％に子宮内膜症が認められたと報告されている．
　　内膜症による不妊の機序としては，癒着による卵管の機能障害，内膜症にしばしば合併する卵巣機能の異常，腹水による機械的・化学的刺激などが考えられる．

1) 診察の要点

診断は腹腔鏡または開腹の所見によって診断され，最終診断は摘出または生検組織の病理学的検査による．しかし，臨床の現場では，内診や画像診断，腫瘍マーカーなどの所見を総合して診断する．腹腔鏡検査では，子宮内膜症により直接引き起こされる所見を一次所見(色素性病変と非色素性病変)，間接的に生じた所見を二次所見(癒着，ひだ状瘢痕)という(表4-17)．

内診では，癒着による子宮の可動性の制限や子宮後屈，ダグラス窩の有痛性硬結や圧痛，仙骨子宮靱帯の結節状腫瘤と圧痛などの所見がみられる．子宮，付属器および直腸が癒着して，骨盤内の臓器が一塊となった状態を凍結骨盤と呼ぶ．

表4-16 R-ASRM 分類(子宮内膜症取扱い規約2010による)

病巣			＜1 cm	1〜3 cm	＞3 cm
腹膜		表在性	1	2	4
		深在性	2	4	6
卵巣	右	表在性	1	2	4
		深在性	4	16	20
	左	表在性	1	2	4
		深在性	4	16	20

癒着			＜1/3	1/3〜2/3	＞2/3
卵巣	右	フィルム様	1	2	4
		強固	4	8	16
	左	フィルム様	1	2	4
		強固	4	8	16
卵管	右	フィルム様	1	2	4
		強固	4*	8*	16
	左	フィルム様	1	2	4
		強固	4*	8*	16
ダグラス窩閉鎖		一部	4		
		完全	40		

＊卵管采が完全に閉鎖している場合は16点とする
表在性病巣を red（R），white（W），black（B）に分類し，これら病巣の占める割合を百分率（％）で記載する．
各病巣の総計は100％とする．
　R（　）％，W（　）％，B（　）％　　（2004年　子宮内膜症小委員会改定）

total 1〜5；微症	STAGE Ⅰ（minimal）
total 6〜15；軽症	STAGE Ⅱ（mild）
total 16〜40；中等症	STAGE Ⅲ（moderate）
total ＞41；重症	STAGE Ⅳ（severe）

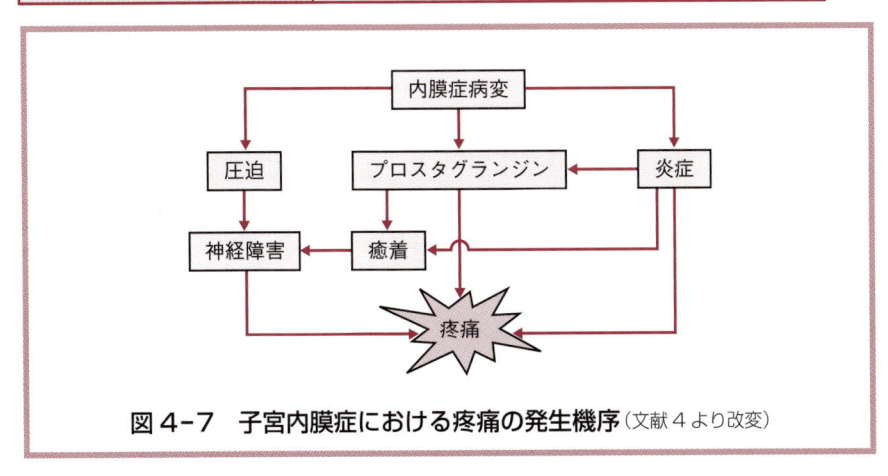

図4-7　子宮内膜症における疼痛の発生機序(文献4より改変)

表4-17 子宮内膜症の直視的所見分類
（日本産科婦人科学会・編：子宮内膜症取扱い規約による，1993）

Ⅰ．一次所見
　　1）色素性病変　　①ブルーベリー斑
　　　　　　　　　　　②血性嚢胞
　　　　　　　　　　　③散布状黒斑
　　　　　　　　　　　④ヘモジデリン沈着
　　　　　　　　　　　⑤点状出血斑
　　　　　　　　　　　⑥漿膜下出血
　　　　　　　　　　　⑦卵巣チョコレート嚢胞

　　2）非色素性病変　①小水疱
　　　　　　　　　　　②漿液性嚢胞
　　　　　　　　　　　③充実性隆起

Ⅱ．二次所見　　　　　①癒着
　　　　　　　　　　　②ひだ状瘢痕

超音波断層法，CT，MRIなども診断の一助となる．また子宮内膜症では血清中のCA-125値が上昇していることがある．

2）治療法

薬物療法と外科的治療がある．薬物治療には対症療法（鎮痛剤，鎮痙剤，漢方薬）とホルモン療法（低用量ピル，黄体ホルモン，GuRHa療法，ダナゾール）があり，最近は低用量ピルや黄体ホルモン療法を長期に使用して内膜症の進行を抑える治療が行われることが多い．疼痛のコントロールが困難な症例や不妊症の症例，悪性との鑑別が必要な卵巣嚢腫には手術療法が選択される．

9．子宮腺筋症　adenomyosis of the uterus

ポイント
1. 子宮腺筋症は，子宮筋層内に子宮内膜組織が侵入・増殖することにより子宮腫大をきたす疾患である．
2. 本症は性成熟期女性に多くみられ，多くは経産婦である．なお，子宮内膜症は比較的若年者層に発生する．
3. 子宮腺筋症はエストロゲンにより発育，増殖することから，エストロゲンなどのホルモンの関与が考えられている．
4. 主な症状は，過多月経，月経痛，性交痛であるが，最も頻度の高い症状は過多月経である．
5. 月経痛，月経過多に子宮の腫大があれば，本症の可能性が高い．

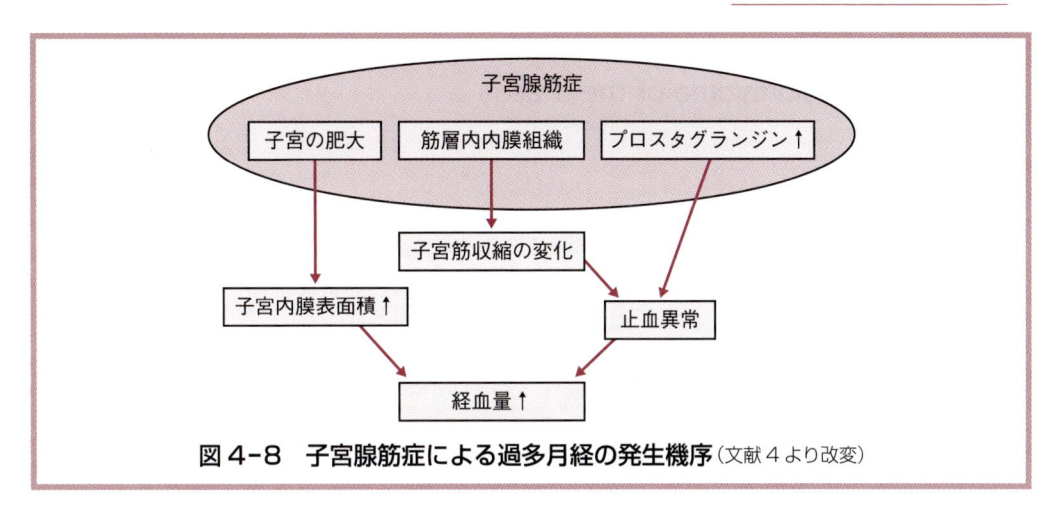

図4-8 子宮腺筋症による過多月経の発生機序(文献4より改変)

　子宮内膜症は子宮筋層以外の組織や臓器に発生するが，本症は子宮筋層内に子宮内膜組織が侵入・増殖する疾患である．本症はこれまで内性子宮内膜症とされてきたが，子宮内膜症とは病態が異なる疾患であることから，子宮腺筋症として扱うことになった．子宮内膜症は比較的若年者層に発生するが，本症は性成熟期女性に多くみられ，多くは経産婦である．

【成　因】　原因は明らかではないが，妊娠などの機会に伸展された子宮筋層の間隙から内膜組織が直接侵入することによると考えられている．子宮腺筋症はエストロゲンに反応して発育，増殖することにより，子宮腫大をきたす．

【臨床症状】　主症状は，過多月経，月経痛，性交痛である．最も頻度の高い症状は過多月経で，本症の40～50％にみられる（図4-8）．慢性的な過多月経により，貧血をきたすことも多い．

1）診察の要点

　　診察においては，月経痛，月経過多に子宮の腫大があれば可能性が高い．ただし，子宮筋腫との鑑別が重要である．画像診断では，子宮筋腫との鑑別は困難とされてきたが，近年はMRIにより鑑別できる．MRIでは，病変部は正常筋層と境界不鮮明な低信号領域の中に高信号領域として確認される．

2）治療法

　　患者の年齢・症状や病変の程度，妊孕性の保持の必要性の有無によって治療法は異なる．妊孕性の保持の必要性がない場合は，単純子宮全摘術が行われることもある．閉経後は症状が消失するので閉経に近い場合は，保存療法ですむ場合が多い．妊孕性の保持の必要性がある場合は，一般的には薬物療法によるが，最近では病巣の部分切除術が行われることもある．

　　また最近ではレボノルゲストレル放出型の子宮内避妊システム（IUS）が過多月経を伴う子宮腺筋症に有用であることが示されている．

10. 子宮筋腫　leiomyoma of the uterus

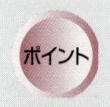

> **ポイント**
> 1. 子宮筋腫は，平滑筋で構成される良性の腫瘍で，ほとんどは子宮筋層に発育する．好発年齢は40歳代である．
> 2. 子宮筋腫は正常子宮筋に比べてエストロゲン受容体が多く，その発育はエストロゲン依存性であり，閉経後には萎縮する．
> 3. 臨床症状は筋腫の大きさや発生部位によって異なる．症状は，①月経過多，②不正性器出血，③腫瘤感，④周囲臓器への圧迫症状，⑤疼痛，⑥不妊などである．
> 4. 診断は，内診，超音波断層検査，CTスキャン，MRI，子宮鏡検査等で行われる．

　子宮筋腫とは，平滑筋で構成される良性の腫瘍で，ほとんどは子宮筋層に発育する．好発年齢は40歳代で，35歳以上の婦人の20％に見られる．子宮腺筋症の30〜40％に合併している．
【成　因】　原因は不明である．子宮筋腫は正常子宮筋に比べてエストロゲン受容体が多く，その発育はエストロゲン依存性であり，閉経後には萎縮する．筋腫の発生については，組織発生過程において分化の障害された細胞（体腔上皮間葉細胞）が，多中心性に子宮筋層内に潜んでおり，思春期から増加してくる性ステロイドに反応して子宮筋腫として進展していくという仮説が提唱されている．
　分類には，発育方向による分類と，発生部位による分類がある．前者では，①漿膜下筋腫〔子宮漿膜（外膜）下に発育したもので，全筋腫の約20％〕，②筋層内筋腫（子宮壁筋層内に発育したもので，約70％），③粘膜下筋腫（子宮内膜下に発生し子宮腔内に向かって発育したもので，

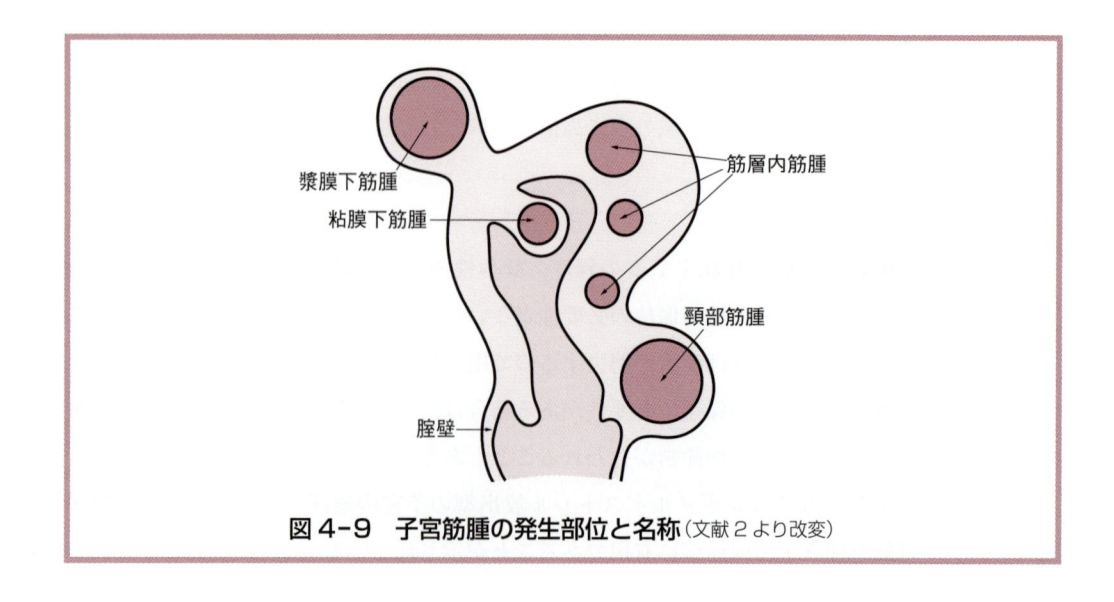

図4-9　子宮筋腫の発生部位と名称（文献2より改変）

約10％）に分類される．後者では，①体部筋腫（子宮体に発生した筋腫で大部分はこれに属する），②頸部筋腫（子宮頸部に発生した筋腫）に分類される（図4-9）．

【臨床症状】　腫瘤の大きさ，発生部位によって症状の種類や程度が異なるが，①月経過多，②不正性器出血，③腫瘤感，④周囲臓器への圧迫症状（特に子宮頸部筋腫，広靱帯内筋腫），⑤疼痛（月経困難症，腫瘤圧迫痛，牽引痛，有茎筋腫捻転痛など），⑤不妊（一般女性の3～4倍）などがみられる．なお，粘膜下筋腫では月経過多などの症状が出やすく，不妊の原因にもなる．

筋腫合併妊娠では，流早産や胎位異常などが起こりやすく，分娩時には産道通過障害，微弱陣痛，分娩後には弛緩出血，子宮復古不全になりやすい．

1）診察の要点

臨床症状に加えて，視診（下腹部膨隆，腟内に筋腫分娩をみることがある），内診（子宮は腫大し，形状は不正で，表面に硬い筋腫結節を触知する）により子宮筋腫の存在を疑う．

超音波断層検査，CTスキャン，MRI，子宮鏡検査等で診断する．

2）治療法

子宮筋腫の大きさ，症状，患者の年齢，挙児希望の有無などにより治療法を選択する．手拳大以上の大きさ，疼痛，周囲臓器への圧迫症状，出血が多く貧血強度などの症状がなければ，定期的診察のみで経過をみることもある．そうでない場合は，状態に応じて下記の治療が行われる．

（1）手術療法

手術療法には，①単純子宮全摘術，②筋腫核出術，③子宮鏡下手術（粘膜下筋腫の切除）がある．最近は，子宮全摘や筋腫核出術が腹腔鏡下に行われることが多くなっている．

（2）薬物療法

エストロゲンの分泌を抑制し，筋腫の縮小と過多月経や月経困難を抑えることを目的としたホルモン療法（エストロゲン分泌を抑制するGnRHアナログ）や鎮痛・鎮痙薬，止血薬，造血薬などの対症療法が行われる．

メモ　**筋腫分娩**：筋腫ポリープが頸管内，あるいは腟内に突出した病態．
　　　筋腫核出術：正常な組織を残して筋腫のみ摘出する方法．

11. 子宮癌　uterine cancer

ポイント
1. 子宮癌とは，子宮頸癌と子宮体癌の総称である．
2. 子宮頸癌とは，子宮頸部に原発した癌をいい，好発年齢は30〜50歳代である．
3. 子宮頸癌の発生には，ヒトパピローマウイルスの感染が重要な役割を果たしていることが明らかになっており，初交年齢が低い（16歳以下），性交相手多数（4人以上），喫煙などがリスク因子である．
4. 子宮頸癌の代表的な臨床症状は，①不正性器出血，②帯下であるが，初期には無症状であり，早期診断には細胞診によるスクリーニングが重要である．
5. 子宮体癌とは，子宮内膜に発生する上皮性の悪性腫瘍をいい，好発年齢は50歳代である．
6. 子宮体癌の臨床症状は，不正性器出血であり，95％以上の高頻度でみられる．このほか，漿液性・膿性帯下，月経異常，下腹部痛，不快感，緊満感などを訴えることがある．

子宮癌とは，子宮頸癌と子宮体癌の総称である．

A. 子宮頸癌

子宮頸部に原発した癌をいう．好発年齢は40歳代で，次いで50歳代，30歳代に多い．

【成　因】　原因は，ヒトパピローマウイルス（human papilloma virus：HPV）感染による．リスク因子としては，初交年齢が低い（16歳以下），性交相手多数（4人以上），喫煙などが挙げられる．

分類には，組織学的分類と進行期分類がある．前者では，扁平上皮癌，腺癌，扁平上皮癌混合型，未分化癌に分けられる．扁平上皮癌は頸癌の約90％を占める．後者では進行度をⅠ期〜Ⅳ期の4期に分けている．

【臨床症状】　初期にはほとんど無症状である．進行すると，①不正性器出血，②帯下などの症状がみられる．不正性器出血は，閉経後出血，性交後や診察後の接触性出血で，少量の場合が多い．未婚，未亡人，高齢者では発見が遅れる．

帯下は，水様や血性肉汁様帯下で悪臭を伴う．また，進行癌の場合は，止血困難な出血をきたす場合があるほか，尿路系障害（頻尿，排尿痛，膀胱腟瘻，尿管水腫，水腎症），直腸障害（テネスムス，粘液便，血便，直腸腟瘻），腰仙骨神経叢刺激による腰痛，下肢神経痛，下肢浮腫などをきたす．

1) 診察の要点

臨床症状に加えて，視診，内診を行う．視診では，腟鏡にて子宮腟部を観察す

る．初期はびらんを呈するが，進行するといろいろな型（花菜状，樽形状，噴火口状）を呈する．内診では，頸管の変形と可動性，腟壁への浸潤，子宮体部や卵巣の形状と可動性を診る．直腸診では，子宮傍組織，骨盤壁への浸潤の程度を見る．診断の確定には，細胞診をはじめとして，コルポスコピー，組織診が，また病巣の広がりをみる検査としては尿路系検査（膀胱鏡，腎盂尿管造影），単純X線撮影，画像診断（超音波断層法，CT，MRI），血清腫瘍マーカー（SCC，CEA，CA125），直腸診，直腸鏡等が行われる．

2）治療法

予防としてワクチン接種が行われる．

治療には，手術療法，放射線療法，化学療法がある．治療は，臨床進行期，組織型，全身状態，年齢，妊孕性温存の有無を考慮して決定する．たとえば，Ⅲ期（腟への浸潤が高度，または子宮傍組織浸潤が骨盤壁に達するもの）やⅣ期（膀胱または直腸への直接浸潤，あるいは遠隔転移があるもの），または合併症がある高齢患者には，手術より放射線療法が選択される．その他，免疫療法，温熱療法を他の治療に併用して用いることもある．

B. 子宮体癌

子宮内膜に発生する上皮性の悪性腫瘍をいう．子宮体癌の罹患率は白人に比べて低いが，近年しだいに増加しつつある（全子宮癌の約半数）．50歳代以上が8割を占める．近年，患者数は増加している．20年前の5倍との報告がある．

【成　因】　子宮体癌はホルモン依存性の癌である．発症は遺伝子変異とエストロゲンの長期持続刺激による子宮内膜細胞の異常増殖に起因すると考えられており，未婚・未産，不妊，月経不順，エストロゲン剤服用歴，乳癌の既往などがリスク因子であり，糖尿病，高血圧，肥満を合併することも多い．

分類には，組織学的分類と臨床進行期分類がある．前者は，その組織型によって，①腺癌，②扁平上皮癌（体癌ではきわめてまれで，頸部癌が体部へ浸潤したものが多い），③腺癌・扁平上皮癌混合型，④未分化癌の4つに分類されるが，子宮体癌はほとんどが腺癌である．後者は，悪性腫瘍の進行度を臨床的に判定する指標であり，0〜Ⅳ期に分類される．

【臨床症状】　自覚症状のない者はまれで，不正性器出血が体癌患者の95％以上の高頻度で見られる．このほか，漿液性・膿性帯下，月経異常，下腹部痛，不快感，緊満感などを訴えることがある．また，若年層の体癌患者では不妊を主訴として来院することも少なくない．

1）診察の要点

臨床症状に加えて，①細胞診，②組織診，③ヒステロスコピー（子宮腔内に内

視鏡を挿入して内膜を観察する方法)などを行う．確定診断は子宮内膜組織診による．病巣から組織を確実に採集するために内膜全面掻爬が行われることもある．

2）治療法

手術療法，放射線療法，ホルモン療法，化学療法がある．多臓器に転移が見られるものを除けば，主な治療法は手術療法と放射線療法である．手術療法は，治療の基本とされている．

参考文献

1) 矢嶋 聡，中野仁雄，武谷雄二・編：NEW 産婦人科学(改訂第2版)．南江堂，東京，2004．
2) 坂元正一，水野正彦，武谷雄二・監修：改訂版 プリンシプル産科婦人科学 1．メジカルビュー社，東京，1997．
3) 池ノ上克，鈴木秋悦，高山雅臣，広井正彦・編：エッセンシャル産科学・婦人科学．医歯薬出版，東京，1996．
4) 坂元正一，飯塚理八・編：産婦人科 MOOK 29 月経異常．金原出版，東京，1984．
5) 武谷雄二・総編集：新女性医学大系・12 排卵と月経．中山書店，東京，1999．
6) 原田 省：月経痛．産科と婦人科，70，1502-1505，2003．
7) 苛原 稔：月経痛．産科と婦人科，70，1458-1461，2003．
8) 花岡一雄・編集，上妻志郎：月経困難症(生理痛)，痛み—基礎・診断・治療—．朝倉書店，東京，2003．
9) 古屋清英・他：月経発来の機序．産科と婦人科，61：737-741，1994．
10) 三宅 侃・他：遅発初経および原発無月経の取り扱い．産科と婦人科，62：31-35，1995．
11) 荒木重雄：思春期発来と性成熟の機序とその異常．産科と婦人科，62：5-10，1995．
12) 本庄英雄・他：思春期女性の月経異常．産科と婦人科，66：509-516，1999．
13) 横田敏勝・編：臨床医のための痛みのメカニズム．南江堂，東京，1990．
14) 久保 真・他：月経前症候群の痛み．産婦人科の実際，41(10)：1599-1602，1992．
15) Steiner M：Premenstrual syndrome and premenstrual dysphoric disorder：guidelines for management. *J Psychiatry Neurosci*, 25：459-468, 2000.
16) 武谷雄二・総編集：新女性医学大系・19 子宮内膜症，子宮腺筋症．中山書店，東京，1999．

第4節　更年期・老年期の主要疾患

1. 更年期障害　climacteric disturbance（disorder），menopausal disorders（symptoms）

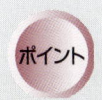

> **ポイント**
> 1. 更年期障害とは，更年期（45〜55歳）に現れる多種多様の症候群で，器質的変化に相応しない自律神経失調症を中心とした不定愁訴を主訴とする症候群である．
> 2. 本症の発症は，①卵巣機能の低下，②社会・文化的な環境因子，③性格構造に基づく精神・心理的な要因，といった3つの要因の関与によって起こるとされている．
> 3. 更年期障害の不定愁訴は，血管運動神経症状と精神症状が多い．前者は熱感（ほてり），冷え症，のぼせ，心悸亢進などであり，後者の症状は抑うつ気分，イライラ，不安感などである．
> 4. 診断の要点は，①患者が更年期であること，②卵巣機能が低下していること（エストロゲン低下，ゴナドトロピン増加），③不定愁訴であること（器質的疾患の除外）の3点である．
> 5. 更年期障害の評価票には，クッパーマン更年期指数や簡略更年期指数（simplified menopausal index；SMI）などがある．

更年期障害については，「更年期に現れる多種多様な症状の中で器質的変化に起因しない症状を更年期症状とよび，これらの中で日常生活に支障を来す病態」と定義されている（日本産科婦人科学会）．

【成因】　更年期障害の発症機序についてはいまだ不明の点が多いが，現在では，①卵巣機能の低下，②社会・文化的な環境因子，③性格構造に基づく心理的な要因の3つの要因が複雑に絡み合ったものとして捉えられている．

① **卵巣機能の低下**：加齢による卵巣機能の低下，すなわちエストロゲン分泌の低下である．
　40歳後半になると卵巣機能が急速に低下し，その結果，視床下部のフィードバック機構により中枢からのゴナドトロピン分泌が著しく増加するようになる．この変化は視床下部の自律神経中枢に影響を及ぼし，様々な自律神経失調症状の原因となる．

② **社会・文化的な環境因子と性格に基づく心理的な要因**：更年期は，女性を取り巻く環境に様々な変化が起こりやすいライフステージである（表4-18）．子どもの成長に伴う母親の役割の終了（空の巣症候群），子どもの進学や就職などによる心配からの解放（荷下ろし），両親，近親者，友人の病気や死などである．さらに，働く女性においては責任ある立場や地位につくため，仕事の量やストレスが増加する．このような状況が，変化に対する適応能力の低い女性や依存性の強い女性にとっては大きなストレスになり，精神症状や

表4-18　更年期における社会・文化的背景

①閉経による女性美の喪失と老化の意識（喪失感）
②子どもの成長と母親の役割の終了（空の巣症候群）
③子どもの進学，就職などによる心配からの解放（荷下ろし）
④両親，近親者，友人の病気や死（孤独感）
⑤夫の定年後の経済的問題
⑥がんや生活習慣病への直面と不安（現実的不安感）
⑦夫と子ども，友人との人間関係の変化（葛藤）
⑧地区やサークルでの立場，役務（マネージャー症候群）
⑨有職婦人での管理職の立場（サンドイッチ症候群）

不定愁訴を引き起こす．

更年期障害の病型は，症状と背景にある要因との相互作用から，①自律神経失調型（身体的素因と内分泌学的素因の関与が大きい），②神経症型（性格素因と社会心理的要因の関与が大きい），③心身症型（①と②の混在）に分けることもある（図4-10）．

【臨床症状】　更年期障害における不定愁訴は，血管運動神経症状を主とする自律神経失調症状と精神症状が多い．前者の代表には，熱感（ほてり），冷え，のぼせ，心悸亢進などがあり，後者の代表には，抑うつ状態，気力低下，イライラ，不安感などがある．発症機序で示したように，更年期障害が単に卵巣機能の停止のみによるものではなく，社会・文化的要因，性格に基づく心理的要因も強く関与するためである．うつ病や不安障害あるいは身体表現性障害などと鑑別する必要がある．

1）診察の要点

次に示す所見から，更年期障害の診断が行われる．

① **患者が更年期であること**：卵巣機能の低下（エストロゲンの低下，ゴナドトロピンの増加）を確認することは参考になるが，精神症状を主体とする更年期障害の場合は必須ではない．

② **不定愁訴であること**：器質的疾患の除外は必須である．

なお，診断には更年期指数などの評価票を用いたスクリーニングが有用である．評価票としてクッパーマン（Kupperman）更年期指数（p265参照）や簡略更年期指数（simplified menopausal index：SMI）などがある．簡略更年期指数（SMI）の方が臨床で使用しやすい．外来で手軽に実施できる点に特色があり，簡便で治療効果の判定にも有用である（表4-19）．

2）治療法

更年期障害に対する治療は，①ホルモン補充療法，②その他の薬物療法，③漢方治療，④カウンセリング，⑤心療内科領域で用いられている治療（自律訓練法，

図4-10 更年期障害の病型（文献2より改変）

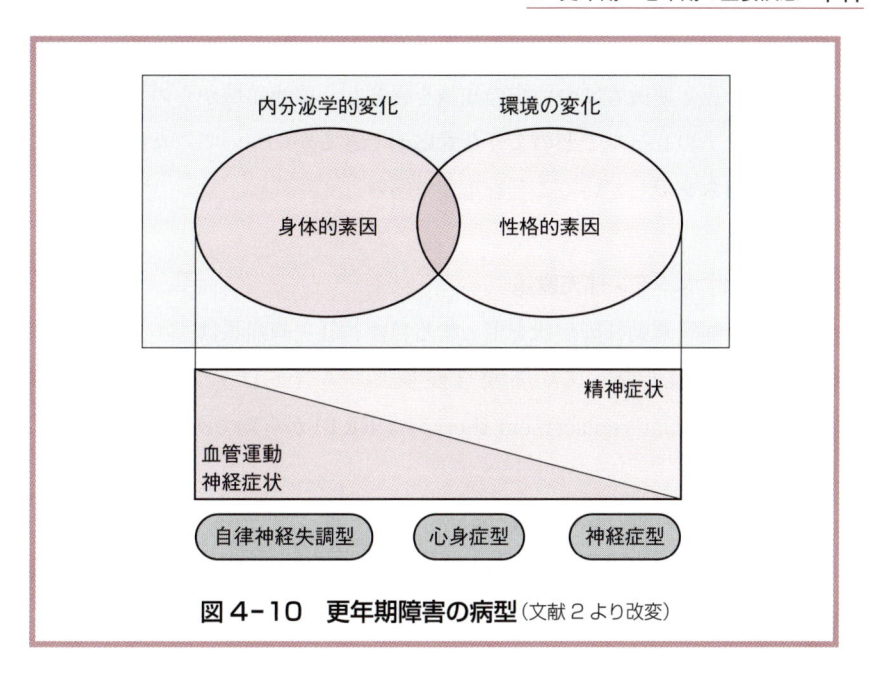

表4-19 簡略更年期指数の評価法

症　状	症状の程度				点数
	強	中	弱	無	
①顔がほてる	10	6	3	0	
②汗をかきやすい	10	6	3	0	
③腰や手足が冷えやすい	14	9	5	0	
④息切れ，動悸がする	12	8	4	0	
⑤寝つきが悪い，または眠りが浅い	14	9	5	0	
⑥怒りやすい，すぐイライラする	12	8	4	0	
⑦くよくよしたり，憂うつになることがある	7	5	3	0	
⑧頭痛，めまい，吐き気がよくある	7	5	3	0	
⑨疲れやすい	7	4	2	0	
⑩肩こり，腰痛，手足の痛みがある	7	5	3	0	

0～25点　　問題なし
26～50点　　食事，運動に気をつけ，無理をしないように
51～65点　　更年期―閉経外来で，生活指導，カウンセリング，薬物療法を受けた方がよい
66～80点　　長期（半年以上）の治療が必要
81～100点　各科のexploration（精密検査）を受け，更年期障害のみである場合は，更年期―閉経外来で長期の治療が必要

交流分析，森田療法など）等がある．

　更年期の変化は普遍的なものであり，更年期についての知識によりセルフケアで乗り越えられる部分も大きい．

　更年期に起こる変化は人生の途上で必ず経験されることであり，この変化自体

は病的なものではない．したがって，医療的介入を要する以前の段階で，更年期と更年期障害についての知識を啓発し，関連領域からの情報を提供して，セルフケアのレベルでどのような対応ができるかについて，女性達自身の主体的な取り組みを促していくことも重要である．

(1) ホルモン補充療法

血管運動神経症状を主とする自律神経失調症状は，エストロゲンの急速な減少が原因となっている場合が多く，エストロゲンを補うホルモン補充療法（hormone replacement therapy：HRT）が有効である（図4-11）．

(2) その他の薬物療法

自律神経失調症状に対して自律神経調整薬，精神症状に対して抗不安薬，抗うつ薬などを用いる．さらに睡眠導入剤を併用することもある．

(3) 漢方療法

加味逍遙散，桂枝茯苓丸，当帰芍薬散，桃核承気湯などが証に応じて処方される．

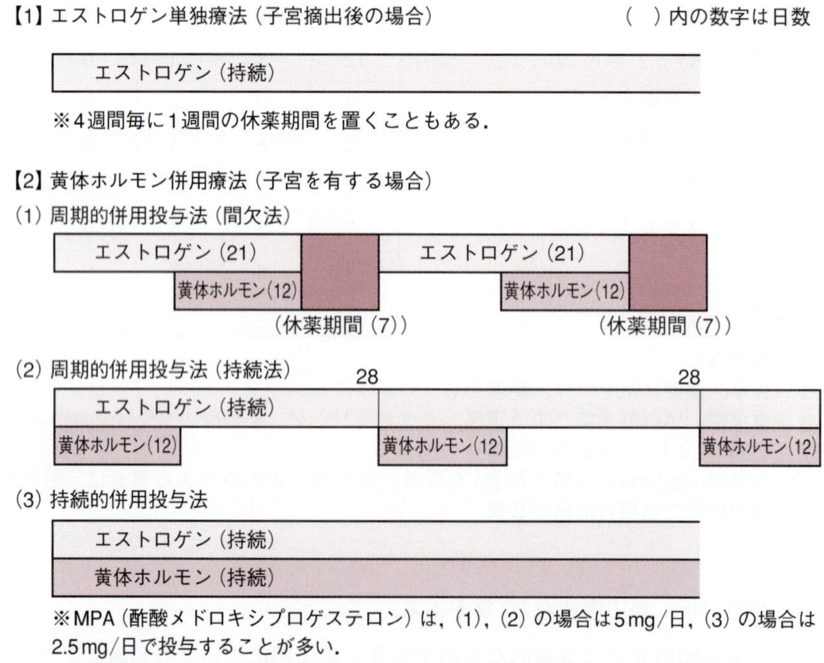

図4-11 ホルモン補充療法（HRT）の投与法（文献1より改変）

（4）カウンセリング

環境要因や心理的要因の関与が大きい場合は，カウンセリングが有効である．更年期に至るまでの社会適応に問題がなければ，傾聴と共感を基本にした簡易精神療法でかなりの効果が期待できる．

（5）その他

自律訓練法，交流分析，森田療法などの心身医学的治療法の効果が期待できる．性格構造に伴う心理的要因の関与が大きい場合に有効と思われる．

2．泌尿・生殖器の萎縮症状

> **ポイント**
> 1. 閉経前後から起こるエストロゲン低下および加齢に伴う支持組織の脆弱化により，性器脱，排尿障害，萎縮性腟炎などの不快な症状が出現する．
> 2. 性器脱は，膀胱，子宮，直腸などの骨盤内臓器が正常の位置より下降するもので，下腹部牽引感や外陰部腫瘤感，頻尿などの症状を呈する．ペッサリーなどの保存的治療が無効の場合は手術療法が行われる．
> 3. 排尿障害には，頻尿，残尿感，尿失禁などがある．頻尿，残尿感，切迫性尿失禁には，ホルモン補充療法をはじめとする薬物療法が行われるが，腹圧性尿失禁には外科的治療が行われる場合もある．
> 4. 萎縮性腟炎はエストロゲン欠乏により起こる腟上皮の炎症で，帯下，出血，外陰部違和感や灼熱感などがみられる．エストロゲン剤の局所または全身的投与が有効である．

性器や膀胱周辺の皮膚・粘膜および支持組織の脆弱化により，性器脱，排尿障害，萎縮性腟炎などの不快な症状が出現する．

【成因】 閉経前後から起こるエストロゲン分泌の低下，および加齢に伴う支持組織の脆弱化などが原因になる（出産時の骨盤底筋の損傷が背景にある場合が多い）．

主な病態とその取り扱い

（1）性器脱

子宮，膀胱，直腸などの骨盤内臓器が正常の位置より下降するもので，子宮の場合，外子宮口が腟入口部に達しない程度のものを子宮下垂，腟入口部を超えて腟外に脱出する場合を子宮脱という．子宮脱には膀胱脱を伴う場合が少なくない．下腹部違和感や牽引感，外陰部腫瘤感，頻尿，残尿感などを呈し，不正出血や腟炎，膀胱炎などをきたしやすい．軽度のものは骨盤底の筋肉強化で軽減する場合もあるが，症状が強い場合はペッサリーの挿入や手術療法が必要になる．

(2) 排尿障害

頻尿，残尿感，尿失禁などの症状がみられる．頻尿や残尿感はエストロゲン欠乏で尿道や膀胱粘膜の一部が萎縮することが原因になる場合もあり，少量のエストロゲンを補充することで改善する．尿失禁では，腹圧時にみられる腹圧性尿失禁と突然強い尿意をきたす切迫性尿失禁が代表である．腹圧性尿失禁の場合は骨盤底筋体操や外科的治療が，切迫性尿失禁には薬物療法が行われる．

(3) 萎縮性腟炎

主にエストロゲン欠乏に起因する腟上皮の炎症である．性成熟期の腟粘膜はエストロゲンによって分化・再生が促進され，これによって腟内の自浄作用が維持されているが，閉経後にエストロゲンが欠乏するとこれらの作用が弱まり，軽微な刺激で容易に炎症を起こす．症状は，帯下，出血，外陰部違和感や灼熱感などで，治療にはエストロゲン含有腟坐薬やクリーム，全身的なホルモン補充療法が有効である．

3．骨粗鬆症　osteoporosis

> **ポイント**
> 1. 骨粗鬆症とは，骨量（骨密度）の減少と骨質の変化によって，骨折しやすくなった病態をいう．
> 2. 本症の主な原因は，加齢とエストロゲン減少である．従来は閉経後のエストロゲン減少によるものを閉経後骨粗鬆症，加齢によるものを老人性骨粗鬆症（70歳以上）と分類していたが，骨代謝異常は一連の病態と考えられるようになり，現在は閉経後骨粗鬆症としてまとめられている．
> 3. 本症は，①原発性骨粗鬆症，②続発性骨粗鬆症に分類されるが，臨床的に問題となるのは，①の閉経後骨粗鬆症で，予防が重要視されている．
> 4. 臨床症状は，身長低下，円背，腰背部痛などである．特徴的なものとして，運動開始時や運動中にのみ起こる間欠的な腰痛がある．また，転倒により容易に骨折を起こすことが問題であり，大腿骨頸部骨折は寝たきりの原因として重要である．
> 5. 治療は，本症のリスクファクターであるカルシウム摂取不足，コーヒー，アルコールの大量摂取，喫煙，運動不足を積極的に除くなどの非薬物療法とエストロゲンやビスホスフォネートなどの薬物療法である．

代謝性骨疾患のひとつで，骨量（骨密度）の減少と骨質の変化によって骨折しやすくなった病態である．骨はコラーゲンからなる基質にカルシウムとリンの結晶が沈着してできている．骨組織における単位容積当たりの骨量減少をきたす疾患を一般に骨減少症というが，骨粗鬆症は，基質と骨塩の比が一定のまま，すなわち骨の化学的組成に変化のないまま骨量が減少するものである．なお，骨軟化症とは，骨の石灰化障害により骨塩のみが減少している病態をいう．

【成　因】　骨の代謝は，骨芽細胞による骨形成と破骨細胞による骨吸収によって行われている．このバランスが骨吸収に傾くと，骨粗鬆症になる．その主な原因は，加齢とエストロゲン減少である．従来は閉経後のエストロゲン減少によるものを閉経後骨粗鬆症，加齢によるものを老人性骨粗鬆症（70歳以上）と分類していたが，骨代謝異常は一連の病態と考えられるようになり，現在では閉経後骨粗鬆症としてまとめられている．

その原因となる基礎疾患の有無から，①原発性骨粗鬆症，②続発性骨粗鬆症に分類される．臨床的に問題となるのは，原発性の閉経後骨粗鬆症で，予防が重要視されている．続発性には，内分泌疾患によるもの（原発性副甲状腺機能亢進症，甲状腺機能亢進症，クッシング症候群など），血液疾患によるもの（多発性骨髄腫，悪性リンパ腫など）などがある．

【臨床症状】　臨床症状として，身長低下，円背，腰背部痛などをみるが，特徴的なものとして運動開始時や運動中にのみ起こる間欠的な腰痛がある．また，転倒により容易に骨折を起こす．本症によって起こる骨折は，前腕遠位部の骨折（橈骨遠位端骨折：コーレス骨折），上腕骨骨折，脊椎圧迫骨折，大腿骨頸部骨折などである．転倒や外傷によるが，脊椎圧迫骨折は必ずしも転倒や外傷によるとは限らず（非外傷性椎体骨折），日常生活の中で知らずに発症することもある．

1）診察の要点

臨床症状に加えて，単純X線写真，骨密度の測定によって診断される．診断基準（日本骨代謝学会）によれば，低骨量をきたす骨粗鬆症以外の疾患または続発性骨粗鬆症を認めず，骨評価の結果が表4-20の条件を満たす場合，原発性骨粗鬆症と診断される．また，脆弱性骨折が認められない場合は，脊椎X線像と骨密度から診断される（表4-20）．

2）治療法

本症の治療は困難なことが多いので，積極的な予防が重要である．本症のリスクファクターであるカルシウム摂取不足，コーヒー，アルコールの大量摂取，喫煙，運動不足を積極的に除くように努力する．

治療としては，①エストロゲン補充療法，②カルシウムおよび運動負荷，③ビタミンD，④ビスホスホネート（骨石灰化面に付着後，破骨細胞に取り込まれ，破骨細胞の骨吸収機能を強力に抑制する薬剤），⑤選択的エストロゲン受容体モデュレーター（SERM），⑥カルシトニン，⑦ビタミンKなどの薬物療法を行う．

表 4-20　原発性骨粗鬆症の診断基準（2012 年度改訂版）

低骨量をきたす骨粗鬆症以外の疾患または続発性骨粗鬆症を認めず，骨評価の結果が下記の条件を満たす場合，原発性骨粗鬆症と診断する．

I．脆弱性骨折(注1)あり
1．椎体骨折(注2)または大腿骨近位部骨折あり
2．その他の脆弱性骨折(注3)があり，骨密度(注4)が YAM の 80％未満
II．脆弱性骨折なし
骨密度(注4)が YAM の 70％以下または－2.5 SD 以下

　　　　　　　　　　　YAM：若年成人平均値（腰椎では 20～44 歳，大腿骨近位部では 20～29 歳）

注1　軽微な外力によって発生した非外傷性骨折．軽微な外力とは，立った姿勢からの転倒か，それ以下の外力をさす．
注2　形態椎体骨折のうち，3 分の 2 は無症候性であることに留意するとともに，鑑別診断の観点からも脊椎 X 線像を確認することが望ましい．
注3　その他の脆弱性骨折：軽微な外力によって発生した非外傷性骨折で，骨折部位は肋骨，骨盤（恥骨，坐骨，仙骨を含む），上腕骨近位部，橈骨遠位端，下腿骨．
注4　骨密度は原則として腰椎または大腿骨近位部骨密度とする．また，複数部位で測定した場合にはより低い％値または SD 値を採用することとする．腰椎においては L1～L4 または L2～L4 を基準値とする．ただし，高齢者において，脊椎変形などのために腰椎骨密度の測定が困難な場合には大腿骨近位部骨密度とする．大腿骨近位部骨密度には頸部または total hip（total proximal femur）を用いる．これらの測定が困難な場合は，橈骨，第二中手骨の骨密度とするが，この場合は％のみ使用する．

付　記
　骨量減少（骨減少）[low bone mass（osteopenia）]：骨密度が－2.5 SD より大きく－1.0 SD 未満の場合を骨量減少とする．

4．高血圧症　hypertension

ポイント
1. 外来時血圧値が，収縮期血圧 140 mmHg 以上，あるいは拡張期血圧 90 mmHg 以上を高血圧という．
2. 本態性高血圧症と二次性高血圧症に分類されている．高血圧症の約 90％は本態性高血圧である．
3. 年齢が高くなると，大動脈の伸展性および弾力性は低下するとともに，交感神経活動の亢進により総末梢血管抵抗が増加し，収縮期血圧は上昇する．
4. 治療の基本は，食事療法，減量，節酒，運動療法，禁煙等の生活習慣の適正化である．

　外来時血圧値（随時血圧値）が，収縮期血圧 140 mmHg 以上あるいは拡張期血圧が 90 mmHg 以上を高血圧という．

【成　因】　本態性高血圧の原因は，複数の遺伝因子に食塩摂取過剰，ストレスなどの環境因子が加わることと考えられている．食塩摂取では，1 日の摂取量が 3 g 未満では疫学的に高血圧は発症していないことから，食塩の過剰摂取が指摘されている．ストレスなどで交感神経活動

表 4-21　成人における血圧値の分類
(日本高血圧学会：高血圧治療ガイドライン 2014 年版. による)

分類		収縮期血圧 (mmHg)		拡張期血圧 (mmHg)
正常域血圧	至適血圧	< 120	かつ	< 80
	正常血圧	120 ~ 129	かつ／または	80 ~ 84
	正常高値血圧	130 ~ 139	かつ／または	85 ~ 89
高血圧	Ⅰ度高血圧	140 ~ 159	かつ／または	90 ~ 99
	Ⅱ度高血圧	160 ~ 179	かつ／または	100 ~ 109
	Ⅲ度高血圧	≧ 180	かつ／または	≧ 110
	(孤立性) 収縮期高血圧	≧ 140	かつ	< 90

が亢進すると，心臓ではβ-受容体の刺激で拍出量の増加，腎臓ではレニン分泌が高まりレニン-アンジオテンシン-アルドステロン系の活動性亢進により血圧は上昇する．また，動脈系ではα-受容体の刺激により末梢血管抵抗の増加をきたして，静脈系では静脈圧の上昇により静脈還流量の増加をきたして，血圧は上昇する．

年齢が高くなると，大動脈の伸展性および弾力性の低下，交感神経活動の亢進による総末梢血管抵抗の増加により収縮期血圧は上昇し，拡張期血圧は正常または低下する．すなわち，高齢者における収縮期高血圧症が発症する．

高血圧症は，本態性高血圧症と二次性高血圧症に分類される．高血圧症の約 90％は本態性高血圧である．二次性高血圧には，腎性高血圧（腎実質性高血圧は糸球体腎炎など，腎血管性高血圧は腎動脈の粥状硬化などによる），内分泌性高血圧（褐色細胞腫，原発性アルドステロン症などによる），心臓血管性高血圧（大動脈狭窄症，大動脈閉鎖不全などによる）などがある．

【臨床症状】　心血管系病変を合併する場合を除いて，格別な自覚症状を欠き，身体所見もみられない．高血圧状態を長年（およそ 10 年以上）放置しておくと，脳神経症状（頭重感，頭痛，不眠，眩暈など），心臓症状（動悸，息切れなど），腎臓の症状（浮腫，夜間尿など）などが現れる．すなわち高血圧の進展は，脳，心臓，腎臓などの臓器障害をきたす．

1）診察の要点

血圧は異なった機会に少なくとも 3 回以上，20 分間以上安静にして，測定した血圧値で判定する．高血圧の定義と分類の基準として，日本高血圧学会「高血圧治療ガイドライン（2014）」が用いられる（表 4-21）．

2）治療法

すべての高血圧症患者において生活習慣の適正化は必要である．食事療法（主として減塩食），体重の減量，アルコールの制限，運動療法（歩行，ジョギング，

水泳など），禁煙を指導する．

　薬物療法には，利尿薬，β-遮断薬，ACE阻害薬（アンジオテンシンIからアンジオテンシンIIへの変換酵素を阻害し，アンジオテンシンII産生を抑制する），アンジオテンシンII受容体拮抗薬，カルシウム拮抗薬，α-遮断薬などの降圧薬が用いられる．

5．脂質異常症　hyperlipemia

> **ポイント**
> 1. LDLコレステロール値140 mg/dl以上を高LDLコレステロール血症，HDLコレステロール値40 mg/dl未満を低HDLコレステロール血症，血清トリグリセライド値150 mg/dl以上を高トリグリセライド血症という．
> 2. 脂質異常症の原因は，遺伝因子，栄養学的因子，環境因子などの複合的要因で，近年急速に増加している．特に閉経後の女性の約半数が高いコレステロール値を示す．
> 3. 日本動脈硬化学会では，脂質異常症をリスク別に分類（カテゴリー）し，それぞれの脂質管理目標値を設定している．
> 4. 治療の基本はライフスタイルの改善で，食事療法，運動療法，適正体重の維持，禁煙などが重要である．ライフスタイルの改善で効果が不十分な場合に薬物療法を考慮する．

　日本動脈硬化学会は，これまで広く普及していた「高脂血症」という疾患名を「脂質異常症」に置き換えた（2007年）．

　脂質異常症には，高LDLコレステロール血症：LDL（低密度リポ蛋白質）コレステロール値140 mg/dl以上，低HDLコレステロール血症：HDL（高密度リポ蛋白質）コレステロール値40 mg/dl未満，高トリグリセライド血症：血清トリグリセライド値150 mg/dl以上がある（表4-22）．

【成　因】　遺伝因子とともに，栄養因子や環境因子が関与している．近年，生活の欧米化やストレスの増大により急速に増加している．特に女性では，閉経を過ぎるとコレステロール値が急激に上昇し，50歳以降の女性の約半数が高いコレステロール値（220 mg/dl）を示す．この背景には，エネルギー過剰摂取と運動不足，エストロゲン低下による脂質代謝障害やコレステロールの必要量の減少などがあると考えられている．

【臨床症状】　一般に無症状であり，検診で見つかることがほとんどである．

1）診察の要点

　従来のガイドラインでは，総コレステロール，LDLコレステロール，中性脂肪のいずれかが基準より高いか，HDLコレステロールが基準より低い場合を「高脂血症」と診断してきたが，日本動脈硬化学会は2007年に「高脂血症」を「脂質異

表4-22　脂質異常症：スクリーニングのための診断基準（空腹時採血）2012年

（動脈硬化疾患予防ガイドライン　2012年版より）

LDLコレステロール	140 mg/dl 以上	高LDLコレステロール血症
	120～139 mg/dl	境界域高LDLコレステロール血症
HDLコレステロール	40 mg/dl 未満	低HDLコレステロール血症
トリグリセライド	150 mg/dl 以上	高トリグリセライド血症

表4-23　リスク区分別脂質管理目標値（動脈硬化疾患予防ガイドライン　2012年版より）

治療方針の原則	管理区分	脂質管理目標値（mg/dl）			
		LDL-C	HDL-C	TG	non LDL-C
一次予防 まず生活習慣の改善を行った後，薬物治療の適用を考慮する	カテゴリーⅠ	< 160	≧ 40	< 150	< 190
	カテゴリーⅡ	< 140			< 170
	カテゴリーⅢ	< 120			< 150
二次予防 生活習慣の是正とともに薬物療法を考慮する	冠動脈疾患の既往	< 100			< 130

常症」に置き換え，新たに診断基準（表4-22）を示した．

2）治療法

　一次予防と二次予防に分けられる（表4-23）．

　一次予防（病気の発生の予防）の場合は，背景要因や合併症の有無によってカテゴリー分類（Ⅰ～Ⅲ）を行い，管理目標値を設定する．治療の基本はライフスタイルの改善である．食事療法，運動療法，禁煙を行い，適正体重の維持を目指す．食事療法の基本は総摂取エネルギーと栄養配分の適正化である．

　二次予防（再発予防）の場合，生活習慣の改善とともに薬物療法が考慮される．

　食事療法では脂質やアルコール，炭水化物の制限を行う．運動療法は，最大酸素摂取量の50％程度の強度の運動を1回30～60分，週3回以上行う．ライフスタイルの改善を3～6カ月行っても改善が見られない場合は薬物療法を考慮する．

　薬物療法には，HMG-CoA還元酵素阻害剤，フィブラート系薬剤，ニコチン酸誘導体などが用いられる．

6. 乳癌　breast cancer

> **ポイント**
> 1. 乳癌は悪性腫瘍で増加の一途をたどっている．好発年齢は45〜50歳である．
> 2. 危険因子は，未婚，初産年齢（30歳以上），初経年齢（11歳以下），閉経年齢（56歳以上），家族歴で母親や姉妹に乳癌患者がいる場合，乳癌の既往などである．
> 3. 触診では，軟骨様の硬度を有し，境界不鮮明な無痛性の腫瘤，辺縁は不規則，表面凹凸不正といった所見を得ることが多い．
> 4. 進行するとえくぼ徴候（dimpling），皮膚陥凹や引きつれ，膨隆，乳頭が病巣方向を向く（pointing）などの視診所見がみられる．
> 5. 初発症状の80％以上は，しこりの触知である．

　乳癌は悪性腫瘍である．好発年齢は45〜50歳で，近年，増加の一途をたどっている．最近では閉経後の婦人に増加し，高齢化傾向にある．乳腺組織の多い外側上方に最も多い（図4-12）．

【成因】　発生には，癌遺伝子，複数の癌抑制遺伝子の変異などの遺伝子が関与すると指摘されている．こうした遺伝的な要因に，環境，生活因子が加わって，発生すると考えられている．危険因子として，未婚，初産年齢（30歳以上），初経年齢（11歳以下），閉経年齢（56歳以上），家族歴で母親や姉妹に乳癌患者がいる場合，乳癌の既往などが挙げられている．

　乳癌は浸潤癌（癌細胞が間質に浸潤しているもの），非浸潤癌（癌細胞が乳管あるいは小葉内に限局し，間質に浸潤がみられないもの），およびパジェット病（乳頭や乳輪に癌性のびらんを伴う）に大別されている．浸潤癌は，全乳癌の80％くらいを占める浸潤性乳管癌と頻度の低

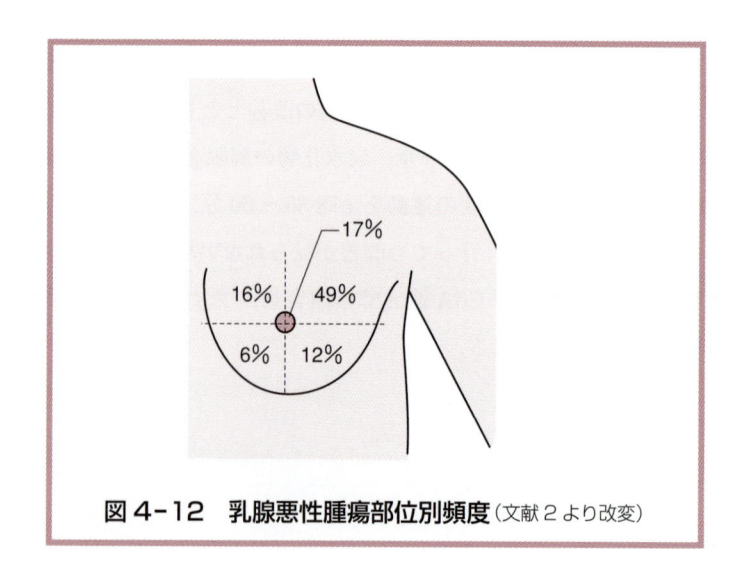

図4-12　乳腺悪性腫瘍部位別頻度（文献2より改変）

い特殊型に分類される.

【臨床症状】 初発症状の80%以上はしこりの触知である.疼痛は10%くらいに認められる.乳頭分泌が10%ぐらいである.

1)診察の要点

視診,触診を入念に行う.触診では,軟骨様の硬度を有し,境界不鮮明な無痛性の腫瘤で,辺縁は不規則,表面凹凸不正といった所見を得ることが多い.また,腋窩リンパ節や鎖骨上窩リンパ節を触知する.進行するとえくぼ徴候(dimpling),皮膚陥凹や引きつれ,膨隆,乳頭が病巣方向を向く(pointing)などの視診所見がみられる.さらにマンモグラフィ,超音波検査により,存在および質的診断を行う.マンモグラフィ所見では,辺縁不整な腫瘤陰影,スピキュラ(腫瘤から周囲に向かって出る針状の突起),微細石灰化像などが典型的である.MRI,CTも有効である.確定診断は生検による.

2)治療法

手術療法,化学療法,ホルモン療法,放射線療法を症例に合わせて組み合わせて行われる.病巣が大きい場合は,術前に化学療法を行う場合もある.術後の薬物療法は,癌組織のホルモン依存性やHER2タンパク質(細胞の増殖を促す受容体)の発現状況を調べて決定される.

参考文献

1) 矢嶋　聡,中野仁雄,武谷雄二・編:NEW産婦人科学(改訂第2版).南江堂,東京,2004.
2) 坂元正一,水野正彦,武谷雄二・編集:改訂版　プリンシプル産科婦人科学1.メジカルビュー社,東京,2000.
3) 池ノ上克,鈴木秋悦,高山雅臣,広井正彦・編集:エッセンシャル産科学・婦人科学.医歯薬出版,東京,1996.
4) 武谷雄二・総編集:新女性医学大系・4 女性の症候学.中山書店,東京,1999.
5) 小山嵩夫:更年期障害の診断.産婦人科治療,79(1):2931,1999.
6) 佐藤康弘・他:更年期障害の疫学と予防.産科と婦人科,66(1):123-130,1999.
7) 大川玲子:更年期の不定愁訴と薬物療法.産科と婦人科,77(1):82-84,1998.
8) 後山尚久:更年期の不定愁訴と漢方療法.産科と婦人科,77(1):85-93,1998.
9) 小山嵩夫:更年期指数.産婦人科治療,76増刊:756-759,1998.
10) 後山尚久:更年期の不定愁訴.産婦人科治療,80増刊:837-846,2000.
11) 杉本恒明,小俣政男:内科学.朝倉書店,東京,2003.
12) 奈良昌治・監修,山門　實・編集:最新の生活習慣病健診と対策のすべて-診断からフォローアップまで.ライフ・サイエンス・センター,横浜,2006.

第5節　産科の主要疾患

1. つわり・妊娠悪阻　hyperemesis

> **ポイント**
> 1. つわりとは，妊娠5週前後から始まり，妊娠12週を過ぎるころに自然に消失する軽度の悪心，嘔吐，嗜好の変化などの消化器系症状をいう．
> 2. つわりの症状が悪化して栄養障害をきたし，体重減少，脱水，代謝障害などのために治療が必要になった場合を妊娠悪阻という．
> 3. 治療においては，まずはつわりの段階で食事や生活指導を行い，妊娠悪阻への移行を予防する．

　つわりとは，妊娠5週前後から始まり，妊娠12週を過ぎるころに自然に消失する軽度の悪心，嘔吐，嗜好の変化といった症状をいい，生理的と考えられている．妊娠嘔吐は妊婦の50〜80％にみられる．

　妊娠嘔吐が増悪して頑固な嘔吐を繰り返すようになり，脱水症状や栄養障害をきたすと妊娠悪阻という．時には母児の生命を脅かすほどになる．妊娠悪阻はそれほど多くはないが，入院を要する者は全妊婦の1％前後に認められる．悪心，嘔吐，食欲不振，脱水症状や軽度の栄養障害をきたすものは数％にみられる．神経質で情緒不安定な女性に発症しやすく，また経産婦より初産婦に，単胎より多胎に多い．

【成因】　原因は明らかではない．ホルモン説，自律神経説，アレルギー説，精神的要因説などが提示されている．妊娠初期の内分泌や代謝面での急激な変化と，自律神経失調症に精神的・体質的な因子が絡みあって発症する母体の適応不全症候群と考えられている．

【臨床症状】　軽度の悪心，嘔吐，嗜好の変化などである．つわりが増悪して頑固な悪心・嘔吐を繰り返すと，栄養障害や代謝障害が出現し，尿中にケトン体やアセトン体が出て全身状態が衰弱し，重症妊娠悪阻になる．

1）診察の要点

　　妊娠初期において，悪心，嘔吐を繰り返し，母体に栄養障害をきたすような場合は妊娠悪阻を疑う．ただし，悪心，嘔吐をきたす他の偶発合併症（胃炎，胃・十二指腸潰瘍，胃癌，虫垂炎，腹膜炎など）との鑑別が必要である．

2）治療法

つわりの段階で食事や生活指導を行い，まずは妊娠悪阻への移行を予防する．妊娠に対する不安，就業上のストレス，家族との葛藤などの心理的要因がある場合には，入院による周囲との隔離によって安静を図ることが有効とされている．なお，つわりの評価票としてつわり指数がある（表4-24）．最近ではこの指数はあまり使用されていないが，つわりに対する鍼灸治療の効果を評価するうえで利用できる．

（1）食事療法

空腹時に嘔吐が誘発されることが多い．空腹を避ける意味において栄養価の高い食事を頻回にとらせる．その場合，食べたいものを少量ずつ摂取することを原則とする．糖質の多いものと低脂肪食を中心とする．冷やして少量ずつ頻回に与えるとよい場合がある．においに敏感な場合は，においの強い食物は避ける．嘔吐が強くなって食事を受けつけなくなると輸液などの処置が必要になる．

（2）輸液療法

脱水状態，電解質異常，飢餓状態を積極的に改善する．電解質やブドウ糖，ビタミン剤の輸液（輸液療法）により，脱水症状の改善を行う．症状が改善すれば，流動食の経口摂取を始める．

表4-24　つわりの評価票（文献2より改変）

強さ	度数	悪心・嘔吐 係数3	食欲不振 係数3	その他の自覚症 係数1
－	0	まったくない	まったくない	まったくない
±	1	1日1回以内	衰えているが，普通に食べられる	ときどき軽く自覚するが，日常生活にはまったく差しつかえない
＋	2	1日2～4回または何か食べると起こる	普通の5～7割くらいしか食べられない	ときどき強く起こるか，軽いが1日中ある．ただし，起きていられる．
⧻	3	1日5～7回	普通の3～5割くらいしか食べられない	1日中強く自覚している．起きていられない．
⧼	4	8回以上	ほとんど何も食べられない	1日中極度に強く，非常に苦しい

つわり指数：E.I.＝（度数×係数）の総和

（3）薬物療法

この時期は，胎児の器官形成期にあたるため，安易な薬物の使用は行わない．制吐薬，鎮静薬，漢方薬などが用いられる．

（4）人工妊娠中絶

上記の治療においても症状が改善せず，全身状態が悪化する場合は，人工妊娠中絶が考慮される．

2．流　産　abortion

> **ポイント**
> 1. 妊娠22週未満の妊娠中絶を流産という．
> 2. 自然流産の頻度は全妊娠の8～15％，平均10％前後とされている．
> 3. 進行状態により，切迫流産，進行流産，不全流産，完全流産，稽留流産に分けられる．
> 4. 症状は進行状態で異なるが，胎児発育の停止，出血，疼痛，頸管開大，妊卵・胎芽ないし胎児および付属物の排出をみる．
> 5. 切迫流産の治療は安静が基本で，状況に応じて薬物療法や手術療法が考慮される．

妊娠が22週未満で終結する場合をいう．

流産は自然流産と人工流産とに分けられる．自然流産は，妊娠が自然に中絶される場合である．一方，人工流産は様々な理由で妊娠継続が不可能になった場合に，外科的処置により妊娠を中絶させることをいう．わが国では，母体保護法（旧優性保護法）による治療的流産が人工流産として認められているのみで，他の理由による人工流産は非合法的流産で犯罪流産（堕胎）である．

自然流産の頻度は，全妊娠の8～15％，平均10％前後とされている．ほとんどが12週以内（特に8～10週に多い：34～48％）に生じ，妊娠16週未満までに約80％が発生する．妊婦の年齢が上がるにつれ増加（特に35歳以降では著しく高率）し，既往流産回数が多いほど，流産の可能性が高くなる．

【成　因】　（自然）流産の原因として，母体側因子（子宮の異常，内分泌異常など），胎児側因子（妊卵の染色体異常，胎児付属物の異常など），母児間因子（染色体異常保因者，血液不適合型妊娠など）と多岐にわたる．臨床上，流産発症の因果関係を個々の症例について明確に知ることは困難で，原因不明のことが多い．

臨床的にみられる流産の形式の主なものは，①切迫流産，②進行流産，③完全流産，④不全流産，⑤稽留流産の5つである．このほかには，⑥化学的流産（chemical abortion），⑦頸管

流産，⑧感染流産がある．

なお，連続して3回以上自然流産を繰り返した場合を習慣流産という．

① **切迫流産**：流産が始まろうとしている状態である．少量の性器出血と，軽度の下腹部痛，下腹部緊満感や腰痛を認める．子宮頸管がいまだ開大しておらず，超音波断層法で胎児の生存が確認される．妊娠の継続が期待できる．

② **進行流産**：流産がすでに始まってしまった状態である．多量の出血と陣痛様の下腹部痛を認める．子宮頸管および子宮口は開大している．胎児およびその他の胎児付属物は子宮内にとどまっているが，子宮壁から剥離した状態にあってやがて排出される．

③ **完全流産**：胎児および付属物の全内容が，自然にかつ完全に排出された状態である．腹痛や出血は軽快し，子宮は縮小している．

④ **不全流産**：妊娠子宮の内容の一部は排出されているが，なお一部は子宮内に残留している状態である．自然流産の多くはこの不全流産の形式をとる．子宮内容除去術が必要である．

⑤ **稽留流産**：胎芽あるいは胎児が子宮内ですでに死亡しているにもかかわらず，子宮内に停滞している状態である．出血や腹痛などの徴候は示さない．

【臨床症状】 流産の進行状態や妊娠週数で異なるが，出血（多くは持続し，流産が終わるまで続く），疼痛（子宮収縮によるもので，下腹部の緊満感ないし緊張感，痙攣様疼痛など），頸管開大，妊卵・胎芽ないし胎児および付属物の排出をみる．

1）診察の要点

妊娠の確認，出血・下腹痛などの臨床症状から診断する．基礎体温や尿中hCG（ヒト絨毛性ゴナドトロピン）などで予後を推測できるが，もっとも重要なのは超音波断層法の所見である．超音波断層法では，妊娠4～5週で確認される胎嚢は週数とともに増大し，妊娠7週で胎児心拍が100％検出される．胎嚢径の増大の停止，妊娠8週以後で胎児心拍が確認できない，胎児発育の停止あるいは縮小などの所見があれば流産と診断される．進行流産や不全流産の場合は，子宮口の開大や子宮内容の腟内への排出が認められる．

2）治療法

（1）切迫流産の治療

流産の徴候があっても，胎児心拍が確認できる場合の予後は良好である場合が多い．症状が軽度の場合は自宅安静を指示し，外来で経過を観察する．中等度以上の症状がある場合は入院安静とする．薬物療法は対症療法が中心で，下腹痛には子宮筋弛緩薬（β-刺激薬），出血には止血剤などが用いられる．頸管無力症による切迫流産の場合は頸管縫縮術を行う．

(2) 進行流産，不全流産，稽留流産の治療

子宮内容除去術を施行する．感染を伴う場合は抗生物質の投与を行う．

メモ　胎　嚢：妊娠の初期において，妊卵の外周が環状の構造として超音波断層像に抽出される部分で，主として絨毛膜が写し出される．

---

3. 子宮内胎児死亡　intrauterine fetal death：IUFD

ポイント

1. 妊娠期間に関係なく，子宮内で胎児生存が確認された後，何らかの原因で胎児発育が停止し，胎児の生命現象が消失し死亡したものをいう．
2. 原因は多岐にわたるが，臨床的に原因を解明することは難しい．
3. 子宮内で死亡した胎児はほとんどの場合，数日から数週間の間に流早産として子宮から排出されるが，ときには子宮内に稽留し，種々の変化をきたす．妊娠の初期では，融解や吸収により胎嚢内から胎芽が消失するが，妊娠12週以降では完全に吸収されることはなく，胎児は浸軟児となる．
4. 診断は超音波断層法で行われる．
5. 診断が確定したらすみやかに胎児および付属物の娩出をはかる．長期間放置すると，壊死融解した子宮内容物から遊離した凝固亢進物質によりDICを発症する危険がある．

妊娠期間に関係なく，子宮内で胎児生存が確認された後，何らかの原因で胎児発育が停止し，胎児の生命現象が消失し死亡した状態とされている．

【成　因】　母体側の原因（妊娠高血圧症候群，糖尿病，感染症，心疾患，腎疾患，子宮奇形など），胎児および胎児付属物の原因（胎児奇形，染色体異常，胎盤の異常，臍帯の異常など），母児間因子（胎児・胎盤機能低下，血液型不適合，免疫学的要因など）が考えられているが，臨床的に原因を特定することは困難な場合が多い．

【臨床症状】　妊娠初期では，腹部違和感，つわり症状の消失などであり，妊娠中期以降では胎動の消失，腹部違和感，全身倦怠感などがみられる．

子宮内で死亡した胎児のほとんどは数日から数週間のうちに流早産として排出されるが，ときには長期間子宮内に稽留し，種々の変化をきたす．妊娠初期には融解および吸収によって胎児が完全に消失し，枯死卵が形成される．妊娠12週以降では，羊水の浸潤や自家融解などにより浸軟児となる．まれに死亡胎児の水分が失われ，乾燥萎縮してミイラ化する場合がある．妊娠中期に双胎の一児が死亡した場合におこりやすく，生児の圧迫により紙様児となることがある．

> **メモ** **枯死卵**：超音波断層像で胎芽（児）を認めず，その生存が否定される胎嚢をいう．臨床的には稽留流産の一形態である．妊娠週数が明確でなく胎嚢が小さい場合には，経時的に観察し，胎嚢が 3.5 cm 以上あるにもかかわらず胎芽（児）像がないと診断は確実である．
>
> **紙様児**：ミイラ化した胎児のことで，圧迫胎児・圧縮胎児ともいう．

1）診察の要点

超音波断層法により，妊娠8週以降で一度生存が確認された胎児の心拍が確認できない場合は胎児死亡と診断する．

2）治療法

診断が確定したら胎児および付属物の娩出をはかる．診断確定時の妊娠週数や胎児の大きさなどを考慮して，子宮内容除去術，分娩誘発，帝王切開術などを選択する．死亡胎児が長期間子宮内に稽留すると，壊死融解した組織から組織トロンボプラスチンなどの凝固亢進物質が母体血中に移行し，DIC（播種性血管内凝固）を発症することがある（死胎児稽留症候群）．

4．異所性妊娠　ectopic pregnancy

> **ポイント**
> 1. 異所性妊娠は受精卵が子宮体内膜以外の場所に着床して妊娠が成立した状態で，大部分は卵管妊娠である．
> 2. 異所性妊娠の頻度は，全妊娠の約 1％前後である．
> 3. 中絶が起こるまでは妊娠徴候を示すのみであるが，中絶が起こると出血を伴う下腹部の激痛と腹腔内出血による貧血症状を呈する．
> 4. 診断が確定したら外科的治療を行うのが一般的である．

受精卵が子宮体内膜以外の場所に着床して妊娠が成立した状態で，卵管，卵巣，腹腔などに起こる．異所性妊娠の頻度は全妊娠の約 1％前後で，大部分は卵管妊娠である．

【成因】排卵，受精，受精卵の卵管内輸送，子宮内着床のどの段階が障害されても異所性妊娠がおこりうる．子宮内膜症や骨盤内感染症による癒着，卵管の発育不全や奇形，流産の既往，子宮内避妊器具の使用，体外受精などの不妊治療などが背景にある場合が多い．排卵された卵子が反対側の卵管に入る外遊走・内遊走なども知られている．

妊卵の着床部位によって，卵管妊娠，頸管妊娠，卵巣妊娠，腹膜妊娠に分類される（図4-13）．

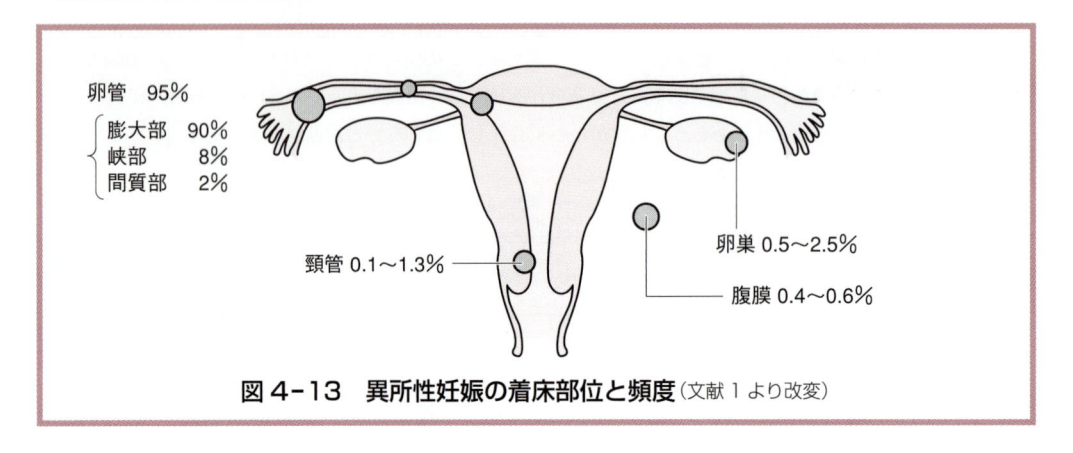

卵管　95%
　膨大部　90%
　峡部　　8%
　間質部　2%

頸管 0.1〜1.3%

卵巣 0.5〜2.5%

腹膜 0.4〜0.6%

図4-13　異所性妊娠の着床部位と頻度(文献1より改変)

【臨床症状】　中絶が起こるまでは妊娠徴候を示すのみであることが多いが，中絶が起こると出血を伴う下腹部の激痛と腹腔内出血による貧血症状を呈する．進行するとショック状態に陥る．腹腔妊娠はきわめてまれであるが，妊娠中期から後期まで継続し，胎児死亡や開腹手術ではじめて診断が確定することもある．頸管妊娠の場合は初期から不正出血が見られることが多い．腹痛は軽度であるが，突然の大出血をきたすことがある．

1）診察の要点

妊娠が確認され，超音波断層法により子宮内に胎嚢が見えるはずの時期になってもこれが確認できない場合は，異所性妊娠を疑う．付属器周辺に胎児心拍を伴う腫瘤像が確認されることもある．

2）治療法

診断が確定したら外科的治療を行うのが一般的である．卵管が破裂している場合は患側の卵管を切除する．未破裂の卵管妊娠では，卵管切開術や部分的卵管切除術などにより卵管の温存をはかることもある．卵巣妊娠では卵巣部分切除や患側の卵巣摘出が行われる．腹腔妊娠では開腹して胎児および胎児付属物を摘出するが，胎盤が周囲組織に強固に癒着している場合は，一旦残置して二期的に摘出する場合もある．頸管妊娠では頸管穿孔や大出血の危険があり，動脈塞栓術やMTX（メトトレキサート：商品名はメソトレキセート）を投与して経過をみる場合もある．

5. 胞状奇胎　hydatidiform mole

ポイント
1. 肉眼的に絨毛の囊胞形成が認められる状態である．
2. 全胞状奇胎と部分胞状奇胎がある．
3. 胞状奇胎は染色体異常を伴った病的妊卵の流産の1型で，全胞状奇胎ではほとんどが2倍体（46, XX）であり，これら染色体のすべてが父方に由来している．
4. 多くの場合，疼痛を伴わない不正出血がみられる．また，妊娠週数に比べて子宮が大きく，柔らかい．

　肉眼的に絨毛の小囊胞形成（囊胞化）が認められる状態である．主に雄性発生による妊卵の異常と考えられる．
　全胞状奇胎と部分胞状奇胎とがある．全胞状奇胎は絨毛のすべてが囊胞化し，子宮腔を満たす．胎児，臍帯は存在しない．一方，部分胞状奇胎は絨毛の一部のみが囊胞化したもので，胎児が妊娠末期まで生存することがある．

【成因】　全胞状奇胎では，ほとんどが2倍体（46, XX，わずか46, XY）であり，これら染色体のすべてが父方に由来（精子由来）しており，母方に由来する染色体は含まれない（図4-14）．一方，部分胞状奇胎では，多くは3倍体（69, XXY, 69, XXX, 69, XYY）であり，これら染色体の2/3は父方に由来し，1/3は母方に由来している．このように胞状奇胎は染色体異常を伴った病的妊卵の流産の1型である．

　発生は40歳以上の高年妊娠に多く（10〜30倍），卵の加齢による雄性発生の増加と思われ，さらに反復率も1.5倍と高い．なおわが国では，全胞状奇胎の発生率は出生339例に1例といわれている．一般に日本を含めた東南アジアの頻度は，欧米の2〜4倍と推定されている．

【臨床症状】　妊娠初期には正常妊娠あるいは自然流産と区別すべき特徴的症状に乏しいが，およそ妊娠10週を越すと，疼痛を伴わない不正出血がみられることが多い（症例の80〜90%）．また，約60%の子宮は妊娠週数よりは大きい．悪阻症状が強く，1/4の症例に妊娠高血圧症

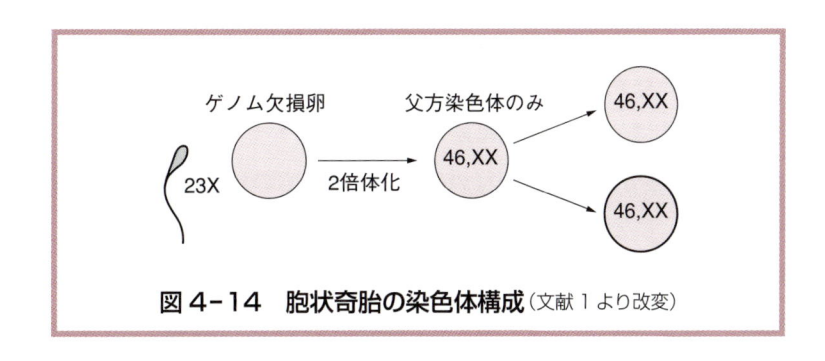

図4-14　胞状奇胎の染色体構成（文献1より改変）

候群の早期出現(蛋白尿,浮腫,血圧上昇)を認める.

1)診察の要点

胞状奇胎の臨床症状,尿中 hCG 値の高値(＞75 万 mIU/ml),妊娠週数に比べて大きく柔らかい子宮の存在,超音波診断法などにより診断される.

> **メモ** **hCG**:ヒト絨毛性ゴナドトロピンのことである.ヒトが妊娠した場合,その絨毛組織から産生されるホルモンで,妊娠成立早期から産生分泌され,血中,尿中にでる.すなわち,着床直後よりその値は急上昇し,妊娠 10 週頃に最高値を示す.黄体化ホルモン作用を有し,妊娠黄体を刺激する.妊娠の早期診断,切迫流産や胞状奇胎の診断に用いられている.

2)治療法

処置の際に,子宮穿孔や大出血を起こすことがあり,注意を要する.子宮内容除去術の 5〜7 日後に原則として再搔爬を行う.挙児希望のない患者に対しては,続発症予防のために単純子宮全摘術を行う場合がある.また,状況に応じて化学療法が行われる.

6. 早 産　premature delivery

> **ポイント**
> 1. 早産とは,妊娠 22 週以降から満 37 週未満までの出産をいう.
> 2. 在胎期間が 37 週未満で出生した児を早産児という.
> 3. 早産は,自然早産,人工早産,切迫早産,習慣早産に分類される.
> 4. 妊娠 37 週未満において,出血や腹痛などの症状に加えて子宮収縮や子宮口の開大傾向が認められる場合は早産を疑う.

妊娠 22 週以降から満 37 週未満までの出産をいい,在胎期間が 37 週未満で出生した児を早産児という.なお,娩出された児は体重によって区分されており,出生体重が 2,500 g 未満の児を低出生体重児,1,500 g 未満の児を極低出生体重児,1,000 g 未満を超低出生体重児という.早産の頻度は,妊娠 12 週以上の妊娠において平均で 6% である.

自然早産(自然陣痛の発来によって早産になったもの),人工早産(正期分娩の開始以前になんらかの方法で分娩させること),切迫早産(早産のリスクが高まっている状態),進行早産(すでに開始した早産で正常分娩とほぼ同様の経過をたどるもの),習慣早産(連続 3 回以上の自然早産を繰り返すもの)に分類されている.

【成　因】　母体側因子(子宮の異常,妊娠高血圧症候群,糖尿病など),胎児側因子(前・早期破水,多胎妊娠,前置胎盤,羊水過多症など)と多岐にわたる.最近は,絨毛膜羊膜炎の関与

が注目されている．

【臨床症状】 陣痛発来，破水（前期破水），不正性器出血，胎児・胎盤の娩出である．なお，切迫早産の場合，下腹痛，腰痛，不正性器出血を伴う．

1) 診察の要点

妊娠 37 週未満に，出血や腹痛などの症状に加えて子宮収縮が他覚的に認められ，かつ妊娠週数に比べて頸管が成熟している，あるいは頸管成熟の進行が観察される場合を早産と診断する．最近は，早産予防の指標として子宮頸管粘液中の顆粒球エラスターゼと腟分泌物中の癌胎児性フィブロネクチンが用いられる．いずれも絨毛膜羊膜炎（羊膜絨毛膜炎）を早期に診断するものである．

> **メ モ** **癌胎児性フィブロネクチン**：受精後 20 日目ごろから絨毛膜トロホブラスト細胞で産生される．破水すると腟分泌物中に検出される．

2) 治療法

切迫早産と診断されれば入院安静をし，子宮収縮抑制剤を投与する．また，状態に応じて抗生剤（前期破水など）や副腎皮質ホルモンの投与（胎児肺成熟を促す）が行われる．

進行早産は，正常分娩と同様に処置する．しかし，胎位異常や胎児の状態が良くない場合も多く，帝王切開の頻度が高い．

7. 胎児発育不全　fatal growth restriction：FGR

> **ポイント**
> 1. 子宮内において胎児の発育が遅延している状態を FGR という．
> 2. 胎児の体型上の特徴から，バランスのとれた symmetorical type と痩せ型の asymmetorical type に分ける分類と，原因別に胎児発育不全型と胎児栄養障害型に分ける分類とがある．
> 3. 超音波断層法で胎児の体重を推定し，正常発育曲線の平均値の−3/2SD 未満を FGR と診断するのが一般的である．
> 4. 原因に対する治療を行いつつ，胎児の状態を注意深く観察して最適の分娩時期を決定する．

子宮内において，胎児の発育が遅延している状態を胎児発育不全（FGR）という．子宮内での胎児の発育状況は，胎児自身あるいは胎内環境が胎児にとって適切でない可能性を示しており，その原因が胎児にさらなる重篤な影響を及ぼす可能性をも考慮する必要がある．

胎児の体型上の特徴から，バランスのとれた symmetorical type と痩せ型の asymmetorical

type に分ける分類と，原因別に胎児発育不全型と胎児栄養障害型に分ける分類とがある．胎児発育不全型は胎児側の要因で発症し，全体に身体が小さい symmetorical type となることが多い．一方，胎児栄養障害型は胎盤の機能低下などの外的要因によって発症し，痩せ型の asymmetorical type を呈する場合が多い．

【成因】 胎児側要因（染色体異常，その他の先天異常，妊娠初期の子宮内感染，放射線被爆や薬物障害など），母体側要因（妊娠高血圧症候群，糖尿病，心疾患，甲状腺疾患，薬物やアルコール摂取，喫煙など），胎児付属物の要因（胎盤機能不全，前置胎盤，臍帯卵膜付着または辺縁付着など）などの多岐にわたる．

1）診断の要点

超音波断層法で胎児の体重を推定し，正常発育曲線の平均値の－3/2SD 未満を FGR と診断するのが一般的である．

2）治療法

FGR は胎児の発育環境が適切でないことを示すサインと捉え，できる限り原因を究明する．胎児自身に原因がある場合は，一部の感染症や貧血を除いて治療は難しい．染色体異常やその他の先天異常がある場合には，分娩の時期や様式，出生後の治療の準備などを考える．母体合併症その他の外的要因による場合は，原因疾患の治療を行う．この場合も胎児の状態を注意深く観察し，適切な分娩時期を決定する．

8．妊娠高血圧症候群　pregnancy induced hypertension：PIH（妊娠中毒症）

> **ポイント**
> 1. 妊娠 20 週以降，分娩後 12 週までに高血圧が見られる場合，または高血圧に蛋白尿を伴う場合のいずれかで，かつこれらが偶発合併症によらないものをいう．
> 2. 妊娠高血圧腎症，妊娠高血圧，加重型妊娠高血圧腎症，子癇の病型に分類され，発症時期により，妊娠 32 週未満に発症する早発型と，それ以降に発症する遅発型に分けられる．
> 3. 病態は不明な点が多いが，最近では妊娠という負荷に対する母体の適応不全症候群として捉えられている．母体の血管系および子宮の小動脈の攣縮がおこり，母体循環血液量および子宮胎盤循環血液量が低下する．重症例では，胎盤での血栓形成や絨毛の壊死などがおこり，胎盤機能が低下する．このような状態になると，胎児発育が障害され胎児低酸素状態へと進行する．
> 4. 本症が診断されたら，保存的治療を行いつつ，胎盤循環障害の状態を観察する．母体の状態が悪化する場合，あるいは胎児低酸素状態を認める場合には妊娠の中断が必要である．

妊娠 20 週以降, 分娩後 12 週までに高血圧が見られる場合, または高血圧に蛋白尿を伴う場合のいずれかで, かつこれらが偶発合併症によらないものを妊娠高血圧症候群という. 発症率は 5% 前後で, 母体死亡や周産期死亡の重要な要因となっている.

妊娠高血圧症候群の 3 つの分類, 病型分類 (表 4-25), 重症度による分類 (表 4-26), 発症時期による分類 (表 4-27) を示す.

> メモ　**妊娠高血圧症候群**：従来, 妊娠中毒症と呼ばれていた病態は, 2005 年 4 月より妊娠高血圧症候群と改められた. 本症は, 妊娠 20 週以降, 分娩後 12 週までに高血圧が見られる場合, または高血圧に蛋白尿を伴う場合のいずれかで, かつこれらが偶発合併症によらないものをいう.

表 4-25　妊娠高血圧症候群の病型分類

1. 妊娠高血圧腎症 (preeclampsia)
   妊娠 20 週以降初めて高血圧が発症し, かつ蛋白尿を伴うもので, 分娩後 12 週までに正常に復するもの
2. 妊娠高血圧 (gestational hypertension)
   妊娠 20 週以降に初めて高血圧が発症し, 分娩後 12 週までに正常に復するもの
3. 加重型妊娠高血圧腎症 (superimposed preeclampsia)
   1) 高血圧症が妊娠前あるいは妊娠 20 週までに存在し, 妊娠 20 週以降に蛋白尿を伴うもの
   2) 高血圧と蛋白尿が妊娠前あるいは妊娠 20 週までに存在し, 妊娠 20 週以降に, いずれか, または両症候が増悪するもの
   3) 蛋白尿のみを呈する腎疾患が, 妊娠前あるいは妊娠 20 週までに存在し, 妊娠 20 週以降に高血圧が発症するもの
4. 子癇 (eclampsia)
   妊娠 20 週以降に初めて痙攣発作を起こし, てんかんや二次痙攣が否定されているもの. 発作時期により, 妊娠子癇, 分娩子癇, 産褥子癇とする.

表 4-26　妊娠高血圧症候群の重症度による分類

	高血圧	蛋白尿
軽症	血圧がいずれかに該当する場合 ① 収縮期血圧が 140 mmHg 以上, 160 mmHg 未満　② 拡張期血圧が 90 mmHg 以上, 110 mmHg 未満	300 mg/日以上 2 g/日未満. 原則として 24 時間尿を用いた定量法で判定
重症	血圧がいずれかに該当する場合 ① 収縮期血圧が 160 mmHg 以上　② 拡張期血圧が 110 mmHg 以上	2 g/日以上. なお随時尿を用いる場合は, 複数回の新鮮尿検査で連続して 3+(300 mg/dl) 以上の場合

表 4-27　妊娠高血圧症候群の発症時期による分類

早発型	妊娠 32 週未満に発症するもの
遅発型	妊娠 32 週以降に発症するもの

【成　因】　不明な点が多いが，最近では妊娠という負荷に対する母体の適応不全症候群として捉えられている．具体的には，妊娠による循環血液量の増加，ステロイドホルモンの増加，血管内皮機能の変化と，これに伴う血圧調節機構や凝固線溶系，プロスタグランジン系などの不均衡が関与しているとされている．最近では，胎盤形成過程での異常の関与も推測されており，今後の研究が期待される．

子宮・胎盤循環障害は，母体の血管系および子宮の小動脈の攣縮がおこり，母体循環血液量および子宮胎盤循環血液量が低下することによって発生する．重症例では，胎盤での血栓形成や絨毛の壊死などがおこって胎盤機能が低下し，胎児発育の障害や胎児低酸素状態へと進行する．

リスク因子には，遺伝的要因（高血圧家系），既往歴（糖尿病，腎疾患など），高齢，初産，肥満，多胎，羊水過多，過労・ストレスなどが挙げられている．

1）診断の要点

健診時に高血圧や蛋白尿を認めたら本症を疑う．妊娠初期に，家族歴，既往歴，合併症についての情報を収集しておくことも重要である．

2）治療法

本症が診断されたら，保存的治療を行いつつ胎盤循環障害の状態を観察する．

保存的治療は生活指導と栄養管理が基本である．安静により母体の循環系の負荷が軽減され，腎機能の改善や子宮・胎盤循環血液量の増加が期待できる．また塩分制限，エネルギー制限により浮腫・高血圧が軽減される．これらの治療でかなりの効果が認められるが，なお高血圧が改善しない場合は降圧薬を投与する．最近は病態に対する治療法として，抗凝固療法（ヘパリン）や血小板凝集抑制療法（低用量アスピリン）などを用いることもある．

また本症の場合は，母体の状態と同時に胎児の状態を観察する．胎児発育のほか，ノンストレステスト，羊水量，胎動，胎児呼吸様運動，胎児筋緊張の5項目を評価するバイオフィジカルプロフィールスコアが用いられる．また，超音波パルスドプラ法による臍帯動脈の血流をモニターし，胎盤循環の指標とする．

保存的治療によっても症状が増悪する場合，子癇，常位胎盤早期剥離，肺出血，頭蓋内出血などの合併症を認める場合，また胎児発育の停止，胎児血流の悪化，胎児低酸素状態など胎児の成育に限界が見られる場合は妊娠の中断が必要である．

9. 子 癇　eclampsia

> **ポイント**
> 1. 妊娠高血圧症候群の病型のひとつで，妊娠 20 週以降に初めて痙攣発作を起こして，てんかんや二次性痙攣が否定されるものをいう．発症時期により，妊娠子癇，分娩子癇，産褥子癇に分類される．
> 2. 原因は不明であるが，脳血管の攣縮とそれによる脳浮腫とされ，脳浮腫は全身の細小血管病変と同一機序によって発生する．
> 3. 前駆症状にはじまり，第 1 期（チック期），第 2 期（強直性痙攣期），第 3 期（間代性痙攣期），第 4 期（昏睡期）の経過をとる．
> 4. 痙攣発作の治療を行いつつ，妊娠の早期中断を図る．

妊娠高血圧症候群の病型のひとつで，妊娠 20 週以降に初めて痙攣発作をおこし，てんかんや二次性痙攣が否定されるものをいう．

発症時期により，妊娠子癇（妊娠後期に多い），分娩子癇（分娩第 1 期に多い），産褥子癇（分娩後 24 時間以内に多い）に分類される．

【成　因】　原因は不明であるが，脳血管の攣縮とそれによる脳浮腫とされ，脳浮腫は全身の細小血管病変（細小動脈の攣縮→毛細血管の透過性亢進→血漿成分の血管外漏出）と同一機序によって発生する．すなわち，細小動脈の攣縮や血管内皮の機能異常により脳内の微小血栓形成や血管透過性亢進がおこり，脳浮腫をきたすことが認められている．音，光，疼痛，精神的刺激などが誘因となる．季節的には，秋，冬の寒冷期が多く，初産婦，多胎妊娠，羊水過多症などに多いといわれている．

【臨床症状】　頭痛，めまい，上腹部痛，嘔吐，眼華閃発などの前駆症状を伴うことが多いが，突然発症することもある．発作は以下のような一連の経過をたどる．

① 第 1 期（チック期）：突然意識不明に陥り，顔面は無表情，蒼白となる．小痙攣が眼瞼から顔全体に広がり，顔面がひきつった状態になる（約 1 分間）．

② 第 2 期（強直性痙攣期）：全身に強直性痙攣がおこり，後弓反張を呈し，呼吸が停止して顔面はチアノーゼとなる（約 10〜30 秒）．

③ 第 3 期（間代性痙攣期）：眼瞼と下顎痙攣性開閉が始まり，舌を咬む危険がある．四肢を振り動かし，全身も小刻みに振動する．チアノーゼはさらに進行する（約 1〜2 分）．

④ 第 4 期（昏睡期）：筋肉が弛緩し，深呼吸とともに昏睡状態に入る．血圧は高く，尿量は減少し，多量の尿蛋白をみる．発作が軽い場合はすみやかに覚醒するが，発作が頻発する場合は回復が遅く，重症の場合は死に至ることもある．

1）診断の要点

てんかん，ヒステリー発作，頭蓋内出血，脳腫瘍などとの鑑別が必要である．

2）治療法

痙攣発作の治療と同時に妊娠の早期中断を図る．刺激を避けて安静臥床させ，発作中は開口器を使って咬傷を避ける．気道を確保した後，鎮痙薬（硫酸マグネシウムなど），鎮静薬（ジアゼパム，フェノバールなど），降圧薬などを投与する．状態に応じて，強心薬，利尿薬などを投与する．脳出血を合併した場合の母体予後は不良である．また胎児死亡率は30％といわれている．

10. 前置胎盤　placenta previa

> **ポイント**
> 1. 胎盤の一部または大部分が子宮下部に付着し，内子宮口に及ぶものをいう．
> 2. 初産婦よりは経産婦，ことに多産婦に多い傾向がみられる．
> 3. 妊娠後半期に子宮下部が伸展延長するにつれて，胎盤付着部分が部分的に剥離されるために，頻回に出血を繰り返す．妊娠後半期における無痛性の出血が特徴であるが，最近は超音波断層法により出血する前に診断されることが多い．

胎盤の一部または大部分が子宮下部に付着し，内子宮口に及ぶものをいう．前置胎盤の頻度は，一般総分娩の0.5％前後といわれている．初産婦よりは経産婦，ことに多産婦に多い傾向がみられる．

内子宮口への付着の程度により，全前置胎盤，部分（一部）前置胎盤，辺縁前置胎盤に分ける（図4-15）．なお，胎盤が子宮下部に付着するが，内子宮口に達していないものは低置胎盤

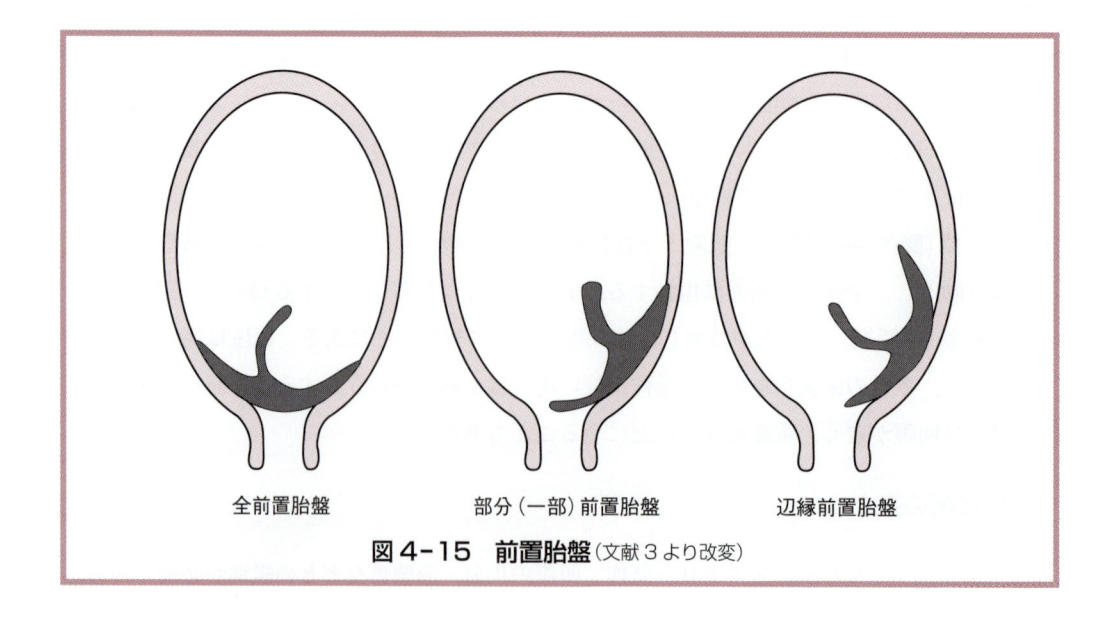

図4-15　前置胎盤（文献3より改変）

といわれている．

【成　因】　原因は明らかではないが，高齢多産，前回帝王切開，子宮内膜搔爬などがリスク因子となる．卵およびその輸送の異常〔卵トロホブラスト（栄養膜）の発育遅延，卵管運動の亢進，卵管の過短などにより子宮腔内に達した妊卵が着床するのが遅れて子宮下部に達するため〕も一因と考えられている．

【臨床症状】　妊娠時では，妊娠後半期に子宮下部が伸展延長するにつれて胎盤付着部分が部分的に剥離されるために，頻回に出血を繰り返す．特徴は，なんらかの誘因もなく，疼痛を伴わない性器出血が突発する．時に，大出血に至ることがある．胎盤があるために，胎位や胎勢の異常をきたしやすい．

1）診察の要点

これまでは，妊娠後半期に起こる無痛性性器出血が契機となり，発見されていた．今日では，症状出現以前に定期健診で超音波断層法により診断される例が大半を占めるようになった．

2）治療法

妊娠週数，前置胎盤の種類，出血の程度などにより治療方針が異なる．

入院のうえ，安静をはかる．前置胎盤の程度が軽いときや出血量が少ない場合は，経腟分娩を考慮する．一方，全前置胎盤あるいは部分（一部）前置胎盤，辺縁前置胎盤であっても胎児先進部進入不能の場合，あるいは分娩前出血量が500 ml を超える場合，帝王切開が施行される．

11．多胎妊娠　multiple pregnancy

> **ポイント**
> 1. 同時に2児以上を妊娠する状態を多胎妊娠という．
> 2. 遺伝性の要因があるが，最近は不妊症治療によるものが増加している．
> 3. 単胎に比べて妊娠合併症が多いが，中でも双胎間輸血症候群は多胎妊娠に特徴的な合併症であり，重症の場合は胎児予後は不良である．
> 4. 超音波断層法で診断されるが，初期に膜性を診断しておくことが重要である．
> 5. 妊娠中期以降は入院管理が望ましい．

同時に2児以上を妊娠する状態をいう．2児の場合を双胎，3児の場合を三胎または品胎，4児の場合を四胎または要胎，5児の場合を五胎または周胎という．児数 n の妊娠の頻度は約 80^{n-1} といわれている〔ヘリン（Hellin）の法則〕．わが国では，約150分娩に1例である．

【成　因】　遺伝性がみられ，とくに母系にその傾向がある．最近は不妊症治療における排卵誘

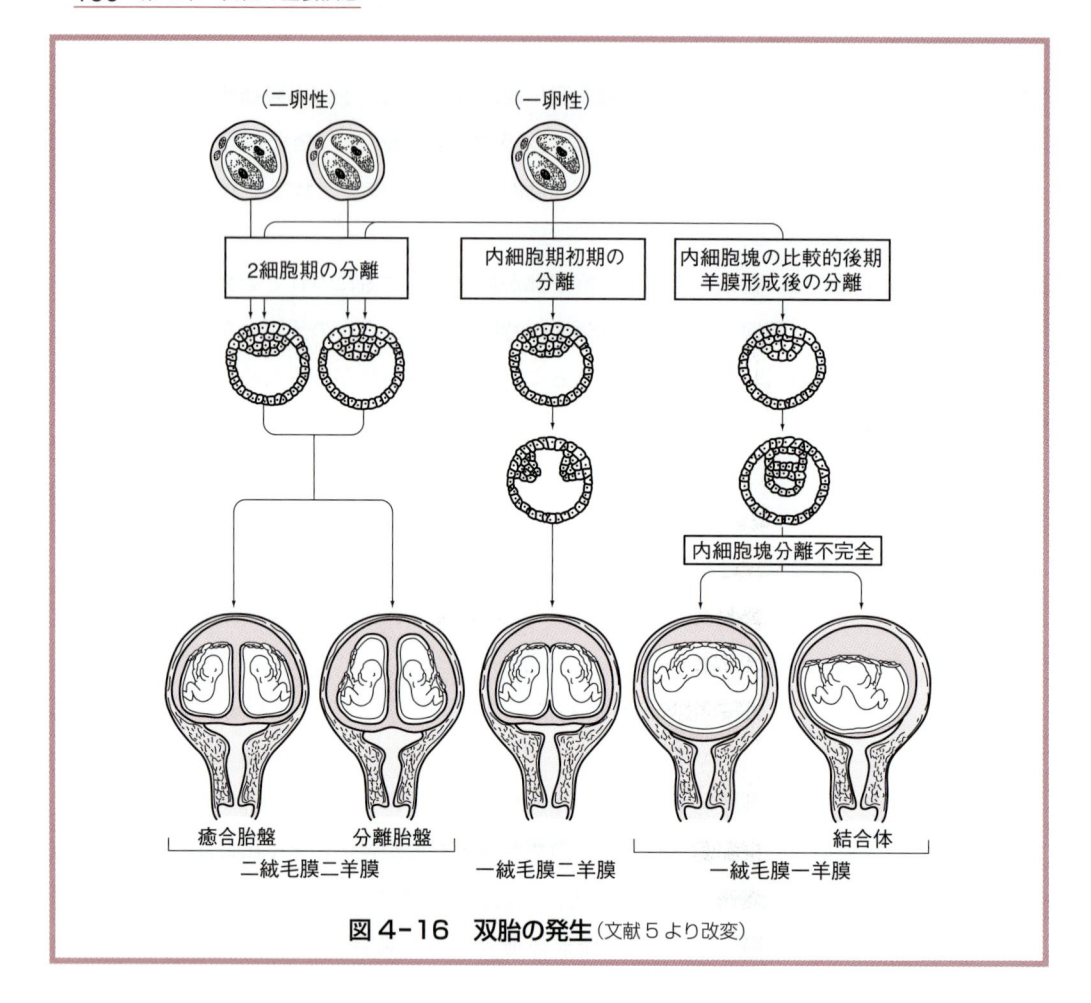

図 4-16 双胎の発生（文献5より改変）

発剤の使用により多胎妊娠は増加傾向にあり，過去10年で3倍に増加している．

双胎妊娠には，1個の受精卵がふたつに分割して2個の胎芽となる一卵性双胎と，2個の受精卵がそれぞれ1個の精子と受精することによって発生する二卵性双胎がある（図4-16）．前者は分離の時期により，二絨毛膜二羊膜性，一絨毛膜二羊膜性，一絨毛膜一羊膜性と，膜性が異なっていく．

【妊娠経過】　一般につわり症状が強く，子宮は妊娠週数に比して大きい．単胎に比べて，流早産，妊娠高血圧症候群，胎児奇形，胎児発育不全などの合併症が多い．なかでも一絨毛膜性双胎では，胎盤内に血管吻合が存在するため，一方の児から他方の児に血液が流入する双胎間輸血症候群（twin to twin transfusion syndrome；TTTS）が起こることがある．この場合は，供血側の児が貧血，羊水過小を，また受血側の児が多血，胎児水腫，羊水過多をきたし，両児とも後障害や死亡の危険がある．また分娩時には微弱陣痛が起こりやすく，出産後は弛緩出血を起こしやすい．胎児が絡み合って骨盤内に嵌入するため分娩が停止することもある（懸鉤）．

1) 診断の要点

最近は妊娠初期の超音波断層法で診断されることがほとんどである．上述したTTTSの発症を予測するため，初期に正確な膜性診断を行っておくことが重要である．

2) 治療法

早産や妊娠高血圧症候群の予防のため，妊娠中期以降は入院安静がよい．予防的に頸管縫縮術を行うこともある．超音波検査やノンストレステストを組み合わせて胎児管理を行う．分娩は帝王切開になることも多い．

12. 血液型不適合妊娠・胎児付属物の異常

> **ポイント**
> 1. 血液型不適合妊娠は母体に認められない血液型因子（Rh因子，ABO因子）が胎児にある場合をいう．
> 2. 胎児付属物の異常とは，臍帯，羊水，胎盤の異常である．
> 3. 臍帯の異常には，臍帯の付着部の異常，臍帯の長さの異常，臍帯結節，臍帯巻絡，臍帯血管の異常がある．
> 4. 羊水量が800ml以上のものを羊水過多といい，100ml以下のものを羊水過少という．
> 5. 胎盤の異常には，胎盤の過大，胎盤の過小，胎盤の形の異常などがある．

1) 血液型不適合妊娠　blood-type incompatible pregnancy

母体に認められない血液型因子（Rh因子，ABO因子）が胎児にある場合をいう．胎児側の血液型因子に母体が感作され，その結果，母体に生じた抗体が胎盤を通じて胎児へと移行して抗原抗体反応を起こし，胎児血球が破壊される．この状態を胎児・新生児溶血性疾患（HDN）という．HDNの病態は溶血性貧血であり，重症の場合は胎児に対する輸血や母体の血漿交換が行われる．Rh式血液型不適合妊娠，特にRh(D)因子によるものが多い．

2) 胎児付属物（fetal appendage）の異常

胎児付属物とは，主に胎盤，臍帯，羊水をさす．

(1) 臍帯の異常

臍帯とは，胎盤の胎児面と胎児の臍を結ぶ索状物で，胎生初期の付着茎が尿膜，卵黄管を含んで延長したものである．

臍帯の異常には，臍帯の付着部の異常，臍帯の長さの異常（過短臍帯，過長臍帯），臍帯結節（真結節，血管結節，膠質結節），臍帯巻絡（臍帯が胎児の頸部，四肢，体幹に巻きつき絡んでいる状態），臍帯血管の異常（単一臍帯動脈など）がある．

(2) 羊水の異常

羊水は羊膜腔をみたす液（弱アルカリ）で，羊膜上皮よりの分泌液，血管からの浸透液，および胎児尿から形成され，胎児の吸飲により胎児体内に吸収される．その量は個体差が大きいが，妊娠8カ月で最大となり（約700〜800 ml），妊娠末期ではやや減少する（約500 ml）．

羊水の産生および吸収のバランスが崩れると羊水量の異常を生じる．羊水量が800 ml以上のものを羊水過多といい，多胎妊娠や母体の糖尿病，胎児の嚥下障害や上部消化管閉塞などが原因になる．また，100 ml以下のものを羊水過少といい，胎児の尿路系の奇形がみられることがある．なお，羊水過多症，羊水過少症とは，羊水量の異常に加え何らかの自覚・他覚症状を伴うものをいう．

(3) 胎盤の異常

胎盤は，胎児由来の絨毛膜（血管の豊富な有毛部）と，母胎由来の基底脱落膜より形成され，妊娠4カ月の終わり頃には完成する．多くは子宮の前壁または後壁を被うように付着している．妊娠末期では，直径15〜20 cm，厚さ1〜2 cm，重さ500 gの円盤状となり，その下端は内子宮口から約5〜10 cm上方に位置する．

胎盤の異常には，胎盤の過大（梅毒の巨大胎盤，他に過熟児，多胎妊娠，羊水過多症，胎児赤芽球症，糖尿病合併症などでみられる），胎盤の過小（妊娠高血圧症候群や胎児発育不全などでみられることもある），胎盤の形の異常（分葉胎盤，副胎盤，有窓胎盤，膜状胎盤）などがある．

メモ　胎盤の形の異常
①分葉胎盤：胎盤がいくつかのほぼ同じ大きさの房状に分かれているもの
②副　胎　盤：ひとつまたは複数の小さな胎盤が主体となる胎盤に連なりできるもの
③有窓胎盤：胎盤の一部に欠損があり，窓のように開いてみえるもの
④膜状胎盤：胎盤が卵膜の上に薄く形成されたもの

13. 乳腺炎　mastitis

> **ポイント**
> 1. 様々な原因によって生じる乳腺の炎症である．産褥の乳腺炎には，うっ滞性乳腺炎と急性化膿性乳腺炎がある．
> 2. うっ滞性乳腺炎（うつ乳）は，乳汁が乳管内にうっ滞し，乳房の圧痛，熱感，自発痛，硬結や発熱などの炎症所見を呈する非感染性の乳腺炎である．
> 3. 急性化膿性乳腺炎は，乳汁のうっ滞に乳頭（損傷による亀裂など）からの逆行性細菌感染が加わり，化膿性炎症をきたしたものである．

　様々な原因によって生じる乳腺の炎症である．産褥乳腺炎には，うっ滞性乳腺炎と急性化膿性乳腺炎があり，産褥婦の2～3%程度に発症すると報告されている．

　急性と慢性がある．急性乳腺炎には，乳汁のうっ滞と細菌感染による化膿性乳腺炎があり，ほとんどが授乳期に生じる．慢性乳腺炎には，乳管周囲性乳腺炎や形質細胞乳腺炎があり，乳管拡張症を伴う．

【成　因】
① **うっ滞性乳腺炎（うつ乳）**：乳汁が乳管内にうっ滞し，乳房の圧痛，熱感，自発痛，硬結や発熱などの炎症所見を呈する非感染性の乳腺炎である．初期の症状には，産褥早期におこる乳腺組織への血流増加による乳房静脈・リンパ流うっ滞の関与が大きいと考えられている（図4-17）．
② **急性化膿性乳腺炎**：乳汁のうっ滞に乳頭（損傷による亀裂など）からの逆行性細菌感染が加わり，化膿性炎症をきたす．炎症は産褥2～6週に起こりやすい．起炎菌としては黄色および白色ブドウ球菌が多く，手指を通じ逆行性に感染する．

> **メ　モ**　**乳管周囲性乳腺炎**：細菌感染でない原因により，乳管の狭窄，閉塞，分泌物のうっ滞が起こり，炎症が乳管壁を越え周囲組織に及ぶもの．炎症症状は軽い．乳頭の近くに硬結が生じる．
>
> **形質細胞性乳腺炎**：乳輪下部の乳管の閉塞と分泌物のうっ滞のために生じる乳管周囲の慢性炎症で，疼痛，発赤，腫脹，発熱などの症状や，膿性，血性の乳頭分泌がみられる．

【臨床症状】
① **うっ滞性乳腺炎**：乳房の圧痛，熱感，自発痛，硬結や発熱を呈する．出産後1～3日の乳房の腫脹は授乳によって直ちに軽快するが，その後も乳房全体あるいは部分的にうっ滞が残る．
② **急性化膿性乳腺炎**：疼痛，発赤，腫脹，発熱などが生じ，乳房に蜂巣織炎や膿瘍がみられる．悪寒を伴う高熱がみられる．

図4-17 うつ乳(文献6より改変)

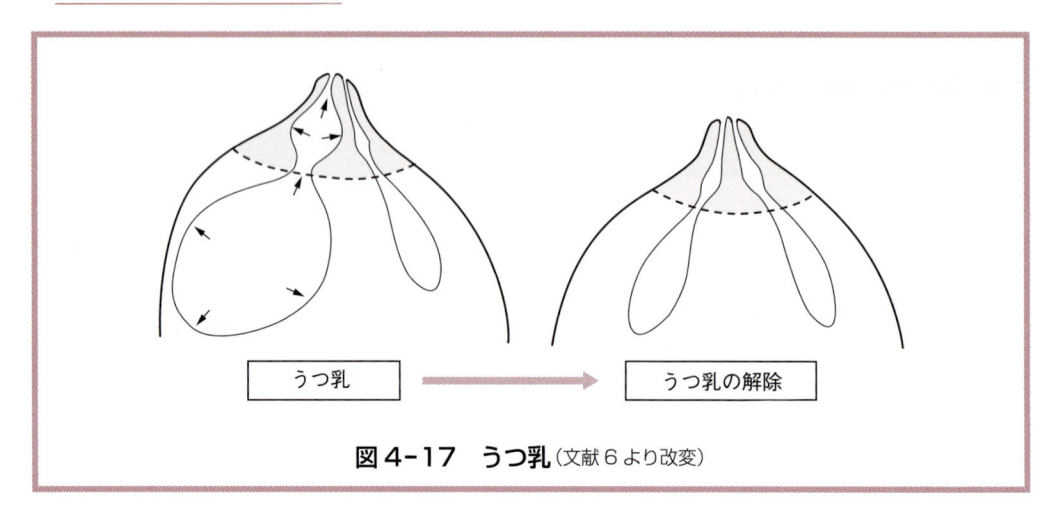

1) 診察の要点

授乳を行っている女性において，乳房の圧痛，熱感，自発痛，硬結や発熱を訴える場合はうっ滞性乳腺炎を，疼痛，発赤，腫脹，発熱などを生じ，乳房に蜂巣炎や膿瘍がみられる場合は急性化膿性乳腺炎を推定する．

2) 治療法

(1) うっ滞性乳腺炎

乳房マッサージにより乳管の開通をはかり，哺乳と十分な搾乳により乳汁を排出させる．局所循環改善のために消炎酵素剤を投与することもある．

(2) 急性化膿性乳腺炎

初期治療としては，搾乳により乳房の安静をはかり，患部を氷罨法で冷やす．できるだけ早くから抗生剤，消炎酵素剤を投与し，炎症の拡大を防ぐ．膿瘍を形成した場合は，炎症の限局化を待って切開し，十分に排膿する．

参考文献

1) 矢嶋　聡，中野仁雄，武谷雄二・編：NEW 産婦人科学(改訂第2版)．南江堂，東京，2004．
2) 坂元正一，水野正彦，武谷雄二・編集：改訂版プリンシプル産科婦人科学2．メジカルビュー社，東京，2000．
3) 池ノ上克，鈴木秋悦，高山雅臣，広井正彦・編集：エッセンシャル産科学・婦人科学．医歯薬出版，東京，1996．
4) 日本妊娠高血圧学会・編：妊娠中毒から妊娠高血圧症候群へ．メジカルビュー社，東京，2004．
5) 荒木　勤：最新産科学，異常編，改訂第20版．文光堂，東京，2002．
6) 根津八紘：乳房管理．諏訪メディカルサービス，長野，1991．

第5章
女性のライフサイクルに応じたヘルスプロモーション

第1節　思春期のマイナートラブル

1. 肥　満

> **ポイント**
> 1. 肥満とは，貯蔵する必要がある以上に体脂肪が増えた状態をいう．
> 2. 肥満は，生活習慣病と深い関係がある．
> 3. BMI 25 以上を肥満とする．
> 4. 肥満は，単純性肥満と症候性肥満とに分類される．
> 5. 東洋医学的には，痰湿，気虚などが原因の肥満が多い．
> 6. 肥満の鍼灸治療のひとつに，耳鍼療法がある
> 7. 鍼治療のみでの減量は必ずしも有効ではないが，生活指導等と併用して鍼治療を行うことは適応となる．

　われわれの肉体が消費するエネルギー量より摂取する量が多い状態が続くと，過剰なエネルギーは，脂肪という形で体内に蓄積されることになる．

　脂肪自体は不要なものではない．エネルギーを貯蔵し，身体の保温断熱をし，クッションの効果もある．妊娠している女性であれば，胎児を育てるために必要なエネルギー源でもある．

　しかし，通常蓄えておく必要がある以上に体脂肪が増えた状態が「肥満」である．原因の多くは，食べ過ぎや運動不足が長期間にわたった生活による．

　肥満は，生活習慣病と深いかかわりがある．肥満は，糖尿病，高血圧，高脂血症，動脈硬化症などの生活習慣病や胆石症，呼吸異常，腰痛，変形性膝関節症などをもたらしやすい．生活習慣病の発病しやすさ（発病率）は，どれも肥満の人は正常な人の2〜5倍と高い．糖尿病は5倍，高血圧，胆石症，不妊症などは約3倍，痛風や心臓病は2倍であるといわれている．実際，肥満とともに死亡率が増加する．

> **メモ　肥満の基準**：肥満の判定にはいろいろな方法があるが，身長と体重から求められるBMI（body mass index）指数法が一般的に使われている．その計算方法は，次のとおりである．
> - BMI＝体重（kg）／身長（m）^{2}
> - 肥満度（%）＝｛（実測体重－標準体重）／標準体重｝×100
> - 標準体重＝身長（cm）－100

正確な体脂肪率の測定は難しく，肥満の判定の多くは推定である．肥満度で，＋20％以上を肥満と判定する．

BMI 26.4以上で合併症が多くなり，BMI 22で合併症の発症が最低になる．しかし，1999年の肥満学会の報告では，生活習慣病対策としてはBMI 25を境界値とし，BMI 25〜29.9を肥満1度とするとされた．日本やアジア地域では適しているのではないかと考える．

また，内臓肥満の場合では，CTスキャンで求められ内臓脂肪と皮下脂肪の比率が0.4以上，超音波AFI（abdominal fat index）が1.0以上でも肥満症と診断される．

【原因と分類】　遺伝的要因，環境的要因，社会経済的要因，内分泌的要因，生活習慣的要因などが考えられる．肥満には，単純性（原発性）肥満と，基礎疾患の1症状として肥満を発症する症候性肥満がある．

単純性肥満は，原因疾患が明確でなく，生活習慣，食生活などにより発症するものである．これに対し症候性肥満は，他の疾患が原因となる場合で，①内分泌性肥満，②視床下部性肥満，③遺伝性肥満，④薬剤性肥満がある．内分泌性肥満には，クッシング症候群，甲状腺機能低下症，糖尿病，性腺機能低下症などがある．視床下部性肥満は，視床下部の腫瘍や外傷などによって発症する．遺伝性肥満は，遺伝的要因が作用し，多くは，低身長や奇形，知能障害などを合併している．薬剤性肥満は，ステロイド剤や抗うつ剤など，薬物服用が原因で発症するものである．

1）東洋医学からみた肥満

東洋医学の肥満は「肥胖」という．古典では，『素問』の「肥貴人[1]」が初出と思われる．その後，『金匱要略』に「肌膚盛[2]」という語が記載されている．肥胖は，頭のふらつき，無力感，ものを言うのがおっくう，息切れなどの症状を伴うことが多いとされる．

肥満の原因は，体質，年齢，食習慣，労倦，情緒など，多くの要素と複雑に関係する．また，脾・胃・腎などの臓腑の機能失調と関係が深い．

（1）痰湿内蘊の肥満

肥満のうち，摂食量が多い，甘いものや脂っこいものを好む，胸や腹がつかえて苦しい，平素から痰が多い，身体が重くだるい，暑がる，便秘，舌質は胖などである．

(2) 気虚の肥満

肥満のうち，息切れ，ものを言うのがおっくう，動くと汗が出る，寒がる，顔がむくむ，食欲不振，元気がない，横になりたがる，舌質は淡，舌苔は白．

2）鍼灸治療

肥満は，生活習慣がその基本的な問題としてあるので，鍼灸治療のみを考えるのではなく，生活や食事指導が重要である．

減量指導：生活・食事指導の中でも減量指導が重要であるが，その実施は簡単ではない．肥満は，食事量と運動量の差により生じるので，減量方法は食事の摂取量を減らすか，運動量を増やすかになる．

しかし，食事量はその人の生活習慣やストレス度と強い関係があるので，そのことを無視して，単に量の制限のみをしようとしても実現が難しい．あるいは，せめて間食だけでもなくそうとしても，間食がその人の感情や気持ちのバランスを保つ役割をしていることもあり，簡単にやめられないこともよくある．同様に，運動を続けることも容易なことではない．減量で難しい事柄を挙げると，①菓子・間食をやめること，②腹八分目で食事をやめること，③一定期間，運動を続けることのようになる．

(1) 現代医学的な鍼灸治療

肥満の鍼灸治療は，耳甲介に皮内鍼を貼り付ける方法が多い．耳介に分布する神経には，脳神経の三叉神経の耳介側頭神経，顔面神経の後耳介枝，迷走神経と舌咽神経の混合枝，頸髄第2・3脊髄神経の大耳介神経と小後頭神経などがある．耳鍼療法による肥満治療のメカニズムは，これら耳甲介に分布する神経を刺激し，間脳の視床下部の摂食中枢の働きを抑制し，満腹中枢を働かせると考えられている．

耳のツボで良く使用されるのは，胃点，肺点，神門，飢点などである．

(2) 東洋医学的な鍼灸治療

a 痰湿内蘊の肥満

実証に属する肥満で，脾の運化が失調して痰湿が生じ，これが肌肉に流注することにより発生する．

脾胃の機能亢進を抑え，胃腸の積滞(せきたい)や痰湿の除去をはかるため，合谷，内庭，曲池，また，脾兪，胃兪，中脘，天枢などに鍼灸を行う．

b 気虚の肥満

疲労，飲食不摂生などにより脾気が虚して発生する．肥満で一見健康そうに見

えるが，元気が虚しているので虚証である．

脾胃の働きを促し，脾の運化作用を助け，腎の働きを高め，水分の排泄を促進する目的で，脾兪，胃兪，腎兪，足三里，気海，関元，三陰交，太渓，陰陵泉などに鍼灸を行う．

3）鍼灸治療の適・不適

肥満のうち，症候性肥満の多くは適応外と考えられるので，それらを鑑別する必要がある．しかし，症候性肥満は出現頻度が低く，問診でほとんどが鑑別できる．鍼灸師が出会う肥満のほとんどは，生活習慣などの問題により発生する基礎疾患のないものである．したがって，肥満の原因や状況，患者の治療の最終目標などを綿密に問診し，鑑別を行った上で治療にあたる必要がある．

4）鍼灸治療のEBM

小島ら[3]は，高脂質，高糖質食による食事性肥満ラットに対して，耳介への電気刺激および皮内鍼刺激の介入を3週間行い，体重，摂食量，体温，糖質・脂質代謝関連血液生化学的検査，およびレプチン（leptin）濃度等への影響を検討した．比較群は無処理肥満ラットであった．その結果，電気刺激も皮内鍼刺激も，無処理に対し有意に体重減少がみられた．また，体重減少効果の理由として，視床下部摂食調整中枢への直接作用とレプチンなどのエネルギー代謝調節系に対する間接作用をあげ，体重減少の理由を考察した．

向野[4]は，糖尿病既往または治療中の肥満度120%以上の18〜45歳の単純性肥満の者で，空腹時血糖110 mg/dlを越えない50名のうち，肥満治療として25例に耳介の肺点に，また，対照群の25例に三角窩の神門に皮内鍼を2週間行う，ランダム化比較試験を行った．その結果，肺点介入群では治療開始1週間目より平均0.5 kgの減少が，また2週目には平均1.3 kgの体重減少が認められ，対照群のそれぞれ0.0 kgと0.5 kgより減少度合いが大きかった．

また，治療前後で，血糖，遊離脂肪酸，ガストリン，セクレチンに有意な変化を認めなかったが，インスリンは肺点群で有意に減少した．さらに，食事摂取量，空腹感，満腹感は2群間に有意差がみられた，と報告している．

Shiraishi[5]らは，肥満でない健康ボランティア50例および若干肥満がみられる患者5例（計55例，平均年齢34.5歳，BMI 24.3〜27.5）に対し，両耳介の皮内にごく小さな鍼（0.15×2.0 mm）を入れ，体重と脂肪量を検討した．

その結果，耳鍼期間中に50例中35例（63.6%）の体重が減少し，11例（20.0%）は増加し，9例（16.4%）は変化がなかった．肥満患者は全例体重減少に至り，体重と脂肪量の減少には高い相関があった．CTとMRIの横断像も，これらの知

見を支持する結果であった．一方，体重減少のための偽鍼治療では，統計的に有意な効果はなかった．結論として，両耳の耳鍼療法は，若干の肥満と肥満のない症例の体重を減少させる，と報告している．

2．疲労感

> **ポイント**
> 1. 疲労を感じると，体がだるい，体が重い，何となく疲れやすい，息切れがする，動機がするなどの症状を呈する．
> 2. 疲労の原因は，心身両面の過労が考えられる．
> 3. 東洋医学的な疲労は，虚損や五労であり，気虚，脾虚，腎虚などの症状のひとつに含まれる．
> 4. 疲労の鍼灸治療は，筋緊張やこりなどの症状がある局所に行うか，気を補う経穴を選択して，灸を中心に行う．
> 5. 原因が明確でない疲労には，鍼灸が良い適応となる．

疲労感は，疲労を感じることである．日本人の6割が疲労を感じているといわれている．具体的には，体がだるい，体が重い，何となく疲れやすい，息切れがする，動悸がするなど，様々である．

また，疲労とは，心身へのストレスが一定期間与えられた結果，本人が自覚するか否かにかかわらず，心身の活動性が一時的に低下した状態であると考えることができる．心身の活動性の低下は，活動の質を低下させ，活動量も落ちてしまうことになる．この状態は，体を休めたいという「体からの休養の勧告」とでもいうべき状態であるから，体を休めることが必要である．

しかし，疲労があれば，誰でも疲労を感じるかというと，必ずしもそうではない．心身ともに疲労しているのに，疲労を感じることなく活動を続け，過労死してしまうといったことは，そのような最悪のケースであろう．また，休めば疲労は改善するかというと，病的状態に陥った疲労では休養だけで回復するのは難しい場合もある．そこに鍼灸など東洋医学が，疲労回復に果たす役割がある．

疲労は，身体的な疲れと精神的な疲れに分類される．身体的疲労は，さらに運動等労作によるものと，内科的な疾患などとの関連によるものが考えられる（表5-1）．

身体的疲労でも，スポーツなど自分が楽しい時間をすごした後の疲労感は快いものであるが，長時間労働などによる疲労感は不快に感じられる．これは，疲労感が身体的な疲労と精神的な疲労に分けられて，どちらかの疲労状態にあるといった単純な分類がしがたいことを意味している．同じ肉体的な疲労でも，精神状態や気持ちのもちようで，非常につらいと感じるか，さほどでもないと感じるかで異なることになる．

表 5-1　疲労の分類

1. 身体的疲労
    1) 運動など，肉体の労作による肉体（筋骨格系）の疲労
    2) 内科的問題などと関連する疲労
2. 精神的疲労

表 5-2　疲労の原因

1. 筋骨格の過度の使用
    1) 過度の運動（スポーツ，レジャーなどにおける過負荷）
    2) 長時間労働（仕事上の長時間座位や立位長時間の同一姿勢保持）
2. 内科的な疾患との関連
3. 精神の消耗
    1) 職場，家族，友人関係などのストレス（悩み，心配事など）
    2) 神経症やうつ病
4. その他
    1) 不眠
    2) 自律神経失調

【原因】　疲労の原因には，心身の過労を招くものすべてが含まれる（表5-2）．

現代は，コンピュータを使用するなど，長時間の座位で，目と頸部と上肢を酷使し，大脳を働かせ続ける作業が少なくない．いわゆる DVD 作業である．そのため，疲労感を「肩こり」として訴えることも多い．また，コーヒー，栄養ドリンク，飲酒など，疲労を一時的に軽減してくれるものも多種あるが，根本的な解決になっていない．

1) 東洋医学からみた疲労

東洋医学の古典には，疲労や倦怠そのものを単独で論じているものは多くない．しかし，虚損や五労などは，疲労と関連が深い分類と思われる．また，気虚，脾虚，腎虚の症状には，疲労や倦怠の概念に関係すると考えられる症状を多く含む．

(1) 虚損

七情や労倦（老傷），長期患いなどにより起こるものである．

七情は，怒・喜・思・悲・憂・恐・驚の 7 つの感情のことで，これらの過度の動きにより五臓が傷られることが疲労の原因となる．労倦は，七情の内傷，生活の不摂生，疲労などが原因で起こる倦怠感のことである．『素問』調経論篇，第六十二[6]には，「労倦するところあれば，形気衰少し，穀気盛ならず，上焦行らず，下脘通ぜず，胃気熱す．熱気胸中を燻ずる故に内熱する（過労すれば，元気がなくなり，飲食物から摂取した栄養の吸収が十分でなく，体幹の諸器官の働きが悪く，胃気が鬱屈して熱を生じ，胸中をいぶると，内熱が起こる）」とある．

(2) 五労

『素問』宣明五気篇,第二十三[7]には,過労を起こす5つの原因として五労をあげている.五労とは,久視,久臥,久坐,久立,久行である.すなわち,「久しく視れば血を傷り,久しく臥すれば気を傷り,久しく座せば肉を傷り,久しく立てば骨を傷り,久しく行けば筋を傷る,これを労の傷るところという」と,疲労の種類をあげている.

(3) 気虚

多くは臓腑の虚損,あるいは重病や久病(慢性病)などで,元気が損傷して起こる.顔面が青白い,肌痺(皮膚が疼痛したり,四肢痿弱など),めまい,耳鳴り,心悸,倦怠無力,動くと汗が出る,などの症状がある.

(4) 脾虚

脾気の虚.手足に力がなく,食欲不振,食後に腹が脹りやすい,めまい,倦怠感,顔色が黄色っぽいなどの症状を示す.

(5) 腎虚

腎気の不足.精神的な疲労,めまい,耳鳴り,健忘,遺精など.

2) 鍼灸治療

(1) 現代医学的な鍼灸治療

現代医学的には,疲労すると,その部に乳酸や老廃物などの疲労物質が停滞し,筋肉をはじめとして,心身の活動に支障をきたすと考えられる.したがって,その老廃物をスムースに排除するように血液循環を改善して疲労物質を取り除くことを治療の目的とする.

鍼灸治療は,筋緊張やこり,だるさなどのある部位に刺鍼や灸を行い,血行改善を図る.また,もし内臓器の問題があるために内臓―体性反射機転で,背腰部や下腿に緊張があると考えられる場合には,その緊張やこりなどに刺鍼をして,自律神経反射である体性―内臓反射を利用して,内臓の機能を改善し,全身状態を調える.

(2) 東洋医学的な鍼灸治療

東洋医学的な鍼灸治療は,脾気虚や腎虚などの治療が基本である.一般的に,倦怠,疲労感などのある状態のときは,鍼よりも灸の方が優れていると考えられており,治療は灸を中心に行うと良い.

元気を補い，脾胃の消化吸収力を高めるには，関元，気海，足三里，照海，三陰交，膏肓，中脘，建里などに灸治療を行う．気海丹田といわれる下腹部には，その人の元気のレベル，言い換えれば腎の機能状態が表現されると考えられている．下腹部は疲労の際には虚している（小腹不仁）ので，気海や関元に灸治療を行う．また，足三里，三陰交，中脘，建里など，消化吸収力を高めるツボを使って，脾胃の働きを促進する．照海は腎の機能を高め，膏肓は先天の気を補うことを目的とする．

3）疲労感に対する鍼灸治療の適・不適

内分泌性の疾患による疲労感や，C型肝炎などによる疲労感など，原疾患が明確な場合は，鍼灸治療よりもその治療が優先されるが，原疾患が明確でなく，労作や過労が原因と考えられる場合は鍼灸がよい適応となる．

4）疲労感に対する鍼灸治療のEBM

疲労感を主訴とする患者に対する鍼灸治療の効果については，まとまった論文は少ない．主訴が他の疾患で，いくつかの愁訴の中に疲労感が含まれ，その有効性を述べているものがあるのでそれらについて紹介する．

石神ら[8]は，PS（performance status）スコアにより疲労度4以上の慢性疲労症候群の患者8名（男3名，女5名，平均年齢41.3 ± 12.8歳）に，13経穴（中脘，期門，天枢，気海など）の鍼治療を行い，治療を行わなかった33症例と比較した（ただし，ランダム化比較試験ではない）．その結果，PSスコアによる疲労度は1例を除いて有意に低下した．また，$\gamma\delta$T細胞比率は，鍼治療前に比べて鍼治療後に有意に上昇した，と報告している．

沢崎ら[9]は，肉体労働者117名（男113名，女4名，平均年齢53.8歳 ± 6.4）の運動器症状改善のために鍼治療を行った．症状の改善度はNRS（numerical rating scale）を，心理的因子への影響はPOMS（profile of mood state）を用いて評価した．治療は，経絡テストで異常と判断された経絡上の経穴に，円皮鍼を原則週1回20カ所以内に，2カ月間行った．その結果，円皮鍼治療前後でPOMSテストのトータルスコアは有意に減少し，また，そのうちの「疲労」項目でも，治療前7.1 ± 5.2から治療後5.8 ± 4.9に減少したと報告している．

Tsayら[10]は，ルーチンで血液透析治療を受けている患者の疲労感や睡眠，うつに対する指圧と経皮的ツボ電気刺激療法（TEAS：transcutaneous electrical acupuncture point stimulation）の効果を比較した．106例の患者を指圧群，TEAS群，コントロール群にランダムに振り分け，指圧群，TEAS群は1カ月に週3回15分間の治療を受け，コントロール群は通常の透析治療のみを受けた．

疲労感の評価については，PFS（paper fatigue scale）を使用した．その結果，指圧群，TEAS群については，疲労感は有意に低下した．しかし，指圧群，TEAS群の2群間に差はなかったと報告している．

3．頭　痛

ポイント
1. 緊張型頭痛は，鍼灸の良い適応となる．
2. 片頭痛，群発頭痛は緩解期に予防的に鍼灸治療を行う．
3. 頭痛の成因は，高血圧，目の病気，副鼻腔の病気，また，脳腫瘍，髄膜炎，硬膜下血腫，くも膜下出血，側頭動脈炎，その他が考えられる．
4. 東洋医学的には，頭痛は外感性のものと内傷性のものに分類される．
5. 緊張型頭痛は，肩部のみでなく，肩甲上部・肩甲間部の筋群の筋緊張緩和が重要．
6. 頭痛の鍼灸治療は，局所と遠隔部の治療を組み合わせて行うとよい．

表5-3[14)]に日本頭痛学会の分類を示す（p104参照）．

緊張型頭痛，片頭痛，群発頭痛は，診断方法が同じであり，ともに一次性頭痛に分類される．特に，緊張型頭痛は肩こりなどに伴うもので，鍼灸の対象となる（表5-4）．これらは，数カ月から数年にわたり持続する慢性頭痛である．一方，数分から数時間で急性に発症する頭痛は，くも膜下出血，脳出血，髄膜炎，脳炎などがあり，二次性頭痛に分類される．また，その

表5-3　新国際頭痛分類（ICHD-Ⅱ，日本頭痛学会）

第1部：一次性頭痛
　1．片頭痛
　2．緊張型頭痛（TTH）
　3．群発頭痛および他の三叉神経・自律神経性頭痛
　4．その他の一次性頭痛
第2部：二次性頭痛
　5．頭頸部外傷による頭痛
　6．頭頸部血管障害による頭痛
　7．非血管性頭蓋内疾患による頭痛
　8．物質またはその離脱による頭痛
　9．感染症による頭痛
　10．ホメオスターシスの障害よる頭痛
　11．頭蓋骨，頸，目，耳，鼻，副鼻腔，歯，口あるいはその他の顔面・頭蓋の構成組織の障害に起因する頭痛あるいは顔面痛
　12．精神疾患による頭痛
第3部：頭部神経痛，中枢性・一次性顔面痛およびその他の頭痛
　13．頭部神経痛および中枢性顔面痛
　14．その他の頭痛，頭部神経痛，中枢性あるいは原発性顔面痛

表5-4 片頭痛，緊張型頭痛，群発頭痛，およびくも膜下出血の特徴

種類	特徴	随伴症状
緊張型頭痛（p104参照）	20～50歳代に多く，性差なし．ベルトで締めつけられるような痛み，圧迫感，頭重感が，側頭部，後頭部から頸部に生じる．痛みは数10分から1週間ほど，持続的に，毎日，続くことが多い．運動，光，音，においなどにより悪化することなく，吐き気や嘔吐も伴わない．痛みは，軽度から中等度程度である．	肩こり，頸部痛，悪心，めまい
片頭痛	10～40歳代の女性に多い．ズキズキする痛みが頭の片側だけに生じる．痛みは数時間から数日間ほど続く．運動，光，音，またはにおいによって悪化し，吐き気と嘔吐を伴う．痛みは，中等度から重度． 発作は長期にわたることが多いが，数カ月～数年の緩解期がある．発作の前に，気分の変化，食欲不振，吐き気などの症状が現れたり，通常の感覚に違和が生じたりする．	悪心，嘔吐，羞明，閃輝暗点あり
群発頭痛	20～40歳代の男性に多い．えぐるような，突き刺すような痛みが，特に眼窩部に生じ，前頭部，側頭部に広がる．10分から数時間ほど持続する．また，数カ月毎日続くことが多い． 群発頭痛は激痛のため，安静ができず，動き回って紛らわせようとする．頭痛発作は，発作期間と休止期間がはっきりしている．光，音，においによって悪化することはなく，吐き気や嘔吐も伴わない．	流涙，結膜充血，鼻閉，多汗
くも膜下出血	女性に多い．発作性に発症．数分から数時間で進行する急性発症の頭痛．頭を裂かれるような激痛が，広範囲に絶えず生じる．ときには眼の中や周囲に痛みが感じられ，まぶたが垂れ下がる．多くの人がこれまでに経験した中で最悪の痛みだったと述べている．	

　他に，数日から数週間で進行する亜急性頭痛には，脳腫瘍，慢性硬膜下血腫などがある．

　頭痛では，緊張型頭痛が最も多く，全体の約40%を占めるといわれている．片頭痛型の血管性頭痛が約15%である．

【成因】　頭痛の成因は，頭痛の種類により異なる．

　片頭痛の原因となる化学物質は，セロトニン（5-HT）を始めとして，ノルアドレナリン，ヒスタミン，ブラジキニンなどが考えられている．また，CSD（cortical spreading depression）説があり，CSDが脳表面を前方に移動して三叉神経の分枝の感覚野に達すると頭痛が起きると考えられている．その他，硬膜の神経に分布する硬膜由来のC線維（無髄線維）に何らかの刺激が加わると，サブスタンスPなどの血管作動性ペプチドが遊離し，炎症を起こして頭痛の引き金になるというものなどがある．

　緊張型頭痛は，ストレス，不安，無理な姿勢などによる頭頸部の筋の持続的収縮が挙げられる．また，群発頭痛は海綿静脈洞内での炎症に引き続き，動脈拡張が起こるために，周囲を圧迫し，自律神経症状および頭痛を引き起こすと考えられている．

1) 東洋医学からみた頭痛

頭痛は多くの疾患に伴って発症するが,『素問』風論篇, 第四十二[15])では, 脳風, 首風などと呼称されている. 脳風は頸背部の寒け, 脳戸穴の冷感と激痛がある症状をいう.

原因は風・寒・熱・湿などの外感と, 肝・脾・腎などの臓腑の虚損や飲食, 労倦などによる内傷であり, 外因と内因の両方が考えられる.

(1) 外感性頭痛

風・寒・熱・湿などの外邪の侵襲により, 頭部の経絡に邪気の停滞が起こっている状態であり, 実証である. 基本は風邪に冒されたことであるが, 寒・熱・湿の邪を伴うと, 風寒, 風熱, 風湿による頭痛となる.

(2) 内傷性頭痛

内臓疾患などに伴う頭痛. 肝陽の亢進や痰濁, 血瘀などが原因の実証と, 気血両虚や腎虚などが原因の虚証がある.

2) 鍼灸治療

(1) 現代医学的な頭痛の鍼灸治療

山口ら[16)]が指摘するように, 緊張型頭痛の場合,「頭痛の発症機序は, 頭部の筋群よりも後頸部や肩甲上部・肩甲間部の筋群の過緊張が重要な役割を果たして」いて, その部の筋緊張の緩解が, その部の循環動態を改善することで頭痛の軽減につながると考えられる. そのため, 鍼灸治療は, 後頸部では僧帽筋や頭半棘筋部（天柱）, 頭板状筋の停止部（完骨）, 僧帽筋上部線維部（肩井）, 肩甲間部（膏肓や膀胱経 1 行線の経穴）, その他, 板状筋部（風池）, 肩甲挙筋部や肩甲骨上角部（肩外兪や天髎）に刺鍼する. また, 片頭痛や群発頭痛に対する鍼灸治療は, それらの頭痛の発症が側頭部に多いことから, 頭維, 頷厭, 懸顱, 懸釐, 角孫, 率谷などの経穴, また傍三叉神経刺鍼を目的として, 上関（客主人）や下関を選択する.

(2) 東洋医学的な頭痛の鍼灸治療

a 外感性頭痛

外感性頭痛は, 一般的には発症が急で, 痛みも強く, その性質は引きつった痛みやズキズキする痛み, 焼けるような痛み, 腫れたような痛み, 重い痛み, 持続性の痛みなどとされる. 外邪の除去と痛みの抑制の目的で, 痛みや反応のある局

所，あるいは関連経絡の末梢部の経穴へ鍼灸治療を行う．

たとえば，頭痛と同時に後頸部や背部も痛み，寒けがしたり，悪風があるなどの症状である風寒型頭痛の場合は，頭頂部の痛みに対しては，百会，通天など，前頭部の痛みには上星，頭維など，後頭部の痛みには後頂，天柱など，側頭部の痛みには，率谷，曲鬢などの局所のみならず，行間，隠白，侠渓，通谷などの関連経絡上の遠隔部の経穴の選択も行う．

b 内傷性頭痛

内傷性頭痛の痛みは，一般的に発病が緩慢で，長期にわたるものが多く，痛みの性質は，持続的な鈍痛，ぼんやりした痛み，つかみ所のない痛みなどが多い．

治療法は，原則的には虚証の場合が多いので，虚を補う治療が原則となる．主に関連する臓腑は，肝・脾・腎である．したがって，どの臓腑が虚であるかに従い，局所以外では，太衝，太渓，足三里，陰陵泉，三陰交，関元，腎兪などから，また頭部も，懸顱，頷厭，百会，上星，太陽などから選穴する．

3）鍼灸治療の適・不適

緊張型頭痛に対しては，頸肩背部で緊張している筋を目標に治療することで，比較的高い効果をあげ得るので，鍼灸はよい適応と考えられる．また，片頭痛や群発頭痛は，症状が出現してからの鍼灸治療では改善がスムーズではないことから，発作の時期より緩解期に予防的な目的で治療を行う方が有効と考えられている．

また，緑内障による眼圧亢進などの目の疾患，蓄膿症などの副鼻腔の疾患，脳腫瘍やくも膜下出血などの脳内の疾患により発症する頭痛は，鍼灸の対象外であり，原因疾患の治療を優先するべきであろう．

4）頭痛に対する鍼灸治療のEBM

山口ら[17]は，緊張型頭痛患者86例（男性22例，女性64例，平均年齢53.6歳）に対して後頸部や側頸部，肩甲上部の筋緊張緩和を目的にそれらの部の経穴に鍼治療を行った．合併した症状は，肩こり62例，眩暈と上肢痛は11例ずつ，頸部痛と腰痛はそれぞれ5例ずつであった．自覚症状と他覚所見を総合した鍼治療の効果は，著効17例，有効39例，やや有効14例，不変7例，増悪1例，不明8例で，有効以上は65.1%であった．有効率は肩こりの改善率と正の相関を認めたが，罹病期間，鍼治療回数，鍼治療期間とは相関がなかった，と報告している．

Melchartら[18]は，緊張型頭痛のある患者に対する鍼の効果を，微鍼群および刺鍼なし群と比較した．ドイツの28施設の外来で，多施設間ランダム化比較試験を行った．対象は，270名（女性が74％，平均年齢43歳）で，散発的，あるいは慢性的な緊張型の頭痛患者であった．介入は，鍼，微鍼（非経穴部への皮内

鍼），または，無刺激であった．鍼と微鍼は，8週間に1人12セッションから構成されていた．割り振り前4週間と割り振り後9～12週間の頭痛の日数の差を日誌につけてもらった．その結果，割り振り前後の差は，微鍼群が6.6日（±6.0），対照群が1.5日（±3.7）に対して，鍼群は7.2日（±6.5）であった．鍼群と微鍼群では差はないが，鍼群と対照群では有意差（p＜0.1％）があったと，報告した．

　　また，ドイツのこのグループ（補完医療研究センターの第二内科）のLindeら[19]は，上記の緊張型頭痛と同様の方法で，306例の片頭痛患者（平均年齢43歳±11）についても18の外来施設で多施設間ランダム化比較試験を行った．片頭痛は中程度か激しい頭痛であった．その結果，鍼群は片頭痛の改善に関しては，微鍼群と効果の差はなく，鍼群と対照群の双方が対照群に比して有意に効果があった，と報告した．

4．便通障害

> **ポイント**
> 1. 便通障害は，便秘，下痢，過敏性腸症候群，便失禁，鼓脹をいう．
> 2. 食事内容，ストレス，服薬，病気，生活習慣などの影響を受けて便秘が発症する．
> 3. 便秘には，器質性便秘と機能性便秘とがある．
> 4. 機能性便秘の主な原因は，自律神経失調である．
> 5. 下痢は，東洋医学的には泄瀉といい，急性下痢と慢性下痢に分けられる．
> 6. 便秘は，東洋医学的には陰結と陽結がある．また，熱秘，気秘，虚秘，冷秘などの証に分類される．

　便通障害とは，主に大腸を便が通過して肛門から排泄されるまでに，便秘や下痢，あるいは便秘と下痢の繰り返しなどが起きている状態のことである．

　通常，摂取した飲食物は胃の中で2時間くらい止まり，その後小腸に移動し消化吸収される．さらに大腸に移動し，摂取してから24～48時間くらいで体外に排泄される．

　しかし，腸の働きは人によって異なり，また，体調によっても影響を受ける．たとえば，摂取する食事の内容，精神的なストレス，服薬の種類，罹患している病気，さらには社会的・文化的習慣などの違いにより，腸は過敏になったり，機能が低下したりする．

【成　因】便通障害に含まれる疾患には，便秘，下痢，過敏性腸症候群，便失禁，鼓脹などがある．

① **便　秘**：特別の疾患がなく，3日以上便通のないものをいう．しかし，毎日排便していても，量が少なく，便が硬く，排便に苦痛を伴う場合も便秘といえる．

　　便秘は器質性便秘と機能性便秘に分けられるが，便秘の多くは機能性便秘である．器質

性便秘は，何らかの器質的病変に起因するものをいう．原因としては，直腸癌や子宮筋腫などによる圧迫など，直腸およびその隣接器官の器質的病変に起因するもの，慢性腸カタル・髄膜炎などによる炎症など，大腸の障害により腸管が狭くなったものなどがある．機能性便秘は，旅行や転居などの急激な環境変化，食事内容の急変などにより生じるもので，痙攣性便秘，弛緩性便秘，直腸性便秘に分けられる．いずれも自律神経機能，とくに副交感神経の働きと密接な関係がある．痙攣性便秘は副交感神経亢進，弛緩性便秘は副交感神経抑制，直腸性便秘は排便反射減退である．

② 下　痢：発生機序から浸透圧性下痢，滲出性下痢，分泌性下痢，腸管運動異常による下痢などがある．また，発症の仕方により，急性下痢（感染性腸炎，虚血性腸炎など感染性のものや，薬剤性のものが多い）と慢性下痢（潰瘍性大腸炎，慢性膵炎，過敏性腸症候群などの非感染性のものが多い）に分けられる．

③ 過敏性腸症候群：過敏性腸症候群の項（p106参照）．

④ 便失禁：精神障害や脊髄損傷の患者，外傷によって外陰神経や外肛門括約筋の損傷を受けた患者などで認められる有形性の便の失禁である．

⑤ 鼓　脹：消化管内にガスが充満している状態である．

1）東洋医学からみた便通障害

東洋医学では，便通障害として下痢と便秘に関して記述されている．その他の便通障害もこの両者を応用して考えることができる．

（1）下痢

下痢は，東洋医学では泄瀉という．急性泄瀉と慢性泄瀉に分けられる．

a　急性の泄瀉
① **外感病による泄瀉**：寒・湿・暑・熱の外邪による泄瀉．
② **不摂生な飲食による泄瀉**：暴飲暴食，脂っこいもの，生もの，冷たいもの，不衛生なものの摂取による脾胃の損傷による泄瀉

b　慢性の泄瀉
① **脾胃の慢性的な虚による泄瀉**：慢性的な脾胃の虚弱状態があり，水穀（飲食物）の腐熟（消化吸収）がうまくできないことにより生じる泄瀉
② **脾胃の虚のときにストレスが強く影響した泄瀉**：脾胃の虚の状態のときに，精神的な問題や激しい情動により発生した泄瀉
③ **腎虚による泄瀉**：老化や慢性病などによる脾胃の働きの低下に起因する泄瀉

(2) 便秘

便秘は，大便難，大便不利，大便不通や秘結[20]などという．

気虚による腸の機能低下や，陰虚による便結のために便秘になったものは「陰結」と総称する．一方，実熱や邪熱，気滞による便秘は「陽結」と総称する．

実秘，虚秘，気秘，風秘，痰秘，冷秘，熱秘の病証がある[21]．

2) 鍼灸治療

(1) 現代医学的な鍼灸治療

器質性便秘は，大腸の狭窄，腫瘍等の圧迫により発症するもので，鍼灸治療の適応外となる．機能性便秘が治療対象となる．機能性便秘は，先に述べたように自律神経機能，とくに副交感神経の働きと密接な関係がある．痙攣性便秘と弛緩性便秘は副交感神経の機能亢進または減退であり，直腸性便秘は排便反射減退であるので，主に交感神経機能の異常である．そこで，治療の目標は，副交感神経と交感神経の機能異常を調整する鍼灸治療を行うことになる．

腹腰部では，中脘，天枢，腹結，三焦兪，大腸兪，小腸兪，その他は，上巨虚，三陰交，地機，神門などから選穴する．

(2) 東洋医学的な鍼灸治療

東洋医学的な鍼灸治療は，証をたてて経脈の虚実に従った治療が行われる．また，中医学的には先に挙げた便秘の証に従う治療が行われる[22]（表5-5）．

a 熱秘

辛い食べ物の偏食や熱病により，津液を損傷した場合の便秘．腹部の膨満感，身熱，口臭，心煩，口渇などがある．舌苔黄燥，滑脈．

b 気秘

精神的なストレスや長時間の座位などにより気機がうっ滞し，腸の伝導が悪くなって発症．腹部膨満感，噯気，口苦．

表5-5 便秘の鍼灸治療穴（証に応じた選穴）

基本穴	天枢，上巨虚，足三里
●その他，証に応じて，以下のような選穴が行われる	
証	選穴
熱秘	曲池，合谷，内庭
気秘	行間，気海，陽陵泉
虚秘	脾兪，胃兪，大腸兪，関元，三陰交
冷秘	気海，腎兪，関元

c 虚秘

長患いや産後のために気血が回復しないと，気虚や血虚のために便秘が起こる．排便困難，便は硬く兎糞状，倦怠感，脱肛，眩暈，舌苔薄，脈虚．

d 冷秘

虚弱体質，高齢者で，陽気が虚すと温煦機能が低下して陰寒が凝結し，排便困難となる．腹部，四肢，腰膝の冷え，夜間頻尿．舌苔白，脈沈遅．

3) 鍼灸治療の適・不適

大腸の狭窄や腫瘍等の圧迫等により発症する器質的便秘では，鍼灸治療は適応外となるが，機能的便秘は良い対象となる．

急性の下痢が72時間以上継続する場合（血が混じっている場合はそれより早く），医師の診察を勧める．下痢が重症ではなく，1週間も続くこともなく，同様の症状を呈する人は周囲にいない場合，食事の変化が原因なのか，発熱・疼痛・発疹などの症状があるかなどを考慮しつつ，慎重に対応すれば鍼灸治療の対象となる．

4) 便通障害に対するEBM

根本[23]は，機能的な便秘症と診断された17症例を対象に鍼治療を行った．便秘とそれに伴う不定愁訴に対する有効率は，それぞれ58.8%，58.0%であった．また，腹部のサーモ像が改善したことから，鍼治療は，自律神経機能を安定させる傾向にあった，と考察した．向野[24]は，機能性便秘である兎糞便患者20例と非兎糞便患者17例，さらに副交感神経遮断剤で便秘が改善した7例の兎糞便患者に，それぞれ耳の肺点に2週間円皮鍼を留置し，便通の変化を調べた．その結果，兎糞患者20例中18例（90.0%），非兎糞患者17例中6例（35.3%），副交感遮断改善兎糞患者7例（85.8%）に改善を認めた，と報告した．

Forbesら[25]は，過敏性腸症候群（IBS：irritable bowel syndrome）がある60例の患者を選び，鍼治療と偽鍼の治療効果を検討するために一重盲検試験を行い，13週後に評価した．鍼治療群も偽鍼群も，13週間の前後で両群とも有意に減少した．しかし，2群間に有意差はなかった．また，他の項目も有意差のあるものはなかった．

Firemanら[26]は，1年以上IBSの症状があるRome基準に適合した25名を最終人数とし，鍼は合谷に，偽鍼を崑崙に行った．患者はどちらかのグループに無作為に分けられた．その結果，症状全体と腹痛に対する最初の鍼の効果は明確で，有意な改善であった．

参考文献

1) 『素問』通評虚実論篇, 第二十八.
2) 『金匱要略』第七五条. 血痺, 虚労病の脉象・證候とその治療法第六, 東京, 中国漢方, 1993, p105.
3) 小島孝明, 尾上球子, 櫻井康司, 白石武昌：単純性肥満症モデルとしての食事性肥満ラットに対する耳介鍼刺激による減量効果はエネルギー代謝改善による. 肥満研究, 9(1)：51-7, 2003.
4) 向野義人：肥満の耳針療法. 全日本鍼灸学会誌, 31(1)：67-74, 1981.
5) Shiraishi T, Onoe M, et al.：Effects of auricular acupuncture stimulation on body weight in healthy volunteers and mildly obese patients. *Exp Biol Med* (Maywood), 228(10)：1201-7, 2003.
6) 『素問』調経論篇, 第六十二.
7) 『素問』宣明五気篇, 第二十三.
8) 石神龍代, 黒野保三・他：慢性疲労症候群に対する鍼治療の検討. 全日本鍼灸学会誌, 44(3)：238-243, 1994.
9) 沢崎健太, 木下藤寿・他：企業内労働者に於ける運動器症状への鍼治療の効果と医療費との関連性に関する検討. 全日本鍼灸学会誌, 51(4)：492-499, 2001.
10) Tsay SL, Cho YC, Chen ML：Acupuncture and Transcutaneous Eletrical Acupoint Stimulation in improving fatigue, sleep quality and depression in hemodialysis patients. *Am J Chin Med*, 32(3)：407-16, 2004.
11) The Ad Hoc Committee on Classification of Headache：Classification of headache. *Arch Neural*, 6：137-76, 1962.
12) Headache Classification Committee of the International Headache Society：Classification and diagnostic criteria for headache disorders, cranial neuralgias and facial pain. *Headache*, 8 (Suppl 7)：1-96, 1988.
13) Headache Classification Subcommittee of the International Headache Society：The International Classification of Headache Disorders；2nd Edition. *Cephalalgia*, 24 (supppl 1)：1-160, 2004.
14) 日本頭痛学会・新国際分類普及委員会：国際頭痛分類第2版. 日本頭痛学会雑誌, 31：1-188, 2004.
15) 『黄帝内経素問』風論篇, 第四十二.
16) 山口智, 松尾寛, 小俣浩・他：東洋医学診療で取り扱う頭痛患者のサーモグラム. *Biomedical Thermology*, 8(1)：185-187, 1984.
17) 山口智, 小俣浩, 新井千枝子・他：緊張型頭痛患者のハリ治療効果　特に他科より診療依頼があった患者について. 日本頭痛学会雑誌, 31(2)：126-128, 2004.
18) Melchart D, Streng A, Hoppe A, et al.：Acupuncture in patients with tension-type headache：randomized controlled trial. *BMJ*, 331(7513)：376-382, 2005.
19) Linde K, Streng A, Jurgens S, et al.：Acupuncture for patients with migraine：randomized controlled trial. *JAMA*, 293(17)：2118-2125, 2005.
20) 古今医統, 徐春甫 (1520-1596), 明代.
21) 創医会学術部・編：漢方用語大辞典. 東京, 燎原, 1984, p1126.
22) 針灸学[臨床編]. 東洋学術出版社, 千葉, 1993, pp170-174.
23) 根本宏三, 水上守, 杉本光以・他：便秘症に対する鍼治療の臨床効果. 全日本鍼灸学会誌, 37(4)：300-305, 1987.
24) 向野義人, 荒川規矩男：機能性便秘に及ぼす耳針の効果と機序. 全日本鍼灸学会誌, 34(3-4)：207-210, 1985.
25) Forbes A, Jackson S, Waiter C, et al.：Acupuncture for irritable bowel syndrome：A blinded placebo-controlled trial, *World J Gastroenteril*, 11(26)：4040-4044, 2005.

26) Fireman Z, Segal A, et al.：Acupuncture treatment for irritable bowel syndrome. A double-blind controlled study. *Digestion*, 64（2）：100-103, 2001.

第2節　性成熟期のマイナートラブル

1．月経痛

> **ポイント**
> 1. 月経痛とは，月経期間中に月経に随伴して起こる下腹痛，腰痛のことを指すが，一般的には月経困難症と同義に用いられている．
> 2. 月経痛の主要疾患は，月経困難症である．
> 3. 東洋医学では，月経痛を「痛経」，あるいは「経行腹痛」といい，月経に伴う小腹部や腰部の疼痛のことを指す．
> 4. 代表的な痛経の病証として，①寒湿による痛経，②肝鬱による痛経，③肝腎虚損による痛経が挙げられる．
> 5. 現代西洋医学的な鍼灸治療では，主として痛みにはゲートコントロール説の観点からアプローチし，第11，12胸髄，および第1，2腰髄のデルマトーム上の反応点を治療点（例：脾兪，胃兪，三焦兪，腎兪，意舎，胃倉，志室など）とする．
> 6. 東洋医学的な鍼灸治療は，随証療法とする．
> 7. 器質的な月経困難症には，基礎疾患の治療に鎮痛および全身調整を目的とした鍼灸治療を併用する．

　月経痛（algomenorrhea）とは，月経期間中に月経に随伴して起こる下腹痛，腰痛のことを指す．一般的には，月経困難症と同義に用いられている（月経困難症はp116を参照）．
【成　因】　月経痛の主要疾患である月経困難症は，機能性月経困難症と器質性月経困難症とに分類されている．したがって，月経痛の診察にあたっては，機能性月経困難症と器質性月経困難症との鑑別が重要である．

　成因については，機能性月経困難症ではプロスタグランジン説が有力である（p117参照）．一方，器質性月経困難症の成因は，その基礎疾患（子宮内膜症，子宮腺筋症，子宮筋腫，子宮頸管狭窄，骨盤内癒着，子宮奇形などの器質的病変）による．

　なお，子宮などの女性生殖器や骨盤からの痛みを伝える神経線維は，皮膚の痛覚神経線維と同様にAδ線維とC線維である．子宮体，卵管内側部，子宮頸および腟上部からの痛覚神経線維は交感神経（下腹神経）と走行をともにして第11，12胸髄および第1腰髄後根を通って脊髄に入るとされている（図5-1）．子宮を出たものは，下下腹神経叢，下腹神経，上下腹神経叢，腰部および下胸部交感神経幹を通る．また，第1，2腰神経の後枝を出る神経は上殿皮神経と

なって，腰部に分布する．上殿皮神経の分布領域である腰部に内臓疾患の関連痛としての腰痛が生じるが，最も多いのが婦人科疾患で，中でも月経困難症が最も多い．子宮後屈症，子宮脱，卵管炎，子宮頸部癌なども腰痛の原因になる．

1) 東洋医学からみた月経痛

月経痛を「痛経」，あるいは「経行腹痛」といい，月経に伴う小腹部や腰部の疼痛を指す．

痛経の根本的な原因は，「不通則痛」(通ぜざれば則ち痛む)，すなわち気血の運行が円滑に行われないことによると考えられている．したがって，経血(月経血のこと)が阻滞することなく円滑に流出していれば痛経は発生することはないが，様々な原因(気滞や寒邪の侵襲，陽虚など)で経血の流出が阻滞したりすると痛経が発症する．

以下に代表的な痛経の病証として，①寒湿による痛経，②肝鬱による痛経，③肝腎虚損による痛経を挙げる．

(1) 肝鬱による痛経

情緒の変動により肝気が鬱結（うっけつ）して気滞を生じると，経血が停滞して胞宮を阻滞

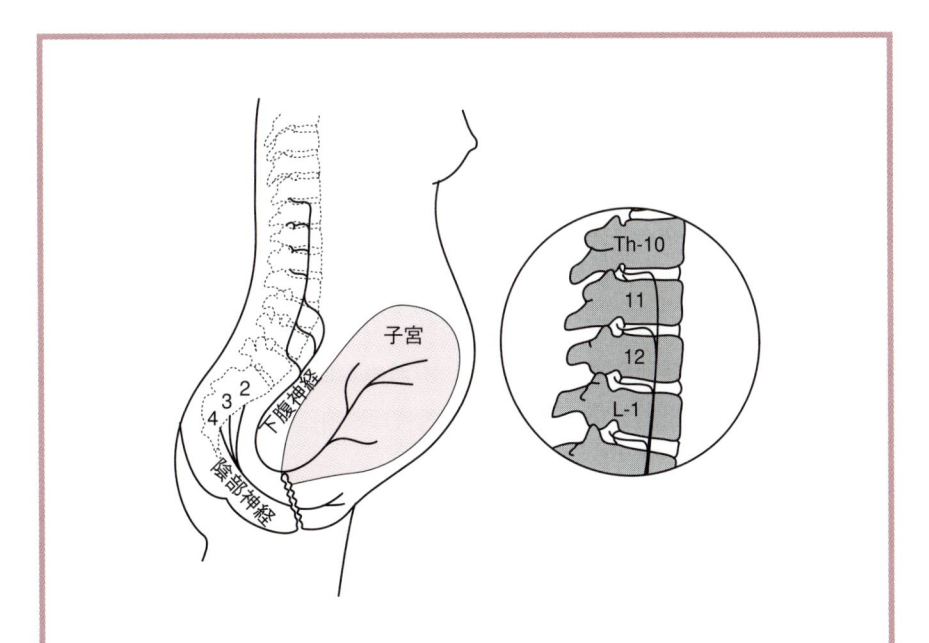

図5-1 子宮の痛みを伝える末梢神経(Bonica, 1984による)

Bonicaが子宮頸部，子宮体および付属器からの痛覚神経線維は，すべて交感神経(下腹神経)と走行を共にして第11, 12胸髄および第1腰髄後根を通って脊髄に入ることを明らかにした．

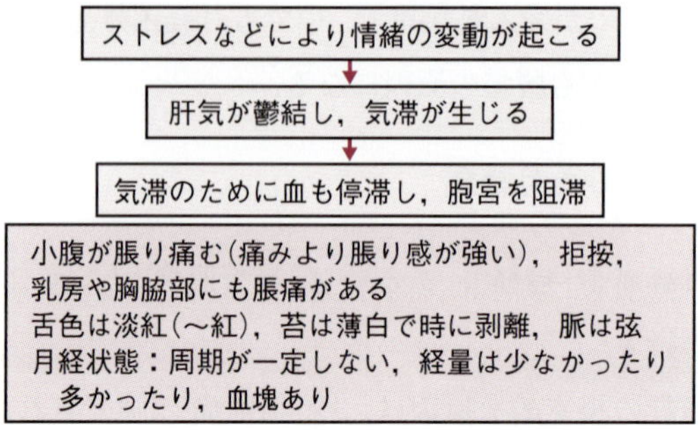

```
┌─────────────────────────────────┐
│  ストレスなどにより情緒の変動が起こる  │
└─────────────────────────────────┘
              ↓
┌─────────────────────────────────┐
│    肝気が鬱結し，気滞が生じる      │
└─────────────────────────────────┘
              ↓
┌─────────────────────────────────┐
│  気滞のために血も停滞し，胞宮を阻滞  │
└─────────────────────────────────┘
┌─────────────────────────────────────────┐
│ 小腹が脹り痛む(痛みより脹り感が強い)，拒按， │
│ 乳房や胸脇部にも脹痛がある                 │
│ 舌色は淡紅(〜紅)，苔は薄白で時に剥離，脈は弦 │
│ 月経状態:周期が一定しない，経量は少なかったり │
│         多かったり，血塊あり               │
└─────────────────────────────────────────┘
```

図5-2　肝鬱による痛経

する．そうなると痛経が発症する(図5-2)．

症状としては，①小腹の脹痛(痛みにより脹りが強い)，②拒按，③月経がスムースに来潮しない，④経量は少ない，⑤血塊が混在，⑥胸脇部や乳房の脹痛，⑦舌質暗または瘀斑，⑧舌苔薄白(時に剥離)，⑨脈沈弦，等を呈する．

(2) 寒湿による痛経

月経期に体を冷やすことによって発症するもので，たとえば雨に濡れて体を冷やしたり，水泳をして体を冷やしたりすると発症する．また，湿気の多い所に住んでいるなどの環境にもよる．さらに生ものや冷たい飲食物の摂取も原因となる．このように，体を冷やすと体内に寒湿が生じ，それが下焦を傷害して胞宮に侵入する．そうなると寒湿により経血が凝滞し，胞宮への運行が悪くなり，痛経が発症する(図5-3)．

症状としては，①小腹の冷痛，②拒按(圧迫すると痛みが増悪)，③時に激しい痛みが背腰部まで達する，④温めると痛みは軽減，⑤経量は少ない，⑥経色は暗紫色，⑦血塊が混在，⑧舌苔は薄白，⑨脈沈緊，等を呈する．

(3) 肝腎虚損による痛経

先天的に虚弱で肝腎が虚衰していたり，房事過多によって肝腎虚損になると衝脈・任脈の精血が不足するため，胞脈の滋養が悪くなり痛経が発症する(図5-4)．

症状は，①小腹の隠痛(しくしくと痛む)，②喜按(圧迫すると痛みが軽減)，③経色は淡色，④経質は清希，⑤腰背部のだるさ・痛み，⑤頭暈，⑥耳鳴り，⑦顔面蒼白，⑧精神倦怠，⑨舌質淡白，⑩脈沈細，等を呈する．

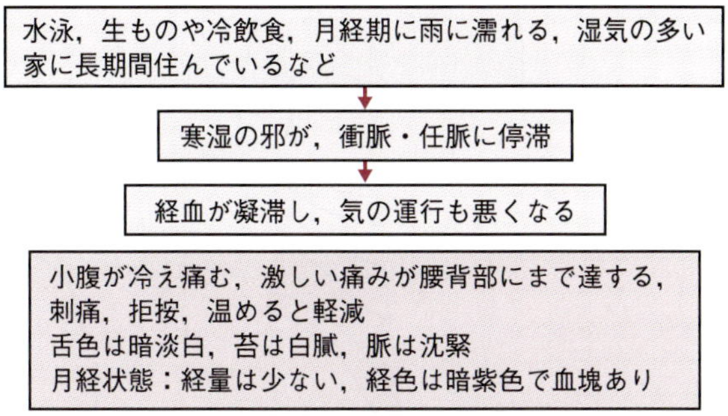

```
┌─────────────────────────────────────────────┐
│  水泳，生ものや冷飲食，月経期に雨に濡れる，湿気の多い │
│  家に長期間住んでいるなど                        │
│              ↓                              │
│  寒湿の邪が，衝脈・任脈に停滞                     │
│              ↓                              │
│  経血が凝滞し，気の運行も悪くなる                  │
│              ↓                              │
│  小腹が冷え痛む，激しい痛みが腰背部にまで達する，    │
│  刺痛，拒按，温めると軽減                        │
│  舌色は暗淡白，苔は白膩，脈は沈緊                 │
│  月経状態：経量は少ない，経色は暗紫色で血塊あり      │
└─────────────────────────────────────────────┘
```

図5-3 寒湿による痛経

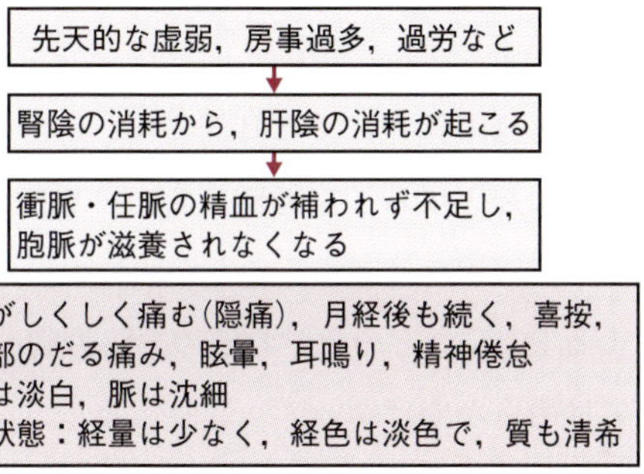

```
┌─────────────────────────────────────────────┐
│  先天的な虚弱，房事過多，過労など                  │
│              ↓                              │
│  腎陰の消耗から，肝陰の消耗が起こる               │
│              ↓                              │
│  衝脈・任脈の精血が補われず不足し，              │
│  胞脈が滋養されなくなる                         │
│              ↓                              │
│  小腹がしくしく痛む（隠痛），月経後も続く，喜按，   │
│  腰背部のだる痛み，眩暈，耳鳴り，精神倦怠          │
│  舌色は淡白，脈は沈細                          │
│  月経状態：経量は少なく，経色は淡色で，質も清希     │
└─────────────────────────────────────────────┘
```

図5-4 肝腎虚損による痛経

2）鍼灸治療

(1) 現代医学的な鍼灸治療

月経痛に対しては疼痛管理の観点から鍼灸治療が行われる．女性生殖器や骨盤からの痛みを伝える神経線維は，皮膚の痛覚神経線維と同様に $A\delta$ 線維と C 線維であり，子宮の痛みは主として交感神経（下腹神経）と走行をともにして，図5-1のとおり，第11，12胸髄および第1腰髄後根を通って脊髄に入るとされている．したがって，鎮痛効果を得るには，ゲートコントロール説の観点からアプローチし，第11，12胸髄および第1，2腰髄のデルマトーム上の反応点を治療点（例：脾兪，胃兪，三焦兪，腎兪，意舎，胃倉，志室など）とする（図5-5）．

鍼治療は，治療点に対して得気を得た後に15分間程度置鍼する．その際，冷えなどがある場合，遠赤外線などの温熱療法と併用し，背腰部を照射する．鍼通電刺激あるいは TENS では 50～100 Hz の高頻度刺激とし，心地よい強度で通電を行う．

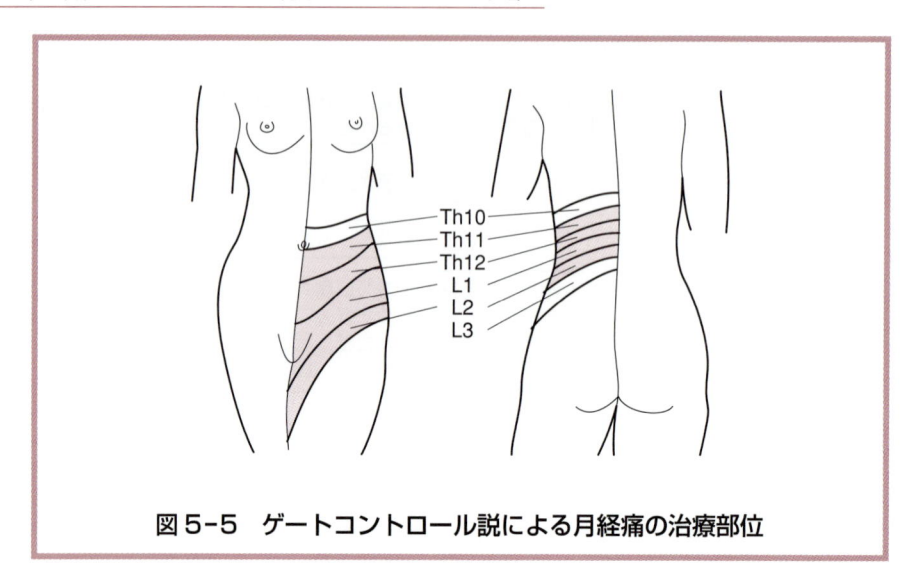

図5-5 ゲートコントロール説による月経痛の治療部位

なお，月経困難症による月経痛は，PGF_{2a}などの化学物質による過剰子宮収縮と，それに起因する子宮循環障害との悪循環によるものとされていることから，過剰な子宮収縮を抑制することが治療の根本と考えられるが，今のところ鍼灸治療によるPGF_{2a}などの化学物質の分泌抑制，あるいは子宮収縮の抑制への効果については明らかではない．

(2) 東洋医学的な鍼灸治療

東洋医学的な治療は，弁証に基づいた鍼灸治療とする．以下に，各弁証に対する鍼灸治療について要点を記す．

a 肝鬱による痛経

治則は，疏肝理気（肝気の鬱滞を解消して気の作用を高める）・活血化瘀（血瘀を改善し，血の流れをよくする）である．すなわち，肝鬱による気滞を解消して気血の流れを円滑にする．

参考例：合谷・百会，太衝，三陰交・血海・膈兪，帰来・次髎などを用いる（図5-6）．

b 寒湿による痛経

治則は，温経散寒（冷えを改善して経気の流れをよくする）・理気行（気がよく流れて作用を発揮しやすくする）とし，衝脈・任脈の働きを調え，温通（気がよく通って組織を温める）をはかる．

参考例：中極，関元，命門，腎兪，水道，三陰交・血海・膈兪，帰来・次髎などを用いる（図5-6）．

c 肝腎虚損による痛経

治則は補益肝腎（肝腎を補う）・理気止痛（気を通して痛みを止める）とし，肝腎を補い，衝脈・任脈の働きを調える．

参考例：関元，照海，腎兪，肝兪，三陰交・血海・膈兪（瀉法），帰来・次髎，足三里などを用いる（図5-6）．

(3) 皮内鍼による予防的治療

月経痛の発症を予防するには，三陰交への皮内鍼療法が効果的との報告がある．遠藤らは3周期まで経過が終えた20例の月経困難症を対象に，三陰交の皮内鍼による月経困難症の予防効果を検討したところ，3周期目では，不変・悪化3名，やや有効6名，有効9名，著効2名となり，三陰交への皮内鍼には予防的効果があることが示唆されたと報告している（治療前の痛みを100％，やや有効は75～51％，有効は50～26％，著効は25～0％，不変は100～76％）．なお，

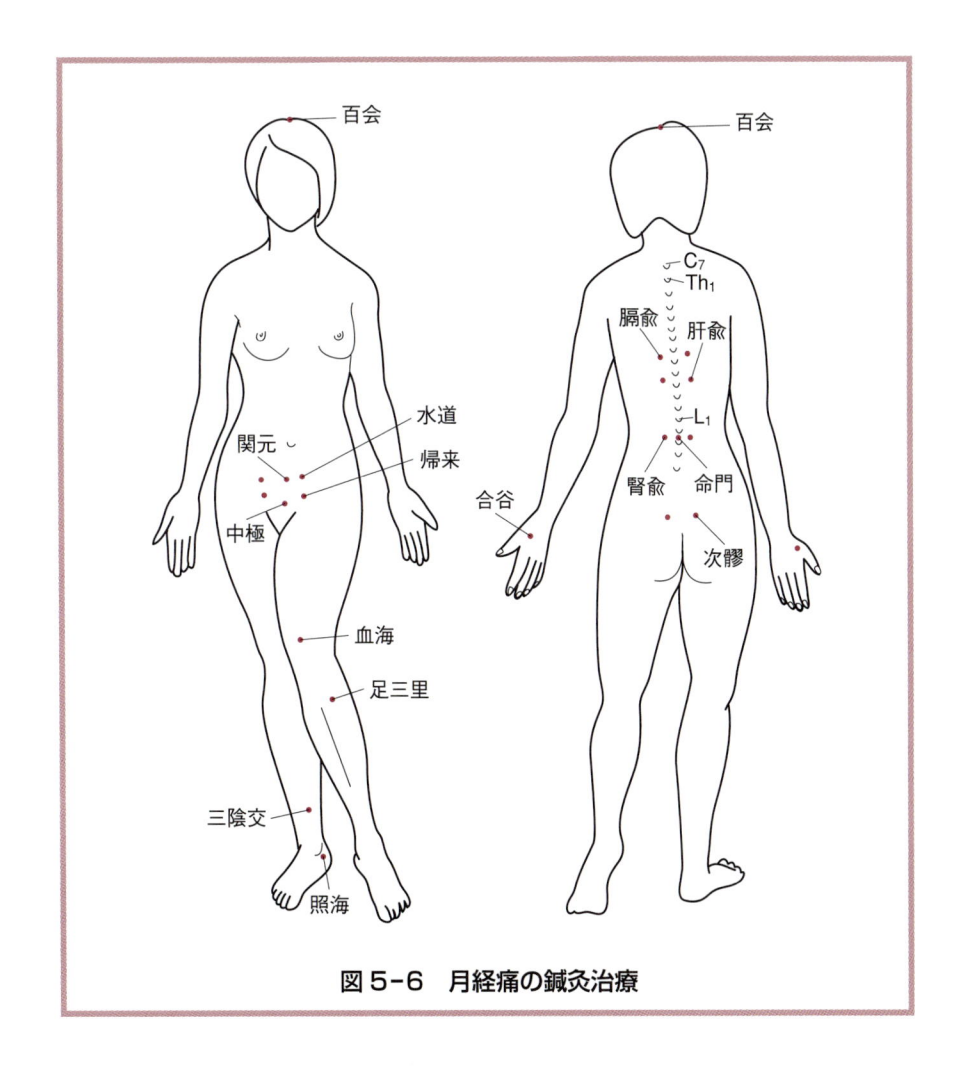

図5-6 月経痛の鍼灸治療

皮内鍼法は月経開始前の1週間前から行い，月経終了時まで継続する．

3）鍼灸治療の適・不適

基本的には，機能性月経困難症による月経痛が治療対象となる．したがって，子宮内膜症，子宮腺筋症，子宮筋腫，子宮頸管狭窄，骨盤内癒着，子宮奇形などの器質的病変に起因する月経痛（器質的月経困難症）は不適である．

実地臨床では，機能性と器質性を推定鑑別し，器質性月経困難症が疑われる場合，あるいは月経痛に帯下，不正性器出血などを伴う場合は専門医の受診を勧める．また，発症時は機能性月経困難症であっても，長期間にわたり治療せず放置している場合にも専門医の受診を勧める．機能性月経困難症であっても，長期間にわたり治療せず放置しておくと，月経血の逆流によるチョコレート嚢胞や子宮内膜症を続発させる可能性がある．なお，器質性月経困難症であっても，専門医との連携をはかり，月経痛の疼痛緩和および体調を調えるために鍼灸治療を行うことは可能である．

4）月経痛に対するEBM

澤田らは，弁証施治の立場から肝脾不和の月経困難症1症例に対し，鍼治療（内関，公孫，行間への10分間の置鍼，週1回，6カ月間）を行ったところ，月経時のボルタレン座薬6個が1個に減少，月経障害指数も115点が25点に減少したとし，鍼治療は有効であったと報告した．

またJoseph Helmsは，本当の鍼治療（太渓，公孫，気衝，曲骨，関元，内関の置鍼30分間）とプラセボ鍼治療（上下肢の外側で経絡をはずした部位で左右12本の置鍼30分間）について，月経3サイクルの間でクロスオーバデザインにより比較検討した．鍼治療は週1回（出血中を除く）とした．その結果，ペインスコアについては本当の鍼治療では治療前147.09 ± 38.16，治療中32.10 ± 7.31，治療後27.23 ± 4.86，プラセボの鍼治療では，治療前155.46 ± 40.51，治療中102.88 ± 27.54，治療後92.13 ± 28.78であり，本当の鍼治療が有効であったと報告した．

2. 月経周期の異常

> **ポイント**
> 1. 月経周期の異常は，月経異常のひとつである．
> 2. 月経周期の異常には，無月経，希発月経，頻発月経，無排卵周期症がある．
> 3. 東洋医学では無月経を経閉といい，代表的な病証として，①腎気虚の経閉，②気血両虚（あるいは血虚証）の経閉，③気滞血瘀の経閉，④痰湿の経閉，がある．
> 4. 東洋医学では，頻発月経を経行先期（経早）といい，希発月経を経行後期（経遅）という．前者の代表的な病証として，①血熱の経行先期，②肝鬱化火の経行先期，③陰虚の経行先期，④気虚の経行先期，がある．後者の代表的な病証として，①寒凝の経行後期，②陽虚の経行後期，③気鬱の経行後期，④血虚の経行後期，がある．
> 5. 月経不順を東洋医学では経行先後無定期（経乱）という．代表的な病証として，①肝鬱の経行先後無定期，②腎虚の経行先後無定期，がある．

　月経周期の異常は，月経異常のひとつである．なお，月経異常には，①月経周期の異常，②経血量の異常，③持続期間の異常，④月経の開始（初経）あるいは閉止（閉経）の異常，⑤月経随伴症状の異常がある．

　一般的に性成熟期にある婦人の月経は，妊娠時あるいは授乳期を除くと，通常は28～30日の周期である．これは間脳―下垂体―卵巣系の機能が成熟したことによるものである．すなわち，卵巣からの性ステロイドホルモンが周期的に変動しており，月経の周期と女性の内分泌環境の周期性変化とは対応している．

　性ステロイドホルモンは組織，臓器に様々な影響を及ぼすことから，女性の体は月経周期に合わせて周期的に変動をしており，この変化は肉体的な変化にとどまらず，精神的，心理的な変化も伴う．したがって，正常な月経周期は健全な身心の現れと考えられており，その異常は間脳―下垂体―卵巣系の異常や身心の異常のいずれかによるとされている．

【成　因】　月経周期の異常には，無月経，希発月経，頻発月経，無排卵周期症がある．

① **無月経**：無月経には，生理的無月経と病的無月経とがある．前者は，初経以前，閉経以後ならびに妊娠，産褥，授乳期における無月経をいい，病的無月経とはそれ以外の性成熟期における月経の異常な停止をいう．

　病的無月経には，性機能が成熟する年齢になっても月経が発来しないもの，また規則正しい月経周期を示していた女性が予定月経発来日になっても月経が発来しないものがある．前者は，満18歳になっても初経の起こらないもので，これを原発性無月経といい，染色体異常によるものが多い．後者は，これまであった月経が3カ月以上停止したもので，これを続発性無月経といい，視床下部，下垂体，卵巣，子宮系のいずれの部位の障害

でも発症するが，中枢性の機能障害によることが多い．また，その他の内分泌障害（甲状腺性，副腎性）によるものもある．極端なやせや肥満も要因となる（詳細は第4章 第3節の無月経 表4-10を参照，p116）．

② 希（稀）発月経と頻発月経：希発月経は周期が39日以上に延長したものであり，頻発月経は周期が24日以内に短縮したものをいう．

　希発月経の原因はよくわかっていないが，内分泌機能異常（視床下部―下垂体―卵巣系の内分泌機能の調節障害）によるものとされている．なかには慢性全身性疾患（肝機能異常，糖代謝異常，膠原病など）によるものもある．希発月経は排卵性と無排卵性とに分けられ，前者の主たる原因は卵胞期の延長によるものとされている．なお，一般的に35日を超える周期のものは無排卵性を伴うこともあり，不妊を訴える場合は治療の対象となることが多い．

　頻発月経の原因は，視床下部―下垂体―卵巣系の機能障害によるものとされている．頻発月経も排卵性と無排卵性に分けられる．前者は卵胞期の短縮と黄体期の短縮によるものがあるが，後者は比較的規則的に発来するものをいい，思春期，とくに初経後間もない時期や更年期に多くみられる．

③ 無排卵周期症：一定の周期で月経は発来するが，排卵を伴わないものをいう．月経周期も不順なことが多く，50日以上の希発月経の30％，20日未満の頻発月経の約60％は無排卵性であるといわれている．

　本症の原因は，視床下部機能異常，多嚢胞性卵巣症，高プロラクチン血症および甲状腺機能異常とされている．また，生理的なものとして思春期や更年期に起こる．

1）東洋医学からみた月経周期の異常

(1) 無月経

　東洋医学では無月経を経閉といい，18歳になっても月経が発来しないものをいう（図5-7）．また，月経が発来したのちに妊娠によらず3カ月以上月経が停止するものを停経という．現代医学の無月経と同義である．以下に代表的な病証を挙げる．

a　腎気虚の経閉

　先天の腎気不足により衝脈や任脈に血が注がない，あるいは産後の出血過多による精血が消耗することによって発症する．

　18歳過ぎても無月経，あるいは初潮が遅く経血量が少なくて次第に無月経となり，腰背がだるくて痛む，四肢が温まらない，頭のふらつき，耳鳴などの症状を伴い，舌質淡，脈沈細を呈する．

b　気血両虚（あるいは血虚証）の経閉

　脾虚，出血などで営血が虚し，重度の栄養不足のために発症する．

```
先天不足 → 腎虚 → 腎気虚の経閉
飲食労倦 ┐
思慮過度 ├→ 気虚
失血過多 ┤   血虚 → 気血両虚の経閉
大病・久病┘
抑うつ → 気滞血瘀 → 気滞血瘀の経閉
飲食不摂生 → 痰湿 → 痰湿の経閉
```

図 5-7　経閉の弁証

代表的な病証には，腎気虚の経閉，気血両虚(あるいは血虚証)の経閉，気滞血瘀の経閉，痰湿の経閉，がある．

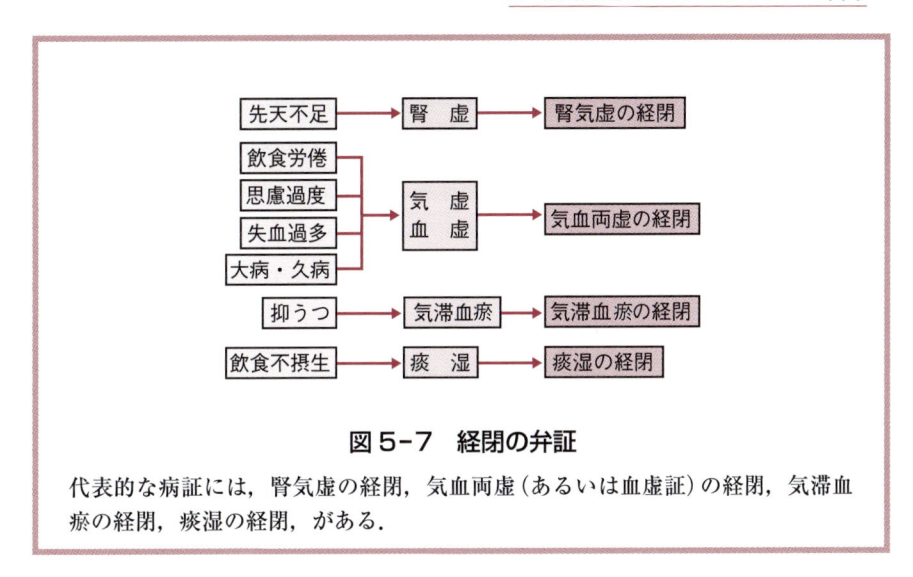

月経周期が延長し，月経量が少なくなり，次第に無月経となる．顔色萎黄，あるいは淡白，頭のふらつき，動悸，食欲不振，泥状(軟)便，四肢の浮腫，元気がない，無力感などの症状を伴い，舌質淡白，脈細弱を呈する．

c　気滞血瘀の経閉

精神的ストレス，生活環境変化などで肝気鬱結が生じ，衝脈・任脈の気血が疏通できなくなったために発症する．

数カ月間無月経で，下腹部が脹って痛み・圧痛があり，抑うつ感，胸が苦しい，脇痛，イライラ，怒りっぽいなどの症状を伴い，舌辺が紫暗あるいは瘀点，脈弦を呈する．

d　痰湿の経閉

脾腎両虚のために痰湿が生じ，痰湿が衝脈・任脈に停滞して血脈の流通を阻害するために発症する．

月経量が次第に減少して無月経となり，徐々に肥満し，腰がだるい，浮腫，多量の帯下，胸が苦しい，悪心，動機，息切れ，味がない，倦怠無力感，顔色が白いなどの症状を伴い，舌質淡，舌苔白膩を呈する．

(2) 希発月経と頻発月経

東洋医学では，頻発月経を経行先期(経早)といい，希発月経を経行後期(経遅)という(図5-8，9)．以下に代表的な病証を挙げる．

a　経行先期(経早)の病証

①　血熱の経行先期

体質的に陽盛の人が辛辣な食物を嗜好すると陽が亢進して熱が発生し，胞宮

に内蘊(熱がこもる)し、血熱が妄行して発症する．

月経周期の短縮に、月経量が多い、経血が深紅あるいは紫黒で凝血塊が混じる、経血が粘稠で臭気がある、口乾、冷たい物を好む、便秘、尿が濃いなどの症状を伴い、舌質紅、舌苔薄黄、脈滑数を呈する．

② 肝鬱火化の経行先期

精神的、情緒的な原因で肝気鬱結が生じて火化(陽気が高ぶって熱を発生)し、胞宮に火熱が内蘊して発症する．

月経周期の短縮に、経血量が一定しない、経血色は紅あるいは紫、血塊、乳房痛や脇痛、小腹部の脹痛、抑うつ感、怒りっぽい、口が苦い、咽の乾き、舌質紅、舌苔薄黄色、脈弦を呈する．

③ 陰虚の経行先期

慢性疾患では、病状が進むとやがて陰血が損傷し、陰虚内熱となり、これが衝脈・任脈に影響して衝任不固(衝脈、任脈の脈内に血を留めることができなくなる)となり発症する．

月経周期の短縮に、経血量が少ない、経血が紅色、頭のふらつき、腰がだるい、手足のほてり、頬部の紅潮などを伴い、舌質紅、無苔傾向(舌苔が少ない)を呈する．

④ 気虚の経行先期

脾胃気虚のために衝脈・任脈を固摂(衝脈、任脈の脈内に血を留めること)できなくて発症する．

月経周期の短縮、経血量が多い、経血が希薄で淡色、下腹部の下墜感、腰部が脹る、元気がない、四肢がだるい、動悸、息切れ、食欲不振、泥状便を伴い、舌質淡、歯痕、舌苔薄、脈弱無力を呈する．

b 経行後期(経遅)の病証

① 寒凝の経行後期

月経期に生ものや冷たいものを摂取する、雨に濡れる、湿気の多い環境で生活するなどで、寒邪が衝脈・任脈に停滞して気血の運行を阻害して発症する．

月経周期の延長に、経血量は少ない、経血色が紫暗で凝血塊が混じる、下腹部に疼痛、温めると下腹部の疼痛軽減、拒按(触るとかえって痛みが増悪)を伴い、舌質潤あるいは紫暗、舌苔白、脈沈遅を呈する．

② 陽虚の経行後期

平素から陽虚体質であり、そこに慢性病や房事過多によって腎陽を損なうと、そのために温煦(温めること)できなくなり、臓腑機能が低下して血の化生(産生)が不足すると衝脈・任脈が充足されないために発症する．

月経周期の延長に、経血量は少ない、経血色が淡紅色で清希、下腹部に疼痛、

図 5-8 経行先期（経早）の弁証

図 5-9 経行後期（経遅）の病証

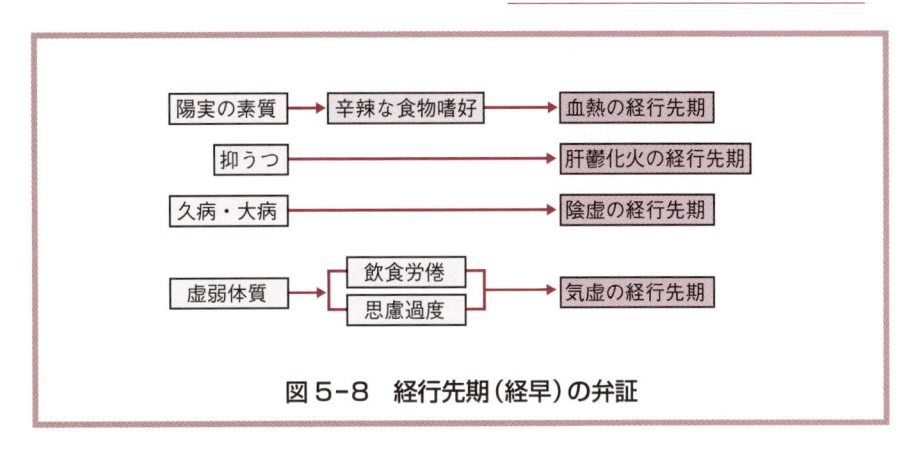

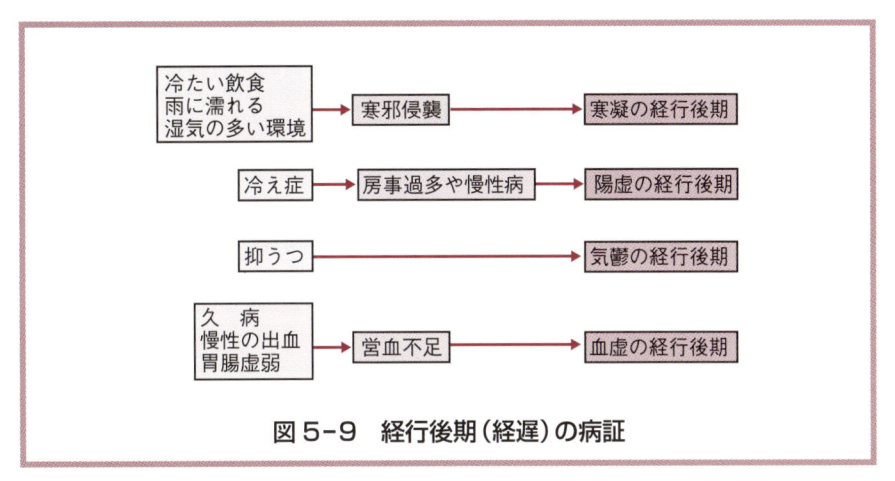

温めると下腹部の疼痛軽減，喜按（触ると痛みが軽減する），息切れ，腰のだるさ，四肢の冷え，舌質淡，舌苔薄白，脈遅無力を呈する．

③ 気鬱の経行後期

内傷七情により肝気が鬱結し，肝の疏泄が失調して衝脈・任脈に気血が滞って発症する．

月経周期の延長に，経血色は紫紅で凝血塊が混じる，下腹部の脹った痛み，胸脇部や乳房が脹るなどの症状を伴い，舌はおおむね正常であるが，脈弦を呈する．

④ 血虚の経行後期

慢性病による消耗，慢性の出血，多産などで精血を消耗したり，脾胃虚弱で血の化生（産生）が損なわれ，営血が不足して発症する．

月経周期の延長に，経血量が少なく淡紅色，腹痛はないが，ふらつき，動悸，皮膚の乾燥，舌質淡，脈虚細を呈する．

(3) 無排卵周期症

無排卵周期症は，多くは月経の周期が不順である．ここでは月経不順として取り上げる．月経不順を東洋医学では経行先後無定期（経乱）という（図5-10）．以下に代表的な病証を挙げる．

① 肝鬱の経行先後無定期

抑うつや激怒などにより肝の疏泄が失調すると発症する．

一般的には肝の疏泄が過度になると月経は早くなり，疏泄が及ばないと月経は遅くなる．したがって，肝の疏泄が一定せず過度になったり及ばなかったりすると月経周期が不安定となる．月経周期が短縮したり延長したりする月経不順に，経血量も多かったり少なかったりする，乳房の脹痛，胸脇部の脹痛，抑うつ感，ため息などの症状を呈し，舌質紅，舌苔正常，脈弦を呈する．

② 腎虚の経行先後無定期

先天の腎気不足や房事過多による腎気の消耗により，腎の封蔵作用（精血を蓄える）が失調して衝脈・任脈に及んで発症する．

月経周期が短縮したり延長したりする月経不順に，経血量は少ない，耳鳴，頭のふらつき，腰のだるさなどの症状を伴い，舌質淡，脈沈弱を呈する．

2）鍼灸治療

月経周期の異常の鍼灸治療は，弁証による（図5-11）．

(1) 経行先期（経早）の鍼灸治療

① **血熱の経行先期**：鍼灸治療は，清熱をはかることを目的に行う．
   参考例：関元，血海，太衝，曲池などを用いる．
② **肝鬱火化の経行先期**：鍼灸治療は疏肝し，火化した肝の熱を降ろすことを目的に行う．
   参考例：関元，血海，行間，地機などを用いる．
③ **陰虚の経行先期**：鍼灸治療は腎精を補い，虚熱をとることを目的に行う．
   参考例：関元，血海，三陰交，然谷などを用いる．
④ **気虚の経行先期**：鍼灸治療は脾気を補うことを目的に行う．
   参考例：関元，血海，足三里，脾兪などを用いる．

(2) 経行後期（経遅）の鍼灸治療

① **寒凝の経行後期**：鍼灸治療は衝脈・任脈に停滞した寒邪を除き，胞脈の温通（温めて，気血の流れをよくする）を目的に行う．
   参考例：気海，三陰交，天枢，帰来などを用いる．

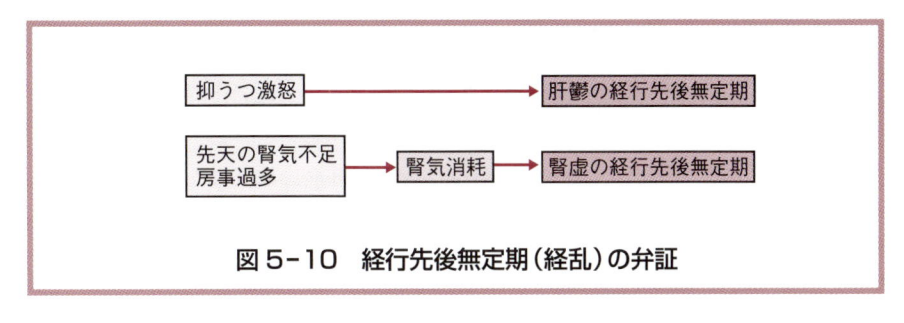

図5-10 経行先後無定期（経乱）の弁証

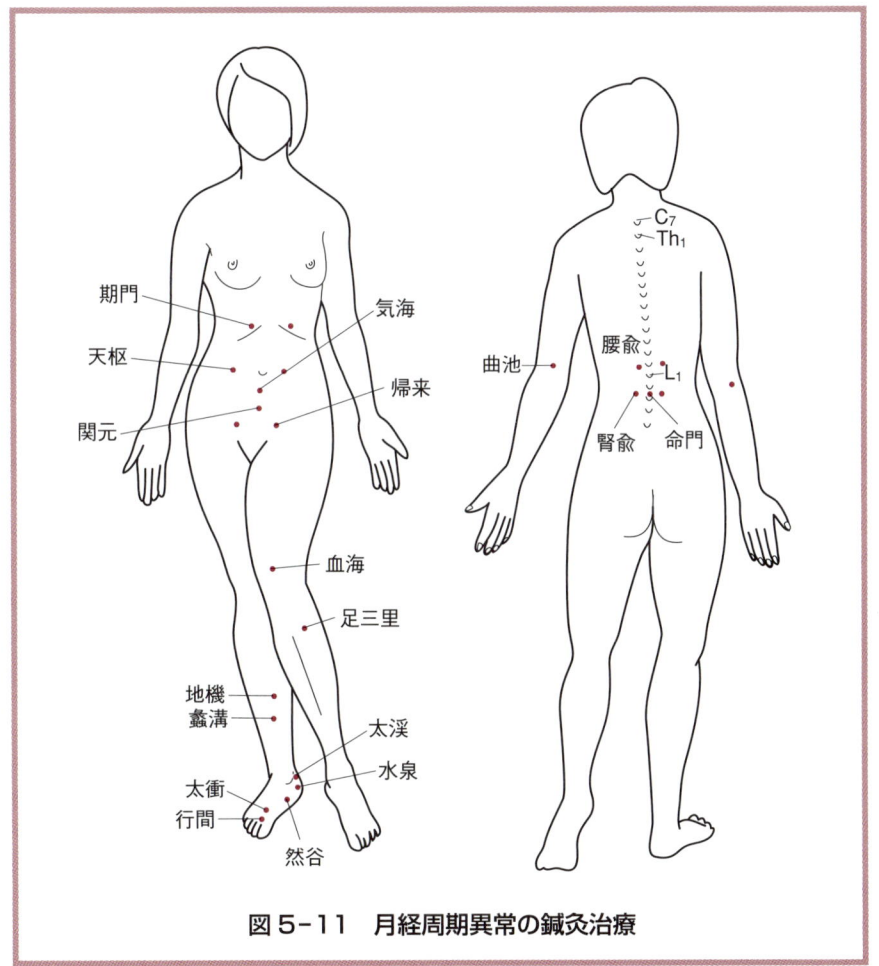

図5-11 月経周期異常の鍼灸治療

② **陽虚の経行後期**：鍼灸治療は，腎陽を補うことを目的に行う．
　参考例：気海，三陰交，腎兪，命門，太渓などを用いる．
③ **気鬱の経行後期**：鍼灸治療は，肝の疏泄の失調を改善して衝脈・任脈に気血がスムースに流れるようにすることを目的に行う．
　参考例：気海，三陰交，太衝，合谷，蠡溝などを用いる．
④ **血虚の経行後期**：鍼灸治療は，養血を目的に行う．
　参考例：気海，三陰交，足三里，脾兪，膈兪などを用いる．

(3) 無排卵周期症の鍼灸治療
① **肝鬱の経行先後無定期**：鍼灸治療は肝気鬱血を解消し，気血の流れをスムースにすることを目的に行う．
参考例：関元，三陰交，太衝，肝兪，期門などを用いる．
② **腎虚の経行先後無定期**：鍼灸治療は，腎気を補うことを目的に行う．
参考例：関元，三陰交，腎兪，太渓，水泉などを用いる．

3）鍼灸治療の適・不適

無月経では，続発性無月経（心因性，環境性無月経）や視床下部―下垂体―卵巣―子宮の機能的な失調によるものは対象となるが，原発性無月経は不適である．また，希発月経，頻発月経および無排卵周期症は対象となるが，器質的疾患（炎症や腫瘍など）に起因するものは不適である．

4）月経周期異常に対するEBM

ストレスや冷えによる月経の不順なタイプに鍼灸治療は比較的よく奏功する．その場合，病証に基づいて鍼灸治療が行われることが多い．残念ながら，わが国では月経周期異常についてはまとまった臨床研究が行われておらず，症例報告がもっぱらである．ここでは筆者らの症例について紹介する．

生活環境の変化によって月経周期が不安定になった症例の報告では，肝鬱気滞の経行先後無定期と弁証され，気滞を取り除き，胞宮（子宮）の機能を調えることを目的として鍼灸治療〔合谷・太衝・肝兪・三陰交・子宮（奇穴）〕に置鍼10分，週1回）を行ったところ，月経3周期目で正常周期に回復した．また，陽虚の経行後期の症例には，腎陽虚証と弁証し，太渓・腎兪・命門・三陰交に半米粒大の透熱灸を3～5壮を週1回の頻度で行ったところ，月経2周期目で正常周期に回復した．

3. 肩こり

> **ポイント**
> 1. 頸から肩，肩甲間部，前胸部，三角筋に感じる緊張感，こり感，つらさ，不快感など．
> 2. 筋に緊張がなくても，頸から肩につらさを訴えることもある．
> 3. 原因は，頸，肩，上肢の過度の使用，頸椎や胸椎，肩関節の問題，頭部・顔面諸器官の問題，胸腹部内臓器の問題，精神的な問題等が考えられる．
> 4. 肩こりは，『素問』，『霊枢』，『傷寒論』などの古典にすでにみられる．
> 5. 鍼灸の治療は，臓腑・経絡系の考え方，経筋病や内傷病，外感病など，また，局所のこりや緊張を考慮して行う．
> 6. 鍼灸治療の対象疾患で，肩こりは最も治療頻度が高い疾患のひとつであり，その有効性も報告されつつある．

　頸から肩，肩甲間部，前胸部，時には上肢の三角筋あたりまでを含めて，緊張感，こり感，辛さ，不快感などを訴える状態である．また，筋に緊張がなくても，頸から肩に辛さを訴えることもある．

　肩こりを感じるのは日本人のみだという人がいるが，もちろん日本人以外が肩のこりを感じないわけではない．しかし，「肩のこる関係」，「あの人といると肩がこる」などと，人間関係を肩こりで表現するのは日本人特有の文化的傾向といえるかもしれない．

　肩こりという表現自体は，古典にみられないが，「項強[11-13]」という表現がある．

　肩こりがある場合，患者はどのような不快感を感じるのであろうか．患者の自覚的な不快感は，肩局所に感じる痛みや重だるさ，こわばり感であるが，同時に，全身的にもだるさや疲労感，などを感じることがあり，むしろ肩こりは，全身的な不快感や不定愁訴のひとつとして考えたほうがよい場合も多い（表5-6）．

　肩こりは様々な要素が複雑に絡み合って発症することが多いが，大きく次のように分けることができる．

　まず肩局所，すなわち，頸・肩・背・胸部などへの負荷で肩がこっている場合で，労作による肩周囲の筋疲労，頸椎症や鞭打ち後遺症等々が原因となる．また，ストレスや疲労，睡眠不足などにより肩がこっている場合，さらには内臓諸臓器の問題（便秘・婦人科疾患・胆石など）などにより肩がこっている場合などがある（表5-7）．

【病　態】　肩こりの病態としては，①神経根部の圧迫や斜角筋による絞扼などの神経刺激症状，②内臓―体性反射（胸腹部内臓器の問題）や関連痛（頭・顔面部の病変）などによる反射性のこり・痛み，③動脈硬化や姿勢性・器質性の血行障害，心因性の筋の過緊張などが原因の虚血状態，④疲労物質の蓄積による筋疲労，などが考えられる．

表5-6 肩こりの自覚と他覚

①患者の自覚
　肩局所 … 痛み，圧痛，脹った感じ，重だるさ，こわばり
　全　身 … だるい，つらい，疲労感，身体が重い，倦怠感，意欲がわかない，
　　　　　　イライラする，朝起きられない，憂うつ
②術者による他覚的な所見 … 緊張，膨隆，硬結，脹り，硬結

表5-7 肩こりの原因別分類

1. 頸，肩，上肢の過度の使用 ……… 筋疲労，継続的な筋使用による疲労
2. 頸椎や胸椎，肩関節の問題 ……… これらが二次的に肩こりを起こす
　　　　　　　　　　　　　　　　　 頸椎症，頸椎椎間板変性症，頸椎損傷，頸椎捻挫，
　　　　　　　　　　　　　　　　　 頸椎または胸椎の椎間関節炎，肩関節周囲炎等
3. 頭部・顔面諸器官の問題 ………… 頭痛，眼精疲労，乱視，虫歯，顎関節炎，
　　　　　　　　　　　　　　　　　 噛み合わせが悪い，咽喉の痛み，耳鳴，難聴，等
4. 胸部内臓器の問題 ………………… 喘息，心疾患，胸部疾患，風邪，等
5. 腹部内臓器の問題 ………………… 胃腸，肝臓，膵臓，胆嚢などの問題，
　　　　　　　　　　　　　　　　　 婦人科疾患，泌尿器科疾患，腰痛，等
6. 精神的な問題（人間関係等） …… 悩み，思い込み，不安，等々
7. その他 ……………………………… 冷え，のぼせ，足のだるさ・重さ・むくみ，
　　　　　　　　　　　　　　　　　 自律神経失調状態などの際に併発する肩こり

1）東洋医学からみた肩こり

『素問』刺熱篇，第三十二[11]に，「腎熱病は，まず腰が痛んで脛骨がうずき，口が渇いて多飲し，発熱する．邪正争えば，項痛みて強ばり，….」とあり，これが頸（肩）こりの初出ではないかと考えられる．この肩こりは腎の熱病により発症するものとされる．

『霊枢』経脈篇，第十[12]に記載される十二経病証の中で，頸，項，肩，臑（腕）のいずれかの部に症状があるとされる経脈は，肺経，大腸経，心経，小腸経，膀胱経，三焦経の6経脈である．これらは，即，肩こりを意味しているかどうかは疑問であるが，十二経病のうちの半分が頸肩部の症状であり，病証の多くが肩こりを症状として持っているといえよう．

また『傷寒論』の三陰三陽病証の太陽病期[13]に，「頭項強痛」とあり，頭痛や肩こりが症状として現れることが指摘されている．

上記のように，頸（肩）背等の「こり」は，腎熱病，是動病または所生病，あるいは太陽病の一症状としてみられるものであり，基本的な肩こりの治療は，その病証をまず治療することである．その上で，局所の治療を行う．

2）鍼灸治療

これまで述べてきたように，肩こりの際の様々な愁訴を治療する場合，最も基本的な考え方として，大きく次の2方法が考えられる．
① 愁訴部や体表の反応を重視する治療を行う
② 証など，鍼灸学の古典的な考え方に従う治療を行う

②は古典理論に則った治療法であり，四診法から経穴を特定して行う．

(1) 西洋医学的な鍼灸治療

a 肩こりの原因があれば，それを対象とした治療を行う．

たとえば，頸椎症など頸椎由来の問題であれば頸椎の神経根部の治療を，胸腹部内臓器の問題や頭・顔面部の病変などに由来する問題であれば原因疾患の治療を，精神的な問題であれば生活環境・人間関係などの改善を図るなど，まず肩こりの原因となっている問題の解決を図る．

具体的には，頸椎症であれば問題の頸椎椎間，あるいは頸椎根部への刺鍼，原因疾患が内臓諸臓器であれば，兪募穴への刺鍼を行う．

b 痛みやこりの部位を特定する．

次に，局所に現れた問題に対する鍼灸治療を行う．以下のような手順となる．
① 頸の前後屈，側屈，回旋，後斜屈，または痛みやこりの生じる肢位により，痛みやこりの箇所をはっきりさせる．
② 筋に痛みやこりがあれば，どの筋かを特定する．
③ 触診で，痛みやこりの箇所を特定する．
④ それらの筋等に刺鍼して，緊張・硬結・こりなどを取り除く．

(2) 東洋医学的な鍼灸治療

① 臓腑・経絡系の考え方に則り，選穴し，治療を行う．
② 経筋病や内傷病（眼精疲労，産後の肥立ちの悪さ，慢性病など），外感病（風や寒による表部への侵襲）などによる肩こりもここでは考慮し，選穴する．

大椎，至陽，天柱，列欠，後渓など．また，合谷，風池，曲池，三陰交，膈兪，陽陵泉なども，症状に応じて追加する．

治療の具体例を表5-8に示す．

肩こりの場合，局所では肩周囲（肩井，肓兪を始め，胸部，背部の経穴等）に治療を行う報告が多い．しかし，胸背部は「気胸」発生率が高い部位である．特に，気胸好発部位である膏肓を始めとする，いわゆる膀胱経2行線，また膀胱経1行線や肩井，さらに鎖骨窩，鎖骨下部の胸部も，鍼の深さ・角度を十分に考慮

表5-8　肩こり治療の経穴

a. 痛み等の愁訴のある肩局所への治療
　・肩井，天髎，肩中兪，曲垣，大杼，風門
b. 局所周囲の治療
　・局所の周囲（上下，左右，前後）で，緊張・痛みのある部位を探す．
　　…頭部，頸部，肩甲間部，肩甲部，前胸部など．
　　　百会，絡却，玉枕，天柱，風池，天髎，魄戸，膏肓，天宗，肩貞，雲門
　　…腹部，腰仙椎部の緊張・圧痛部位を治療することもある．
　　　不容，中脘，天枢，関元，腹哀，胃倉，三焦兪，腎兪，志室，次髎，
c. 遠隔部の治療
　・証や経筋病や内傷病，外感病などによる肩こりの場合に行う．また，経絡走行を考慮にしながら，上肢，下肢の緊張・圧痛部位などを探る．
　・少海，小海，霊道，列欠，郄門，大鍾，照海，公孫，崑崙，水泉，など

し，慎重に刺鍼を行う必要がある．また，頸部も，細い筋が多くあることと，神経，動脈が浅い部を走行しているので慎重な刺鍼が望まれる．

3）鍼灸治療の適・不適

　鍼灸治療院を訪れる患者の主訴のなかで，最も多い愁訴であり，鍼灸治療が最も適した症候のひとつである．
　しかし，鍼灸治療により一時的な症状軽減がみられるが，数日で元の状態にもどることを繰り返すなどの場合には，器質的な問題や重篤な問題が隠れていないかを十分に考慮する必要がある．また，強い頭痛やめまい感，ものが二重に見える，吐き気（時に，嘔吐）など，内臓器疾患や頭蓋内の諸問題などを疑わせる場合には，医師への診察を勧めることも必要となる．

4）肩こりに対するEBM

　青木ら[14]は，1988年～1992年7月までに，肩こりの患者1,102名（女790名，男312名，平均年齢55.6歳）に対して，1人平均5.3回の電気鍼治療を行った．刺鍼・通電部位は，頸肩部では天柱，風池，肩井，巨闕，肩外兪，上肢は手三里と曲池，合谷，下肢では足三里と上巨虚であった．1クール10回までの有効率は，筋収縮性頭痛に伴う肩こりには87.3％，外傷性頸部症候群に伴う肩こりには71.8％であった，と報告した．
　また，古屋ら[15]は，肩こりを自覚する53名を対象に肩こりに対する円皮鍼（パイオネックス®）の効果を検討した．プラセボ円皮鍼を対照とした．ボランティアの男女53名を円皮鍼群28名とプラセボ群25名に分け，効果を比較した．後頸部，肩上部，肩甲間部の圧痛部の4カ所以内に円皮鍼を3日間行った結果，施術3日後に肩こりを訴えたのは円皮鍼群12名，プラセボ群23名で，有効性に有

図 5-12 「肩こりがある」の変化(文献 15 より改変)

図 5-13 肩こりに対する円皮鍼の効果(VAS 値による全体集計：文献 15 より改変)

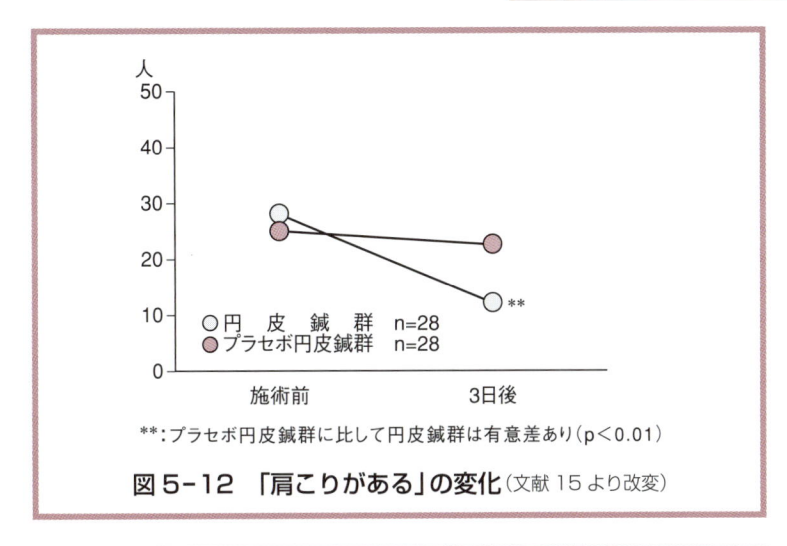

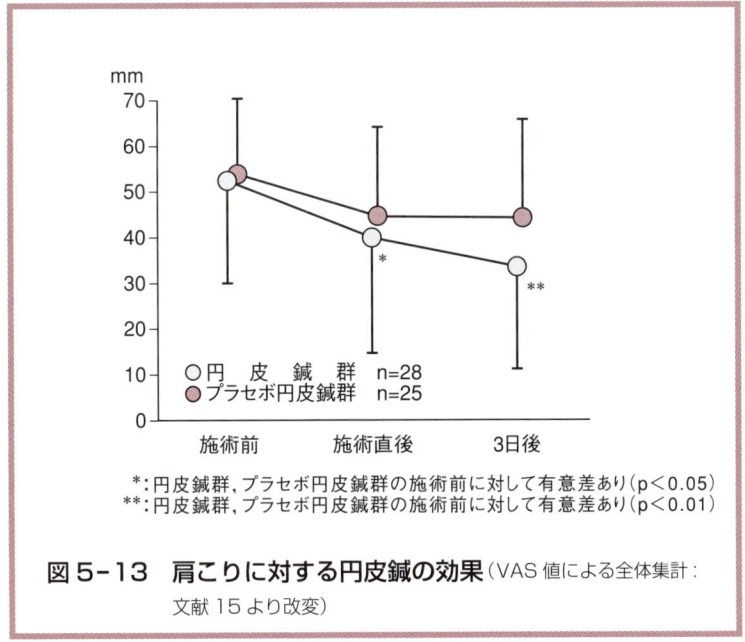

意な差があった（図 5-12）．また，VAS で前後の変化をみた結果，プラセボ群には有意な変化はみられなかったが，円皮鍼群では有意な減少がみられた（図 5-13）．円皮鍼の継続留置は肩こりを改善することが示唆された．

さらに，佐々木ら[16]は，50 歳以上の肩こり患者 41 人（平均年齢 57 歳）をⅡ群に無作為割り付けして，患者が最もこっていると訴えた部位 2 カ所に 3～5 mm（Ⅰ群），または，筋緊張部まで（Ⅱ群）刺入して雀啄を行った．その結果，鍼治療前後で，2 群ともに VAS による肩こり感の数値が有意に低下した．また，Ⅰ群とⅡ群間で比較すると，筋内に刺鍼した方が有意に効果がある，と報告した．

Nabeta[17]は，頸肩部の痛みとこりに対する鍼と偽鍼（sham acupuncture）の

治療効果を比較するためにランダム化比較試験を行った．慢性の痛みとこりのあるボランティア 34 名をランダムに鍼群と偽鍼群に割り振った．鍼治療は，痛みの部位に刺鍼する方法を 1 カ月間週 3 回行った．鍼は約 20 mm の深さで筋まで挿入し，5 回雀啄を行った．偽鍼は，鍼治療に使用した鍼の鍼先をカットしてフラットにした鍼を作製し，皮下に入っていかないようにした．治療者は鍼を刺入し，雀啄を行ったように装った．鈍痛とこり感は VAS 値で評価した．圧痛点の圧痛閾値を治療前後で測定した．

その結果，VAS 値については，最終治療の 9 日後に鍼群と偽鍼群の間で統計上差はなかった．しかし，鍼群は鍼治療 1 日後に VAS 値の有意な減少がみられた．圧痛閾値は鍼治療後に上昇する傾向にあったが，偽鍼では上昇傾向がみられなかった．

4．冷え症

> **ポイント**
> 1. 冷え症は，「その人の身体内部で自覚する不快な冷感」である．
> 2. 身体の他の部分が冷たく感じないような温度で，身体の特定部位のみが特に冷たく感じる場合をいう．
> 3. 冷え症は，自覚的な冷え感を主体としたものであると同時に，客観的な温度低下も伴う場合が多い．
> 4. 東洋医学的には，足冷．外寒，内傷を問わず，営衛不調，気機の上下の通暢失調をいう．
> 5. 冷え症は，月経困難症，月経過多，更年期障害，妊娠経験のない女性に多い．
> 6. 薬物療法は，ホルモン剤，ビタミン E 剤の経口や筋注，自律神経安定剤，当帰芍薬散などが使用される．

冷え症には，冷え，冷え性，足冷，冷覚過敏症，冷感，冷感症などの類語があり，また，英語では feeling of cold, coldness, cold constitution などといわれる．冷えの感覚は，もちろん気候の寒冷や朝晩の冷気，冷たい食事などにより生じる．しかし，それらの外部要因がきっかけとしてあるが，冷え症は「その人の身体内部で自覚する不快な冷感[18]」で，内部から発生する耐えがたい冷感といえよう．

冷え症は，「冷えやすい体質」，「腰部以下の冷える病」などとも表現されるが，やはり九嶋[19]の定義，「身体の他の部分が冷たく感じないような温度で，身体の特定部位のみが特に冷たく感じる場合をいう」が，妥当であろう．

これらの定義に従えば，冷え症は自覚的な感覚である．しかし，他覚的にもとらえられる．たとえば，斎藤[18]は，熱電対温度計による測定で，足部皮膚温は，冷え症のないもの 18 例の平均は 26.04℃ であるのに対して，自律神経機能の安定した冷え症 10 例の平均は 25.98℃，自

律神経機能不安定の冷え症29例の平均は22.74℃であったと報告している.

冷え症の年齢別の発生率について，斎藤[18]は，19歳以下では著しく高く，20歳から34歳まで急に低下し，35歳からまた上昇して，45歳以降は19歳以下と同じくらいの高頻度であった，と報告した．久米[20]は，中等度以上の冷えでは，35歳で一旦減少した後に，45歳で再び30歳前半と同程度の頻度に戻る，と報告した．

このように，冷え症は自覚的な冷え感を主体としたものであると同時に，客観的な温度低下も伴う場合が多い．

【病　態】　冷えを訴えるのは，わが国では男性よりも女性の方が多いといわれている．足の温度が何度以下の場合を冷えというかは明解なラインはないが，男性の多くは足の温度が20℃に近い低温でも冷えを訴えず，逆に女性では30℃に近くても冷えを訴える人がみられる．冷えを訴える範囲は，腰から下，大腿部から下，膝から下，ソックスを履く範囲，足の指先と様々である．時には，足先は暖かいが下腿部だけ冷える，腰やお尻だけが冷たい，こともある．冷えを訴える部位は，斎藤[18]の1,152名の調査によると，腰部が最も多く459名（39.9％），次いで，足部338名（29.4％），下肢167名（14.5％）の順になっており，また，近藤[21]の123名の調査では，足部が120名（97.6％），手部が54名（43.9％），腰部は21名（17.1％）であった．

冷えの原因は，西洋医学的には「自律神経機能の失調が血管運動神経を傷害し，冷感部位の毛細管の攣縮のため，該当部位の血行が妨げられる[22]」結果によるとされる．

1）東洋医学からみた冷え症

東洋医学の古典には「冷え症」という言葉は見あたらない．ただ，足冷はあり，「外寒，内傷を問わず，営衛不調，気機の上下の通暢失調による[23]」とされる．その理由として，①寒邪の外感または内傷をかねたものは，胃気めぐらず足冷．②陰虚すれば，身熱足冷す．③腎陽不足は下焦の衛気温まらず足冷，と説明される．また，中医学的な考え方[24]では，①寒湿の外邪，②生もの，冷たいものの偏食，③陽虚体質，④外傷を病因とする．

2）冷えと他の愁訴

斎藤[18]の調査では，下腹痛・腰痛・頭痛など，月経困難症を訴える女性332名中，冷え症を訴えるのは214名（64.5％）であった．月経過多を訴える女性51名でも40名（78.4％）に冷え症が存在した．

また，川名[25]は，看護科の女子学生228名（19～30歳）から常時強い冷えのある者30名を選んで，生理前の全身の愁訴を聞いたところ，冷え症がない人に比べて「頭痛・頭重感」，「下腹部が痛い」，「下腹部が重苦しい」，「腹部膨満感」，「腰痛」，「腰がはる・だるい」，「イライラする」，「怒りっぽい」，「眠くなる」，「疲れやすい」，「思考力が低下する」等が明確に多かったと報告している．また，経

表 5-9 冷え症の特徴のまとめ

① 女性に多い
② 19 歳以下および 45 歳以上に多く，20 ～ 34 歳では急激に低下
③ 冷えの発症は 10 代が多い
④ 未経産婦に冷えが多い
⑤ 腰部または足部の冷えが多い
⑥ 出現は冬季および秋季が最も多いが，春から夏も少なくない
⑦ 月経困難症，月経過多，更年期障害，月経前症候群（緊張症）に冷え症が多い
⑧ 就寝前に冷えを感じる者が多い
⑨ 増悪因子は「寒さや雨天」
⑩ 自律神経不安定の冷え症は足部皮膚温が低い．冬季測定で，足底温は有意に低い
⑪ 低血圧傾向の者が多い
⑫ 瘀血，腹皮拘急の者が多い
⑬ 神経症傾向はない．身体的愁訴の健常者より多い．消化器症状・泌尿器症状の愁訴者は多い
⑭ 自律神経不安定者が多い

産婦と未経産婦では，冷え症である率はそれぞれ 51.9％と 63.2％であった[18]．さらに桑原[26]は，更年期障害の 59.6％，不定愁訴症候群の 45％，心身症の 8％に冷え症がみられたと報告した．

このように，冷え症は月経困難や月経過多，月経に伴う不定愁訴，あるいは更年期障害などの婦人科の疾患，妊娠経験の有無などとの関連が強いと報告されている．また，これらのことを踏まえて冷え症の特徴を整理すると表 5-9 のようになる．

3）治療法

(1) 西洋医学的な治療

冷え症の西洋医学的な治療は，病因により異なり，基礎疾患がある場合にはそれぞれの原因疾患に対する治療を行うことになる．たとえば，月経異常，黄体機能不全，更年期障害に伴う冷えであればそれらに対応したホルモン療法を行う．また，ビタミン E 剤を経口や筋注にて投与することや，冷え症以外に多くの不定愁訴を抱えているような自律神経失調症のような場合には，自律神経安定剤が有効であるといわれており，さらに虚証の冷え症に当帰芍薬散が投与されるなど，漢方療法も行われている．皮膚の局所的な血行促進を目的として，唐辛子エキス軟膏やヒナルゴン軟膏なども使用される．一般的な指導としては，十分な睡眠と規則正しい日常生活，そして偏食を改善するなど，が求められる．

(2) 冷え症に対する鍼灸治療

　a　現代医学的な鍼灸治療

冷え症に対する現代医学的な鍼灸治療の目標は，一般的には，①冷えのある

下肢の循環改善，②腹部骨盤内の循環改善（婦人科・消化器科・泌尿器科の変調が合併することが多い），③自律神経失調傾向に対する全身的な治療，④生活指導などである．

　これらの目標は循環改善と自律神経機能の改善であるが，基本的には自律神経機能の失調が血管運動神経の機能を障害し，毛細管の攣縮を起こし，血行が妨げられると考えられるので，自律神経の機能，特に副交感神経の機能を亢進させ，また局部の交感神経緊張を緩和し，血管拡張を目指す治療が行われる．

　下腿の三陰経にある太渓，復溜，三陰交，漏谷，地機，中封などは，選穴する基本的な経穴であるし，また，足部の冷えに対しては，行間，太衝，地五会など，足甲部の経穴を選穴する．

b　東洋医学的な鍼灸治療

　寒湿が下焦や足の肝経に停滞すると，腰仙椎部や下肢に冷えを感じるので，まず寒湿を取り除くことが目的となる．また，陽気のめぐりをよくし，腎の働きを高め，肝の機能を調整する．

　至陽，膈兪，肝兪，腎兪，関元などから選穴される．

　いわゆる，上実下虚などの場合は，頭頸部や背部の治療も，上部の実を下げ下部の虚を改善するために有効である．上記経穴に，百会，天柱，大椎などを加える．

4）冷え症に対する EBM

　冷え症は，1950年代から主に産婦人科領域で不定愁訴のひとつとして研究が行われた．そのため，冷え症のメカニズムや原因を検討する際にも，婦人科疾患や更年期障害など婦人科の問題で捉える傾向が強かった．

　しかし，1980年代からはサーモグラフィが導入されるなど研究方法が変わってきており，現在は自律神経機能失調や心因がその病態の本体と考えられるようになっている．

　鍼灸の分野での冷えの評価も，サーモグラフィの利用により，主観的なものから客観的なものになってきた．たとえば，松本勅[27]は，サーモグラフィを用いて足底中央と下腿後側中央の温度を57例で比較し，冷え症者27例中23例（85.2％）の足底温は1℃以上低温で，実際に足部低温例が多いとし，鍼により冷え消退は23例中10例（43.5％）にみられたと報告した．また，高橋[28]は冷え症患者7例の温溜と三陰交に置鍼を行い，手背と足背の皮膚温をサーモグラフィで，臨床症状を調査表で検討した．その結果，臨床症状に明らかな改善はあったが，皮膚表面温度に変化はなかったと報告した．

5. 不妊症

> **ポイント**
> 1. 妊娠を希望して，避妊等をしないで2年以上妊娠できなかった場合．
> 2. 結婚後2年で，90％が妊娠するという統計がある．
> 3. 古典では，不孕，絶産，絶嗣，絶子，無子などという．
> 4. 東洋医学の分類では，腎虚，肝鬱，痰湿，血瘀などがある．
> 5. 現代医学的な鍼灸治療は，体性—内臓反射や内分泌系への影響という観点から行う．
> 6. 東洋医学的な鍼灸は，証分類に対して行う．
> 7. 鍼灸治療の適応は，主として機能性不妊に対して行う．
> 8. 現代の不妊の患者は，多くは西洋医学的な高度生殖医療を受けている可能性があるので，十分に西洋医学的な知識を身につけ，患者の立場で治療ができるように心がける．

　現代医学的に，不妊は「妊娠を希望して，避妊等をしないで2年以上妊娠できなかった場合」と定義されている．もちろん，何か器質的な問題で子どもができない場合には，2年という年数に関係なく不妊である．2年の理由は，一般的に避妊等をしないで子どもを作る目的でセックスをすると，だいたい1年目で80％の夫婦間で妊娠があり，2年間では90％となるという統計的結果があるからである．

【原　因】　わが国における因子別不妊症の原因をみると，夫婦においては男子不妊症が約30％，女性因子が70％とされている．このうち女性因子として卵管因子によるものが最も高く，30〜40％とされており，次いで排卵因子が10〜20％である．頸管因子は約10％，子宮因子もほぼ10％程度とされている．なお，男性および女性の総合検査においても不妊の原因が不明である機能性不妊の頻度は相当高く，約15％程度とされている．

1）東洋医学からみた不妊症

　不妊については，古典では，『備急千金要方』あるいは『脈経』，『山海経』，『神農本草経』などに見られ，不孕，絶産，絶嗣，絶子，無子などという．
　『中医産婦人科臨床[29]』の分類に従うと，不妊は，①腎虚，②肝鬱，③痰湿，④血瘀の4つである．腎虚，肝鬱は，気を中心とした問題であり，痰湿，血瘀は，津液・血を中心とした問題に大きく分けられる．

(1) 腎　虚

　上古天真論篇に月経が始まるのは腎の気の働きとされる．そして，28歳が最も身体が充実している時期で，49歳になると腎気が衰えてきて，月経がなくな

り子どもを作ることができなくなる（表2-1，p59参照）．

　このように，人間の一生の基本になっているのは腎の気の力の盛衰であり，女性の月経に関しても子どもを産むことに関しても，一番の大本になっているのは腎の気である．このため，不妊の原因分類に腎虚が一番にあげられる．要するに，腎の機能的な，あるいは器質的な力が十分でない（虚である）状態が不妊の要因とされる．

　『中医産婦人科臨床1』では，「腎虚」を「腎の陽虚」と「腎の陰虚」に分けているが，陽虚の場合では，主に機能的な部分での働きの低下を指す．排卵がない，黄体機能不全，無月経などの状態が考えられる．陰虚の場合は陰液の働きの低下であり，子宮頸管あるいは卵管の粘液分泌不足という体液性の問題が子宮等でおこっていることを想定する．

(2) 肝 鬱

　肝鬱は，イライラやストレスが溜まっている状態である．肝血の不足と機能の低下によって肝鬱の状態になるとされ，そのために，肝の機能が低下すると考えられている．肝は，「血を蔵す」というように，血と深い関係にある臓として考えられ，気血の流れがうまくいかず，衝脈や任脈の働きが悪くなることによって無排卵や卵巣機能不全などが発症する．

(3) 痰 湿

　痰湿は，肥満傾向や脾・腎の機能低下の人が過食することにより，湿の問題がおきた場合で，その結果，気血の流れの悪さや，衝脈と任脈の機能低下が出現して，結果的に卵巣機能不全などになる．

　胸脇苦満，精神疲労，倦怠感などがあり，帯下は白色，多量である．

(4) 血 瘀

　血瘀は，日本では瘀血という．血の流れが悪いことにより生じる．日本漢方には「血の道症」という概念があるが，それに近いものであろう．

　原因として，慢性的な下腹部の血流の悪さがあげられる．症状は，冷え症，月経痛が強いなど，子宮内膜症が疑われ，無排卵や卵巣機能不全などとなる．

メモ

瘀血：湯本求真[30]は「非生理的血液」，大塚敬節[31]は「停滞せる血液の意味である」，あるいは，寺澤[32]は「骨盤腔内の諸器官のうっ血，炎症，虚血などと関連が推測される」と考えているが，その本態は不明である．しかし，人の血液循環が良くない状態を瘀血と表現し，瘀血の際には，腹部の臍の周囲や下腹部に触診上独特の腫脹を触れたり，同部に圧痛があったりする（腹部瘀血）．多くは生理不順や月経困難症，不妊など，婦人科領域の様々な愁訴の際に出現するといわれており，重要な診察所見となる．

寺澤ら[32]は，目や口唇，皮下などの暗赤化や，腹部の圧痛抵抗など，全身の所見を点数化する評価方法を提唱する（表）．

表　瘀血の診断基準

	眼輪部の色素沈着	顔面黒色	皮膚のさめ肌	口唇の暗赤化	歯肉の暗紫色化	舌の暗紫色化	細絡	皮下溢血	手掌紅斑	臍傍圧痛・抵抗			回盲部圧痛・抵抗	S状部圧痛・抵抗	季肋部圧痛・抵抗	痔疾	月経障害	
男	10	2	2	2	10	10	5	5	2	5	10	5	5	5	10			93
女	10	2	5	2	5	10	5	10	5	5	10	5	2	5	5	5	10	101
										左	右	正中						

判定；20点以下…非瘀血病態
　　　21点以上…瘀血病態
　　　40点以上…重度瘀血病態

2）鍼灸治療

（1）現代医学的な鍼灸治療

不妊症の際に診られる体表所見に対する鍼灸治療を体性―内臓反射（自律神経反射）で説明すると，文献により多少ずれるが，婦人の生殖器に関係するデルマトーム領域としてはTh10～L2ぐらい，すなわち，腹部では下腹部～鼠径部ぐらいまで，背腰部では背部下部～腰部，そしてまた仙椎部（S2～S4）に関連した反応が出てくることが考えられる．

（2）東洋医学的な鍼灸治療

鍼灸で不妊症の治療を行う場合には，下腹部や腰仙椎部が局所的な治療では重要になるが，下腿部も重要で，鍼灸学では下腿の三陰経の中で反応をきちっと把握して治療を行う．

a　腎虚

腎気を補い，衝脈と任脈を調える治療を行う．

太渓，復溜の補鍼や湧泉の灸などが一般的である．また，腎俞を補す治療も行

われる．

b　肝鬱

肝気を和し，腎を補い，衝脈と任脈を調える治療を行う．

三陰交と関元を選穴し，その他，太衝，肝兪，期門などに治療を行う．

c　痰湿

痰湿を取り除き，衝脈と任脈を調える治療を行う．

中極，気衝，三陰交，豊隆などに刺鍼する．

d　血瘀

三陰交や地機，気衝，衝門などを用いて，衝脈と任脈を調え，瘀血を取り除く．

3）鍼灸治療の適・不適

今日，不妊で鍼灸治療院を訪れる患者のほとんどが，産婦人科で何らかの治療を受けている．そのため，不妊が器質的問題が原因なのか，機能的問題が原因なのかは比較的明確である，それらを確認し，機能的問題を中心に治療を行うことになる．器質的問題がある場合には，妊娠率は大きく低下するので，安易に期待を抱かせるような言動は慎む．

また，西洋医学的な治療との関係を常に考慮しながら治療を行う．さらに，過労や房事過多などは慎むべきであり，精神的にもストレスのない安定した精神状態で生活できるようなアドバイスが望ましい．

4）不妊症に対するEBM（代表例）

不妊症患者の鍼治療については，小林や鈴木ら[33]のグループからの報告では，3カ月以上通院して鍼灸治療を21回以上行い，妊娠した患者176名（平均年齢32.6 ± 3.76，不妊歴4.0 ± 3.76）中，自然妊娠が20.5%，一般不妊治療によるものが22.7%，ARTによるものが56.8%であり，「一般不妊治療もしくはARTを受ける前に鍼灸治療を行うことにより，短期間の治療で妊娠に至る」と考察している．

この結果は，176名すべての不妊症患者に鍼灸治療をしていることから，自然妊娠には鍼灸治療が大きく関わっているといえるが，それだけでなく，一般不妊治療やARTを行った患者にも，子宮内膜の状態の改善や妊娠状態の保持機能の向上など，鍼灸治療が関与している可能性もあり，不妊治療に対する鍼灸治療の有用性を示唆するものといえよう．

> **メ モ** ART（生殖補助医療 assisted reproductive technology）：不妊症の診断，治療において実施される人工授精，体外受精・胚移植，顕微授精，凍結胚，卵管鏡下卵管形成などの，専門的かつ特殊な医療技術の総称．一般不妊治療は，ART 以前に行われるホルモン療法などの不妊治療である（日本産科婦人科学会編『産婦人科用語集・用語解説集』改訂新版．金原出版，2003）．

　1996 年に，ステナー（Stener-Victorin Elisabet[34]）は，背部の Th 11 と Th 12 および S2〜4 の婦人科に関わりの深いと考えられるデルマトーム領域と下腿三頭筋に，背部には 100 Hz のパルス刺激，下腿三頭筋には 2 Hz のパルス刺激を与え，その結果，子宮の血流動態が改善したと報告した．また，鍼の刺激が脳中枢に到達し，子宮の交感神経緊張状態を抑制するような方向に働いたことにより，子宮の血流が良くなった，と考察をしている．

　2000 年のステナーの論文[35]では，24 名の多嚢胞性卵巣症候群の患者に鍼通電刺激治療を行い，9 名に有効であったと報告されている．排卵の状況が，鍼治療前は年間平均月約 0.15 が，鍼治療後は 0.66 と有意に高くなり，通電刺激が排卵の状況を改善したとしている．これは，鍼通電刺激によるホルモン分泌の変化の結果と推察されるが，そのメカニズムは示されていない．

6．腰　痛

> **ポイント**
> 1. 産婦人科を受診する患者の中で腰痛を訴える頻度は決して低くはない．
> 2. 女性が腰痛を起こしやすい要因には，解剖学的因子と内分泌的因子がある．
> 3. 産婦人科的疾患による腰痛は，①妊娠関連（子宮収縮など），②子宮の位置異常（子宮下垂，子宮脱），③子宮腫瘍（子宮筋腫，子宮癌末期など），④子宮付属器異常（卵巣腫瘍，付属器炎など），⑤子宮支持組織異常（子宮傍結合組織炎など），⑥自律神経失調による不定愁訴，による．
> 4. 妊婦における腰痛の主な原因は，胎児の発育により腰椎の前弯がより強要されることと，ホルモン（リラキシンなど）による骨盤の諸関節の弛緩による．
> 5. 東洋医学では，単に腰痛あるいは腰背痛という．慢性腰痛の主な病証は，腎虚の腰痛である．
> 6. 現代西洋医学的な鍼灸治療のポイントは，病態に基づいて行うことである．
> 7. 東洋医学的な鍼灸治療のポイントは，病証に基づいて行うことである．

　腰痛とは，安静時，運動時を問わず，腰部に疼痛を感じることをいうが，産婦人科を受診する患者の中で腰痛を訴える頻度は決して低くはない．それには，女性は男性に比べ腰痛を起こしやすい種々の条件を有し，しかも腰痛を起こしやすい環境や立場におかれやすいといった要件が関わっているからである．それだけ女性の腰痛の原因は多種多様であり，治療においては

原因や病態を正しく把握することがポイントとなる．

1）腰痛の成因

(1) 腰痛の原因

腰痛の原因疾患は，①靱帯，筋・筋膜などの軟部組織疾患（例：筋・筋膜性腰痛，姿勢性腰痛など），②脊椎疾患（腰部椎間板ヘルニア，変形性腰椎症，脊椎分離・すべり症，骨粗鬆症，腰部脊柱管狭窄症，脊椎腫瘍など），③脊髄疾患（脊髄腫瘍など），④神経根，末梢神経の障害（神経の主要，絞扼神経障害），⑤骨盤部疾患（仙腸腰関節疾患，股関節疾患など），⑥内臓疾患（腎臓の疾患，子宮後屈，月経困難症など），など多岐にわたる．この中で婦人科疾患との関連で生じる腰痛は，骨盤部の産婦人科的な病態に起因するものである．

(2) 腰痛を起こしやすい原因

女性は，男性に比べて腰痛を起こしやすい条件を有している．

a 解剖学的特色

女性骨盤は，妊娠・分娩に適するために扁平で幅広くなっている（図5-14）．この構造は妊娠・分娩に適しているが，直立歩行に適しているとは言いがたい．直立歩行時にバランスをとるため，腰部の筋肉，靱帯にストレスがかかりやすく，慢性疲労の原因となり，腰痛を発症する．

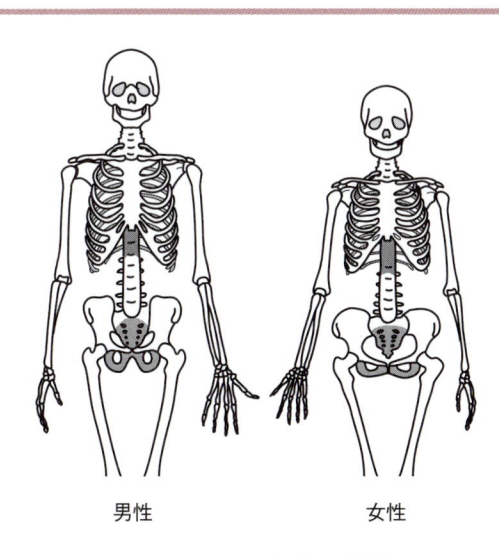

図5-14 女性の骨盤
女性骨盤は，男性のそれと比べて，妊娠・分娩に適するために扁平で幅広くなっている．

女性の骨盤内臓器は男性に比べて複雑であり，各種の懸垂装置，支持装置により固定されている．したがって，これらの装置の異常に起因する子宮後屈や子宮脱などが発症すると腰痛の原因にもなる．また，女性の生殖器の構造（尿道が短い等）は男性に比べて上行感染を起こしやすく，炎症は子宮からその周囲へと広がりやすい（子宮傍結合組織炎など）．このことも腰痛の原因となる．さらに女性の骨盤内の静脈叢の発達は複雑で，充血やうっ血を起こしやすいうえ，リンパ系の発達もよいためにリンパ節の腫脹も起こしやすい．もちろん性器腫瘍（子宮筋腫，卵巣腫瘍）による周囲の神経への刺激も原因となる．

b 内分泌的因子

女性には性周期があり，そのことに起因して腰痛（月経困難症，子宮内膜症など）が起こる．また，妊娠・分娩・産褥に伴う子宮，骨盤諸関節，筋肉，靱帯の諸変化はすべて腰痛の原因となる．

(3) 産婦人科的疾患による腰痛

① 妊娠関連（子宮収縮など）

妊娠に関連した腰痛は，鈍痛となることが多い．妊娠に伴う一般症状に腰痛が随伴するので，鑑別は容易である．子宮収縮などのみられない異常のない妊娠経過であっても，骨盤内の血液のうっ滞により慢性の鈍痛を自覚することがある（p258，妊娠中の腰痛参照）．

② 子宮の位置異常（子宮下垂，子宮脱）

中高年にみられる子宮の位置異常としては，子宮下垂，子宮脱が挙げられる．子宮を支持している靱帯や腹膜の牽引により，下腹部の鈍痛や腰痛を呈する．

③ 子宮腫瘍（子宮筋腫，子宮癌末期など）

子宮筋腫は，その発育部位によってしばしば腰痛を呈する．子宮癌の場合は，腫瘍が周囲組織に浸潤して，神経組織を刺激したり，骨に転移したりして腰痛が発生する．

④ 子宮付属器異常（卵巣腫瘍，付属器炎など）

腫瘍による周囲神経や尿管への圧迫により，腰痛が発生する．

⑤ 子宮支持組織異常（子宮傍結合組織炎など）

子宮傍結合組織炎は，膿瘍を形成すると骨盤腔の一側に充満し，膀胱，子宮，直腸を他方に圧排することになる．その結果，激しい腰痛や下腹部痛が発生する．

⑥ 自律神経失調による不定愁訴

更年期の腰痛の多くは，変形性脊椎症（変形性腰椎症）や椎間板ヘルニアあ

るいは骨粗鬆症によるものが多いが，更年期の自律神経失調症の関与が否定できない腰痛もあるといわれている．

2）東洋医学からみた腰痛

東洋医学では，腰痛を単に腰痛あるいは腰背痛といい，腰のだるさを腰痠(ようさん)と記している．ある特殊な状態で起こる腰痛，たとえば月経に起因する腰痛は経行腰痛と表し，一般的な腰痛とは区別している．

腰痛を診る場合，東洋医学においても急性腰痛と慢性腰痛に分けて診察を進める．急性腰痛で強い腰痛を「折腰」「卒腰痛」といい，慢性腰痛を「久腰痛」という．

鍼灸臨床では，主として慢性腰痛を取り扱うことが圧倒的に多いことから，ここでは慢性腰痛の主な病証である腎虚の腰痛について紹介する．

腎虚の腰痛

腰痛が慢性的に持続する．休息するとやや軽減するが，疲れると増悪する．体が重い，頭のふらつき，耳鳴，脱毛，膝がだるく力がない，精力減退などの症状を随伴する．腎陽虚では，これらの症状に，寒がる，四肢の冷え，温暖を好むなどの症状を伴い，舌質淡白，胖大・嫩，脈は沈を呈する．一方，腎陰虚では，微熱，五心煩熱，顔のほてり，盗汗，口渇などの症状を伴い，舌質紅，脈細数を呈する．

3）鍼灸治療

（1）現代医学的な鍼灸治療

まずは整形外科的な病態に起因した腰痛か，産婦人科的な病態に起因した腰痛かを推定鑑別する．いずれの場合もその原因疾患や病態を推定し，その上で適否を判断し，治療対象となれば病態把握に基づいた鍼灸治療を行う．

靭帯，筋・筋膜などの軟部組織疾患に対しては主として筋緊張を緩和し，腰部椎間板ヘルニア，変形性腰椎症，脊椎分離・すべり症，骨粗鬆症，腰部脊柱管狭窄症などによる慢性腰痛の場合も同様とする．すなわち，腰背部や殿部の圧痛点や硬結，あるいはトリガーポイントを治療点とする（図5-15）．なお，神経根性の腰下肢痛や絞扼神経障害に起因する腰下肢痛には，筋緊張の緩和に絞扼部あるいは障害神経への刺激を加える．なお，神経根性の場合には，高位診断に基づいて治療を行うことがポイントである．

メモ　**トリガーポイント**：筋に生じるトリガーポイントは，圧痛を呈し，その部位を刺激すると一定の放散痛を呈する．また，索状硬結がみられる．トリガーポイントに鍼刺激をすると，そのトリガーポイントは不活性化され，放散痛は消失する．

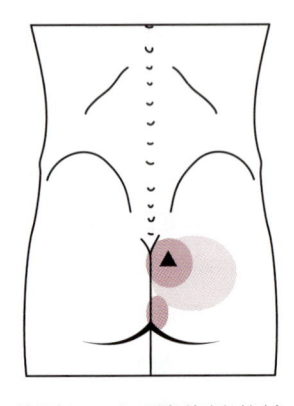

図5-15 腰部のトリガーポイント（文献36より改変）
腰背部や殿部の圧痛点や硬結，あるいはトリガーポイントを治療点とする．

（上段左）仙骨部における深部傍脊柱筋（多裂筋および回旋筋）にできたトリガーポイント（▲）からの関連痛のパターン
（上段中）胸最長筋にできたトリガーポイント（▲）からの関連痛のパターン
（上段右）腰腸肋筋にできたトリガーポイント（▲）からの関連痛のパターン
（下段左）大殿筋中にできたトリガーポイント（▲）からの関連痛のパターン
（下段中）腰方形筋の内側部にできたトリガーポイント（▲）からの関連痛のパターン
（下段右）腰方形筋の外側部にできたトリガーポイント（▲）からの関連痛のパターン

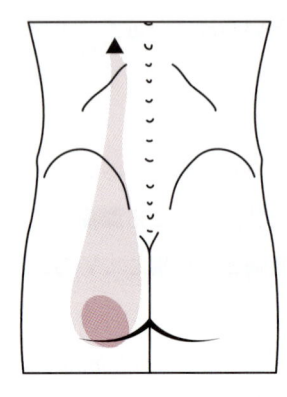

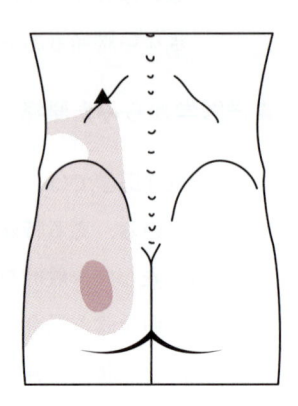

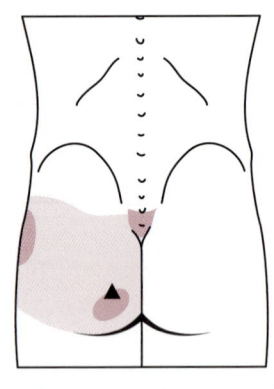

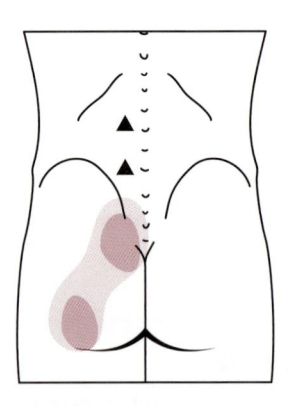

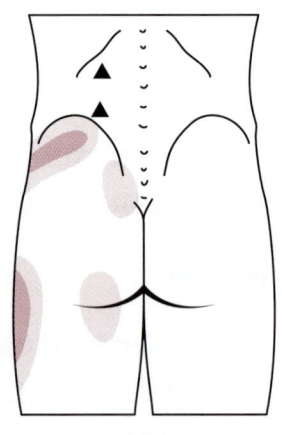

　一方，内臓疾患（腎臓の疾患，子宮後屈，月経困難症など）に起因する痛みには，ゲートコントロール説あるいは体表―内臓反射的な観点から鍼灸治療を行い，加えて腰部の筋緊張緩和にも対症療法的に治療を行う．治療穴として，脾兪，胃兪，三焦兪，腎兪，意舎，胃倉，志室，帰来，関元，子宮などが選穴されることが多い．

(2) 東洋医学による鍼灸治療

鍼灸治療の例を示す（図5-16）

① 腎虚の腰痛

腎陽虚に対しては，腎陽を補うことを目的とする．

参考例：委中，腎兪，命門，腰眼，関元，太渓，足三里，脾兪などを用いる．灸療法が効果的である．

腎陰虚に対しては，腎陰を補うことを目的とする．

参考例：委中，腎兪，志室，腰眼，照海（または太渓），足三里，脾兪などを用いる．

② 経行腰痛（月経時の腰痛）の鍼灸治療

これには，①血虚気滞の経行腰痛と②肝腎両虚の経行腰痛とがある．

血虚気滞の経行腰痛には，血を補い，疏肝をし，肝腎両虚の経行腰痛には肝腎を補う．

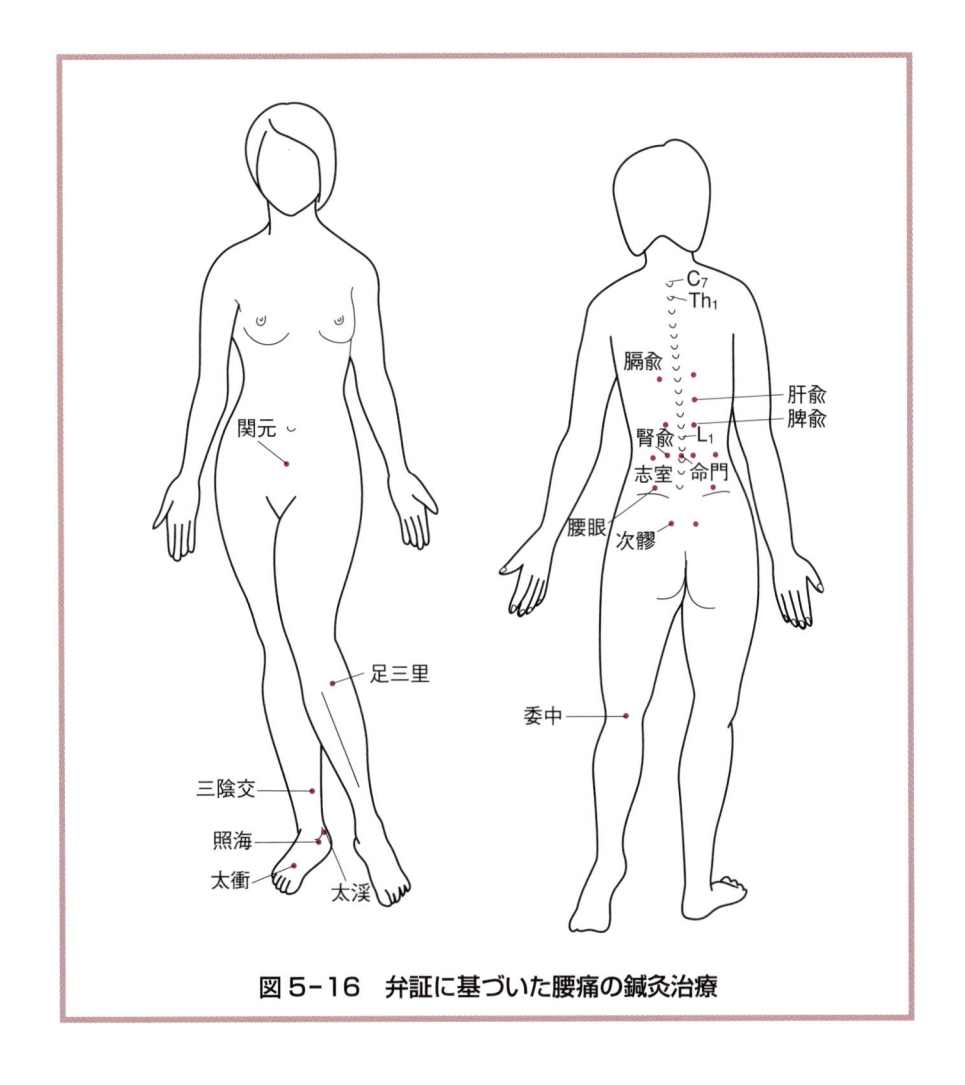

図5-16 弁証に基づいた腰痛の鍼灸治療

参考例：血虚気滞の経行腰痛には，三陰交，血海，膈兪，腎兪，次髎などを，肝腎両虚には，肝兪，腎兪，次髎，三陰交，太衝，太渓などを用いる．

3）鍼灸治療の適・不適

月経困難症や月経前症候群（月経前緊張症）に随伴する腰痛などは適応する．しかし，子宮内膜症や子宮筋腫，腫瘍に起因する腰痛や内性器の炎症（子宮傍結合織炎など）に由来する腰痛には現代医学との併用が望ましい．

また，産褥後の腰痛では仙腸関節や恥骨結合などのずれなどに起因する腰痛は難治化の傾向にある

4）腰痛に対するEMB

多くの論文がある．ここでは割愛する．

参考文献

1) 藤本蓮風：痛経の弁証論治．鍼灸OSAKA，7(2)：4455，1991．
2) 黒竜江中医学院・編：中医臨床大系 産婦人科学．雄渾社＋人民衛生出版社，1985．
3) 天津中医学院，後藤学園・編：鍼灸学［臨床編］第1版．東洋学術出版社，千葉，1993．
4) 神戸中医学研究会・編訳：症状による中医診断と治療 下巻．燎原，東京，1987．
5) 横田敏勝・編：臨床医のための痛みのメカニズム．南江堂，東京，1990．
6) 遠藤美咲・他：月経困難症の体表所見及び月経困難症に対する三陰交皮内鍼の予防効果①．医道の日本，520：6-13，1987．
7) 遠藤美咲・他：月経困難症の体表所見及び月経困難症に対する三陰交皮内鍼の予防効果②．医道の日本，521：96-100，1988．
8) 澤田千浩・他：月経困難症に対する鍼灸治療の一症例．季刊東洋医学，4(3)：2226，1998．
9) Joseph M. Helms：Acupuncture for the Management of Primary Dysmenorrhea. *Obstetrics Gynecol*, 69(1)：51-56, 1987.
10) 笹岡知子，矢野 忠：東洋医学による月経不順．医道の日本，670：13-17，2000．
11) 『黄帝内経素問』刺熱篇，第三十二．
12) 『黄帝内経霊枢』経脈篇，第十．
13) 『傷寒雑病論』太陽病．
14) 青木秀暢，佐々木亮，松本聡：肩こりに効果てきめん―電気ハリ治療―（第三報）．島根医学，12(4)：25-9，1992．
15) 古屋英二，名雪貴峰，八亀真由美・他：肩こりに及ぼす円皮鍼の効果 偽鍼を用いた比較試験．全日本鍼灸学会雑誌，52(5)：553-61，2002．
16) 佐々木和郎，矢野忠，佐藤譲，森英俊：高齢者の肩こりに対する鍼灸治療効果の検討：高齢者に対する鍼灸治療の有効性とその作用機序に関する調査研究事業報告書．平成7年度，厚労省老人保健事業推進費等補助金，財団法人 日本公衆衛生協会，1996，pp41～59．
17) Nabeta T, kawakita K：Relief of chronic and shoulder pain by manual acupuncture to tender points-a sham-controlled randomized trial. *Complent Ther Med*, 10(4)：217-22, 2002.
18) 斎藤忠朝：婦人冷覚過敏症に関する研究．福島医学雑誌，16(3)：353，1958．

19) 九嶋勝司：冷え性．治療，44(11)：2035，1962．
20) 久米麻美子，田中俊誠，西谷雅史・他：更年期障害と冷え．治療，76(6)：1253-1258，1992．
21) 近藤正彦，岡村靖：冷え性の病態に関する統計学的考察．日本産婦人科学会雑誌，39(11)：2000-2004，1987．
22) 医学大辞典．南山堂，東京，1981，pp1723．
23) 漢方用語大辞典．燎原，1984，pp782-3．
24) 呉澤森：冷え症の針灸治療，中医臨床，16(3)：244-249，1995．
25) 川名律子：冷え性の鍼灸療法(No2)－若年女性の月経．骨盤周径，腹証との関連について－．全日本鍼灸学会雑誌，38(3)：259,．
26) 桑原慶紀：不妊外来．メジカルビュー社，東京，1997，p16．
27) 松本勅：鍼灸で取り扱った下肢冷え症例のサーモグラフィ所見．東洋医学とペインクリニック，8(4)：1978．
28) 高橋伸一：冷え症に患者に対する鍼刺激前後の四肢の温度変化について．*BIOMEDICAL THERMOLOGY*，8(1)：1988．
29) 中村章，林賢濱：中医産婦人科臨床．医歯薬出版，東京，1999．
30) 湯本求真：皇漢医学．1927．
31) 大塚敬節：新版漢方医学．1956，p80．
32) 寺澤捷年：瘀血の診断基準と腹部圧痛点．日本医事新報，3482：137，1991．
33) 小林美鈴，高橋順子，片岡泰弘・他：不妊症に対する鍼灸治療 ― 当院における妊娠に至った176名の実態調査 ―．全日本鍼灸学会誌，55(3)：415，2005．
34) Stener Victorin E, et al.：Reduction of blood flow impedance in the uterine arteries of infertile women with electro-acupuncture. *Hum Reprod*, 11：1314-1317, 1996.
35) Stener-Victorin E, et al.：Effects of electro-acupuncture on anovulation in women with polycystic ovary syndrome. *Acta Obstetricia et Gynecologia Scandinavia*, 79(3)：180-8, 2000.
36) 山岸正明，矢部裕：腰痛の病態生理と診断．真興交易医書，東京，2001．
37) 森田正明：婦人の腰痛―ことに整形外科的見地から．金原出版，京都，1974．
38) 松本勅：現代鍼灸臨床の実際．医歯薬出版，東京，1989．
39) 武谷雄二・総編集：新女性医学大系・4女性の症候学．中山書店，東京，1999．
40) 川喜田健司・監訳：トリガーポイント鍼療法．医道の日本社，横須賀，1995．
41) 神戸中医学研究会・編訳：症状による中医診断と治療 上巻．燎原，東京，1987．

第3節　妊娠期のマイナートラブル

1．つわり

> **ポイント**
> 1. 妊娠初期に起こり，吐き気や嘔吐を発症する状態．
> 2. 通常，妊娠 16 週くらいまでには自然になくなる．
> 3. ケトン体の酸性増加に伴う糖代謝障害が存在し，ケトーシスとなって嘔吐する．
> 4. つわりは，腹部や下腿，背部に特有の緊張や圧痛が出現する．
> 5. 鍼灸治療は，内関のみでなく，列欠や神門，太渓や復溜などの反応に行う．
> 6. 体重が妊娠前に比べて 5 kg 以上減少している場合には，病院紹介を考える．
> 7. 刺鍼は，無処置に比べて有意に効果があることが確認されている．

妊娠初期に起こるもので，吐き気や，ひどいときには嘔吐をしてしまう症状である．

つわりは妊娠第 4 ～ 16 週にかけてみられるが，嘔吐は他の理由（たとえば，頸部の過緊張，頭痛，食べ過ぎ，食中毒，二日酔い）でもみられるので，すぐに妊娠と結びつけるべきではない．しかし，妊娠年齢，妊娠可能状態にある女性で，無月経に伴って起こる嘔気症状であれば，妊娠を強く疑うことができる．つわりは大部分が一過性であり，その発生頻度は，つわりと悪阻の境界あるいは定義が不明瞭であるため報告者によりかなりの差があるが，全妊婦の 50 ～ 80％を占めるといわれ，また悪阻の発生頻度は 0.0025 ～ 0.005％といわれている[1]．

つわりと悪阻の境界は不明瞭であるが，妊娠初期に出現する悪心，嘔吐，流涎のうち，軽症の場合をつわり（morning sickness），栄養障害と代謝障害を伴う重症の場合を悪阻（pernicious vomiting）と，考えればよい．

体重の減少については，妊娠前より 4 ～ 5 kg 減少したときは医師への紹介を考える．しかし，人工妊娠中絶に至るような重症例は，現在では非常に少ない．

【原　因】　妊娠中のつわりの原因として，ケトン体の酸性増加に伴う糖代謝障害が存在するというのが最近の見解である．（第 4 章第 5 節産科の主要疾患つわり・妊娠悪阻 p152 参照）

1）体表所見

（1）腹部の触診

つわりの人は，胸脇苦満と心下痞鞕（硬）があることが多い．左右に胸脇苦満が出ている場合もあれば，片側のみのときもある．心下痞鞕（硬）も，心下部が

脹っている感じのときもあれば，任脈に沿って太い緊張がみられる場合もある．

また，臍上の動がある．臍のすぐ上に強い動悸を感じることもあるし，臍の左右に強く感じるときもある．消化器症状が関連した所見に腹皮拘急があるが，症状がひどくなると，逆に緊張がなくなるケースもある．

(2) 背部の触診

背部は，心兪，肺兪あたりから腎兪くらいまで，膀胱経に沿って比較的明確に硬結，緊張，圧痛が出てくる．一番多いのは，Th7〜9の間である．触診上，背部の反応がなくなるとつわり症状も消失するので，これらには関連性があると考えている．

また，背部脊椎棘突起上や棘突起間に圧痛が著明にみられることが多く，それらは，治療部位としても重要である．

2) 鍼灸治療

(1) 現代医学的な鍼灸治療

つわりは，妊娠に伴って生じる生理的な変化の範囲で考えることができる．妊娠により，各種ホルモンが増量したり，子宮が増大したりするため，内分泌的，機械的に消化管機能が多少なりとも影響を受ける．症状は消化器疾患の初期症状と類似している[1]．

消化器症状，特に胃運動に対する鍼のメカニズムについては，ラットを使った実験では，腹部では交感神経を介した胃の抑制運動が，四肢では迷走神経を介した亢進が反射性に起こることが確認されている[2]．このことから，消化器症状に対する現代医学的な鍼灸治療として，腹部の経穴または下肢の経穴に，胃の運動の状態に応じて刺鍼を行う．たとえば，鳩尾，中脘などの任脈の経穴，幽門，通谷，陰都などの腎経の経穴，不容，承満，梁門，天枢などの胃経の経穴などが選穴される．また，足三里，陽陵泉，承山，三陰交など，下腿の経穴への刺鍼も考えられる（ただし，腹部への刺鍼は，深くなく，強刺激とならないように慎重に行うべきである）．

(2) 東洋医学的な鍼灸治療

東洋医学的に，つわりの治療穴としては内関が使用されることが多い[3]．しかし，内関に反応が出ている場合と，反応がない場合がある．つわりの反応は前腕前側に，強い陥凹，くぼみが現れることが多いが，内関にこのような反応がみられない場合は，列欠や神門を診るとよい．特に列欠は，奇経の任脈の主治穴であるから，列欠の陥凹を治療すると心窩部にあった硬結が小さくなっていき，患者

の不快感も楽になる場合が多い．神門を試みるのもよい．また，腎経の太渓や復溜も有効なことがある．

　上・下肢の治療でうまくいかないときは，上腹部を中心とした腹部の不快感のある部に直接鍼灸を行ってもよい．その際は，現代医学的な鍼灸治療と同様の選穴になる．しかし，つわりのときは，上腹部は触るだけでも嫌がる患者が多いので，背部脊椎上で圧痛点を探して，そこに鍼灸を行うのがよい．その際は，身柱，神道，霊台，至陽など，督脈の経穴となる．

(3) その他で考慮すること

　患者は，つわりの不快な症状がずっと続くのではないかと不安になっていることが多い．症状はいずれ消えることを説明し，納得してもらう．しかし，まれにつわり症状が臨月まで続く人もいるので，安易で楽観的な説明はよくない．症状の経過をみながら，患者が安心できる説明が必要であろう．

　その他，食事指導や生活指導を患者に問われることが多い．食事をすると吐いてしまうので，食事はあまり摂らないという人もいれば，空腹になると吐いてしまうので，食べ続けるという人もいる．冷たいものなら飲用できる，そうめんやうどんなら食べられる，ご飯はにおいも嫌，スイカなら何とか，と様々である．症状が強く，何も食べられないときは，水分だけでも摂取することが大事である．つわりのときは冷たいものを好む人が多いので，そのさいは，コーラのように普段勧めることがないものでも，患者がそれしか摂取できないのであれば，割り切って冷たいコーラも勧めている．

　次に，つわりが治ると食べることができなかった反動で食べ続けてしまい，体重が一気に増加してしまう人がいる．体重増加の目安は，つわり明けから1週間に800〜1,000gの体重増加で抑えるようにする．

3) 鍼灸治療の適・不適

　鍼灸治療は，点滴を受けなければならないようなつわり，すなわち悪阻に近いものには効果があまり期待できない．体重が5kg以上減少している場合には，病院紹介を考える境界域である．それ以内であれば，腹部への刺鍼をなるべく避けて，手足や背部の経穴を対象に治療を行えば問題なく，改善方向へ向かうものと考えられる．

4) つわりに対するEBM

　飛松[4]は，妊娠悪阻81例に，内関，中脘，内庭（時に）の鍼治療を行い，数時間から1週間以上効果の持続があったが，1〜2日の場合が多かったと報告した．

C. Smith ら[5]は，妊娠週数 14 週未満の悪心・吐き気・嘔吐のある妊婦 593 例を，148 例（無処置群は 149 例）ずつ 4 グループにランダムに割り振り，その 4 グループ別に，①伝統的な鍼治療，②内関（PC6）穴のみの鍼治療，③シャム鍼，④無処置とした．

伝統的な鍼治療は，古典に基づいた診察・診断を行い，証に随って選穴をしている．提示された経穴は 30 穴あまりにのぼる．シャム鍼（偽鍼）は，上肢で心包経と肺経の間 6 寸のところ，踵で胃経と胆経の間，足部で第 3・4 中足骨の間，下腿で胆経と胃経の間で足三里の 3 寸下に選穴して，行った．また，無処置群に対しては，無処置群に割り当てられたことに失望させないために，4 週間の間，食事法や生活の仕方のアドバイス，ビタミン B6（VB6）の使用について，役立つ基準情報表が作成され，毎週 10 分間，管理者から一般的な健康維持法や実験参加の意義について指導を受けられるようになっている．

評価は，1 週目，2 週目，3 週目，26 日目に，悪心，嘔気，嘔吐について，「Rhodes の悪心・嘔吐」を使って行った．

その結果，伝統的な鍼治療，内関治療，偽鍼治療それぞれ，悪心と嘔気に対しては無処置に比べて有意に効果があることが示された．しかし，効果が現れる週数は，古典的な鍼治療が 1 週目の終わりから，内関治療はそれより 1 週間遅れ，また偽鍼治療はそれよりさらに 1 週間遅れた．つまり，伝統的な鍼治療も内関治療も偽鍼治療も，悪心・嘔吐には有効であるが，効果の現れる時期がずれるということが示された．矢野ら[6]や今井ら[7]が指摘している内関穴がつわりに特有な効果を挙げる経穴であるのか否かという疑問に，一定の回答がなされたものといえよう．

2．骨盤位

ポイント

1. 縦位のなかで児頭が骨盤に向かうものを頭位といい，児骨盤が下方にあるものを骨盤位という．
2. 骨盤位の頻度は，妊娠末期ではおおむね 3～5％である．
3. 骨盤位は，妊娠中期では約 40～50％にみられるが，妊娠末期には 3～5％に激減することから，正常胎位に誘導するなんらかの機序が存在すると想定されている．
4. 正常胎位に誘導する機序として，子宮の形態変化が考えられている．
5. 東洋医学では骨盤位のことを胎位不正という．代表的な病証として，①気血両虚の胎位不正，②気滞の胎位不正，③脾虚の胎位不正がある．
6. 骨盤位の基本穴は至陰である．
7. 骨盤位の治療として，至陰の透熱灸と三陰交の灸頭鍼がよく用いられている．

胎位とは，胎児の縦軸と子宮の縦軸の関係を示す用語で，胎児の縦軸が母体の縦軸と一致する場合を縦位という．縦位のなかで児頭が骨盤に向かうものを頭位，児骨盤が下方にあるものを骨盤位という．すなわち，骨盤部が先進する胎位を指す．通称「逆子」といわれている．

骨盤位の頻度は妊娠の時期によって異なるが，東京都周産期医療情報データベース（1990年1月～2000年3月）によると，妊娠21～24週39.2％，25～28週30.2％，29～32週22.0％，33～36週13.6％，37週以降4.3％である．また，春山の報告によると，妊娠16～19週で48.2％であったものが，36～41週では5％に激減したと報告している．妊娠末期では骨盤位の頻度はおおむね3～5％である（表5-10，11）．

なお，初産婦と経産婦では，前者に骨盤位の発生率が多いと報告されている（表5-12）．

骨盤位において，胎児下向部のうちで最下方に位置する部位を先進部という．骨盤位の分類は先進部に基づいて行われ，①殿位（breech presentation），②足位，③膝位に分類される（図5-17）．それぞれの出現頻度は，殿位が最も多く70～75％，足位は25～30％，膝位は1％

表5-10 骨盤位の頻度（文献11より改変）

分娩週数（週）	件数	頭位（％）	骨盤位（％）	横位（％）
21～24	344	57.0	39.2	3.8
25～28	1,222	67.4	30.2	2.4
29～32	2,239	75.7	22.0	2.3
33～36	7,359	85.2	13.6	1.2
37～	92,454	95.5	4.3	0.2

東京都周産期医療情報データベース（1990年1月～2000年3月）によると，妊娠末期では骨盤位の頻度は4.3％で，おおむね3～5％の範囲内であった．

表5-11 骨盤位の頻度（文献11より改変）

日本大学板橋病院	4.5％（267/5,945件：1990～2000年）
井浦ら	3.0％（27/909件：1992～1996年）
東京都周産期医療情報データベース（DB）	4.3％（3,951/92,456件：1990～2000年）
Parkland Hospital（米国）	3.5％（of 136,256 infants：1990～1999年）

調査した施設によって骨盤位の頻度は異なるが，おおむね3～5％の範囲内であった

表5-12 骨盤位における初産婦と経産婦との比較（文献11より改変）

	初産婦	経産婦
日本大学板橋病院	5.2％*（198/3,816件）	3.3％（69/2,118）
東京都周産期医療情報データベース（DB）	4.9％*（2,961/60,228件）	3.1％（993/32,072件）
井浦ら	4.5％（18/399件）	1.8％（9/510件）

*$p<0.001$

初産婦と経産婦との比較では，初産婦に骨盤位の発生率が多いと報告されている．

図5-17 骨盤位の分類（文献8より改変）

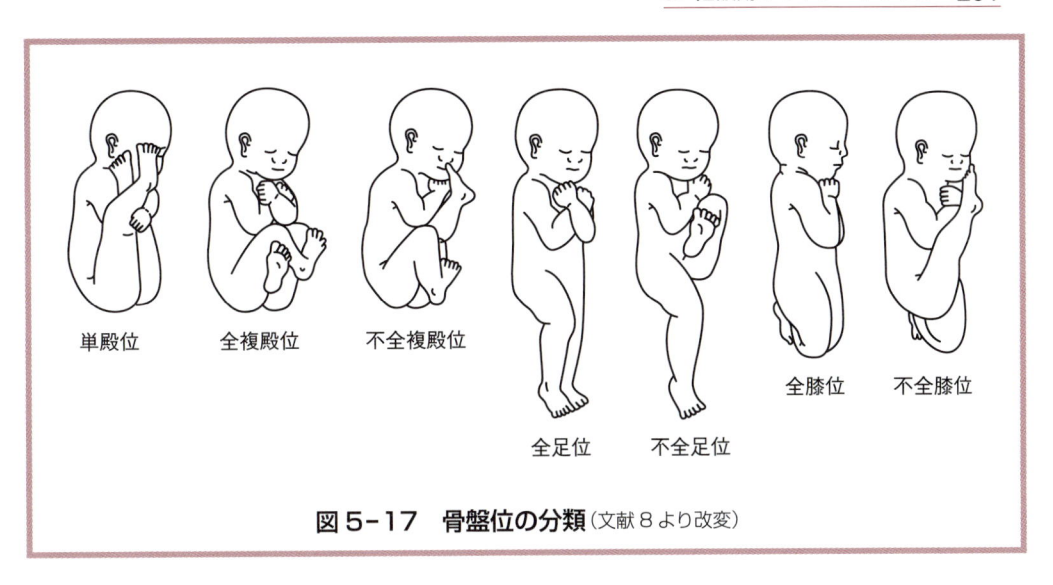

単殿位　全複殿位　不全複殿位　全足位　不全足位　全膝位　不全膝位

表5-13 胎児の子宮環境（文献11より改変）

	妊娠中期	妊娠末期
子宮腔の形態	球状〜卵円状	洋梨状
羊水量	多	少
子宮腔/胎児容積	大	小
胎児の可動性	比較的自由	制限
骨盤位の頻度	40〜50%	3〜5%

ときわめてまれである．なお，単殿位は満期産に多く，複殿位は未熟児に多くみられる．

殿位は，さらに単殿位（大腿が股関節で屈曲し，下腿が胎児の腹部前面に伸展し殿部のみが先進しているもの），全複殿位（両側の下肢が股関節と膝関節で屈曲し，胎児の腹部上で下腿が大腿に重なり，両側の踵が殿部に接しているもの），不全複殿位（一側の下肢のみが胎児の腹部上で屈曲し，下腿が大腿に重なり，一側の踵のみが殿部に接しているもの）に分類される．

足位は，両側の下肢が進展して先進する全足位と一側の下肢のみが先進する不全足位に分類される．膝位は，両側の膝が先進する全膝位と一側の膝のみが先進する不全膝位に分類される．

【成因】骨盤位は妊娠中期に約40〜50％にみられるが，妊娠末期には3〜5％に激減することから，正常胎位に誘導するなんらかの機序が存在すると想定されている．そのひとつに子宮の形態変化が考えられている．

妊娠中期から末期にかけて表5-13に示すように，子宮腔の形態は大きく変わる．妊娠末期に近づくにつれて，子宮峡部が盃状に開大し，子宮腔は球形（または卵円形）から洋梨状（子宮底部が広く，子宮下部が狭くなる形状）になる．一方，胎児も殿部と屈曲した下肢は頭部に比べて相対的に小さくなり，逆三角形となる．そうなると，子宮腔と胎児の形状とが一致しない部位では，子宮壁も胎児も圧迫を受けて刺激され，この刺激により子宮筋は収縮して胎児を正

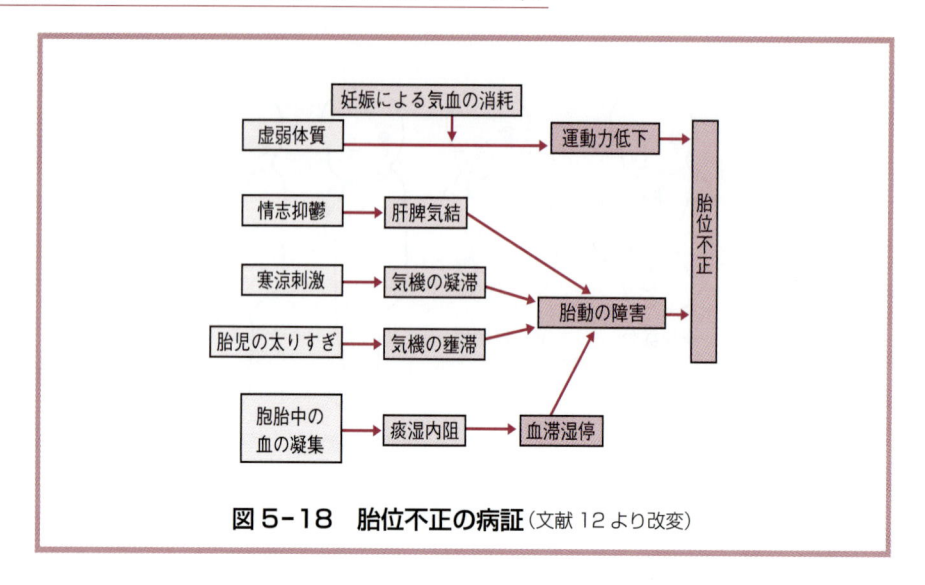

図5-18 胎位不正の病証(文献12より改変)

常胎位にもどす(自然回転). また, 胎児自身も胎動により自己回転して, 子宮腔と胎児との形状が安定する頭位になると考えられている.

1) 東洋医学からみた骨盤位

東洋医学では, 骨盤位のことを胎位不正という. 古医書には横産, 逆産などとして, 胎位異常が記載されている. 胎位不正の代表的な病証を示す(図5-18).

(1) 気血両虚の胎位不正

虚弱体質で気血が不足しがちなところに妊娠すると, 一層気血を消耗し, 胎位変換の力が低下して発症する.

妊娠後期の胎位不正に, やせあるいは肥満であるが筋肉にしまりがない, 息切れ, 疲労感を随伴し, 舌質淡白, 脈は細で弱を呈する.

(2) 気滞の胎位不正

情緒が抑うつし, 肝気鬱結となって気滞が生じ, そのために胎児の転位が阻害される. また, 寒涼刺激を受けて気機が凝滞したりしても胎位不正となる.

妊娠後期の胎位不正に, 胸苦しい, 上腹部が脹って苦しい, 精神抑うつ, よくため息をつくなどを随伴し, 脈は滑あるいは弦脈を呈する.

(3) 脾虚の胎位不正

脾虚のために水湿が停滞し, 湿邪の停滞が胎児の転位を阻害する.

妊娠後期の胎位不正に, 肥満傾向(筋肉のしまりのない肥満), 身体が重い感

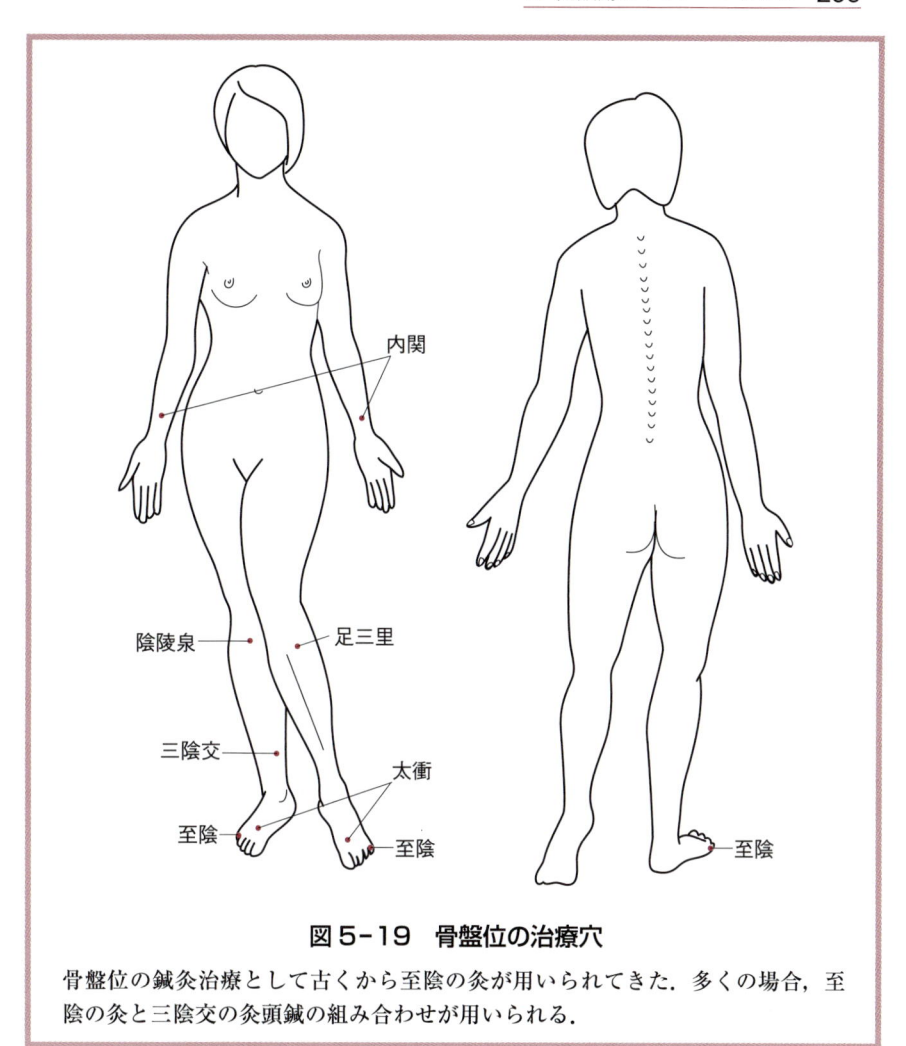

図 5-19 骨盤位の治療穴
骨盤位の鍼灸治療として古くから至陰の灸が用いられてきた．多くの場合，至陰の灸と三陰交の灸頭鍼の組み合わせが用いられる．

じ，疲労感，食欲不振，少食，浮腫などを随伴し，舌質淡白，胖大，脈は滑あるいは濡脈を呈する．

2）鍼灸治療

　骨盤位の鍼灸治療として古くから至陰の灸が用いられてきた（図5-19）．『類経図翼』（張介賓）や『和漢三才図会』（寺島良安）には，至陰の灸が有効であると記載されている．今日でも，骨盤位の矯正には至陰の灸が行われている．

(1) 気血両虚の胎位不正

　鍼灸治療は，気血を補うことを目的に行う．
　参考例：至陰，足三里，三陰交などを用いる．

(2) 気滞の胎位不正

鍼灸治療は，肝気鬱結による気滞を解消することを目的に行う．

参考例：至陰，内関，太衝などを用いる．

(3) 脾虚の胎位不正

鍼灸治療は，脾気を補うことを目的に行う．

参考例：至陰，三陰交，陰陵泉などを用いる．

3) 鍼灸治療の適・不適

骨盤位に対する鍼灸療法は，原則的に適応となる．しかし，子宮の奇形，多胎妊娠，重症妊娠中毒症，前置胎盤の場合は不適である．なお，過短臍帯，臍帯巻絡，羊水量の減少などの場合は，鍼灸治療による矯正は困難とされている．

4) 骨盤位に対するEBM（代表例）

林田は，骨盤位矯正法として至陰の灸（半米粒大3壮）および三陰交の灸頭鍼（3壮）を主とする東洋医学的方法を行ったところ，584例中525例が矯正し（矯正率89.9%），治療回数は，矯正した成功例では3回までに310例（59%），4回までに412例（78.5%）と報告している．また矯正確認までの時間について，連日通院させて確認できた176例について分析したところ，92例（52.3%）が24時間以内，48時間以内までには141例（80.1%）とし，反復治療する場合は2〜3日間隔でよいのではないかと指摘している（図5-20）．副作用は，反復施行した場合でもまったく認められなかったと述べている．

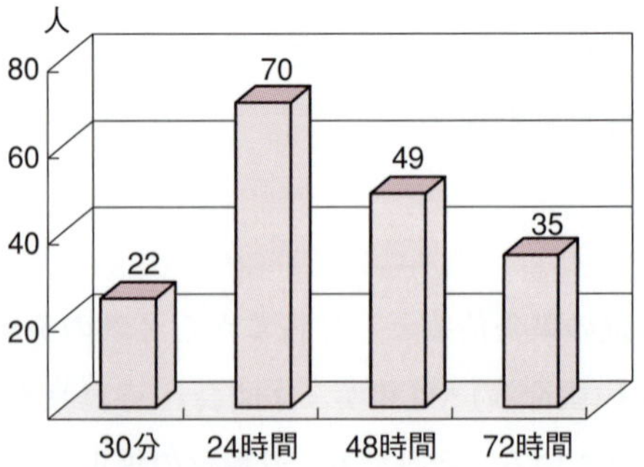

図5-20　骨盤位が矯正されるまでの時間（文献15, 16より作図）

矯正確認までの時間について，連日通院させて確認できた176例について分析したところ92例（52.3%）が24時間以内，48時間以内までには141例（80.1%）が矯正された．

一方，Cardini らは260例を対象にRCT（ランダム化比較試験，randomized controlled trial）による研究を行い，至陰の灸療法の有効性を実証した．Cardini らは妊娠33週目にある初産婦260例をランダムに割り付け，介入群130例（棒灸群），対照群130例（灸療法は行われず，一般的な治療を受けた群）とした．介入群は至陰の棒灸（片側15分間ずつ30分間）を1日1回（87例）あるいは2回（43例）を1週間行うこととし，夫や家族の人にがまんできるギリギリの熱さ（局所の血管拡張で充血はするが，水疱を生じない程度）で刺激するよう指示した．また，刺激時間は可能な限り午後5時から8時の間に行うよう指示した．1週間の灸療法で矯正されなかった症例にはさらに1週間継続とした．なお，35週目の検査で矯正されなかった場合は，ECV（external cephalic version：外回転術）を受けることができるようにした．

その結果，35週目の検査での矯正率は，介入群で75.4％（98/130例），対照群で47.7％（62/130例）であり，分娩時では介入群で75.4％（98/130例），対照群で62.3％（81/130例）であったとし，灸療法は胎位異常（骨盤位）の矯正に有効であることを明らかにした（図5-21）．さらに，治療期間中における胎動回数においても介入群は対照群に比して有意に多かったと報告した．

骨盤位の矯正について，鍼灸療法でなぜ骨盤位が矯正されるのか，その作用機序は今のところ不明である．しかし，林田は治療中あるいは治療後に下肢全体の皮膚温が上昇することから，循環改善作用が骨盤内血行動態にも影響を及ぼし，子宮・骨盤循環の変動をもたらしたとし，このことにより子宮筋緊張状態の微

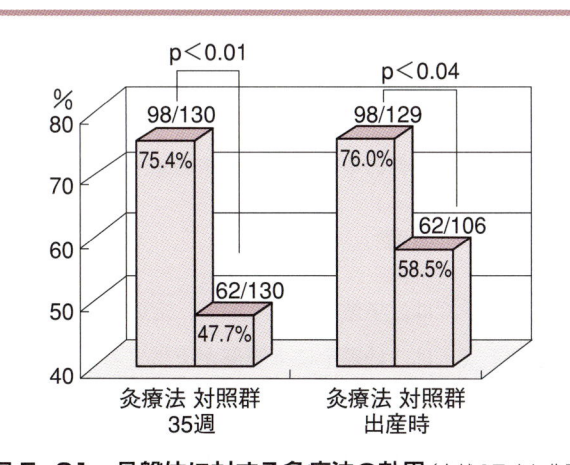

図5-21 骨盤位に対する灸療法の効果 (文献17より作図)

妊娠33週目にある初産婦260例を介入群130例（棒灸群）と対照群130例にランダムに割り付け，至陰の棒灸の効果を検討した．その結果，35週目の検査では矯正率は，介入群で75.4％（98/130例），対照群で47.7％（62/130例）であり，分娩時では介入群で76.0％（98/129例），対照群で58.5％（62/106例）であった．

妙な変化や胎動の亢進が胎児の回転を促進したと考察している．丹羽らも，矯正できた妊婦の多くは，治療中に身体が温まる感じを受けたといい，しかも施灸前よりは子宮緊張の自覚症状が軽減したとし，このことから，灸療法による胎位矯正の機序は，子宮緊張を緩和することによって増加した胎動が，正常胎位へと矯正を促したと考察している．

3．切迫早産

> **ポイント**
> 1. 妊娠22週以降37週未満の時期に分娩に至る危険性が高い状態をいう．
> 2. 妊娠22～37週未満の妊婦に，頻回かつ規則的な子宮収縮の有無，陣痛様の疼痛の有無，破水や性器出血がある場合，切迫早産を疑う．
> 4. 東洋医学では，早産を小産といい，その前兆を胎動不安という．
> 5. 東洋医学では，切迫早産を胎動不安とし，衝脈，任脈の固摂作用の低下によるものと捉えている．これには，気虚，血虚，腎虚によるものがある．
> 6. 基本的には鍼灸治療の対象とならないが，医療管理下で，早産予防の治療として行うことは可能である．

早産は，切迫早産と進行早産とに分類される．

切迫早産は，妊娠22週以降37週未満の時期において分娩に至る危険性が高い状態をいう．一方，進行早産は規則正しい陣痛が起こり，頸管は開大し，胎胞も形成されており，正常分娩とほぼ同様の経過をたどるものをいう．なお，わが国における早産の頻度は，全分娩の4～5％である．

切迫早産の主な徴候は，頻回かつ規則的な子宮の収縮（15分以内の間隔で30秒以上持続）を伴う内子宮口の開大（2cm以上）と，子宮頸管の展退（80％以上）および短縮，破水，性器出血などである．

【成　因】　第4章第5節の産科の主要疾患の早産の項（p160）を参照．

1）東洋医学からみた早産

東洋医学では，早産を小産といい，その前兆を胎動不安という．

胎動不安とは，妊娠中に下腹部が下墜するように痛み，腰がだるくなり，少量の性器出血がみられる状態をいう．多くは衝脈・任脈の固摂作用の低下によると捉える．以下に代表的な病証を挙げる．

> **メモ**　**固摂作用**：気の作用のひとつである．たとえば尿が膀胱に貯まって漏れないようにする作用で代表されるように，留めおく作用を固摂作用という．したがって，胎児が一定期間子宮内に留まることができるのも気の固摂作用による．

(1) 気虚の胎動不安

虚弱体質，脾胃虚弱により気虚をまねいたり，あるいは過労や飲食不摂生により脾胃が虚すと，気が下陥して衝脈・任脈の固摂機能が失調し，そのために胎児を安定させておくことができなくなり胎動不安になる．

妊娠中の下腹部の下墜感，腹満，腰のだるさを訴え，少量の淡色の性器出血をみることがある．顔色が白っぽい，倦怠感，息切れ，ものを言うのもおっくうになる等の症状を随伴する．舌質は淡白，舌苔は薄白で，脈は沈弱を呈する．

(2) 血虚の胎動不安

平素からの血不足や脾胃虚弱により，気血の源（水穀の精微）の不足などが原因で衝脈（血海）が空虚となると，胎児を養うことができなくなり胎動不安になる．

妊娠中の腰のだるさ，腹が脹る，下腹部の下墜感を訴え，性器出血を伴い，顔色が萎黄を呈し，頭のふらつき，動悸，皮膚に艶がない，元気がないなどの症状を随伴する．舌質は淡紅から淡白，舌苔は薄白あるいは無苔，脈は細数を呈する．

(3) 腎虚の胎動不安

先天的虚弱，房事過多（性生活不摂生）による腎気の消耗，頻回の流産等により腎精が消耗し，衝脈・任脈の固摂作用が低下すると胎動不安になる．

妊娠中の下腹部の下墜感や脹った感じ，腰のだるさを訴え，性器出血を伴い，頭のふらつき，耳鳴り，両下肢のだるさ，頻尿などを随伴する．舌質は淡紅から淡白，舌苔は薄白，脈は沈細で無力を呈する．

2) 鍼灸治療

基本的には鍼灸治療の対象とならない．しかし，専門医の医療管理下で切迫早産における早産予防を目的として，現代西洋医学的な治療に併用して鍼灸治療が行われることがある．

(1) 現代医学的な鍼灸治療

治療は安静，臥床を原則とする．現代医学的な医療介入としては，陣痛抑制薬，抗生物質の投与（感染が考えられるとき）が行われる．それらの治療で効果が認められない場合に，薬物療法に併用して鍼灸治療を試みる．

鍼灸治療における現代西洋医学的なアプローチは現在，確立されていないが，子宮収縮の抑制を目的に子宮の関連デルマトーム（Th11～L2，S2～S4）である腰殿部の反応点（脾兪，胃兪，腎兪，大腸兪，次髎など）への鍼治療や灸治療を試みる．治療においては，弱刺激から始めるとよい（図5-22）．

図5-22　子宮の関連デルマトーム

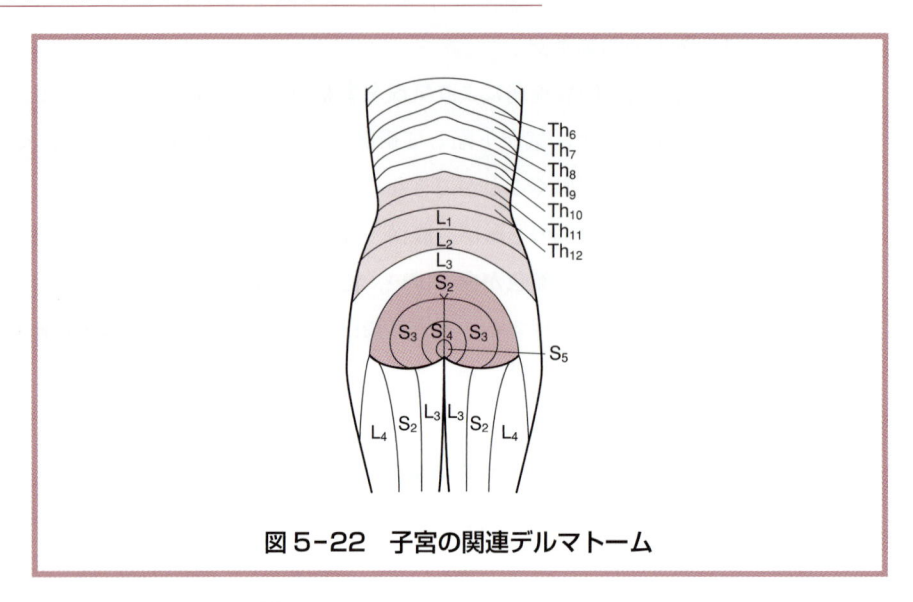

(2) 東洋医学的な鍼灸治療

　a　至陰の灸療法

　至陰の灸療法は，骨盤位の治療として知られているが，切迫早産の早産予防にも応用される．切迫早産の予防の灸療法の基本は，骨盤位の灸治療に準じ，透熱灸，温筒灸，棒灸などが用いられる．

　灸療法の要点は，ある程度熱感を感じる強度で刺激する．足の冷えがある場合には，三陰交を加える．刺激中から腹部の脹り感が軽減することが効果の目安となる．逆に治療中，腹部の痛みや脹りが強まったら即座に中止し，専門医に連絡する．なお，至陰の灸療法で効果が得られない場合，病証による鍼灸治療を試みる．

　b　病証による鍼灸治療

　東洋医学的には早産を衝脈・任脈の固摂作用の低下によるものと捉えていることから，固摂作用を高めることを目的に病証に基づいた治療を行う．

　① 気虚の胎動不安

　　鍼灸治療は気虚を改善するために補気を治則とし，衝脈・任脈の固摂機能の改善を図る．

　　参考例：至陰，三陰交，足三里などに鍼（補法），あるいは灸を行う（図5-23）．灸療法では，最初に至陰で様子をみて，効果が得られない場合に，三陰交，足三里を加える．

　② 血虚の胎動不安

　　鍼灸治療は血虚を改善するために健脾を治則とし，気血の産生を促し，衝脈・任脈の固摂機能の改善を図る．

参考例：至陰，足三里，三陰交，公孫などに鍼（補法），あるいは灸を行う（図5-23）．灸療法では，気虚の治療と同様に，最初に至陰で様子をみて，効果が得られない場合に足三里，三陰交，公孫を加える．

③ 腎虚の胎動不安

鍼灸治療は，腎虚を改善するために腎気を補い，衝脈・任脈の固摂作用の改善を図る．

参考例：至陰，三陰交，太渓，湧泉などに鍼（補法），あるいは灸を行う（図5-23）．灸療法では，最初に至陰で様子をみて，効果が得られない場合に，三陰交，太渓，湧泉を加える．

3）鍼灸治療の適・不適

基本的には鍼灸治療の対象とならない．しかし，専門医の医療管理下で切迫早

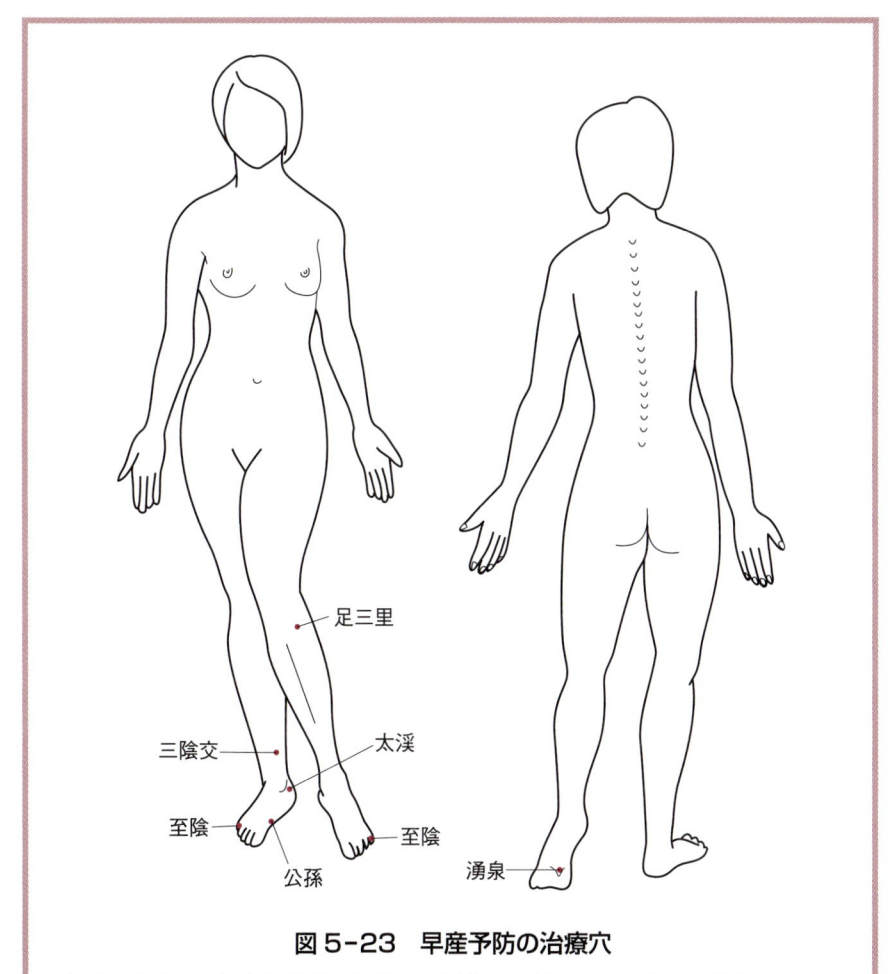

図5-23　早産予防の治療穴

東洋医学的には早産を衝脈，任脈の固摂作用の低下によるものと捉えていることから，固摂作用を高めることを目的に病証に基づいた治療を行う．

産の予防を目的として鍼灸治療が行われることがある．

4）早産に対する EBM（代表例）

釜付らは，切迫早産に対する灸療法の効果について検討した．対象は切迫早産と診断された 16 例で，至陰，三陰交，湧泉に温灸を行った．三陰交には温灸（カマヤ灸），湧泉には温灸（千年灸）を，至陰には棒灸を行い，さらにマイクロ波灸（マイクロ波の熱効果による現代的な灸）により 1 カ所の経穴につき 5 〜 6 回の刺激を行った．その結果，切迫早産スコアは減少したことから，灸療法は切迫早産の治療法のひとつとなり得る可能性を示唆し，薬物療法や点滴との組み合わせで，切迫早産の管理がより有効なものになると報告した（図 5-24）．

また森らは症例レベルであるが，ウテメリン（塩酸リトドリン，交感神経 β_2 受容体刺激剤）で腹部の脹り感がまったく軽減しなかった切迫早産の症例に三陰交（半米粒大 3 壮）と至陰（半米粒大 5 壮）の透熱灸を行ったところ，施灸直後から軽減し，早産することなく正期産まで誘導できたとし，施灸によって切迫早産の早産予防の管理が維持できたのではないかと報告した．

切迫早産の対応の中で最も重要な管理は，子宮収縮を抑制することである．鍼灸治療においても子宮収縮を抑制することが求められる．釜付らの報告では，灸療法により異常な子宮収縮は抑制され（図 5-25），しかも腹部の脹った感じは軽減し，同時に腹部や全身の温感が生じ，しかも子宮動脈および臍帯動脈の血管抵抗値は減少した（図 5-26）とし，灸療法による子宮収縮の抑制の可能性を示した．

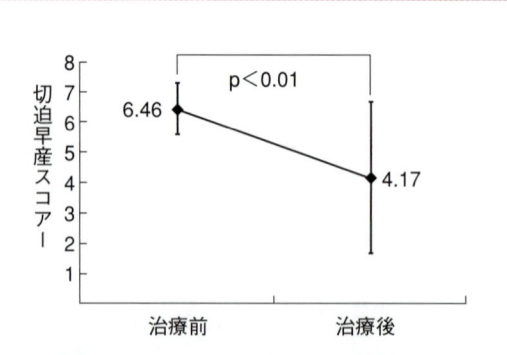

図 5-24　早産予防に対する温灸療法の効果（文献 18 より改変）

対象は切迫早産と診断された 16 例に至陰，三陰交，湧泉に温灸を行ったところ，切迫早産スコアは減少したことから，灸療法は切迫早産の治療法のひとつとなり得る可能性を示唆した．

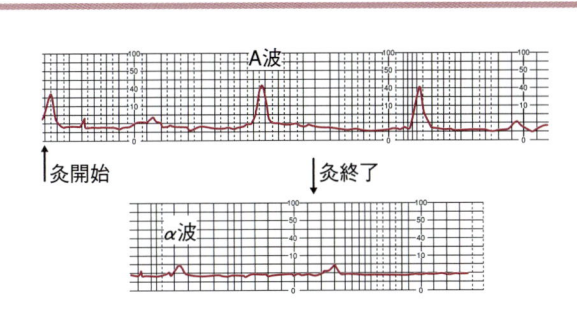

図5-25 灸療法により異常な子宮収縮に対する抑制効果(文献18より改変)

切迫早産予防には，異常な子宮収縮を抑制することである．症例は22歳35週目．灸療法前にみられた異常な子宮収縮は，灸療法により抑制され，しかも腹部の脹った感じは軽減した．

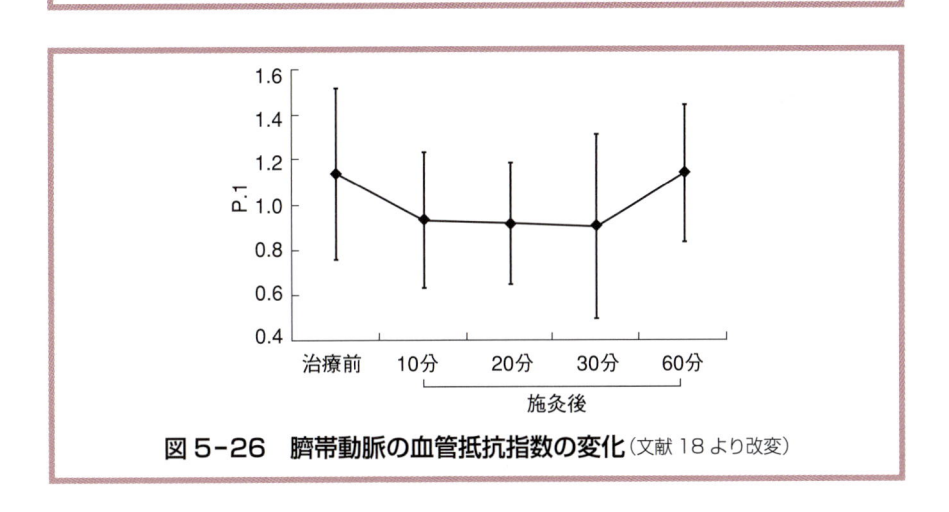

図5-26 臍帯動脈の血管抵抗指数の変化(文献18より改変)

4．和痛分娩

ポイント

1. 和痛分娩は，無痛分娩とは異なり，分娩時の痛みをある程度緩和し，産婦のQOL向上をはかることをいう．
2. 産痛とは，主として①強い収縮による子宮体部の知覚神経の圧迫，②子宮頸部，腟上部の拡張と伸展，③腟，会陰，骨盤底組織の拡張と伸展の3つが集合された痛みとして形成される．
3. 子宮体，卵管内側部，子宮頸および腟上部からの痛覚線維は，交感神経と走行をともにして第11・12胸髄および第1腰髄後根を経て脊髄に入る．会陰と腟下部からの痛覚は，第2～4仙骨神経を出た陰部神経に支配される．したがって，分娩の進行に伴って痛みの発現部位と程度は異なる．
4. 和痛分娩の刺激部位は，ゲートコントロール説に基づいて選択される．

和痛分娩とは，無痛分娩とは異なり，分娩時の痛みをある程度緩和し，産婦のQOL向上をはかることをいう．

日本では，かつて産痛は母親になる上で重要な体験であるとし，痛みを人為的に調整することに否定的であった．しかし，近年，産痛から解放されることが求められるようになり，無痛分娩が行われるようになってきた．しかしながら，薬物麻酔による無痛分娩には，娩出力，特に腹圧が抑制され，分娩の遷延や鉗子分娩・吸引分娩が多くなることから，薬物麻酔によらない無痛分娩が求められている．その代表が精神予防性無痛分娩といわれるものである．

妊産婦において，妊娠・分娩に対する不安・恐怖感があると，それが疼痛を増強させ，さらに不安感を増す，といった悪循環を形成する．その場合，リラックスして不安感を除去し，身体を弛緩させると産痛は減弱するという．この方法が精神予防性無痛分娩で，ラマーズ法がその代表である．

一方，鍼麻酔を契機として，産痛の緩和に鍼鎮痛が応用されるようになった．鍼鎮痛は，生理機能を維持したまま，痛みのみをコントロール可能であることから，分娩時の和痛法として注目されるようになったが，最近ではTENSによる和痛分娩が行われている．ここでは，TENSも含めた鍼による分娩時和痛の方法について紹介する．

メモ **痛みの神経支配（Bonicaの説）**：子宮体，卵管内側部，子宮頸および腟上部からの痛覚線維は，交感神経（下腹神経）と走行をともにして，第11・12胸髄および第1腰髄後根を経て脊髄に入る．一方，会陰と腟下部からの痛覚は，第2～4仙骨神経を出た陰部神経に支配される．また，下腹壁と陰門前部は腸骨鼠径神経，腸骨下腹神経および陰部大腿神経の支配を受ける（図5-1参照）．これらはいずれも混合神経で，第1・2腰神経前枝から出ている．なお，第1・2腰神経の後枝を出る神経は上殿皮神経となって腰部に分布することから，上殿皮神経の分布領域である腰部に内臓疾患の関連痛としての腰痛を感じる．

【成　因】　産痛は，主に①強い子宮収縮による子宮体部の知覚神経の圧迫，②子宮頸部，腟・会陰・骨盤底組織の拡張と伸展による．そのほかには，腹膜の牽引痛，産道の圧迫痛と関連痛なども関与する（図5-27）．

Bonicaによると，分娩第1期（開口期）の痛みは子宮頸管の他動的拡張がその主要な原因で，子宮上部平滑筋の強い収縮による痛みがこれに加わるという．分娩第2期（娩出期）では，子宮頸管はすでに開いているので，子宮頸管の伸展による痛みの関与はない．ただし子宮体上部が収縮して，子宮体下部を拡げることによる痛みは残っている．それに加えて排臨，そして発露をみるようになると外子宮口と産道（腟）や陰裂を取りまく会陰の伸展による痛みが現れる．この痛みは局所に感じられる鋭い痛みで，それらに分布する会陰神経の刺激によるものである．実際，会陰神経を局所麻酔すると，これらの痛みはなくなってしまう．この痛みは会陰の筋膜，皮膚，皮下組織などが胎児の通過に際して強く伸ばされたり，引っ張られたり，引き裂かれたりするためで，そこに分布する痛覚神経が刺激されて発生する．

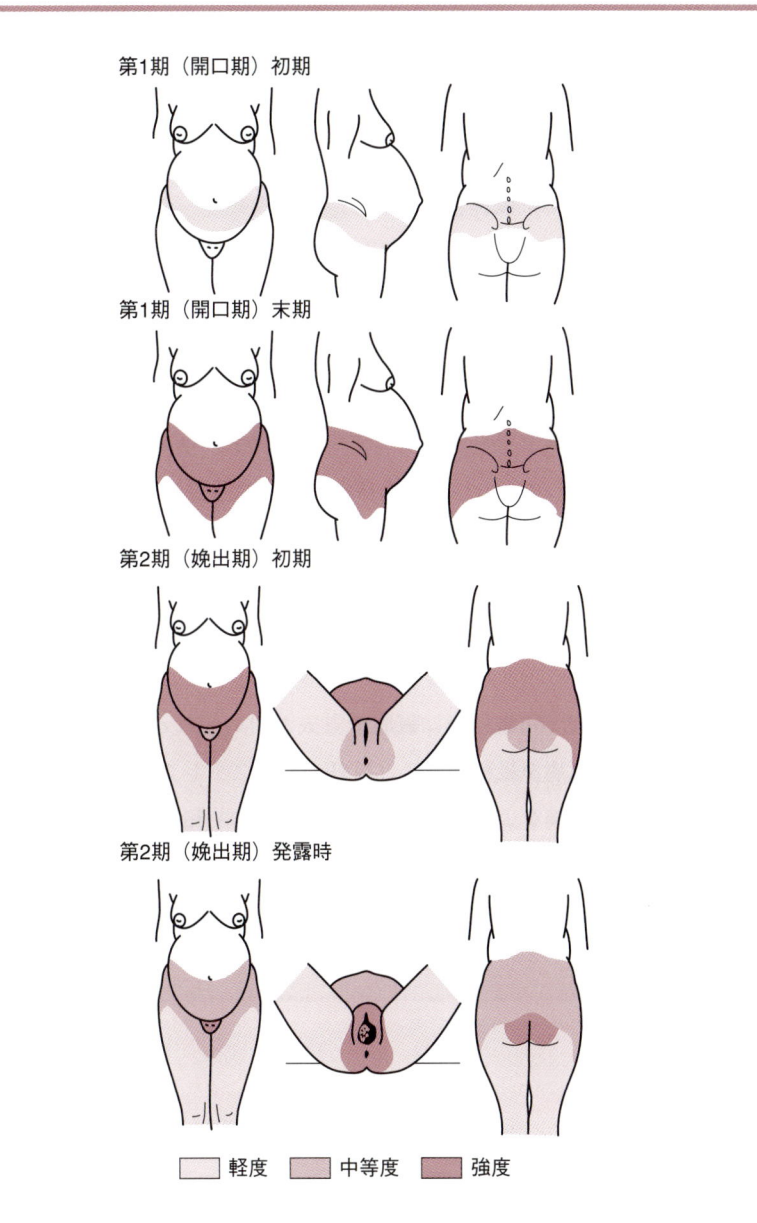

図 5-27　分娩痛の強さと分布(文献 21 より)

産痛は，分娩の経過によってその強さと分布は異なるが，その痛みは主に①強い子宮収縮による子宮体部の知覚神経の圧迫，②子宮頸部，腟・会陰・骨盤底組織の拡張と伸展による．その他には腹膜の牽引痛，産道の圧迫痛と関連痛なども関与する．

　なお，第1期の終わりから第2期にかけて多くの産婦はうずく痛み，灼けつくような痛み，あるいは痙攣性の痛みが大腿部，ときに下腿部にまで及ぶこともあるという．この痛みは骨盤腔に分布する痛覚線維が刺激されて生ずる関連痛である．骨盤腔の内壁をおおう壁側腹膜や子

宮靭帯などの牽引，または膀胱，尿道，直腸の管腔内からの伸展あるいは外からの引っ張り，骨盤の靭帯，筋膜，筋肉の伸展，骨盤内神経叢に加わる過度の圧迫などがその原因にあげられている．

以上をまとめると，分娩の痛みのうち子宮体，子宮頸および腟上部からの痛みを伝える痛覚線維は交感神経である下腹神経に加わり，交感神経幹，ついで第10・11・12胸髄および第1腰髄の後根をへて脊髄に入る．会陰部と腟上部からの痛覚線維は陰部神経に加わり，第2・3・4仙髄後根を通って脊髄に入る（図5-1）．

1）東洋医学からみた陣痛

東洋医学でも，陣痛は生理的な現象とみなしている．「正産は，婦人の懐胎十月に満ち足るれば，忽ち腹腰に陣々たる疼痛作り…」（『十産論』）と記されているように，出産直前になれば腹部や腰部に陣痛が現れ，下腹部には重い下垂感があって次第に強くなり，産門（子宮口）は全開となる，と捉えている．

2）鍼灸治療

現在，和痛分娩に鍼麻酔方式が用いられることはほとんどなくなった．しかし，陣痛を緩和することは妊産婦のストレスを緩和するうえで有効であること，また産後をよい状態にもっていくうえで和痛は重要なポイントになる．

和痛の鍼灸治療は，今のところ確立されていないが，TENSによる和痛はしばしば試みられている（図5-28）．この治療は基本的にはゲートコントロール説を

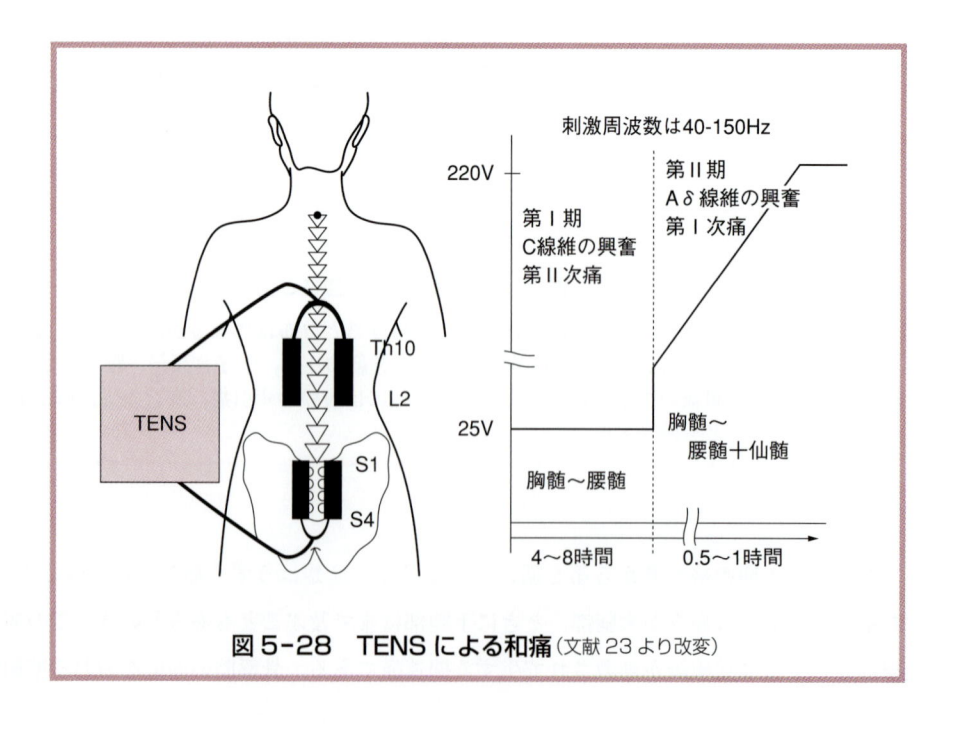

図5-28 TENSによる和痛（文献23より改変）

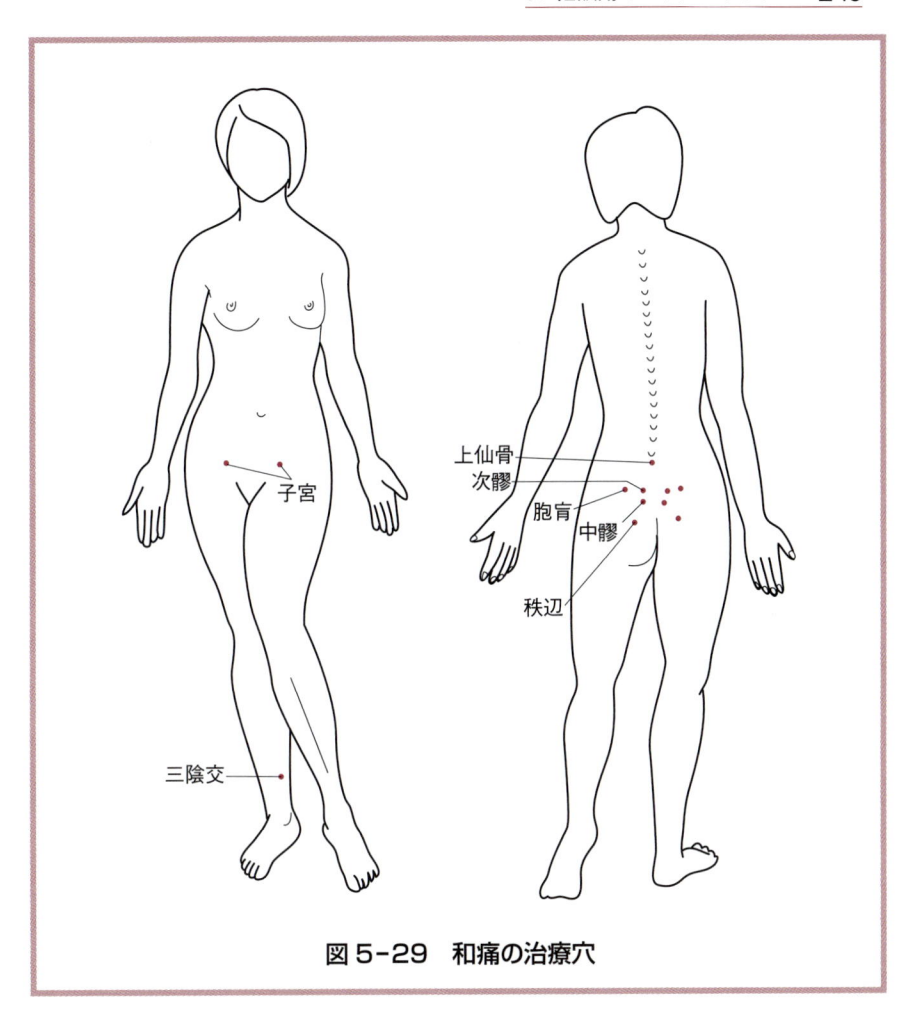

図5-29 和痛の治療穴

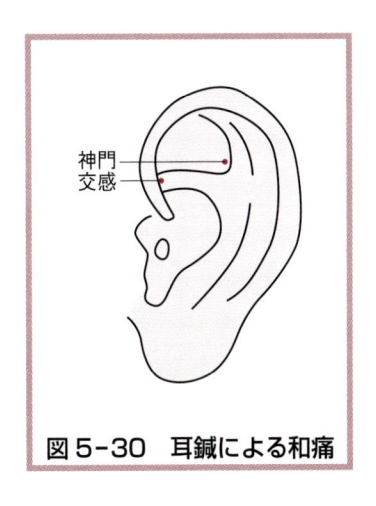

(図中ラベル: 子宮, 三陰交, 上仙骨, 次髎, 胞肓, 中髎, 秩辺)

図5-30 耳鍼による和痛

(図中ラベル: 神門, 交感)

踏まえたもので，図5-27に示すように，分娩の進行とともに産痛の強さと分布は異なることから，刺激部位や刺激方法も分娩の進行に従って変化させる．

一方，鍼治療は産痛スコアがある程度高くなったところで，皮内鍼や鍼通電療法を行う．その理由は，陣痛は初産婦の多くが初めて経験する最大の痛みであることから，鍼による鎮痛効果がどの程度なのかを判断できないためといわれている．そのために，ある程度，陣痛が強くなった段階で鍼治療を行うことで，鎮痛効果の程度が評価しやすくなる．

皮内鍼の刺激部位は，腰仙骨の圧痛点を治療点とする．経穴では，上仙穴，次

髎，中髎，胞肓，秩辺，子宮，三陰交などである（図5-29）．

鍼通電療法は，三陰交，子宮，次髎などである．周波数は低頻度刺激（1〜5 Hz）とする．また，耳鍼の鍼通電療法も試みられ，神門と交感を結んで通電する方法が用いられている（図5-30）．

鍼通電時における胎児への影響（陣痛の微弱化，胎児心拍数の変化など）についてはないとされているが，長時間に及ぶ場合の影響については検討されていない．前述したように産痛が強くなってから行い，30分間以内で鎮痛効果が現れない場合は効果なしとして，鍼通電療法を中止することが望ましい．

3）鍼灸治療の適・不適

鍼治療の適応は，正常分娩で鍼治療による和痛を希望する妊産婦である．鍼治療による和痛に対して否定的，あるいは懐疑的な妊産婦は不適である．

4）和痛分娩に対するEBM（代表例）

新里は，経穴への低周波通電療法の分娩時和痛の効果について検討した．対象は40例で，低周波通電療法（三陰交，次髎，子宮に低周波通電をした．ポイント電極は3 Hz，リング電極は100 Hz，通電時間30分間）による和痛分娩群15例，硬膜外麻酔による無痛分娩を希望した妊婦に低周波通電療法を行った無痛分娩希望群15例，対照群として自然分娩10例の3群に分けて比較検討した．和痛効果については，和痛分娩群と無痛分娩希望群とで比較した．低周波通電療法は産痛スコアがある程度高くなってから開始し，30分後に再度，産痛スコアを記録し評価した．その結果，低周波通電療法は無痛分娩希望群では効果が認められなかったが，和痛分娩希望群で有効であったとした（表5-14）．そして，その効果にβ-エンドルフィンが関与しているか否かについて対照群とで比較したが，両者で差がなかったことから，分娩中のストレスは自然分娩に近かったと報告した．なお，東洋医学的和痛を得るには妊婦に正確な情報を伝えることが大切であると述べている．

TENSによる和痛分娩については，Lars-Erik Augustinssonらの報告がある．TENSの和痛分娩の効果を検討するために147例を対象とし，刺激部位はTh10〜L1間とS2〜S4間で，それぞれのレベルにTENSの導子を当て，分娩第1期では弱い刺激（25 V以下）を胸髄・腰髄に連続的に刺激し，第2期では陣痛に合わせて少なくとも1分間は強い刺激（最高は220 Vで）を行った（図5-28）．なお，刺激周波数は40〜150 Hzとした．その結果，有効・著効は65例，やや有効は65例，無効は17例であったとし，TENSは陣痛の和痛に有効であると報告した（表5-15）．

3. 妊娠期のマイナートラブル

表5-14 低周波通電療法による和痛効果(文献22より作表)

症例	和痛前（点）	和痛後（点）
1（初産）	10	4
2（経産）	7	1
3（初産）	8	3
4（経産）	8	4
5（経産）	7	5
6（経産）	9	4
7（経産）	10	2
8（経産）	8	4
9（初産）	10	4
10（初産）	9	5
11（初産）	10	4
12（初産）	10	5
13（初産）	9	6
14（初産）	10	5
15（初産）	9	4

産痛スコア（飛松ら）

	0	1	2	3
声	なし	しかめ顔	うめき	叫喚
体動	なし	四肢動揺	悶え	反張
表情	平静	やや不穏	不穏	強く不穏
嘔気嘔吐	なし	むかつき	小/中	頻/頻
腰下腹痛	なし	軽度	少/中	強/強

低周波通電療法は産痛スコアがある程度高くなってから開始し，30分後に再度，産痛スコアを記録し評価した．その結果，低周波通電療法は硬膜外麻酔による無痛分娩を希望した無痛分娩希望群では効果が認められなかったが，和痛分娩希望群で有効であったとした．

表5-15 TENSによる和痛効果(文献23より作表)

	初産	経産	計
良・かなり良	44	21	65
やや良	35	30	65
無効	11	6	17

合計＝147例　有効例88.4％

刺激部位はTh10〜L1間とS2〜S4間で，それぞれのレベルにTENSの導子を当て，分娩第1期では弱い刺激（25V以下）を胸髄・腰髄に連続的に刺激し，第2期では陣痛に合わせて少なくとも1分間は強い刺激（最高は220Vで）を行った．なお，刺激周波数は40〜150Hzとした．その結果，有効・著効例は65例，やや有効は65例，無効は17例であった．

なお，皮内鍼による分娩時和痛については高岡松雄の報告がある．分娩時に激しい陣痛を訴えた30例を対象に，腰部では第5腰椎と仙骨の間の圧痛点あるいは第4腰椎と第5腰椎の間の圧痛点に，腹部では子宮体と子宮頸の移行部に一致すると思われる部位の圧痛点に皮内鍼を行ったところ24例に和痛が認められたという．

5．陣痛促進

ポイント
1. 子宮収縮が弱く，子宮収縮の持続時間が短く，周期の長い陣痛の場合に陣痛促進をする．
2. 微弱陣痛には，プロスタグランジンやオキシトシンが陣痛促進剤として使用される．
3. 陣痛促進剤による事故も発生しており，鍼灸，手技療法などの方法も求められている．
4. 東洋医学から見た微弱陣痛は，気血両虚，気滞，瘀血などが考えられる．
5. 現代医学的な鍼灸治療は，体性-内臓反射の観点から腰仙椎部を中心に行う．
6. 東洋医学的な鍼灸治療は，気血両虚や気滞，血瘀などに対して行う．

陣痛の異常[24]（anomalies of labor pain）を表5-16に示す．微弱陣痛（weak pain）の陣痛促進は，分娩時の陣痛が弱いとき適応される．

微弱陣痛[24]とは，表5-17のように，微弱陣痛は通常より陣痛周期が長い．すなわち，子宮収縮が弱く，子宮収縮の持続時間が短く，また子宮収縮の周期の長い陣痛をいう．

微弱陣痛の頻度は，報告により幅があるが，全分娩中の0.6〜9％にみられるとされる．また，発生する時期によって，①原発性微弱陣痛と②続発性微弱陣痛とに分類されるが，その区別は困難なことも多い．

1）微弱陣痛の際の医学的処置

微弱陣痛の際には，陣痛促進剤（プロスタグランジンとオキシトシン）が使用される．これらは本来，生体内で産生される子宮収縮ホルモンで，分娩状態になった子宮がこれらのホルモンに反応して，分娩が進む．しかし，生体内のホルモンの分

表5-16 陣痛異常の分類（文献23より作表）

1. 協調性陣痛異常
    a. 微弱陣痛
    b. 過強陣痛
2. 非協調性陣痛異常
    a. 痙攣陣痛
    b. 絞窄輪難産（0.1〜0.2％）
    c. その他

表5-17 陣痛周期（文献24より作表）

子宮口の開大	4〜6cm	7〜8cm	9cm〜10cm	分娩第2期
平均	3分	2分30秒	2分	2分
過強	1分30秒以内	1分以内	1分以内	1分以内
微弱	6分30秒以上	6分以上	4分以上	初産　4分以上 経産　3分30秒以上

泌量が少ないか，それらのホルモンに対する子宮筋の感受性が低下している場合，陣痛が進まず，長期の遷延は母児ともに問題を生じやすいので，それらのホルモンを補充して陣痛を促進させる．

しかし，陣痛促進剤による事故も発生しており，その使用を躊躇する妊婦も少なくなく，鍼灸，手技療法など，陣痛促進剤を使用しない方法も求められている．

2）東洋医学からみた微弱陣痛

微弱陣痛は，東洋医学では難産の中に含まれる．難産については，1098年に宋の楊子建[25]が『十産論』を著し，10種類の分娩状態を論じている．そのうち微弱陣痛の状態や要因に関連するのは，催産や傷産，凍産などが考えられ，また微弱陣痛の結果として，横産，倒産（逆子）に至るとの説明もある．また，『格致余論[26]』や『医学正伝[27]』などには，夫婦仲違い，嫁姑間の諍い，富貴で贅沢な生活をしていて性や食事，生活などに節制がなく，身体も動かさず肥満して，気虚や血虚である場合などには，難産となると述べられている．また，精神的ストレスや寒気などによる，気滞や瘀血なども難産の要因であると考えられる．

以上を整理すると，東洋医学からみた微弱陣痛は，①気血両虚が原因の基本であるが，②気滞や瘀血など[28]も考えられる．

3）陣痛促進の鍼灸治療

（1）現代医学的な鍼灸治療

陣痛促進は，現代医学的には子宮の収縮力を高めることを目的とすると考えられる．それは，副交感神経を緊張させて子宮収縮力を高めることといえる．しかし，佐藤ら[29]のラットによる実験では，ラットの子宮収縮は，交感神経（下腹神経）と副交感神経（骨盤神経）の両方の興奮性の支配を受けているが，会陰部へのピンチ刺激で骨盤神経を介した子宮収縮運動の増加がみられたとしている．

これは，体性―内臓反射を介する効果と考えられ，副交感神経である骨盤神経のデルマトーム領域（S2～4）にある経穴（八髎穴や腎兪などの腰部の経穴）の刺鍼により，陣痛促進が期待される．微弱陣痛の妊婦の腰・仙椎部に，マッサージやあん摩をして効果的といわれるのも，このような理由によるのではないかと考えられる．

（2）東洋医学的な鍼灸治療

気血両虚に対しては気血を補い，娩出力を高める．そのためには，太渓や復溜，三陰交や足三里などの刺鍼で，気血の虚に対する補法を行い，至陰や八髎穴などにも治療する．

また，気滞や瘀血などでは，気血の滞りを取り除くことが目的となるが，その場合には，三陰交，漏谷，地機，合谷などからの選穴となる．

4）鍼灸治療の適・不適

微弱陣痛は，鍼灸により大いに陣痛促進方向に進むと考えられるが，あまり陣痛が進まなかったり，微弱陣痛が続く場合には，薬物との併用も視野に入れて，医師との連携も取りながら進める必要がある．

5）陣痛促進に対する EBM

菅井[30]は上海第一医学院婦産科医院の治療法に従い，13例に対し，右の合谷と三陰交に低周波鍼通電療法を行い，陣痛促進を試みた．その結果，陣痛誘発を試みた3例では，1例のみが誘発され分娩に至った．また，促進を試みた10例中2～3時間で分娩に至ったものは2例，5～6時間有したものは4例，それ以上が4例であったと報告している．オキシトシンやプロスタグランジンの過量投与による副作用や胎児仮死を心配することもなく，安心して試みることができると考察している．

また，奥定[31]は，子宮収縮剤・頸管拡張法が無効であった128名の妊婦に，陣痛誘発，子宮収縮剤の効果を高めるための補助を目的に灸を行った．壮数は7壮または14壮で，三陰交＋至陰，三陰交＋百会，三陰交のみの3法であった．

灸治療の結果を，表5-18に示す．有効以上は39.5％で，有効例では施灸直後に子宮収縮が出現したり増強したりした．児頭骨盤不均衡（CPD）例では，85.7％が無効で，無効例全例が帝王切開を行った，と報告している．

さらに蛎崎[32]は，三陰交，関元，絶孕や耳鍼穴などに1～3Hzの通電を行い，陣痛をある程度増強させることは可能であり，薬物との併用は効果的であるとし，また，鈴木ら[33]は，妊娠38週から41週＋5日までの妊婦64名（初産婦43名，経産婦21名，平均年齢28.3歳）に太渓，太白，三陰交，至陰，足三里の鍼灸治療，そして耳鍼圧迫治療（子宮点，神門）を行った．治療平均回数は2.5回（1～8回），初診から出産までの経過日数は平均5.2日であった．その結果として，初産婦43例中39名が経腟分娩，4名が帝王切開，経産婦21名全員が経腟

表5-18 施灸効果

著効（施灸で陣痛が出現し出産）‥‥‥17.8％
有効（施灸＋子宮収縮剤で出産）‥‥‥21.7％
無効（全く陣痛が出現しない）‥‥‥‥60.5％

分娩に至った，と報告した．

上海第一医学院婦産科医院の朱人烈ら[34]は，37〜44週の妊婦771例に，一側の合谷と三陰交に低周波鍼通電療法で分娩誘導を試み，77.2%に有効性を認めた．オキシトシン点滴静注を行った対照群118例の効果は70.24%であり，2群間に有意差はなかったが，鍼通電療法にオキシトシンによる陣痛誘発に匹敵する効果を認めた，と報告している．また，馬ら[35]は101例を耳の耳門（31例），三陰交（29例），陰陵泉（15例），対照群（26例）の4群に分け，鍼治療効果を検討した．その結果，耳の耳門群も三陰交群も陰陵泉群も対照群に比べて有意に分娩時間が短く，また，耳の耳門群が他の3群より有意に分娩時間が短かった，と報告した．

Leeら[36]は，分娩時の痛みと分娩時間に対する三陰交指圧の効果を評価するランダム化臨床試験を行った．75例の分娩期の女性を無作為に三陰交（SP6）指圧群（36例）と三陰交に触れるだけの対照群（39例）に割り付けた．研究期間には，オキシトシン付加や麻酔薬の投与などは行わなかった．三陰交へは，指圧か三陰交に触れるだけを30分間行った．そのうちの分娩時間は，子宮頸管部が3 cmから全開までと，全開から分娩までの2期，計測された．その結果，総分娩時間は対照群より三陰交指圧群が有意に短かった（p = 0.006）．三陰交の指圧は分娩時の痛みを軽減し，分娩時間を短縮するのに有効であった，と報告した．

6．乳汁分泌不全

> **ポイント**
> 1. 乳汁分泌不全とは，産後2〜3日中に自然に分泌されてくるはずの乳汁が分泌されない，または分泌されても非常に少ないことをいう．
> 2. 乳汁分泌不全は，①乳汁の産生が少ないために分泌量が減少する，②産生は十分であるが，分泌や射乳（乳の排出）がうまくいかない，③赤ちゃんの抱き方が悪い，④陥没乳頭で赤ちゃんが乳首をくわえられない，⑤赤ちゃんの吸啜（吸い方）の仕方に問題がある，などによる．
> 3. 乳汁分泌不全は真性と仮性とに分けられるが，多くは仮性乳汁分泌不全による．
> 4. 東洋医学では，乳汁分泌不全のことを「乳汁不行」，「欠乳」，「少乳」という．
> 5. 代表的な病証として，①気血両虚による乳汁不行，②肝鬱気滞による乳汁不行がある．

乳汁分泌不全とは，産後2〜3日中に自然に分泌されてくるはずの乳汁が分泌されない，または分泌されても非常に少ないことをいう．なお，1回の哺乳時の充足量といわれる分泌乳量は約60 ml以上である．

乳汁分泌不全に対して乳汁分泌不足があるが，一般的な産婦人科学の中では，乳汁分泌不足は病気という概念の中に入っておらず，治療の対象となりにくい．むしろその治療は助産師領

域で扱われているのが現状である．

【成因】 乳汁分泌不全は，①乳汁の産生が少ないために分泌量が減少する，②産生は十分であるが，分泌や射乳（乳の排出）がうまくいかない，③赤ちゃんの抱き方が悪い，④陥没乳頭で赤ちゃんが乳首をくわえられない，⑤赤ちゃんの吸啜（吸い方）の仕方に問題がある，などによる．

乳汁の産生や分泌は，下垂体前葉から分泌されるプロラクチンが乳腺細胞へ作用して乳汁分泌の産生が促され，下垂体後葉から分泌されるオキシトシンの作用によって乳腺の筋上皮細胞が収縮され，乳汁の排出を促す（図5-31）．したがって，これらのホルモンの産生が十分でないと乳汁分泌不全となる．また，先天性の乳腺欠損や乳腺発育不全による無乳症による場合もあるが，きわめてまれである．その他に，乳管の閉塞や腫瘍などによる乳房切除のために乳腺欠損によるものもある．

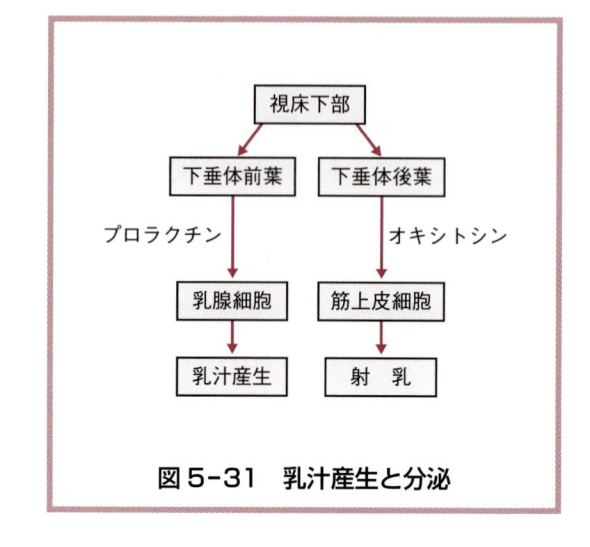

なお，乳汁分泌不全は真性と仮性とに分けられるが，多くは仮性乳汁分泌不全による．前者は乳腺欠損（先天性と後天性），乳腺発育不全（乳腺の発育に関するホルモンに対する感受性が低下），乳腺以外の異常（内分泌的異常で，下垂体機能障害，副腎皮質機能不全など）によるものであり，後者は本来ならば乳汁が正常に分泌されるところが，乳汁分泌の指導や処置が不適切であったり，産婦の母乳栄養に対する意識が低かったり，あるいは児の吸啜障害（児の未熟性による吸啜障害，扁平乳頭や陥没乳頭などにより児が吸引できない）などによるものである．

図5-31 乳汁産生と分泌

メモ　乳腺の発育とホルモン：思春期は，エストロゲンの増加により乳管の増加と延長，血管結合組織と脂肪の発育が起こる．さらに月経発来により，エストロゲンとプロゲステロンにより腺房—小葉系の発育が促進される．

妊娠すると様々なホルモンの相互作用によって乳腺は発育するが，主として作用するホルモンはエストロゲン，プロゲステロン，副腎皮質ホルモン，プロラクチン，成長ホルモン，胎盤性ホルモンなどである．このうち乳管系の発育には主としてプロラクチン，エストロゲン，成長ホルモンが，また，妊娠末期における腺房—小葉の完全な発育にはプロラクチン，エストロゲン，プロゲステロンのほかに，ヒト胎盤性ラクトーゲン，成長ホルモン，副腎皮質ホルモンなどの存在が必要とされている．

1）東洋医学からみた乳汁分泌不全

東洋医学では，乳汁分泌不全のことを「少乳」，「乳汁不行」，「欠乳」という．乳汁分泌不足には，乳汁の産生がうまくいかない乳汁産生の減少によるものと，乳汁分泌はみられるがうまく排出されない乳汁分泌の障害とがある（図5-32）．

以下に代表的な病証を挙げる．

(1) 気血両虚による少乳

もともと，脾胃虚弱の体質で気血不足が生じた場合や，分娩時の出血過多による気血不足や長時間の陣痛に苦しんだために体力が著しく消耗して気血不足が生じた場合に，乳汁産生が低下して発症する．

乳汁が出ないか，乳汁が出てもごく少量，顔色は萎黄，舌質は淡色，舌苔は少，脈は虚・細を呈する．なお，気血不足のために乳房の張り感や痛みなどを伴わない．

(2) 肝鬱気滞による少乳

産後様々なストレスにより抑うつ状態になると，肝の疏泄作用が失調して肝気がうっ結して肝鬱気滞を生じる．すなわち，乳絡（乳房に分布する絡脈）が気滞により渋滞するために，乳汁の排出が滞って発症する．

乳房の強い張り感，乳房の痛み，憂うつ，胸脇部の脹痛（脹った痛み），舌質は正常だが，気鬱が強くなり内熱を発生すると舌質は紅で舌苔が薄黄苔，脈は沈弦を呈する．

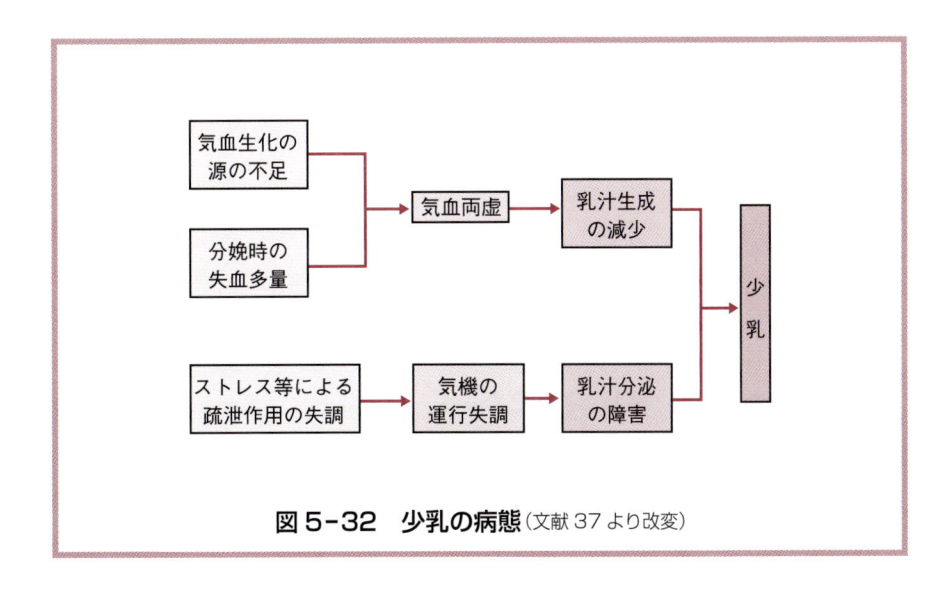

図5-32 少乳の病態(文献37より改変)

2）鍼灸治療

(1) 現代医学的な鍼灸治療

　乳汁分泌を促すには，乳房の基底部の静脈血の循環改善が有効とされている．基底部の静脈血のうっ血が改善することによって基底部の可動性が促され，乳房全体のうっ血が改善されると乳汁分泌が促進されるようになる．

　乳房基底部の緊張緩和には，浅胸筋の緊張緩和を図る．治療穴として，主として大胸筋の付着部にある経穴を治療穴とする．大胸筋は，①鎖骨の内側1/2の領域，②胸骨の第2～7肋軟骨，③腹直筋の前鞘を起始とし，上腕骨大結節稜を停止としている．したがって，大胸筋上にある経穴は，中府・雲門・歩廊・神封・霊墟・神蔵・彧中・気戸・庫房・屋翳・乳根・食竇・天渓・胸郷・周栄などである．これらの経穴の中で，比較的使用頻度が高い経穴は中府・庫房・乳根・天渓などである（図5-33）．乳房の基底部にある経穴を触察しながら，圧痛・硬結反応を示す経穴を治療穴とする．

(2) 東洋医学的な鍼灸治療

　乳汁分泌を促す経穴として，中府，膻中，乳根，少沢，天宗などがある（図5-33）．これらの経穴に弁証に応じた経穴を適宜加える．

a　気血両虚による乳汁不行

　鍼灸治療は脾胃を健やかにし，気血の生成を高めることを目的に行う．

　参考例：中府，膻中，少沢，天宗，足三里，中脘，気海，三陰交，膈兪，脾兪などを用いる．

b　肝鬱気滞の乳汁不行

　鍼灸治療は肝鬱気滞を解消し，気血および乳汁の流れをスムースにすることを目的に行う．

　参考例：中府，膻中，乳根，少沢，天宗，太衝，合谷，肝兪，百会などを用いる．

3）鍼灸治療の適・不適

　乳汁分泌不全に対する鍼灸療法は，仮性乳汁分泌不全が対象となる．基本的には，助産師との連携のもとに行うのがよい．本疾患は，乳腺炎などの合併を認めない場合，産科の対象とならず，助産師やマッサージ師による乳房マッサージが治療の中心となる．しかしながら，乳房マッサージのみではなかなか充足に至らない現状もある．そこで，乳房マッサージにツボ療法を併用する治療などが行われている．鍼灸治療は非薬物療法であることから，母親および乳児への影響もな

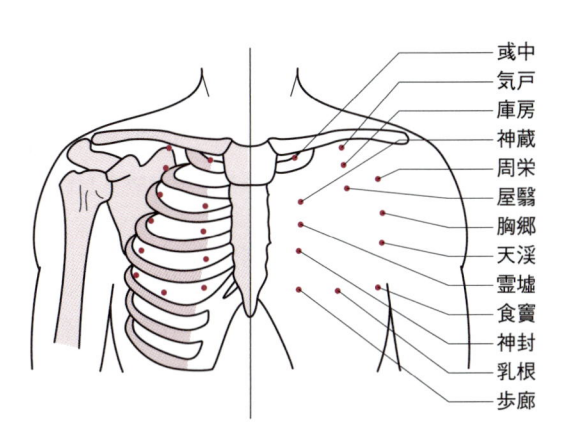

ひとつは，乳房の基底部にある経穴を触察しながら圧痛・硬結反応を示す経穴を治療穴とする．中府・庫房・乳根・天渓などがよく使用される．また，古来，乳汁分泌を促す治療穴として中府，膻中，乳根，少沢，天宗がよく使用される．

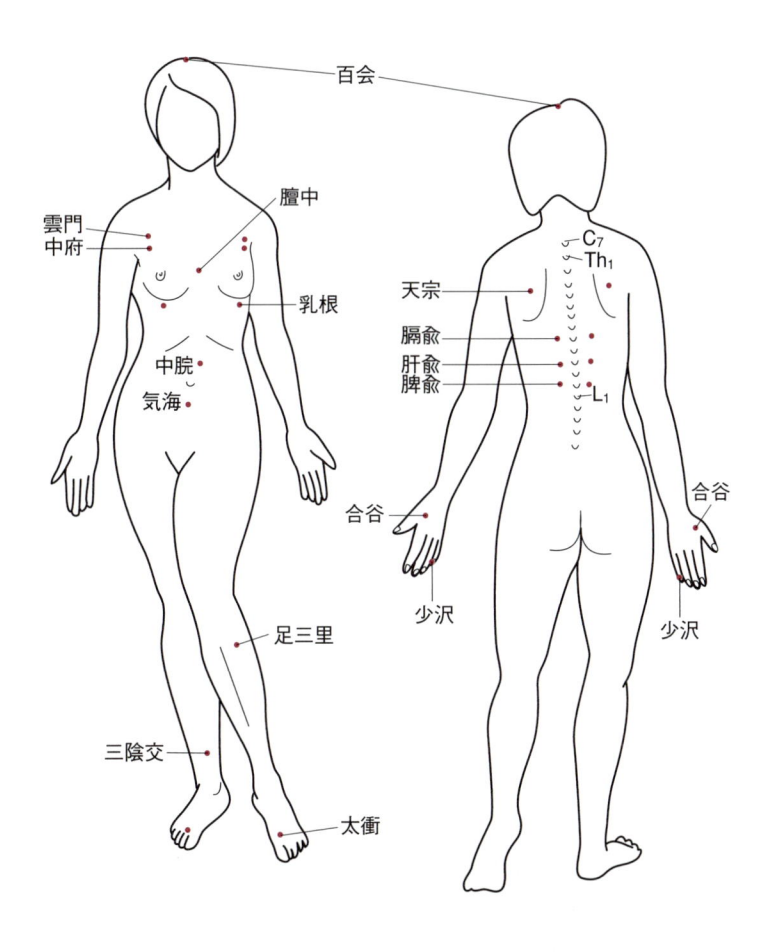

図5-33　乳汁分泌不全に対する治療穴

く，もっと積極的に使用されることが望まれる．

妊婦には，妊娠中から①母乳栄養の心構え，②乳頭の準備について，助産師から指導を受けるように勧める．産褥後も同様に，①早期授乳，②哺乳の励行，③乳腺胞の空虚化，④精神的安静などについて，助産師から指導を受けるよう勧める．その上で，鍼灸治療を行うことが望ましい．

4）乳汁分泌不全に対するEBM（代表例）

立浪らは，乳汁分泌不良の産褥婦を対象に乳房マッサージ群（49例）と乳房マッサージに円皮鍼を併用した円皮鍼群（50例）を設定し，退院時および出産後1カ月の乳汁分泌について検討した．その結果，円皮鍼群において充足に達した症例は，有意に多かったと報告した（図5-34）．円皮鍼群は，A法（中府，三陰交，足三里），B法（中府，膻中，少沢），C法（中府，膻中，足三里）の3群に割り付け，円皮鍼を4～7日間貼付して使用した．その結果，B法あるいはC法が効果的であったと報告した（表5-19）．和田らも，乳汁分泌不全を訴えた100例の産褥婦を対象に，乳根，膻中，天宗，肩井，内関，合谷に15分間の置鍼を行ったところ，83例に乳汁分泌量の増加がみられたと報告した．また，藤木らはSSP治療群と無治療群の2群に分けて，乳汁分泌量を比較した．治療部位は，中府，乳根，膻中，天宗，身柱，手三里とし，3Hzと15Hzの粗密波を20分間通電した．その結果，SSP治療群では有意に乳汁分泌量が増加したと報告した（図5-35）．

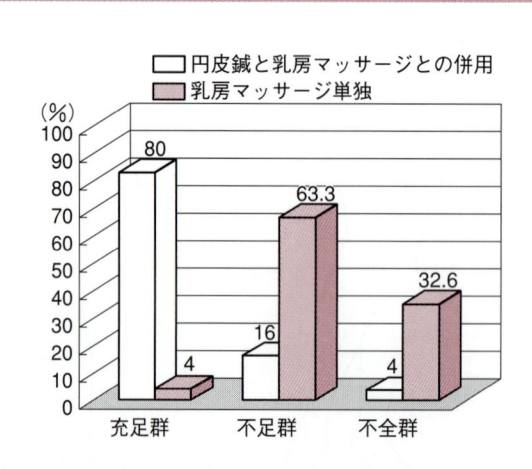

図5-34 円皮鍼療法と乳房マッサージとの併用療法の効果（文献40，42より作図）

乳汁分泌不良の産褥婦を対象に乳房マッサージ群（49例）と乳房マッサージに円皮鍼を併用した円皮鍼群（50例）を設定し，退院時の乳汁分泌について検討した．その結果，円皮鍼群において充足に達した症例は，有意に多かった．図中の数値は％を示す．

表5-19 円皮鍼療法の効果−治療穴による比較−(文献40, 42より作表)

退院時	充足	不足	不全	合計
A法	10	0	0	10
B法	10	8	2	20
C法	20	0	0	20
合計	40	8	2	50

1カ月後	充足	不足	不全	合計
A法	6	4	0	10
B法	13	7	0	20
C法	15	5	0	20
合計	34	16	0	50

円皮鍼療法をA法群(中府,三陰交,足三里)・B法群(中府,膻中,少沢)・C法群(中府,膻中,足三里)の3群に割り付け,円皮鍼を4〜7日間貼付して使用した.その結果,B法あるいはC法が効果的であった.

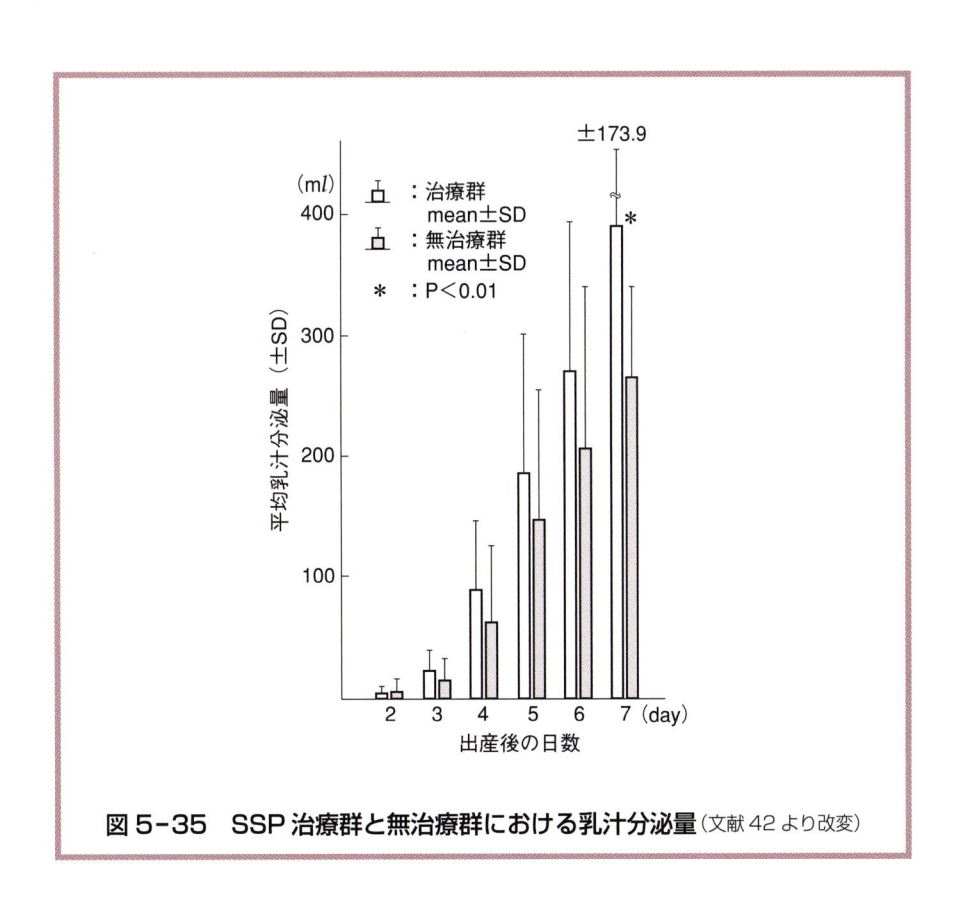

図5-35 SSP治療群と無治療群における乳汁分泌量(文献42より改変)

7. 妊娠中の腰痛

ポイント
1. 妊娠中の腰痛は，妊娠中期や妊娠前期にも多い．
2. 妊娠中の腰痛は，服薬より物理刺激による治療の方が望ましいと考えられる．
3. 妊娠中の腰痛の好発部位は，腰背部と仙腸関節部である．
4. 妊娠中の腰痛の原因は，卵巣嚢腫や子宮筋腫などの器質的なものと，リラキシンやプロゲステロンが軟骨結合組織の軟化をもたらし，関節や靭帯が弛緩する機能性のものがある．
5. 妊娠前期からの腰痛の原因は，自律神経の不安定，骨盤内の血行障害，腰骨盤周囲の痛みに対する感受性の亢進，心理的要因が考えられる．
6. 妊娠中の腰痛に対して，鍼灸治療は優れた有効性をあげている．

妊娠中に腰痛が発生するのは，胎児が大きくなるに従い，物理的に反り返るような体勢になるためで，ある意味で妊婦の宿命であると考えがちである．しかし，妊娠中に腰痛が発生するのは反り返る体勢となる妊娠後期のみでなく，妊娠中期および前期にもみられる．

産婦人科領域における腰痛の発生頻度は報告者によりまちまちであるが，およそ20%以下であると考えられる[43]．また，妊娠中に腰痛が発生する頻度も，報告により異なる[44]が，およそ妊婦の50%前後と考えられ，そのうちの1割程度が痛みの緩解のために治療を希望しているとされる[45]．

しかし，妊娠期はできるだけ薬物の投与や胎児への負荷となる療法は控えたい時期であるから，物理的刺激であるマッサージや鍼灸治療は，妊娠中に発症する腰痛の治療法の選択肢のひとつであるといえる．

【病　態】 妊娠中の腰痛の疼痛領域は腰全体が約50%を占め，次に腰から殿部が30〜40%であったと，新小田[44]は報告した．筆者が55例の自験例をまとめたところ，背腰部痛は35例，仙椎部・尾椎・殿部痛は33例であり，妊娠中の腰痛は腰部に限局されるのではなく，仙椎から殿部にかけても多くみられることがうかがえる．

妊娠中の腰痛の発症原因として，宮崎[46]は機能性と器質性に分類し，機能性ではリラキシン（relaxin）やプロゲステロン（progesterone）が軟骨結合組織の軟化をもたらし，関節や靭帯が弛緩することと，子宮の増大に伴い諸靭帯や腹壁が伸展するためであるとし，器質性では，卵巣膿腫や子宮筋腫等をあげている．

妊娠初期から発症する腰痛の原因は，①自律神経の不安定，②骨盤内の血行障害，③腰骨盤周囲の痛みに対する感受性の亢進の3要因と，④心理的要因等が考えられ，さらに，中・後期には，⑤リラキシンによる骨盤の関節や靭帯の弛緩，⑥姿勢の変化や子宮増大による物理的圧迫等の要因が考えられている．

これらの要因は複合的に影響しあって，妊娠中の腰痛の成因となっていると考えられる．

1) 東洋医学からみた妊娠中の腰痛

妊娠中の腰痛の項目は中医学関係の教科書[47]や臨床関係の成書[48]にもみられれない．おそらく，妊娠中の腰痛は東洋医学でもあまり問題にされてこなかったのかも知れない．しかし，月経時の腰痛や産後の腰痛の原因なども勘案して検討すると，妊娠中の腰痛の原因は，腎虚，寒湿，あるいは瘀血による腰痛が考えられる．

① **腎虚の腰痛**：慢性的に腰痛が続くことが多く，休息で軽減し，労作で増強する．体が重い，頭のふらつき，目の疲れ，全身にあるいは膝にだるさや力が入らない，くるぶしの痛みなどが診られる．

② **風寒あるいは寒湿の腰痛**：寝返りが打てない，じっとしていた後の動き出しのときに痛いなどの訴えがある．妊娠による気血の不足に乗じて，風寒湿の邪が侵入したことによる．風寒の場合は，発症が急激で，腰背部の強ばり，引きつるような痛みであり，発熱・悪寒・頭痛・肩こりなどを伴う．また，寒湿は，邪が主に腰部に侵入し停滞したことにより，風寒が原因であった状態が慢性化した場合などにみられる．腰や身体が冷えて重だるい．寒邪が強いときは，痛む場所が明確で，温めると一時的に軽減するが，冷やすと悪化する．

③ **瘀血の腰痛**：妊娠中ではない瘀血の腰痛は，打撲や捻挫などの外傷が原因のことが多く，腰部の経絡を損傷して瘀血が凝滞することが腰痛の原因である．しかし，妊娠中に発症する瘀血の腰痛は，もともと瘀血体質の人が妊娠したり，妊娠により腎，肝，脾などの経脈の気血の滞りが起こったことが原因の場合が多いと考えられる．

2) 鍼灸治療

(1) 現代医学的な鍼灸治療

妊娠中の腰痛に対する鍼灸治療の論文[49-51]は少なく，また，それらの論文はすべて総論で，具体的な臨床報告ではない．

そこで，海外の論文の使用穴を示すと，Wedenbergs[52]は膀胱経の関元兪（BL26）から白環兪（BL30）までの5穴と他2穴，(崑崙（BL60）と曲骨（CV2），および局所（local points）とし，最善の刺激として，刺入後（深さは示されていない）雀啄や回旋を静かに行ったとしている．Helen Elden[53]は，触診をして過敏点を確認し，百会，合谷，関元兪，次髎，中髎，衝門，環跳，秩辺，横骨，足三里，崑崙など17穴に対して，筋肉内でひびきがあるところまで15〜70 mm刺入したと述べている．

(2) 東洋医学的な鍼灸治療

東洋医学的な見方から妊娠中の腰痛の原因を考えると，腎虚によるもの，風寒に犯されたもの，瘀血によるものが考えられる．

腎虚によるものは，腰部や下肢の無力感を伴い，動くと疲労しやすく，症状が悪化する．治療は腎を補うものとなる．太渓，復溜，腎兪，委中などに補法の鍼を行う．

風・寒・湿に犯された者は腰部の冷感を伴い，冷えるとますます症状が悪化する．治療は，腎兪，大腸兪，委中，陽陵泉，崑崙などから選穴する．

瘀血によるものは，刺すような痛みがあり，痛みの部位も一定している．治療は，腎兪，委中や圧痛部位に行う．

妊娠中でない腰痛では，八髎穴や腰眼，命門，腰陽関などに瀉法を行うことも少なくないが，妊娠中の腰痛治療であるので，それらの経穴は避けた方が無難である．しかし，腰仙椎部の刺鍼でも，深さや刺激の強さも考えて慎重に行えば安全であると考える．

3) 妊娠中の腰痛に対する EBM

形井ら[54]は，妊娠中の腰痛患者の主に陰谷や曲泉，築賓などに鍼灸治療を行い，25例中19例(76.0%)に有効と報告し，その後の患者も加えた55例(平均年齢30.3±3.9歳，初診時平均妊娠週数26.7±6.3週)でも，70.9%が有効以上であったことを確認している．鍼灸治療が妊娠中の腰痛に対して一定の効果を挙げ得ることを示しているといえる．

妊娠中の腰痛に対する鍼灸治療の効果には，まとまった報告は少ないが，スウェーデンのWedenberg[52]は妊娠中の腰痛と仙椎部痛に対して，物理療法(physiotherapy)と鍼治療(acupuncture)の治療効果をprospective randomized studyにより比較し，有効以上が28例中27例であったと報告した．また，Helen Elden[53]は，骨盤に痛みのある妊婦に対して，27施設間でRCTを行い，通常の治療群(130例)，それに鍼治療を加えた群(125例)，安定させる運動を加えた群(130例)の3群で，妊娠中の腰痛に対する治療効果を比較し，鍼治療群がもっとも優れた効果(有意差あり)があったと報告した．

8. 妊娠中の便秘

妊娠中は様々な症状が出現する．たとえば，かぜ，歯痛，むねやけ，悪心・嘔吐，下痢，痔疾，腰痛等々である．便秘も，妊娠中にはしばしばみられる．これら，妊娠中に出現する合併症をマイナートラブルと総称する．

便秘は，器質的なものはまれであるので，なるべく薬剤を使用せず，食事や運動，生活習慣の改善などにより，排便習慣をつけることが大切である．

【成　因】　妊娠中の便秘は，プロゲステロン（progesterone）による消化管平滑筋の弛緩，すなわち蠕動運動の抑制が基本的な原因である．それに，妊娠により増大した子宮が腸を圧迫することで，さらに便秘が生じやすくなる．

1）東洋医学からみた妊娠中の便秘・鍼灸治療

便通障害の項，p185 参照．

2）妊娠中の便秘の EBM

便秘一般の鍼灸治療効果については，便通障害に対する鍼灸治療の項で述べたように，複数の症例集積報告がみられるが，妊娠中の便秘に対してはまとまった論文は国内外でまだみられない．1 例報告を述べる．

笹岡[55]らは，33 歳の女性で，妊娠前には便秘がみられなかった，妊娠 20 週頃から便秘を自覚するようになった女性の例を紹介している．緩下剤（カマグ）により週 1～2 回の排便をみるのみで，自然な排便はなかった．妊娠 23 週から，足三里と合谷に 10 分間の置鍼を週 1 回行い，下剤の使用回数，排便の有無，残便感，排便のスムースさ，腹部膨満感の 5 項目で有効性の評価を行った．その結果，鍼治療開始 2 週目頃より，下剤を使用しないで毎日もしくは 1 日おきにスムースな排便ができるようになり，残便感や腹部膨満感を感じることもなくなったと，報告した．

参考文献

1) 杉山陽一・他：産婦人科学書 2　周産期医学．東京，金原出版，1994，p79．
2) Sato, A.et al.：Neural mechanisms of the reflex inhibition and excitation of gastric motility elicited by acupuncture-like stimulation in anesthetized rats. *Neurosci. Res*, 18：53-62, 1993.
3) C.Smith, C. Crowther, J. Belby：Pregnancy outcome following women's participation in a randomized controlled trial of acupuncture to treat nausea and vomiting in early pregnancy. *Complementary Therapies in Medicine*, (10)：78-83, 2000.
4) 飛松源治：針麻酔と鍼治療の産婦人科臨床への応用（その 2）．臨婦産，35(6)：437-6，1981．
5) C. Smith, C. Crowther, J. Belby：Acupuncture to Treat Nausea and Vomiting in Early Pregnancy：A Randomized Controlled Trial. *Birth*, 29(1)：1-9, 2002.
6) 矢野忠，笹岡知子：産科領域に応用する鍼灸治療．鍼灸 OSAKA，15(3)：231-9，1999．
7) 今井賢治，咲田雅一：消化器症状に対する鍼灸治療の現状―嘔気に対する鍼の効果―．鍼灸 OSAKA，18(2)：207-11，2002．
8) 矢嶋　聡，中野仁雄，武谷雄二・編：NEW 産婦人科学（改訂第 2 版）．南江堂，東京，2004．
9) 坂本正一・編集：改訂版 プリンシプル産科婦人科学 2．メジカルビュー社，東京，2000．
10) 高山雅臣・編集：エッセンシャル産科学・婦人科学．医歯薬出版，東京，1996．

11) 松浦眞彦, 山本樹生：骨盤位の成因と頻度. 産科と婦人科, 72：413-417, 2005.
12) 天津中医学院, 後藤学園・編：鍼灸学［臨床編］第1版. 東洋学術出版社, 千葉, 1993.
13) 黒竜江中医学院・編：中医臨床大系 産婦人科学. 雄渾社＋人民衛生出版社, 1985.
14) 神戸中医学研究会・編訳：症状による中医診断と治療 下巻. 燎原, 東京, 1987.
15) 林田和郎：東洋医学的方法による胎位矯正法. 東邦医学会雑誌, 34(2)：196-206, 1987.
16) 林田和郎：鍼灸による胎位矯正法. 全日本鍼灸学会誌, 38(4)：335-339. 1988.
17) Cardini F. et al：Moxibustion for correction of breech presentation：a randomized controlled trial. *JAMA*, 280(18)：1580-1584, 1998.
18) 釜付弘志・他：切迫早産患者に対する灸療法の有用性について, 日本東洋医学会雑誌, 45：849-858, 1995.
19) 森 珠美, 矢野 忠：切迫早産に対する鍼灸治療の一症例. 季刊東洋医学, 4(3)：27-28, 1998.
20) 坂元正一・編集：改訂版 プリンシプル産科婦人科学 2. メジカルビュー社, 東京, 2000.
21) 横田敏勝・編：臨床医のための痛みのメカニズム. 南江堂, 東京, 1990.
22) 新里康尚：低周波電流を使用した東洋医学的和痛分娩の研究. 藤田学園医学会誌（臨時増刊, 学位論文集）13(3)：989-1011, 1994.
23) Lars-Eric Augstinsson et al：Pain relief during delivery by transcutaneous electoric nerve stimulation. *Pain*, 4：59-65, 1977.3
24) 坂元正一, 水野正彦：プリンシプル産婦人科学. 東京, メジカルビュー社, 1992, pp556-557.
25) 楊子建：十産論. 宋代.
26) 朱丹渓：格致余論. 元代.
27) 虞搏：医学正伝. 明代.
28) 『諸病源候論』巻四十三, 難産.
29) 佐藤優子, J. Auton：*Nerv. Syst.*, 59：151-158, 1996.
30) 菅井正朝：ハリ通電による陣痛誘発と促進. 産婦人科の世界, 34(2)：77-79, 1982.
31) 奥定有香子：陣痛誘発の治療と適応. 臨床鍼灸, 8(1)：1-8, 1992.
32) 蛎崎要：ハリと産科診療. 医学書院, 1975.
33) 鈴木真弓・他：鍼灸治療による陣痛促進の効果について. 全日本鍼灸学会誌, 54(3)：426, 2004.
34) 朱人烈・他：771例電針引産分析. 全国針灸針麻酔学術討論会論文摘要, 1979.
35) 馬文珠, 李暁泓：刺針による分娩時間の短縮. 中国針灸, 1995；第3期.
36) Lee MK, Chang SB, Kang DH：Effects of SP6 acupuncture on labor pain and length of delivery time in women during labor. *J Altern Complement Med*, 10(6)：959-65, 2004.
37) 天津中医学院, 後藤学園・編：鍼灸学（臨床編）, 第1版, 東洋学術出版社, 千葉, 1993.
38) 根津八紘：乳房管理. 諏訪メディカルサービス, 長野, 1991.
39) 立波たか子・他：乳汁分泌促進のためのツボ療法. 助産婦雑誌, 50：596-599, 1996.
40) 立波たか子, 矢野 忠・他：乳汁分泌促進のためのツボ療法とその効果の検討. 母性衛生, 38：396-402, 1997.
41) 和田博美・他：産褥乳汁分泌不全に対する鍼療法. 日本東洋医学雑誌, 38：118, 1985.
42) 藤木 昭・他：産後の乳汁分泌不良患者に対するSSPによる治療. 東洋医学とペインクリニック, 15：1013, 1985.
43) 半藤保, 児玉省二, 小幡憲郎, 竹内正七：婦人の腰痛. 産婦人科治療, 46(6)：707-711, 1983.
44) 新小田春美, 濱崎勲重, 新小田幸一：妊娠中の腰痛について. 母性衛生, 31(1)：77-82, 1990.
45) 友田昭二, 荻田幸雄：妊娠中の腰痛. 産婦人科の実際, 41(10)：1483-1486, 1992.
46) 宮崎好信：妊婦腰痛・臀部痛, 坐骨神経痛に対するmythylocobalaminの使用経験. 産婦人科の世界, 39(2)：157-160, 1987.

47) 張玉珍・主編：中医婦科学，北京，中国中薬出版社，2002.
48) 趙金鐸：症状による中医診断と治療，東京，燎原，1987.
49) 石野尚吾，柳沢紘，寺崎一利：産婦人科における痛み産婦人科痛みの鍼治療．産婦人科の実際，41(10)：1477-1482，1982.
50) 西條一止：周産期医療と東洋医学/腰痛と鍼治療．周産期医学，23(11)：1613-1616，1993.
51) 吉元昭治：腰痛と鍼灸療法．産婦人科治療，73(3)：314-320，1996.
52) Ka. J. Wedenberg, Berit Moden & Asa Norling：A prospective randomized study comparing acupuncture with physiotherapy for low-back and pelvic pain in pregnancy. *Acta obstet Gynecol Scand*, 79：331-335, 2000.
53) Helen Elden, Lars Ladfors, Monika Fagevik Olsen, et al.：Effects of acupuncture and tabilizing exercises as adjunct to standard treatment in pregnant women with pelvic girdle pain: randomized single blind controlled trial. *BMJ*, 330：761 (2 April).
54) Shuichi Katai, Isao Nakamura, Yuuko Uetsuki：The Effect of Acupuncture on Low Back Pain in Pregnant Women. *WFAS abstracts*, 2000, p162.
55) 笹岡知子，矢野　忠：妊娠中の便秘に効果を示した鍼治療の1症例．全日本鍼灸学会誌，52(3)：315，2002.

第4節　更年期・老年期のマイナートラブル

1. 更年期障害

ポイント

1. 更年期障害は，更年期におこる血管運動神経失調を主体とした自律神経症状である．
2. 更年期障害はエストロゲン欠乏に起因する．
3. 更年期は，生殖能力の喪失期，子どもの手が離れる時期，人生折り返しの時期である．
4. 更年期障害は，頭重感，顔のほてりがあり，心悸亢進，嘔気，眩暈，頭痛を伴う．
5. 更年期症候群の証については，肝腎陰虚と陰陽両虚が考えられる．
6. 更年期の様々な愁訴に対しては，現代医学的な鍼灸治療では，それぞれに対応した治療を行う．
7. 更年期障害と関係の深い経絡は，任脈，督脈，衝脈，腎経，脾経，肝経である．
8. 更年期の症状に対して鍼灸治療は，有意な効果も示している．

　更年期障害とは，「更年期に現れる多種多様の症候群で，器質的変化に相応しない自律神経症を中心とした不定愁訴を主訴とする症候群[1]」をいう．卵巣機能の低下によるエストロゲン減少が主因で発症するが，その個人を取り巻く社会的要因や心理的要因が自律神経症状を増強

させ，様々な症状を発現させる．

この更年期は，同時に，①生殖能力の喪失期，②子どもの手が離れて，生き甲斐がなくなる時期，そして，③平均寿命83年の現代においては，余命がまだ30年残った人生折り返しの時期である．老化の始まりと生き甲斐の喪失期である．このことを抜きにして単に血管運動神経系障害がある時期とのみ定義することは，更年期障害の真の治療を誤る結果となる．

【成　因】エストロゲン分泌低下に伴う視床下部の機能失調である．（第4章第4節更年期・老年期の主要疾患1．更年期障害p139を参照）

【臨床症状】エストロゲンの分泌量の長期低下により，骨粗鬆症，性器脱，尿失禁，頻尿，尿道炎，外陰掻痒症，性交痛などが発症しやすくなる．

1）診断と評価

安部らは，1979年に日本人を対象にその更年期指数を改変し，11項目を細分化して17症状として更年期スコアを作成した（表5-20）．

これは，もともとエストロゲンの臨床効果を検討するために作成されたものであるが，他の治療法の臨床効果にも応用されている．しかし，米国女性を対象としたなどの理由から，必ずしも適切ではないという指摘もあり，日本人に対する指数の研究も行われ，簡便なものも作成されている（簡略更年期指数，p141参照）[2]．

また，鑑別診断としては，貧血，高血圧，甲状腺機能異常，頸椎症，老眼，内耳疾患，膠原病，心疾患などの身体疾患，また，精神疾患として，仮面うつ病などを考慮する．

2）東洋医学からみた更年期障害

東洋医学的な観点から人間の一生を見たとき，『素問』上古天真論篇，第一の女性の一生の説明（表2-1，p59）は，7年ごとに女性の更年を的確に表現している．しかし，この更年は，「社会的，精神的な更年」については，触れられていない．しかも，女性の一生が49歳で終了していて，更年期年齢の問題が示されていない．東洋医学では，更年期障害を表現している言葉はないが，更年期だけではなく，月経不順や瘀血による精神的な不安定さなどに対して使用する言葉として，「血の道症」があり，これが更年期を含めた女性の問題全体を指しているものと考えられる．

更年期症候群の証については，中医薬管理局[3]が，更年期症候群として，肝腎陰虚と陰陽両虚をあげている（表5-21）．

また，鍼灸治療を考える上で，更年期症候群と関連が深い経絡を挙げると表5-22のようになる．すなわち，任脈，督脈，衝脈の三奇経脈は起源を同じくし

表5-20　Kupperman更年期指数の計算方法＊（安部ら）

症状					症状群	評価 factor
種類	重症度					
	強(3)	中(2)	弱(1)	無(0)		
1. 顔が熱くなる（ほてる）	□	□	□	□	1. 血管運動神経障害様症状	4
2. 汗をかき易い	□	□	□	□		
3. 腰や手足がひえる	□	□	□	□		
4. 息切れがする	□	□	□	□		
5. 手足がしびれる	□	□	□	□	2. 知覚障害様症状	2
6. 手足の感覚がにぶい	□	□	□	□		
7. 夜なかなかねつかれない	□	□	□	□	3. 不眠	2
8. 夜眠ってもすぐ目をさまし易い	□	□	□	□		
9. 興奮し易い	□	□	□	□	4. 神経質	2
10. 神経質である	□	□	□	□		
11. つまらないことにくよくよする（ゆううつになることが多い）	□	□	□	□	5. ゆううつ	1
12. めまいやはきけがある	□	□	□	□	6. 眩暈	1
13. 疲れ易い	□	□	□	□	7. 全身倦怠	1
14. 肩こり・腰痛・手足の節々の痛みがある	□	□	□	□	8. 関節痛・筋肉痛	1
15. 頭が痛い	□	□	□	□	9. 頭痛	1
16. 心臓のどうきがある	□	□	□	□	10. 心悸亢進	1
17. 皮膚をアリがはうような感じがする	□	□	□	□	11. 蟻走感	1

＊各症状群の点数は，各症状群に属する症状の重症度の最高点×各症状群の評価factorであり，全症状群の点数の総和が指数となる．（重症度：強＝3，中＝2，弱＝1，なし＝0）

ていて，中極穴の下部の女子胞から起こると考えられ，脳とも関連が深いとされる[4]（図5-36）．また，腎経，肝経，脾経の足の三陰経は，三陰交のみならず任脈上でも交会し，奇経と関連が深く，生殖器と機能的に連動している[5]．

3）鍼灸治療

（1）現代医学的な鍼灸治療

現代医学的な鍼灸治療は，更年期に出現する様々な愁訴に対して，下行性疼痛抑制機構や体性─自律神経反射，関連痛などの考え方に基づき，それぞれの愁訴に対応した選穴が行われる（表5-23）．

表5-21　更年期障害の証分類と治療穴

- 肝腎陰虚…ほてり，発汗，五心煩熱，眩暈，耳鳴り，腰膝痛，月経過多，経量多いまたは少ない，閉経，皮膚の乾燥，掻痒，口乾，便秘，舌紅苔少，脈細数
    太渓，太衝，合谷，陰郄，復溜
- 脾腎陽虚…ほてり，発汗，顔につやがない，疲労倦怠，腰膝の違和感，四肢の冷え，浮腫，腫脹，食欲不振，経量が多いまたは少ない，軟便，頻尿，舌胖淡，歯痕，舌苔薄白，脈沈細無力
    関元，三陰交，太渓，合谷，陰郄，復溜

表5-22　更年期と関係の深い経脈

任脈，督脈，衝脈の三奇経脈……
- 一源三岐（胞中に始まり3つに枝分かれ）
- 脳と関連が深い

腎経，肝経，脾経の足の三陰経…
- 三陰交，関元，中極で交会する．
- 任脈，督脈，衝脈と関連をもつ
- 下垂体，卵巣，子宮と機能的に連動

- 腎経…多気少血，のぼせ，動悸，冷え，不眠症・泌尿・生殖器系
- 肝経…多気少血，泌尿・生殖器系，特に，婦人の生殖器系
- 脾経…多気少血，消化器系および生殖器系

表5-23　体表所見と鍼灸治療穴

- 頭部のむくみ…不眠，精神症状，頭痛
    むくみの中心へ鍼，または点灸
- 項部〜肩の緊張・こり…のぼせ，精神症状，頭痛（頭重），耳鳴，消化器症状，疲労感
    百会，絡却，玉枕，天柱，風池，少海，孔最，大鍾，照海，中封
- 背部の緊張…精神症状，頭痛（頭重），消化器症状，疲労感，動悸，頻脈，徐脈
    復溜，交信，肺兪，膈兪，肝兪，脾兪，胃兪
- 腰部の緊張…消化器症状，泌尿器症状，生殖器症状，全身状態
    築賓，陰谷，三陰交，漏谷，曲泉，膝関，腎兪，志室
- 腹部所見…腹部の軟や緊張，胸脇苦満，心下痞硬
    三陰交，漏谷，太渓，復溜，足三里，豊隆，中脘，天枢
- 恥骨上部の腫脹・緊張…泌尿器科の諸疾患，婦人生殖器との関連も
    中極，曲骨，横骨，大赫
- 膝痛…高齢に伴う，変形性膝関節症など
    内膝眼，外膝眼，梁丘，血海，陰陵泉，陽陵泉，曲泉，陰廉，足五里

(2) 東洋医学的な鍼灸治療

更年期障害に対する鍼灸治療は，中医薬管理局の証に従って行う方法が考えられる（表5-21）．また，先に述べたように，足の三陰経脈と任脈・督脈・衝脈の三奇経が産婦人科疾患の治療の際には重要で，治療は下肢の三陰経脈が中心となる．腎経は，のぼせ，動悸，冷え，不眠症，泌尿・生殖器系の問題に対応している．肝経は，泌尿・生殖器（特に婦人の生殖器）に，脾経は消化器系および生殖器に対応している（図5-36）．

4) 更年期障害に対する EBM

更年期症状に対する国内の論文は，1例報告が多いが，複数症例報告もある．1例報告では，顔面のほてり（hot flush）に緩解がみられなかったとする論文[6]がある一方，また，更年期の不定愁訴に改善がみられたとする報告[7-9]がある．

それらの中で，三木[9]は，更年期不定愁訴症候群150例に対する鍼灸治療の報告をした．150名のうち自律神経性のものが64％，心因性のものが5％であった．鍼治療法は，百会，天柱，風池，霊台などの頸・肩背部の

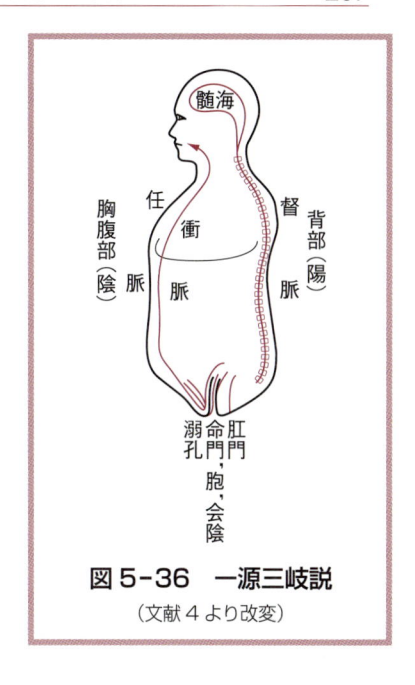

図5-36 一源三岐説
（文献4より改変）

経穴に，灸治療は，腎兪，大腸兪，小腸兪，次髎などの腰・仙椎部と下腹部の経穴に5壮の小さな灸を行い，治療回数は10回とした．評価は患者の主観により，症状消失を治癒，一部改善を良，無効と増悪を不変，10回の治療を受けなかった場合は治療中断とした．その結果，治療成績は，150名中，良以上は108名（72.0％）であった，と報告した．

M. Sandberg[10]らは，不安，うつ，全身症状，血管運動障害などの症状が6カ月以上あった48～60歳までの30例に電気鍼と浅鍼を12週間に14回行い，有意な効果があったが，2群間に差はなかった，と報告した．

さらに，Susan M. Cohenら[11]は，ランダム化比較試験を行い，平均年齢47.3歳（43～53歳）の，のぼせ，睡眠障害，気分障害のある17例に9週間で9回の鍼治療を行った．介入群の8例には，心兪，腎兪，次髎などの更年期障害に関係する経穴に鍼を行い，対照群の9例には中封，復溜，耳点など，養生に関係する経穴に鍼を行った．その結果，更年期障害の鍼治療群では，のぼせ，睡眠障害，気分障害いずれにも有意に効果があったが，対照群では，気分障害のみに有意ではないが効果がみられただけであった，と報告した．

2. 尿漏れ urinary incontinence

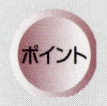

> **ポイント**
> 1. 尿漏れは，尿が不随意に漏出する状態（尿失禁のこと）を意味する．
> 2. 真性尿失禁，緊張性尿失禁（腹圧性尿失禁），切迫性尿失禁，溢流性尿失禁などがある．
> 3. 女性に尿漏れが多いのは，解剖学的な構造および機能に起因する．
> 4. 東洋医学的には，腎を始め，脾胃，肺，小腸・三焦，膀胱などの臓腑と関係が深い．
> 5. 現代医学的な鍼灸治療部位と東洋医学的な鍼灸治療部位は，下腹部や腰仙椎部などでは，同じ選穴となる場合が多い．
> 6. 下腹部を治療することが多いので，触診や刺鍼は十分に慎重に行う．
> 7. 緊張性尿失禁（腹圧性尿失禁）や切迫性尿失禁などは，鍼灸が適応となる．

　尿漏れは，尿が不随意に漏出する状態を意味する．昼間で起きているときなど意識があるときに，自分の意思ではコントロールできずに尿が漏れ出てしまう状態をいう．泌尿器科学では尿失禁という．これに対して，睡眠時など無意識のときに全尿を排出してしまうものを遺尿という．夜間に遺尿が起こるものを夜尿，俗に「おねしょ」という．

　尿失禁の分類には，尿道括約筋の欠損などの奇形，あるいは骨盤内手術や外傷などによる括約筋の損傷状態など，器質的な問題が明確な①完全尿失禁（真性尿失禁）があるが，尿道括約筋の弛緩が原因の②緊張性尿失禁（腹圧性尿失禁）や，下部尿路の炎症や神経因性膀胱，神経症などが原因の③切迫性尿失禁，また下部尿路通過障害をきたす④溢流性尿失禁の3つが一般的である．

　女性の尿漏れは，このうちの緊張性尿失禁（腹圧性尿失禁）が多い．咳やいきみ，高笑い，くしゃみ，跳躍，走ったときなどの急に腹圧がかかったときに起こる．高齢の女性（エストロゲンの減少による）や多産の女性に多いといわれ，本節と関係が深いのも，この尿漏れである．

1）女性に尿漏れの多い理由・QOLの評価

　主に女性の解剖学的な構造および機能に起因する．

　尿道の長さは，女性は3〜4cmで，男性より短く，膀胱頸部から外尿道口まで真っ直ぐで，尿が漏出しやすい．また，膀胱内に尿を保持できるのは，通常，膀胱内圧よりも尿道圧が高い（尿道圧＞膀胱内圧（＋腹圧））ためで，外に漏れ出さない両者の圧の差による．

　この尿道圧は，女性では尿道を取り巻く尿道平滑筋によるが，男性は尿道平滑筋と尿道括約筋の両者による．そのため，女性は加齢や多産による尿道平滑筋力の低下とともに，腹圧の影響を強く受けやすく，腹圧性の尿失禁になる率が男性

より高い．また，溢流性尿失禁は，慢性的な尿閉状態があるため膀胱内圧が尿道抵抗に打ち勝って尿が尿道から溢流し，圧が平行になるまで流出が持続する．

　日本における，女性の腹圧性尿失禁および切迫性尿失禁に対する診療ガイドラインは，大島らにより 2001 年に作成されたが，その後，尿失禁 QOL 評価法として国際尿失禁スコア[12]が提案された[13]（図 5-37）．これは，簡便な項目で記入しやすいので，評価に使用するとよい．

1. どれくらいの頻度で尿が漏れますか？（ひとつの □ をチェック）
    - □ なし　　　　　　　　　　　　　　　　　　　[0]
    - □ およそ 1 週間に 1 回あるいはそれ以下　　　　[1]
    - □ 1 週間に 2〜3 回　　　　　　　　　　　　　　[2]
    - □ およそ 1 日に 1 回　　　　　　　　　　　　　[3]
    - □ 1 日に数回　　　　　　　　　　　　　　　　　[4]
    - □ 常に　　　　　　　　　　　　　　　　　　　　[5]

2. あなたはどれくらいの量の尿漏れがあると思いますか？
    （あてものを使う使わないにかかわらず，通常どれくらいの尿漏れがありますか？）
    - □ なし　　　[1]
    - □ 少量　　　[2]
    - □ 中等量　　[4]
    - □ 多量　　　[6]

3. 全体として，あなたの毎日の生活は尿漏れのためにどれくらい損われていますか？

    　　　0　1　2　3　4　5　6　7　8　9　10
    　　まったくない　　　　　　　　　　　　非常に

4. どんな時に尿が漏れますか？
    （あなたにあてはまるものすべてをチェックして下さい）
    - □ なし：尿漏れはない
    - □ トイレにたどりつく前に漏れる
    - □ 咳やくしゃみをした時に漏れる
    - □ 眠っている間に漏れる
    - □ 体を動かしている時や運動している時に漏れる
    - □ 排尿を終えて服を着た時に漏れる
    - □ 理由がわからずに漏れる
    - □ 常に漏れている

1〜3 の質問に対する回答の点数を加えて 0〜21 点で評価し，点数の高いほど重症となる．

図 5-37 尿失禁症状・QOL 評価質問票(文献 12 より)

2）東洋医学からみた尿漏れ

尿漏れは，東洋医学的には小便不禁，小便失禁という．多くは虚証．
①腎の元気不足，②脾肺気虚，③肝鬱により結熱して起こる場合，などが考えられる．

東洋医学的には，人体の水分調節作用に関わる臓腑として，
①脾・胃，②小腸・三焦，③腎・膀胱，④肺のように，直接，関わるものと，⑤心・肝，⑥精神・情動のように，間接的に関わるものが考えられる．個々の働きは次のようである．

脾は水湿を運化する．たとえば，水湿が胃腸内で吸収されなければ大便は下痢し，小便は不利となる．小腸は食物を受け入れる器官で，消化を行うところであるため，下痢，小便の量の多少，小便の色の濃淡に関係する．また，三焦は決瀆（水道流通）の官と考えられ，全身の水液の管理を行う．

腎は水の臓であり，全身の水を管理する機能を具有する．腎水の不足のときには大便を乾燥させ，あるいは小便の量を少なくさせる．膀胱は津液を蔵することを主る．したがって，小便失禁あるいは小便不通は主として膀胱の機能の異常に属するが，腎気の虚亡あるいは命門の火の不足があるときにも，同様の症状が出現する．

肺は，水の上限で治節を主り，水道を通調する作用により水液を膀胱に輸送している．

心または肝の熱が，小腸あるいは膀胱に移り，炎症症状を引き起こしたり，精神的原因で，心，肝の機能に乱れを生じ，それが排尿機能に影響することもある．

このような考え方を背景に，経絡の考え方に立って行う下腿を中心とした治療は，泌尿器の疾患の際に行われる身体全体の治療法と位置づけられるが，その科学的根拠は確立していない．しかし，下腿への刺激は上位中枢を介して二次的に泌尿器関連の臓器に影響を及ぼすこと[14]が明らかになりつつあり，さらに研究が進むことが期待される．

3）鍼灸治療

(1) 現代医学的な鍼灸治療

体幹下部への治療は泌尿器疾患に対する局所治療と位置づけられるが，古来から現代に至るまで，下腹部や腰殿部への治療が泌尿器系（生殖器系も含め）の治療に重要な役割を担ってきた．現代の解剖学・生理学によりそのメカニズムを説明すると，臓器・器官の関連デルマトームへの刺鍼により，反射性にその臓器・器官へ一定の影響を与える，自律神経反射である体性—内臓反射による治

療とすることが可能である．生殖器の神経支配と一部重なるが，排尿に関係の深い下部尿路の神経は交感神経（Th10～L2），副交感神経（S2～4），陰部神経（S2～4）であり，この領域に存在する経穴に治療することになる．

すなわち，水分，中極，曲骨，横骨，大赫，帰来などの恥骨周囲の経穴，腎兪，大腸兪，小腸兪，八髎穴，膀胱兪，白環兪，胞肓などからの選穴となる．また，北小路ら[15]が行っている陰部神経刺鍼を目的とした中髎穴刺鍼も，尿失禁に効果をあげている．また，形井[16]らの慢性前立腺炎治療の応用で低周波通電も効果的であろう．すなわち，下腹部では，天枢―横骨，中極―曲骨，殿部では，膀胱兪―会陽に，1 Hz，10～15 分間の通電を行う．

尿漏れに対する下腹部や腰仙椎部などの局所への鍼灸治療は，東洋医学的，西洋医学的のどちらの立場からも治療が行われる部位で，兪募穴治療と体性―内臓反射治療はその考え方が重なり合う．

(2) 東洋医学的な鍼灸治療

a 腎気不足

顔色が青白く，精神疲労，腰や下肢に力がなく，小便頻数で寒がり，四肢の冷えなどがある．関元，中極，曲骨，腎兪，膀胱兪，太渓などから選穴される．

b 脾肺気虚

顔色は黄色く，精神疲労，自汗，食欲不振などがある．脾胃の働きを高め，肺を補う治療を行う．気海，三陰交，足三里，太淵，肺兪などに補法の鍼治療を行う．

c 肝　鬱

イライラしたり，怒りっぽく，歯ぎしりがある．顔面紅潮．中極，中髎，三陰交，陰陵泉，太衝などから選穴する．

(3) 治療上の配慮

患者は，腹部を触診するだけでも嫌な思いや不快感を抱いたりする場合があるので，下腹部への治療は慎重を要する．また，腹部の刺鍼も適切な深さが望まれる．通常は腹筋内への刺鍼の深さが最も深い部位までの刺入と考えられる．

時には，刺鍼刺激が尿道に沿って電撃様に走ったり，深部内臓器に痛みや重い感じが出現することもあるので，あらかじめそのことを患者に説明することも必要である．

4）鍼灸治療の適・不適

尿漏れでも，尿道括約筋の欠損などの奇形，あるいは，骨盤内手術や外傷など

による括約筋の損傷など，泌尿器の器官に器質的な問題がある場合は，鍼灸治療は必ずしも適応でない．しかし，緊張性尿失禁（腹圧性尿失禁）や切迫性尿失禁など，機能的な問題の場合は鍼灸が適応となる．

5）尿漏れに対する EBM

本城ら[17]は，尿失禁を伴う過活動膀胱の患者 40 例（男性 27 例，女性 13 例）に鍼治療を行った．脳神経障害 22 例，脊髄損傷患者 18 例であった．鍼は，中髎穴に旋撚刺激を左右合計 10 分間行う治療を週 1 回，4 週間行った．鍼治療前と 4 週間治療後のウロダイナミックス検査と，排尿記録による尿失禁量を評価した．

その結果，尿失禁が消失したのは 40 例中 8 例，尿失禁量が半分以上改善したのは 40 例中 20 例であり，ウロダイナミックスにより膀胱容量は有意に増大した，と報告した．

Kubista ら[18]は，明らかな解剖学的問題のない腹圧性尿失禁の患者 20 名を対象として，女性の尿道括約筋に対する電気鍼刺激の影響について検討した．下腿と下腹部に鍼通電を 30 分間行った後，「尿の切れ感」が有意に上昇した．17 症例で「切れ感」が強くなったことが示された．

しかしながら，20 名の鍼をしなかった対照群では，2 例のみに「切れ感」のわずかな上昇がみられた．加えて，できるだけ心理的要因を除去するためにプラセボ坐薬を使用した 20 名の第 2 対照群では，切れ感について有意な変化は 1 例もみられなかった．

結論として，鍼通電は，メカニズムは不明であるが，尿道を閉じるメカニズムに何らかの積極的な影響を与えているという仮定が確認されたといえる，と報告している．

3．耳鳴り　tinnitus

> **ポイント**
> 1. 耳鳴りは，耳の中，あるいは頭の中で音がしている状態である．
> 2. 日本人の 10 〜 20％の人が耳鳴りを感じ，5％の人がそれを苦痛に感じている．
> 3. 耳鳴りの原因はさまざまであるが，多くは内耳の問題で発症している．
> 4. 東洋医学では，耳鳴りが進行すると耳聾となると考えられている．
> 5. 現代医学的な鍼では，顔面神経の近傍や聴神経関連のデルマトームへ刺鍼する．
> 6. 東洋医学的な鍼は，腎虚，ついで肝の病に対する治療を行う．
> 7. 耳鳴りに対する鍼灸治療効果は，20 〜 30％前後とする報告が多く，現時点までの報告では，効果は低いといわざるを得ない．

表5-24　耳鳴りの原因となる部位

- 外耳—外耳炎・耳垢
- 中耳—中耳炎
- 耳管—耳管炎，耳管狭窄症
- 内耳—老人性難聴，突発性難聴，メニエール病
- 脳—脳動脈瘤，動静脈奇形，聴神経腫瘍，脳腫瘍，脳動脈硬化
  その他，ストレス，悩み，心身症が原因となることもある．

表5-25　耳鳴りの原因となる難聴

- 老人性難聴：加齢に伴い発症する．キーンという高音が多く，両側性である．
- メニエール病：肩こり，めまい，吐き気などと一緒に起こる．ゴー，ザーなど低音が多く，片側性である場合が多い．
- 突発性難聴：原因不明に発症．耳閉感を伴うこともある．片側性が多い．
- 騒音性難聴：騒音や大音響での音楽鑑賞，あるいはヘッドホンの長期使用などが続いた場合に起こる．

　耳鳴りは，耳の中，あるいは頭の中で音がしている状態である．生理的に筋肉や関節，血管の血流音が聞こえることもあり，聴診器で他覚的に聞くこともできる．しかし，耳鳴りとして問題になるのは，本来聞こえていないはずなのに，自分の頭の中で聞こえていると感じる音である．

　耳鳴りの音はキーンという高い金属音，ジージーと蝉の鳴くような音，シーシーという音，等さまざまである．また，昼間は外からの音が大きかったり，他のことに気をとられてはっきり自覚しないが，一人になったり，夜眠る前などに音が大きく聞こえて気になると訴える人も多い．その音が気になりだすと，不眠になったり，ノイローゼになることもある．

　日本人の10～20％の人が耳鳴りを感じ，5％の人が苦痛に感じ，65歳以上の人では30％近くの人が耳鳴りを経験するという報告もある．耳鳴りの多くが難聴を伴うといわれており，それは90％以上とも報告される．

【原　因】　耳鳴りの原因はさまざまであり，外耳から内耳を経て脳にいたるどの部位の問題があっても発症する可能性がある（表5-24）が，多くは内耳の問題で発症している．なかでも，突発性難聴は95.1％と高く，メニエール病がそれに次ぐ．また，身体的な問題がない場合にも，耳鳴りが聞こえて気になる心因性の問題のこともある．難聴に伴う耳鳴りの場合は，表5-25のような難聴が原因となることもある．

1）東洋医学からみた耳鳴り

　　　　東洋医学では，耳鳴りは耳聾と関係があり，耳鳴りが進行すると耳聾となると考えられている[19]．耳の病気には，耳聾，暴聾，耳塞，重聴，耳聾気閉，労聾，耳鳴，耳鳴聾，頭風耳鳴，耳内虚鳴，耳病などがある[20]．

　　　　耳聾は『素問』生気通天論篇，第三に，「夏に辟積すれば，…，耳閉じて，以て，

聞くべからず.」とある．また，『霊枢』脈度篇，第十七には，「腎気は耳に通じ，腎和すればすなわち耳能く五音を聞く．…」，『霊枢』五関五使篇，第三十七には，「耳は腎の官なり」とある．さらに，『素問』上古天真論篇，第一で，男子の一生の身体的変化を説明しているくだりに，その変化の基本的な要素が腎気の盛衰であるとされ，腎気の衰えで，心身の機能低下がおき，高齢になると，難聴となると示されていることから，腎の働きは耳の機能と密接であり，耳聾も耳鳴りも加齢とともに発症しやすくなること，また，腎の病的状態（主に腎虚）が耳鳴りの病因となることが理解できる．

2）鍼灸治療

(1) 現代医学的な鍼灸治療

現代医学的には，顔面神経の近傍や聴神経と関連するデルマトームへの刺鍼などが考えられる．顔面神経は下顎角の上方に位置し，刺鍼によりその近傍に刺激を与えることができる．

また，頸神経近傍に到達するように側頭部からの刺鍼が行われ，鞭打ちなど頸部の問題に併発した耳鳴り治療には奏効することがある．

(2) 東洋医学的な鍼灸治療

腎の問題が根底に考えられる．したがって，まず腎虚に対する治療が基礎となる．すなわち，太渓，照海，腎兪などに補法を行う．さらに病情が進むと，肝の病となる[21]ので，期門，膈兪，中封などに治療を行う．局所的な治療を加えるとすると，百会，耳門，聴宮，聴会，瘈脈，少海などに鍼灸を行う．

中医学では，耳鳴の原因を，肝火，淡火，腎虚，脾胃虚弱としている．

3）鍼灸治療の適・不適

機能的な問題に対象を絞る必要がある．たとえば，脳動脈瘤，動静脈奇形，聴神経腫瘍，脳腫瘍，脳動脈硬化などの器質的問題に起因する耳鳴りへは，鍼は奏効があまり期待されない．しかし，突発性難聴やメニエール病など，機能的な病因によるものには試みられてよいと考える．ただ老人性難聴には効果が期待できないか，持続的な効果はあげにくい．

4）耳鳴りに対する EBM

久住ら[22]は，103例の耳鳴り患者に鍼治療を行った．治療点は，耳門や聴宮，聴会，天柱，風池などの頭部および頸部の経穴であり，また，頸部諸筋に普通鍼やパルス通電，あるいは，症状の強いときには，星状神経節刺鍼や人迎刺鍼を

行った．その結果，耳鳴りの消失した者は2例（1.9%），耳鳴りの軽減した者は23例（22.3%），一時的に軽減するがまたもどる者が27例（26.2%），変化ない者が50例（48.5%），増悪が1例であり，軽減した者以上が25例（24.2%）であった．

森野一巳ら[23]は，55例（男22例，女33例）の耳鳴り患者に対して，耳門と翳風に約3cmの刺鍼をし，低周波通電を行った．また，腎（耳鍼点）に円皮鍼を週に1度行った．その結果，耳鳴をまったく意識しなくなった者が5例，耳鳴を感じるが意識しなくなった者が6例，昼間はなく朝と夜のみに耳鳴を感じる者20例，主観的に変化のない者24例であり，「耳鳴を感じるが意識しなくなった」以上の回復を示した者は11例（22.0%）であった，と報告した．

田中勇治ら[24]は，突発性難聴の耳鳴り7例，老人性難聴の耳鳴り6例，メニエール病の耳鳴り4例，原因不明の耳鳴り8例の計25例に対して中医学的な弁証論治証を立て，全身治療と耳門穴の生姜灸頭鍼，あるいは耳介通電療法を行った．評価は10段階評価とした．その結果，スコアが0となった者4例，4以下となった者4例，5～7となった者9例，8以上であった者8例であり，4以下となった者は8例（32.0%）であった．

このように日本での研究結果は，非常に低い有効率であったが，外国論文を比較検討したシステマティックレビューでは次のような結果が報告されている．

Parkら[25]は，耳鳴りに対する治療である鍼の効果に関するランダム化比較試験を要約し，厳しく検討した．情報源は4つの独立したコンピュータ文献検索システムを使って，1998年の12月に鍼と耳鳴りで検索した．それはMEDLINE, Cochrane Controlled Trials Register, Embase, CISCOMの4つであった．それには，耳鳴りの治療としてどのような形の鍼といかなる対照介入であってもランダム化比較試験であればすべて含めた．6つのランダム化比較試験が検討に含まれ，そのうちの4つはクロスオーバーデザインであった．4研究は普通鍼を使用し，2研究は通電鍼を使用した．6研究のうちの5つは異なるツボを使用していた．3研究はJADADスケールで，3以上であった．評価は，耳鳴りの大きさ，イライラ感，自覚に対するVASで行った．その結果，2つの盲検でない研究はポジティブな結果であったが，4つの盲検研究では鍼の効果は有意差はなかった．このように，鍼は厳しいランダム化比較試験の結果を踏まえると，耳鳴り治療としては有効であると示し得ていない，と報告した．

以上のように，現時点では，耳鳴りに対して鍼は20～30%くらいの有効率しか示すことができず，また，システマティックレビューで英語論文を検討すると，効果があるとは断定できないという報告であった．

4. 膝痛（変形性膝関節症）

ポイント
1. 更年期・老年期における膝痛の原因は，ほとんどが変形性膝関節症（膝OA）である．
2. 高齢で膝の痛みを訴え，正座ができない，膝が伸びないなどの症状を訴える場合は，まず変形性膝関節症を疑う．
3. 変形性膝関節症は，高齢者・女性・肥満体型に発症しやすい．
4. 変形性膝関節症には一次性と二次性があり，多くは一次性である．
5. 膝OAの診察は，膝蓋大腿関節（PF関節）の病態か，大腿脛骨関節（FT関節）の病態かを明らかにすることが重要である．
6. 膝痛の各種検査により，病態を把握する．
7. 東洋医学では，腫脹を伴った膝痛を「膝腫痛」といい，膝OAに相当するものは，①気血両虚の膝腫痛，②肝腎両虚証の膝腫痛である．
8. 膝OAの治療として，鍼灸治療に大腿四頭筋の筋力増強訓練を加える．

　膝痛の原因疾患は多岐にわたる．しかし，更年期・老年期における膝痛の原因は，ほとんどが変形性膝関節症（knee osteoarthritis：膝OAともいう）である．すなわち，高齢で膝の痛みを訴え，正座ができない，膝が伸びないなどの症状を訴える場合は，まず変形性膝関節症を疑う．

　変形性膝関節症の発症は，性別では男女比がほぼ1：3の割合で女性が多い．また，関節軟骨の退行性変性は体重負荷が要因であることから，肥満体型の人に多くみられる．このことから，変形性膝関節症は高齢者・女性・肥満体型に発症しやすい．

　以下，変形性膝関節症について述べる．

　変形性膝関節症には，膝関節の疾患がなく発症する一次性と，膝関節の靱帯や半月板の外傷など膝関節の疾患より続発する二次性とに分類される．変形性膝関節症のほぼ80％が一次性である．

　一次性の変形性膝関節症では，その主因と考えられている膝関節の関節軟骨における退行性変性は40歳代から始まり，50歳代を過ぎると膝痛を中心とした症状の発症が起こってくる．二次性の変形性膝関節症の場合は，それよりも早く発症するケースがある．一次性か二次性かは，問診のなかで症状の発症状況の確認や既往歴を聴取することで鑑別することは可能である．

【成　因】　変形性膝関節症は，関節軟骨の退行性変性を原因とする疾患である．すなわち，加齢による膝関節の関節軟骨の変性によるもので，このため本疾患は高齢者に多い．

　関節における軟骨基質は，軟骨特有の硬さや弾性といった，軟骨の物理的特性を決定するものである．その構成成分は，線維成分と豊富なプロテオグリカン（ムコ多糖蛋白質複合体）を

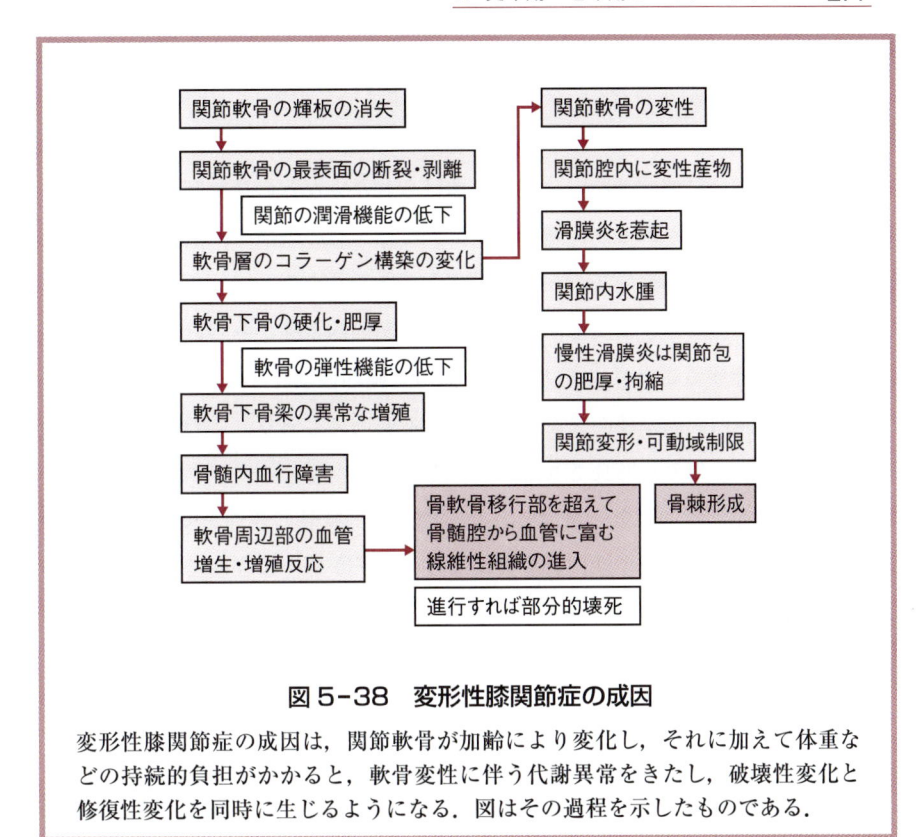

図5-38 変形性膝関節症の成因

変形性膝関節症の成因は，関節軟骨が加齢により変化し，それに加えて体重などの持続的負担がかかると，軟骨変性に伴う代謝異常をきたし，破壊性変化と修復性変化を同時に生じるようになる．図はその過程を示したものである．

含む無形基質からなるもので，一種の緻密結合組織であり，その内部には多数の軟骨小腔を有し，そこに軟骨細胞を容れている．この関節軟骨が変性するということは，すなわち，プロテオグリカンの変動と軟骨細胞の変化を意味する（図5-38）．

変形性膝関節症の成因は，関節軟骨が加齢により変化し，それに加えて体重などの持続的負担がかかると，軟骨変性に伴う代謝異常をきたし，破壊性変化と修復性変化を同時に生じるようになる．このような変化が，関節機能の低下をまねくとともに，周辺部にも影響を及ぼし，骨形状の変化や関節包の炎症をきたす．そうなると，症状の第一は膝関節痛となる．またX線的には，関節裂隙の狭小化や骨棘形成，軟骨下骨の硬化像の変化などがみられるようになる．

【臨床症状】 変形性膝関節症の特徴は，運動時痛である．特に椅子から立ち上がろうとしたときや，歩き出そうとしたときに痛みを感じる．このように，変形性膝関節症では，動作開始時に痛みが出現することが特徴である（starting pain：動作開始時痛）．

ごく初期の状態では痛みの部位ははっきりせず，膝周囲の筋肉のこわばり，膝窩部（膝の裏）や膝前面部の漠然とした不快感などを訴えることが多い．また，正座を行うときやしゃがみこむ（トイレの動作）ときに初めて痛みに気づくこともある．

一般に病態の進行に伴って痛みの部位は次第にはっきりとしてくるが，本症においては，特に内側関節裂隙部（膝関節の内側部）や膝蓋骨の周囲に圧痛が出現することが多い．さらに病

態が進展すると，内反変形（O脚）あるいは外反変形（X脚）がみられるようになるが，体重は主に膝の内側部にかかるため，内側の関節軟骨は早く損傷し，圧倒的に内反変形（O脚）が多い．

また，膝を完全に伸ばせない，完全に曲げられないなどの運動制限が発症する．初期には疼痛のため動きが制限されるが，進行した症例では，骨の増殖や，関節包，靱帯などの軟部組織の弾性が低下し，膝関節のスムースな動きができなくなる．

関節の炎症が強いときは関節内に水がたまる関節内水腫がみられることもある．また，膝関節の疾患を発症することにより大腿部前面の大腿四頭筋を中心とした筋の衰え（筋萎縮）が著明になる．大腿四頭筋は膝関節を伸展支持する筋肉でもあり，この筋肉の衰えはますます膝関節に負担をかけ，痛みを助長させることになる．

変形性膝関節症の病態を一言でいうならば，関節軟骨の変性を基盤として半月板，関節包，滑膜，筋肉，骨へと進む変性，炎症萎縮などの因子が様々な程度でお互いに関与しながら作り出された複合障害であるといえる．

1）診察の要点

高齢で肥満体型の女性が，膝痛，正座ができない，膝が伸びないなどの症状を訴える場合は，まず変形性膝関節症を疑う．多くは一次性の変形性膝関節症である．

膝OAの診察は，問診から始め，膝関節の観察と検査を行い，膝蓋大腿関節（PF関節）の病態か，大腿脛骨関節（FT関節）の病態かを明らかにすることが重要である．

① **発赤・熱感**：まずは発赤・熱感の有無を観察する．発赤・熱感があれば，関節の炎症を考える．膝OAでは，軽度の熱感はしばしばみられるが，明瞭な発赤・熱感を呈することはまれである．したがって，明瞭な発赤・熱感を呈する場合は，他の疾患（排液により発症した化膿性感染性膝関節炎，関節リウマチ，急性の前膝蓋骨滑液包炎，化膿性滑液包炎など）を考える．

② **腫脹（関節内水腫）**：次に膝関節部の腫脹の有無を観察する．腫脹が多く見られる部位は，膝蓋骨内側縁や膝蓋骨外側縁から膝蓋骨底にかけて膨隆するタイプである．腫脹がある場合は，膝蓋骨の輪郭がボケたり，膝蓋骨底付近のシワが減少したり，光沢が現れたりする．腫脹が限局性の場合は，滑液包炎によることが多い．膝蓋骨前面では前膝蓋骨滑液包炎を，膝蓋靱帯部では前脛骨滑液包炎を，脛骨内側部では鵞足滑液包炎を，膝後部では膝窩嚢腫やベーカー嚢腫と呼ばれる滑液包炎を考える．

③ **内反変形・外反変形・屈曲変形**：さらに内反変形の有無を観察する．内

反変形があれば，両膝にすき間が生じ，指が入る．内反変形がある場合は，膝関節内側における骨質の変性や関節軟骨の摩耗が考えられる．なお，内反変形は膝OA5年以上経過した患者で著しい．

外反変形の有無について観察する．外反変形を呈する患者は少ないが，観察される場合には，大腿脛骨関節面における関節軟骨の摩耗，外側関節裂隙の狭小化などの病態を考える．

屈曲変形の有無を観察する．大腿四頭筋の筋萎縮による膝伸展力が低下すると，膝関節は屈曲位となり，膝関節に負荷を増大させる．こうしたストレスは，大腿脛骨関節の変性を増長させ，屈曲変形を引き起こす．

④ **筋萎縮・圧痛**：変形の観察を終えたら，大腿四頭筋の筋萎縮の有無を観察する．大腿四頭筋では，内側広筋が最も萎縮するので，大腿内側部を観察する．患側肢で萎縮がみられる．また，膝蓋骨周辺部，関節裂隙部の圧痛の有無を調べる（図5-39）．

膝蓋骨周辺部では，内側周辺部で圧痛がみられることが多い．これらの圧痛は，主として膝蓋大腿関節の変性によるものと考えられる．

内側の関節裂隙の中央付近の圧痛は，内側関節裂隙の狭小化で生じるが，内側の大腿脛骨関節面や内側半月板の変性の関与が考えられている．

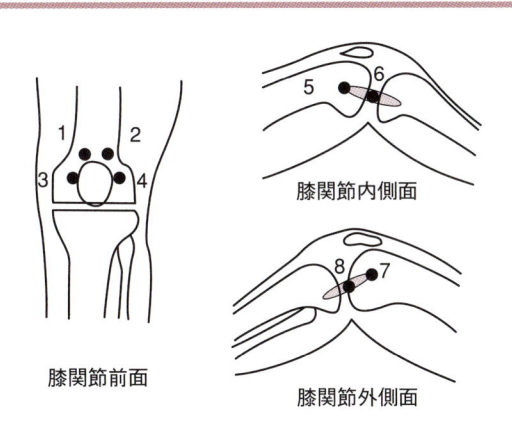

図5-39 変形性膝関節症の圧痛

膝蓋骨周辺部では，内側周辺部で圧痛がみられることが多い．内側の関節裂隙の中央付近の圧痛は，内側関節裂隙の狭小化で生じるが，内側の大腿脛骨関節面や内側半月板の変性の関与が考えられている．大腿骨の内側上顆の前後の中央の圧痛は，内側側副靭帯の付着部に相当し，靭帯の弛緩や変性が考えられる．外側の関節裂隙の中央付近の圧痛は頻度としては少ないが，外側型の膝OAでみられる．大腿骨の外側上顆の前後の中央の圧痛は，外側側副靭帯の付着部に相当し，外側型の膝OAでみられる．

大腿骨の内側上顆の前後の中央の圧痛は，内側側副靱帯の付着部に相当し，靱帯の弛緩や変性が考えられる．

外側の関節裂隙の中央付近の圧痛は頻度としては少ないが，外側型の膝OAでみられる．

大腿骨の外側上顆の前後の中央の圧痛は，外側側副靱帯の付着部に相当し，外側型の膝OAでみられる．

2）東洋医学からみた膝痛

膝関節には，肝・脾・腎の三陰経が通る．肝は筋を，脾は肌肉を，腎は骨を主ることから，筋・肉・骨の会するところにあたる．東洋医学的には，膝関節は非常に重要な部位にあたるだけに障害が生じやすいと捉えている．

東洋医学では，腫脹を伴った膝痛を「膝腫痛」という．膝腫痛の弁証には，①気血両虚の膝腫痛，②肝腎両虚の膝腫痛，③湿熱の膝腫痛，④寒湿の膝腫痛，⑤熱毒の膝腫痛，⑥湿毒の膝腫痛などがみられるが，変形性膝関節症に相当するものは，①気血両虚の膝腫痛，②肝腎両虚証の膝腫痛である．いうなれば，これらの病証は虚証によるものであり，本症においては気血と腎気を補うことが基本となる．そのうえで痛みの緩和等を図るよう治療を組み立てる．

(1) 気血両虚の膝腫痛

膝の痛みと腫脹，四肢がだるく無力，顔色が萎黄，頭がふらつく，舌質淡紅または嫩で淡白，舌苔は薄白，脈は沈細などを呈する．

(2) 肝腎両虚の膝腫痛

膝の痛みと腫脹，腰がだるく痛む，下肢の筋肉がやせる，歩行困難，頭がふらつく，元気がない，舌質は胖大または瘦で淡または暗淡紅，舌苔は薄白，脈は沈細などを呈する．

3）鍼灸治療

(1) 現代医学的な鍼灸治療

a 痛みの緩和が第一（図5-40）

鍼灸治療は，膝関節の痛みを取り除くことを第一の目的とする．

関節軟骨の変性による膝の痛みは，膝関節周囲の血管を緊張させ，血液循環不良を引き起こし，痛みの悪循環を形成する．また，膝の痛みは膝関節の運動に関係する筋肉の緊張を高め，膝関節の運動機能に影響を及ぼし，この要因も痛みの悪循環を形成する．さらに膝関節の変形によるメカニカルな負担は，膝関節周囲

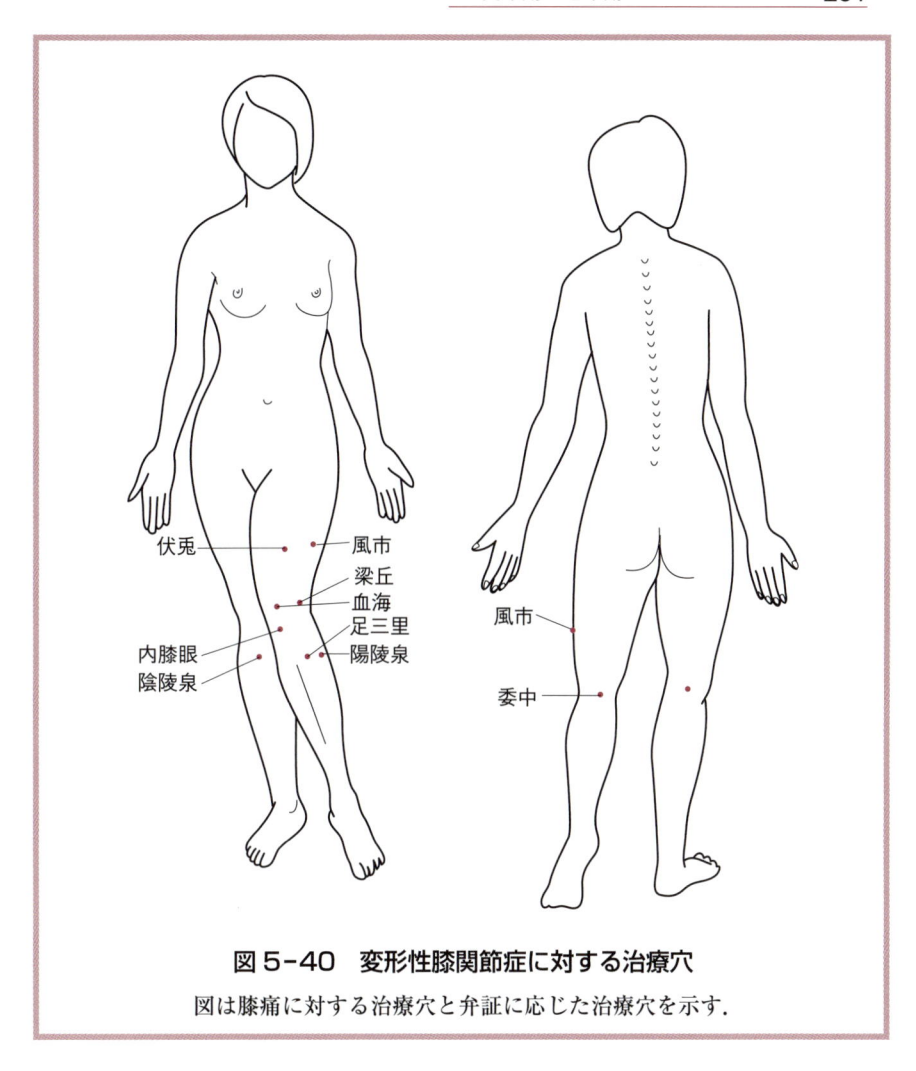

図5-40 変形性膝関節症に対する治療穴
図は膝痛に対する治療穴と弁証に応じた治療穴を示す．

の筋へストレスとして作用し，痛みや違和感を発生させる．

したがって，膝痛を緩和することは，悪循環の改善につながることから，治療の第一目標とする．痛みの軽減には，鍼灸治療，特に鍼治療が効果的である．頻用する経穴として，足三里，陰陵泉，陽陵泉，風市，内膝眼，委中，血海，梁丘，伏兎等の経穴が用いられている．なお，膝周囲の鍼刺激で一過性に膝伸展力が増加するとの報告があるが，それは筋力が増強したのではなく，痛みが軽減したために膝に力を入れやすくなったこと，および膝周囲の筋肉の過緊張が軽減されたために，筋肉収縮がしやすくなったことによるものと考えられている．

また，膝関節の炎症を抑え，関節内水腫の改善も期待できるが，これには鍼より灸治療の方が効果的である．特に膝蓋骨の上方にある血海，梁丘，陰陵泉等への灸治療により関節内水腫の改善が期待される．灸療法による関節内水腫の改善の機序は明らかではないが，なんらかの抗炎症的な作用の関与が推測される．

b 病態に応じた治療が重要

変形性膝関節症には，病態として膝蓋大腿関節（PF関節）と大腿脛骨関節（FT関節）の関節症がある．また，大腿脛骨関節の病態では，内側型（O脚を呈する）と外側型とに分けられる．さらに靱帯への影響，半月板への影響について，検査を通して病態を把握するように努める．その上で治療方針を立て，実施することが大切である．

膝蓋大腿関節の変形では，多くは外側関節裂隙が狭小化し，骨棘形成，膝蓋骨の外側変異が認められる．大腿脛骨関節の変形では，内側型の場合，内反変形を伴い，内側関節裂隙の狭小化，あるいは消失が認められる．また，歩行時には内反が増強し，膝が急速に外側に側方移動（lateral thrust）する．外側型の場合，多くは外側半月板や骨系統の疾患に続発することが多い．また，歩行時には外反が増強し，膝が急速に内側に側方移動（medial thrust）する．

c 病態に応じた膝関節周囲の主要な治療ポイント（図5-41）

鍼治療は，原則として仰臥位とし，膝関節の下に枕などをあて軽度屈曲位で行う．

① 内　隙（ないげき）
　部　位：膝関節内側裂隙部の中央
　刺　鍼：裂隙の溝に沿って2cm前後，前から後方向に刺鍼，皮膚面に対して約30°
　病　態：大腿脛骨関節の内側型の変形

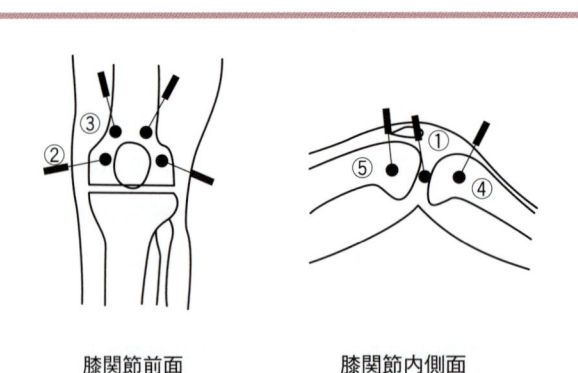

図5-41 病態に応じた膝関節周囲の主要な治療ポイント
①内　隙（ないげき）
②内膝蓋（うちしつがい）・外膝蓋（そとしつがい）
③下血海（しもけっかい）・下梁丘（しもりょうきゅう）
④鵞　足（がそく）
⑤内上顆

② 内膝蓋（うちしつがい）・外膝蓋（そとしつがい）
部　位：内側膝蓋大腿関節裂隙の中央が内膝蓋，外側膝蓋大腿関節裂隙の中央が外膝蓋
刺　鍼：裂隙から膝蓋骨後面に沿って刺入，やや上方に向けると刺入しやすい．
病　態：膝蓋大腿関節の変形で膝蓋骨圧迫テスト陽性

③ 下血海（しもけっかい）・下梁丘（しもりょうきゅう）
部　位：膝蓋骨の内上縁が下血海，外上縁が下梁丘
刺　鍼：膝蓋大腿関節裂隙に向けて斜刺
病　態：大腿四頭筋の緊張緩和

④ 鵞　足（がそく）
部　位：陰陵泉と脛骨粗面との中間
刺　鍼：後方に向けて斜刺
病　態：鵞足は半腱様筋・薄筋・縫工筋の腱が脛骨内側顆で鵞鳥の足のような形状で付着している停止腱．これらの筋の緊張

⑤ 内上顆
部　位：大腿骨内側上顆部で大腿内側の前後のほぼ中央
刺　鍼：前から後に向けて斜刺
病　態：大腿脛骨関節の変形

d　運動療法

変形性膝関節症の治療では，大腿四頭筋の運動療法が重要である．それには，大腿四頭筋の等尺性収縮による運動訓練法が効果的である（図5-42）．

① **下肢伸展挙上訓練**（straight leg raising exercise）

仰臥位とし，膝伸展位で下肢を挙上する．挙上の程度は，股関節10°屈曲位程度がよい．挙上したらそのまま5秒間程度保持させる．15°以上では効果がない．足首に重りをつけるが，個人差を考慮して荷重の程度を判断する．痛みがある場合，1kg程度から始める．時には無負荷で行わせる．1セット20回とし，1日2セット行うよう指導する．

② **マッスル・セッテング**

膝の裏に巻いたタオルを入れて，膝の裏でタオルを押しつける．押しつけたまま5秒間程度持続させる．その後，脱力させる．1セット20回とし，1日2セット行うよう指導する．

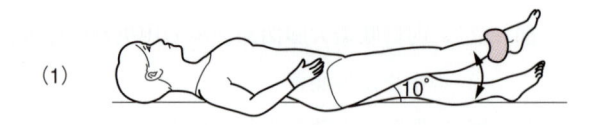

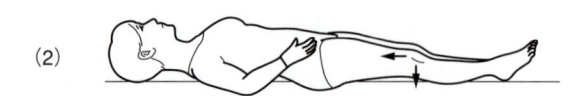

図5-42 大腿四頭筋の運動療法
(1) 下肢伸展挙上訓練
(2) マッスル・セッテング

(2) 東洋医学的な鍼灸治療（図5-40）

a 気血両虚の膝腫痛

気血を補い，下肢筋に力が入るようにする．

参考例：足三里・中脘・脾兪・膈兪・三陰交・肝兪・気海・膝の周囲の経穴（陰陵泉，膝関，梁丘，膝陽関，犢鼻，膝眼等）などに置鍼10分間とする．

b 肝腎両虚の膝腫痛

肝と腎を補い，下肢筋に力が入るようにする．

参考例：太渓・腎兪・関元・肝兪・脾兪・三陰交・中脘・膝の周囲（陰陵泉，膝関，梁丘，膝陽関，犢鼻，膝眼等）などに置鍼10分間とする．

(3) 鍼灸治療上の配慮

膝痛に対する鍼治療で厳に慎まなくてはならないことは，関節内刺鍼である．関節腔内はまったくの無菌であることから，膝関節腔内への刺鍼は禁止である．また，膝痛が強い場合は運動療法を加減するか，中止する．

4) 鍼灸治療の適・不適

変形性膝関節症の初期，中期は鍼灸治療が適応する．しかし末期では，一定の効果を得ることは困難である．なお，膝痛の原因が関節炎や膠原病などに起因する場合，靭帯や半月板の損傷に起因する場合は専門医の受診を勧める．

5) 膝痛に対するEBM

越智らは，変形性膝関節症をX線学的に初期例10名，中期例7名，および整形外科学的には手術が適応と考えられる末期例8名の3群に分類し，鍼治療，

SSP療法，そして運動療法を併用した治療を行い，臨床効果を検討した．評価方法はJOAスコア，総合的苦痛の評価の数値化ならびに筋力測定器（等尺性最大膝伸展筋力）を用い，治療開始時から4週間目の変化を評価した．

その結果，初診時のJOAスコアの点数は初期例82.0点，中期例57.9点，末期例43.8点であり，初期例のスコアは高く，病態が進行した末期例は低かった．4週間目後のスコアの点数では，初期例94.5点，中期例65.5点，末期例53.1点であり，それぞれ増加傾向がみられた．また，膝伸展筋力では，初診時の筋力は，初期例25.7 kg，中期例22.4 kg，末期例11.3 kgであったが，4週間目後では，初期例29.7 kg，中期例27.3 kg，末期例15.9 kgと増加傾向を示した．さらに総合的な苦痛（初診時の膝関節部の痛み，下肢全体の脱力感や違和感等の総合的な苦痛）を初診時を10とした場合，4週間目では初期例5.0 ± 3.2，中期例5.5 ± 1.9，末期例5.1 ± 2.5と軽減していた．

このように，初期例，中期例，末期例ともに症状改善傾向を示したものの，末期例では臨床的にみればよい状態までの改善に至らなかった．

以上の結果から，変形性膝関節症に対する鍼灸治療は，初期例，中期例に関しては運動療法を併用することで治療効果を十分あげることが可能であると考えられるが，末期例に関しては限界があり，そのことを十分患者に説明した上で，同意を得てQOL向上の観点から施術することが望ましいと述べている．

5．高血圧症

> **ポイント**
> 1. 高血圧とは収縮期血圧が，140 mmHg以上あるいは拡張期血圧が90 mmHg以上をいう．
> 2. 年齢とともに総末梢血管抵抗が増加し，収縮期血圧は上昇する．
> 3. 東洋医学でいう高血圧症とは，①肝火による高血圧，②痰湿による高血圧，③腎陰虚による高血圧，のような病証をいう．
> 4. 本態性高血圧症に対する現代医学的な鍼灸治療は，末梢血管抵抗の改善や自律神経機能の調整作用を目的として行われる．加えて，さまざまな身体的，精神的な自覚症状も血圧上昇の因子となっていることから，これらの症状の緩和を図る．
> 5. 東洋医学的な鍼灸治療は，病証に基づいて行う．
> 6. 鍼灸治療においては，過剰刺激にならないように注意する．

外来時血圧値（随時血圧値）の収縮期血圧が，140 mmHg以上あるいは拡張期血圧が90 mmHg以上を高血圧という．

【成　因】　本態性高血圧の原因は，複数の遺伝因子に，食塩摂取過剰，ストレスなどの環境因子が加わって発症すると考えられている．なお，年齢が高くなると，収縮期高血圧症を呈するが，その理由は大動脈の伸展性および弾力性の低下とともに，交感神経系の亢進により総末梢血管抵抗が増加するためである．

　高血圧は，大きくは本態性高血圧症と二次性高血圧症に分類されている．高血圧症の約90%は本態性高血圧である（第4章第4節更年期・老年期の主要疾患高血圧症，p146を参照）．

1）東洋医学からみた高血圧症

　東洋医学では，高血圧症という概念はないが，その症候から，①肝火による高血圧，②痰湿による高血圧，③腎陰虚による高血圧のような病証が考えられる．

(1) 肝火による高血圧

　これには，①精神的ストレスにより肝気がふさぎ，火化（熱を発生）して起こるものと，②もともと肝陽が高ぶっており，肝火が上炎したものとがある．

　高血圧に頭痛，眩暈（めまい），後頸部のこり，顔面紅潮，眼の充血，口内乾燥，イライラ，怒りっぽいなどの症状を随伴し，舌質は紅，舌苔は黄，脈は弦を呈する．

(2) 痰湿による高血圧

　普段から甘いもの・脂っこいもの好み，飲酒過多などによって脾胃の機能を損ねて痰湿が生じ，これが脈絡を塞いで起こる．

　高血圧に眩暈，胸腹部のつかえ感・苦悶感，心悸亢進，悪心・嘔吐，食欲不振，倦怠感などを随伴し，舌苔は厚膩苔，脈は弦滑を呈する．

(3) 腎虚による高血圧

　腎陰の虚が肝陰虚を引き起こし，そのために肝陽が高ぶる，すなわち陰虚陽亢となる．高血圧に頭暈，耳鳴，心煩（胸中が煩悶して胸苦しい），不眠，腰部や膝に力が入らない（腰痛や膝痛），夜間頻尿などの症状を随伴し，舌質は紅，舌苔は薄く，脈は弦細を呈する．

2）鍼灸治療

(1) 現代医学的な鍼灸治療

　本態性高血圧症に対する現代医学的な鍼灸治療は，末梢血管抵抗の改善や自律神経機能の調整作用を目的として行われるが，確立されたものはない．加えて，さまざまな身体的，精神的な自覚症状も血圧上昇の因子となっていることから，

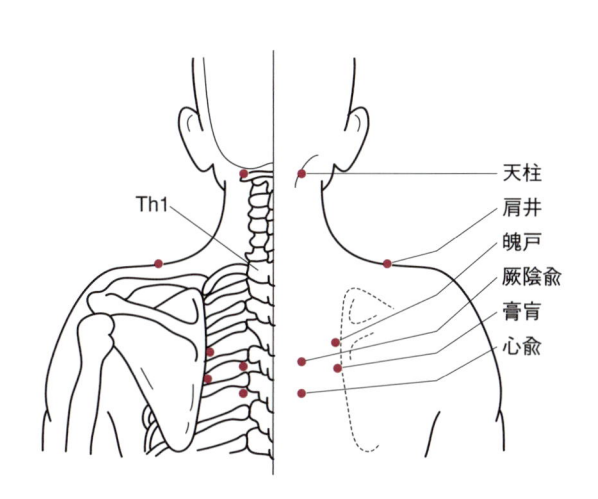

図5-43 循環器の反射帯

循環器の反射帯は，頸部交感神経および心臓—体性反射帯で，後頸部から肩甲間部にかけた領域であり，それらの反射帯に出現する反応点（圧痛や硬結）は天柱・肩井・厥陰兪・心兪・魄戸・膏肓などと一致する．

これらの症状の緩和を図る．

鍼灸治療としては，おおむね後頸部および肩甲間部に出現するこりを改善したり，四肢末梢の循環を改善する方法が行われている．後頸部から肩甲間部にかけて出現する反応点（圧痛や硬結）は，天柱・肩井・厥陰兪・心兪・魄戸・膏肓などと一致する（図5-43）．これらの部位は，循環器の反射帯（頸部交感神経および心臓—体性反射の反射帯）である．また，精神的ストレスによる肩こりや不眠などがあればこれに対しても施術する．ただし，多彩な症状のすべてに対して対症的に治療を行えば，刺激過多になることから，治療穴と刺激量には十分注意し，オーバードーゼにならないようにする．

(2) 東洋医学的な鍼灸治療

病証に基づいて鍼灸治療を行う（図5-44）．

a 肝火による高血圧

肝気を平らかにし，火を降ろし，抑うつを改善することを目的とする．

参考例：太衝・風池，曲池，足三里などを用いる．

b 痰湿による高血圧

痰湿を除き，脾胃の機能を高めることを目的とする．

参考例：太衝・風池，中脘，足三里，豊隆などを用いる．

図5-44 本態性高血圧症の治療穴

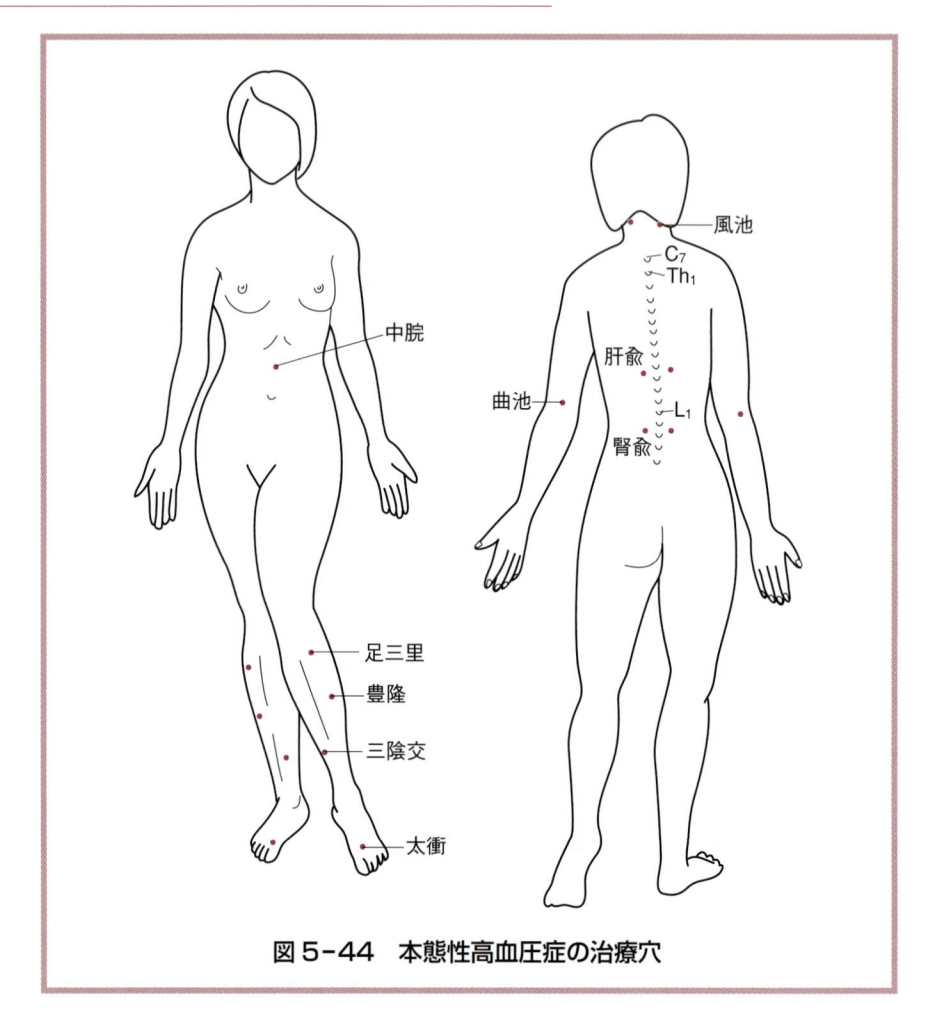

(3) 腎虚による高血圧

腎陰を補い，肝陽の高ぶりを抑えることを目的とする．

参考例：肝兪，腎兪，太渓・三陰交，曲池，風池などを用いる．

3) 鍼灸治療の適・不適

高血圧症に対する鍼灸治療は，本態性高血圧症が対象となる．二次性高血圧症は，原則的に医療先行とし，原因疾患の治療が優先される．なお，医師の管理下であれば鍼灸治療の併用は可能である．

4) 本態性高血圧症に対するEBM

廣らは，高齢者10名（本態性高血圧症高齢者5名，正常血圧高齢者5名）対象に，全身調整を目的とした鍼灸治療（基本穴：合谷，中脘，関元，足三里，肺兪，厥陰兪，肝兪，脾兪，腎兪に置鍼10分間）と，主訴に対する対症的な鍼灸治療

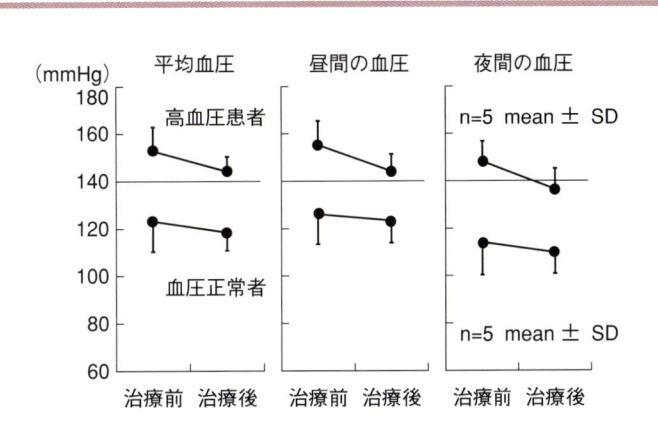

図5-45　24時間血圧測定からみた鍼灸治療の効果(文献33より改変)

高齢者10名(本態性高血圧症高齢者5名,正常血圧高齢者5名)を対象に,全身調整を目的とした鍼灸治療と主訴に対する対症的な鍼灸治療を週2回の頻度で2カ月間行い,24時間血圧測定により評価したところ,高血圧群においてのみ血圧低下を示した.

を週2回の頻度で2カ月間行い,24時間血圧測定により評価したところ,図5-45に示すように高血圧群においてのみ血圧低下を示した.このことから,鍼灸治療は高血圧状態である場合においてのみ作用し,血圧は正常化することが示唆された.なお,対象とした本態性高血圧患者は全員降圧剤を服薬しており,治療期間中も継続とした.

参考文献

1) 日本産科婦人科学会・編：産婦人科用語集・用語解説集.金原出版,東京,2003, p183.
2) 小山崇夫：更年期外来ハンドブック.東京.中外医学社,1996, pp20-21.
3) 劉　公望・他：更年期症候群の弁証と針灸治療.中医臨床,21(2)：18-23, 2000.
4) 山下　詢：臨床経絡経穴図解.医歯薬出版,1997, p159.
5) 石野尚吾：更年期障害の鍼灸治療.現代東洋医学,6(3)：43-46, 1985.
6) 酒田豊子：更年期における肩こり.臨床針灸,12(2)：30-33, 1997.
7) 澤田千浩：婦人科疾患に対する鍼灸治療　更年期障害について.現代鍼灸学,2(1)：87-91, 2002.
8) 坂本豊次：更年期の肩凝りと鍼灸治療.臨床鍼灸,12(2)：20-26, 1977.
9) 三木健次：婦人の不定愁訴症候群と鍼灸治療.日鍼灸誌,24(3)：23-26, 1975.
10) M. Sandberg, et al.：Effects of electro-acupuncture on psychological distress in postmenopausal women. *Complementary Therapies in Medicine*, (10)：161-169, 2002.
11) Susan M Cohen, et al.：Can Acupuncture Ease the Symptoms of Menopause. *Holist Nurs Pract* 17(6)：295-299, 2003.
12) 後藤百万・他,尿失禁の症状・QOL質問票：スコア化ICIQ (International Consultation on Incontinence-Questionnaire：Short form),日神勝会誌,12：227-231, 2001.
13) 西沢理：女性尿失禁の診療ガイドライン(福井次矢・編：女性尿失禁の診療ガイドライン.EBM

診療ガイドライン解説集). からだの科学増刊, 東京, 日本評論社, 2003, pp308-313.

14) A. Sato, Y. Sato, and R. F. Schmidt：The Impact of Somatosensory Input on Autonomic Function, 130 Physiology Biochemistry and Pharmacology. Springer-Berlin Heidelberg, New York, 1997.

15) 北小路博司, 本城久司, 辻本考司・他：中髎穴の鍼刺激が排尿困難におよぼす影響. 月刊「東洋医学」, 23(10)：22-32, 1993.

16) 形井秀一, 北川龍一：慢性前立腺炎に対する鍼通電療法. 順天堂医学, 38(2)：210-219, 1992.

17) 本城久司, 北小路博司・他：尿失禁を呈する下活動膀胱に対する鍼治療の有用性. 全日本鍼灸学会雑誌, 53(3)：354, 2003.

18) Kubista E, Altmann P, et al.：Electro-acupuncture's influence on the closure mechanism of the female urethra in incontinence. Am, J Chin. Med. 4(2)：177-181, 1976.

19) 趙金鐸：症状による中医診断と治療(下巻). 燎原書店, 東京, 1987, p495.

20) 木下晴都：最新鍼灸治療学 上巻. 医道の日本, 横須賀, 1986, p318.

21) 代田文彦：滲出性中耳炎・耳鳴・めまいの針灸治療. 現代東洋医学, 11(3)：46-50, 1990.

22) 久住真理, 芹沢勝助：「耳鳴り」患者の実態と鍼治療. 全鍼灸誌, 32(4)：280-287, 1983.

23) 森野一巳, 国崎恵美子, 鳥山稔：耳鍼の針治療. 全日本鍼灸学会誌, 37(1)：43-49, 1987.

24) 田中勇治, 堀越雅彦, 水嶋丈雄：難治性耳鳴りに対する鍼灸治療的虚実分類とその治療効果について. 全日本鍼灸学会誌, 41(1)：72, 1991.

25) Park. J, White AR, Ernst E., Efficacy of acupuncture as a treatment for tinnitus：a systematic review. Arch Otolaryngol Head Neck Surg. 2000 Apr；126(4)：489-492.

26) 冨士川恭輔・編：図説膝の臨床. メジカルビュー社, 東京, 1999.

27) 松本 勅：現代鍼灸臨床の実際. 医歯薬出版, 東京, 1989.

28) 出端昭男：開業鍼灸師のための診察法と治療法. 3. 膝関節痛, 医道の日本社, 横須賀, 1986.

29) 越智秀樹・他：変形性膝関節症に対する鍼治療の検討. 明治鍼灸医学, 17：7-14, 1995.

30) 森 和・監訳；池上正治・訳：針灸臨床の理論と実際下巻. 国書刊行会, 東京, 1989.

31) 上海中医学・編：針灸学. 刊々堂, 1978.

32) 廣 正基, 矢野 忠：医療機関における伝統医療の活かし方の視点(II)―循環器系疾患に対する鍼灸治療―, 理療, 32(3)：12-20, 2002.

33) 廣 正基：高血圧症の鍼灸治療―自由行動下血圧測定からみた鍼灸治療効果―, 鍼灸OSAKA, 18(1)：53-59, 2002.

第6章
レディース鍼灸の展望と研究の現状

第1節　レディース鍼灸の展望

1．性差医療と女性外来

1）性差医療とは

　性には，生物学的な性（sex）と社会的な性（gender）がある．前者は染色体の構成，あるいは生殖器官および生殖機能に基づいた分類であり，後者は男性，女性としての自己表現，またその表現に基づいた性が社会的な慣例によってどう受けとめられているかであり，生物学的要素に根ざし，環境と経験によって形づくられる，とされている．

　性差医療（gender specific medicine, gender sensitivity medicine：GSM）とは図6-1に示すように，性に基づいた適切な医療を提供することを目的とした医療であり，近年その動向が注目されている．

- 男女比が圧倒的にどちらかに傾いている病態
- 発症率はほぼ同じでも，男女間で臨床的な差をみるもの，いまだ生理学的・生物学的解明が男性または女性で遅れている病態
- 社会的な男女の地位と健康との関連

　↓

上記に関する研究を進め，その結果を疾病の診断，治療法，予防措置へ反映することを目的とした医療革命

図6-1　性差医療とは

> メ モ 「**健やか親子21**」：
> ①思春期の保健対策の強化と健康教育の推進
> ②妊娠・出産に関する安全性と快適さの確保と不妊への支援
> ③小児保健水準を維持・向上させるための環境整備
> ④子どもの心の安らかな発達の促進と育児不安の軽減
>
> **リプロダクティブ・ヘルス・ライツ**：妊娠・出産の時期に限らず，女性は妊娠・出産機能をもっていることから，生涯を通じて男性とは異なる健康上の問題があり，これに対する保健・医療サービスが求められるという考え方である．1994年のカイロ国際人口・開発会議や1995年北京世界女性会議などを経て形成された概念である．わが国では2000年に政府が男女共同参画会議において「生涯を通じた女性の健康支援」（リプロダクティブ・ヘルス・ライツ）を策定した．

性差医療は確立された医療ではないが，わが国においても徐々に発展している．厚生労働行政における性差医療の取り組みでは，2000年に「健やか親子21」を，そして男女共同参画会議において「生涯を通じた女性の健康支援」（リプロダクティブ・ヘルス・ライツ）を策定した．2001年に性差医療の概念を紹介し，2003年には「日本における女性医療の課題に関する医療社会学的研究ならびに性差を加味した健康度及び生活習慣の測定手法の評価に関する研究」を施行した．このように性差医療は広まりつつあるが，さらに発展・普及させるには，性差に関する医学的，社会学的研究を精力的に進めなければならない．現在，「女性外来」や「男性更年期外来」の開設を通して，性差医療の研究は着実に発展している．医療の究極が，「個」の医療，「テーラーメイドの医療」とすれば，性差医療はその過程として位置づけることができよう．

2）東洋医学における性差医療

なお，東洋医学には古くから性差医療の考え方があった．『黄帝内経素問』上古天真論篇には男女の発育の違い（表2-1，p59参照）が，『諸病源候論』には不妊症の原因に男性が，『備急千金要方』巻二には男性より女性が虚になりやすいこと，『啓迪集』には女性のほうが気鬱になりやすいことなど記されている．

3）女性外来

従来の医療は，疾患を中心とした医療，あるいは男性医師を中心とした医療であり，女性が求める医療ではなかった．特に婦人科領域，乳腺，尿失禁などの泌尿器科領域においては，同性の医師を希望する患者が多く，また，核家族化，家事労働時間の短縮，女性の高学歴化，社会進出などは，女性のライフスタイル，ライフサイクルにも大きな変化をもたらし，性差医療の必要性，重要性が指摘さ

図 6-2 女性外来によるトータル医療とその意義
チーム医療を行うことにより，トータル医療ができる．

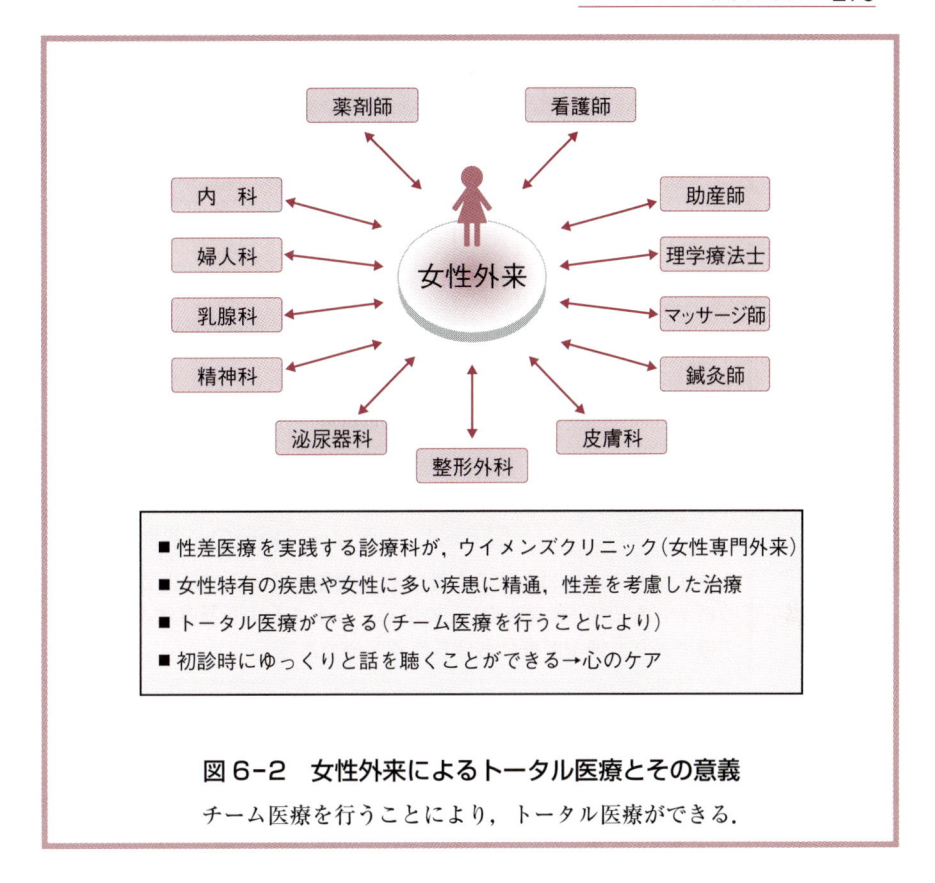

れるようになった．

こうした背景から，女性のための女性による医療を実践する外来，すなわち「女性外来」が求められるようになった．「女性外来」の意義を図6-2に示す．

2. レディース鍼灸とは

女性は男性と異なり，明確なライフサイクル（小児期，思春期，性成熟期，更年期，老年期）があり，それぞれのライフステージにおいて身心の状態や疾病の特徴がみられる．また，結婚・妊娠・出産・子育てといった固有なライフイベントがあり，女性には，ライフサイクルに応じた健康管理が必要である．特に予防，健康維持・増進といった観点からのアプローチが重要である．

鍼灸治療は薬を使わない非薬物療法で，自然治癒力の賦活を原理とした伝統医療である．それだけに身体に優しく，アメニティの高い治療であり，女性の生涯にわたるQOL（生活の質）の向上を図るうえでも，予防のうえでも適した治療といえる．

「レディース鍼灸」は図6-3に示すとおり，鍼灸医療における性差医療である．

```
┌─────────────────────────────────────────────┐
│                    ┌──────────────────────┐ │
│                    │①レディース鍼灸の必要性  │ │
│                    │②ライフサイクルに応じたトータル│ │
│  ┌──┐            │  ヘルスサポートとしての鍼灸医療│ │
│  │性│            │ ・月経困難症           │ │
│  │差│  ──→      │ ・月経前症候群         │ │
│  │医│            │ ・過敏性腸症候群       │ │
│  │療│            │ ・便秘，冷え症，肩こりなどの不定│ │
│  └──┘            │   愁訴                │ │
│                    │ ・不妊症              │ │
│                    │ ・更年期障害          │ │
│                    │ ・その他              │ │
│                    └──────────────────────┘ │
│            図6-3 レディース鍼灸の必要性      │
│  ライフサイクルにおける女性の心身機能を踏まえて，しかも一人ひとりの女性 │
│  にあった治療（健康管理）を提供し，ヘルスケアを行うことを目的とした鍼灸治 │
│  療であり，鍼灸医療における性差医療である．│
└─────────────────────────────────────────────┘
```

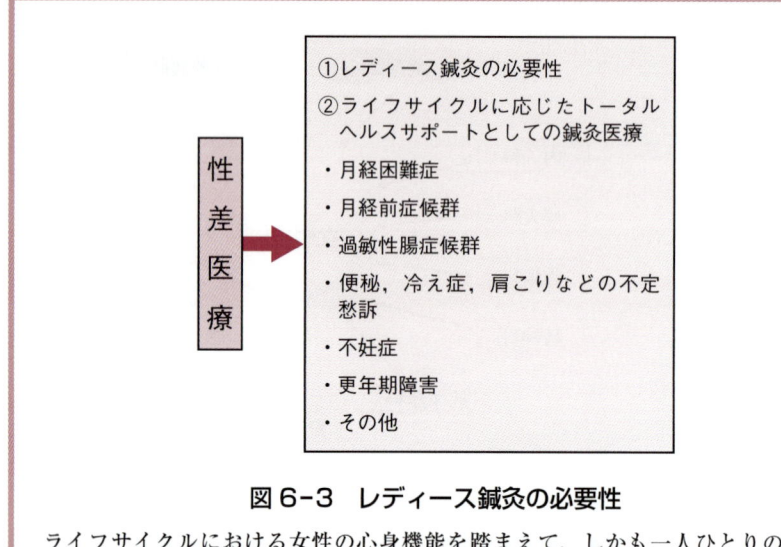

「女性外来」における医療と同様に，女性の生涯をサポートする鍼灸治療の専門領域である．

1）女性のライフサイクルに応じた「レディース鍼灸」の可能性

(1) 思春期女性のヘルスケア

思春期は身心の不調和から生ずる身体症状を中心にして，やる気が起こらない，眠い，なんとなく疲れる等の精神的な愁訴が多い傾向にある．このような病態は医学的な諸検査では異常と認められず，主体となっているのは自覚的，主観的な症状である．まさに鍼灸治療が得意とする分野であり，身体の違和感をすっきりさせることで，身心の調和を図ることが期待できる．

最近，思春期によく起こる疾病として挙げられる，月経困難症，過敏性腸症候群，あるいは起立性調節障害や過換気症候群などは，いずれも背景に精神的ストレスが深く関わっている一種の機能性の病態で，鍼灸治療の適応となる（図6-4）．

(2) 性成熟期女性のヘルスケア

性成熟期において妊娠・出産は最大のイベントである．いいお産をサポートすることも「レディース鍼灸」の大きな役割である．つわり・骨盤位（逆子）・和痛分娩・乳汁分泌不足などの妊娠・出産に伴うマイナートラブルの対処から安

産支援まで，幅広く対応が可能である．特に，鍼灸治療が非薬物療法であることから，妊産婦の安全性にとって最大の利点である．

　男女雇用機会均等法が施行されて以来，働く女性が増加している．また，勤続年限も長期化し，就業分野も拡大している．さらに家事・育児・介護をしながら働き続ける既婚女性も増えている．それだけに，これまで以上に勤労女性のヘルスケアは重要な課題である．

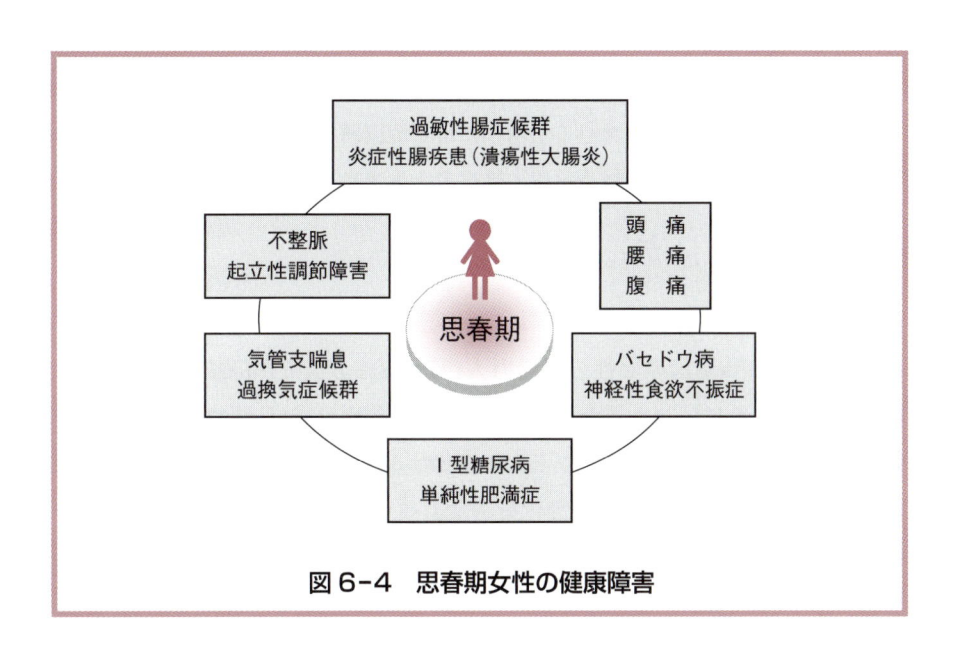

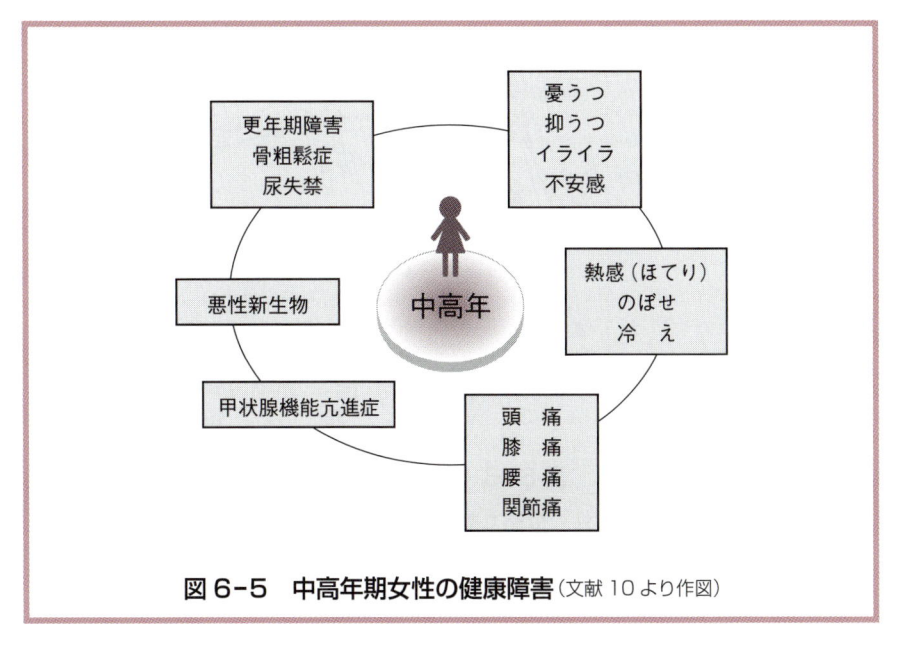

図6-4　思春期女性の健康障害

思春期
- 過敏性腸症候群／炎症性腸疾患（潰瘍性大腸炎）
- 頭痛／腰痛／腹痛
- バセドウ病／神経性食欲不振症
- I型糖尿病／単純性肥満症
- 気管支喘息／過換気症候群
- 不整脈／起立性調節障害

図6-5　中高年期女性の健康障害（文献10より作図）

中高年
- 憂うつ／抑うつ／イライラ／不安感
- 熱感（ほてり）／のぼせ／冷え
- 頭痛／膝痛／腰痛／関節痛
- 甲状腺機能亢進症
- 悪性新生物
- 更年期障害／骨粗鬆症／尿失禁

(3) 中高年期女性のヘルスケア

近年，晩婚化，晩産化による出生数の減少と平均寿命の延長によって，少子・高齢社会が急速に進行している．女性の平均寿命は長く，更年期以降の人生がかなり長くなった．更年期以降の人生は，子育てからも厄介な月経からも解放され，ある意味で最も豊かな人生を送れる年代であるが，一方においては，これまで以上に様々な健康障害が生じるライフステージでもある（図6-5）．

更年期にさしかかった女性は，閉経に伴う一連の身体的変化に加えて，社会的・家庭的要因によって引き起こされる様々な事象のため，心理的にも大きな変化を生じやすくなる．これらを受容できず，適応がうまくいかないと情緒不安定となり，自律神経症状に転化（身体化）され，更年期障害を呈するようになる．

このような身心の不調和による健康障害の対応には，鍼灸医療は極めて適している．実際，鍼灸治療の受療者の大半は中高年の女性である．

2）働く女性と「レディース鍼灸」

(1) 勤労女性の動態

わが国の女性の労働力人口は2,842万人（平成27年）で，労働力率は約5割（49.1％）になった．かつては年齢階層別分布では，30～34歳をボトムとするM字型を形成していた（図6-6）が，現在では欧米型に近づきつつある．

今日，育児・介護休業法により，女性が職業と家庭とを両立させるための条

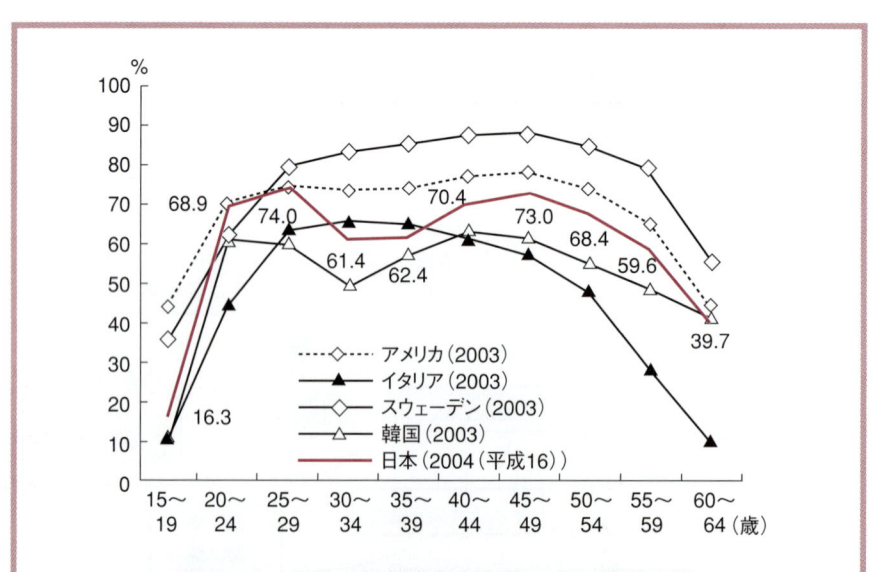

図6-6　女性の年齢階級別労働力率の国際比較

わが国の女性の労働力率のM字型形成は30～34歳にかけての妊娠・育児期に非労働力化する女性が多いことを示した（ILO "LABORSTA"，総務省統計局「労働力調査」より）．現在では欧米型に近づきつつある．

件が整備，法制化され，育児休業の利用者は増えているものの80％台にとどまっている．

昭和61年に男女雇用機会均等法が施行され，女性の雇用者数の大幅な増加，勤続年数の伸び，職域の拡大など，女性の就業に関する意識や企業の取り組みも大きく変化してきた．同時に，労働基準法の改定で女性労働者に対する時間外，休日労働および深夜業の規則は，雇用における男女の均等取り扱いと女性の職域の拡大を図る観点から撤廃された．

このような中で，就労と女性の健康問題は，職場の健康対策として実施されなければならないが，勤労女性本人自身の手に委ねられている面も多く，身心の健康管理の上で種々の問題が生じている．

以下に特徴的な職場を挙げて健康管理上の対策を紹介する（図6-7）．

(2) 職場におけるヘルスケア

① **低温職場におけるヘルスケア**：労働基準法の女子保護規定の改定が行われ，冬季の農林水産業や土木建築業などの屋外作業，また，生鮮食料品や冷凍食品の取扱業，あるいは冷凍・冷蔵倉庫業のような人工的寒冷作業に勤務する女性が多くなり，季節に関係なく寒冷暴露を受けている．

日本産業衛生学会では，低温職場における労働者の体温について，直腸温など中核部温度を36℃以下にならないようにすべきとしている．低体温によるふるえや意識低下が起こらないようにするためである．さらに要注意の寒冷作業者へは，より保温性の高い防寒服の着用や寒冷刺激暴露時

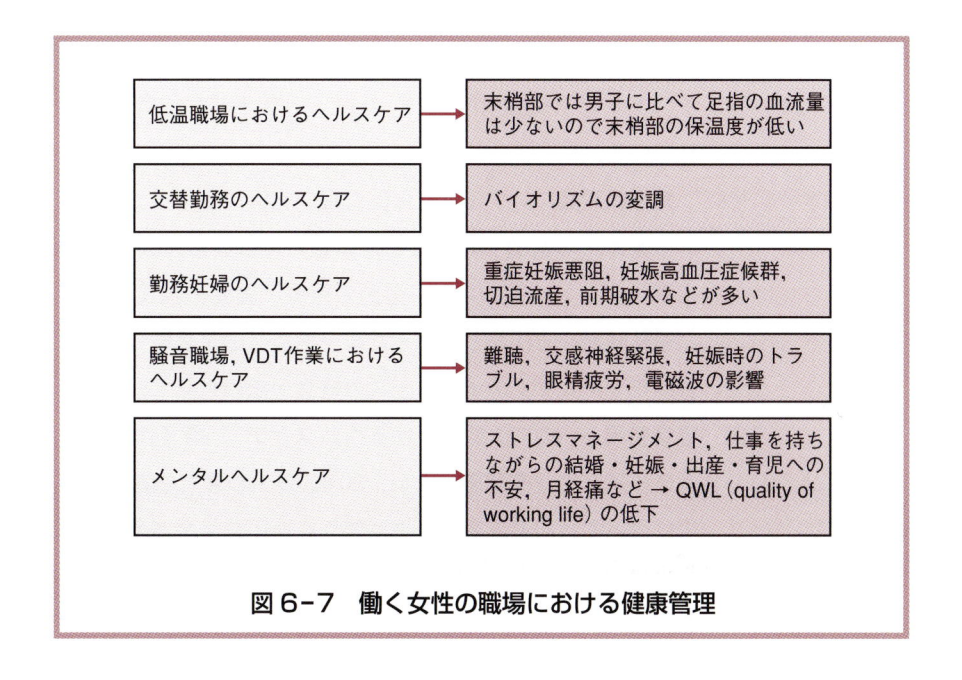

低温職場におけるヘルスケア	末梢部では男子に比べて足指の血流量は少ないので末梢部の保温度が低い
交替勤務のヘルスケア	バイオリズムの変調
勤務妊婦のヘルスケア	重症妊娠悪阻，妊娠高血圧症候群，切迫流産，前期破水などが多い
騒音職場，VDT作業におけるヘルスケア	難聴，交感神経緊張，妊娠時のトラブル，眼精疲労，電磁波の影響
メンタルヘルスケア	ストレスマネージメント，仕事を持ちながらの結婚・妊娠・出産・育児への不安，月経痛など → QWL (quality of working life) の低下

図6-7 働く女性の職場における健康管理

間の短縮を推進している.

　一般に女子は男子に比べて体脂肪比率が高いため,熱伝導性が不良となり,深部体温の低下を防ぐといわれているが,末梢部では男子に比べて指趾の血流量は少なく皮膚温の低下が著しい.そのため,体幹部に比べて末梢部の保温がより重要となる.

② **交替勤務**：女性が9割以上を占める看護職者の多くが交替勤務に従事している.交替勤務がもたらす影響には,生体機能の日内リズムへの影響と,社会的および家庭的責任を負えないことによる支障がある.そのために体調の不調を訴える者が多く,短期的には睡眠障害,精神身体的トラブル,失敗,事故に影響し,長期的には疲労の蓄積,食欲不振,体重減少,胃腸障害,精神神経系や心血管系疾患のリスクが高くなることが指摘されている.

　勤務シフトの交替に関して日内リズムを踏まえた勤務シフトが望ましく,看護では日勤→準夜勤→深夜勤の順で繰り返すことがよいとされている.また,深夜従業者については,深夜勤の回数の減少,深夜勤の継続回数の短縮,深夜勤中の仮眠付与,夜勤時の時間外労働の制限等が挙げられている.

③ **勤務妊婦**：これまでの勤務妊婦の調査では,①有職群においては,重症妊娠悪阻,妊娠高血圧症候群(妊娠中毒症),切迫流産,前期破水が無職群に比べて有意に高率であること,② 10 kg の重量物を取り扱う女性に切迫流産,切迫早産が多いこと,③常時有機溶剤を取り扱う女性には分娩異常や新生児異常が多いこと,等が指摘されている.また,単独では妊娠・分娩異常の原因にはならない労働環境条件でも,それらの組み合わせによるストレスや疲労の増加が,妊娠・分娩異常に影響を及ぼすとも指摘されている.

　勤労妊産婦に対する母性保健管理の充実にあたっては,妊娠による母体エネルギーの消費(妊娠後半期においては非常に大きくなる)に加えて,家事・育児・介護の状況,労働の種類・強度・環境・体位・時間ならびに通勤時間や方法などに応じた総合的な対応が必要である.すなわち,統合的なリプロダクティブヘルスの概念が求められている.

④ **騒音職場・VDT 作業におけるヘルスケア**：騒音作業には妊婦及び一般女性に対して就業制限はない.80 dB 以上の騒音暴露のある交替性勤務職場においては切迫流産,妊娠に伴う高血圧や早産が多く,また騒音暴露の仕事についている妊婦では低体重児出産のリスクが高いと報告されている.

また，VDT作業の影響については，超低周波の電磁波による不妊症の影響や流産，死産，先天異常出産の危険性等が指摘されている．電磁波の女性機能への影響については今のところ明確ではない．

3. 鍼灸治療に対する女性の意識

鍼灸治療に対する女性の意識を調査するために，ストレスをキーワードにアンケート調査を行った（2004年）．対象は一般女性1,647名（20〜40代が78％）であり，ストレス関連項目について質問した．その結果，図6-8，9に示すようにストレスを多いと感じている女性に鍼灸治療への希望が高かった．また，若い年代層の女性で鍼灸治療を希望する者が予想よりも多く，レディース鍼灸へのニーズが高いことを示した．しかしながら，現状の鍼灸院は受療しにくいとし，女性鍼灸師を求める声（42.3％，有効回答数1,472名）とともに，個室あるいはカーテンによるブースの設置への要望が強かった．したがって，レディース鍼灸を行うには，①産婦人科領域を専門とする女性鍼灸師の配置，②清潔で温かい感じの施術所，③予約制，④子どもの鍼灸も可能，⑤産婦人科医との連携，などの条件をクリアすることが必要である．

これらの条件をクリアし，レディース鍼灸を実践している鍼灸院では，患者から，①脱衣に気を使わない，②肌を触れられることへの抵抗がない，③何でも話しやすい，④母乳の管理なども含めて産婦人科疾患に対して受療しやすい，⑤鍼

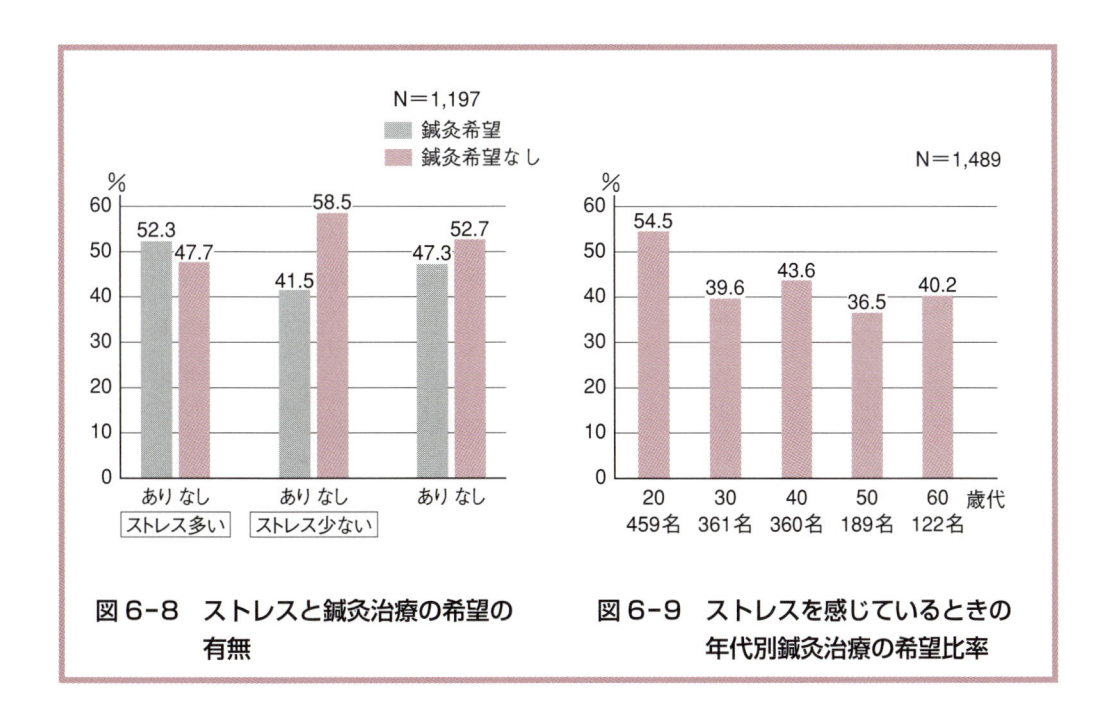

図6-8 ストレスと鍼灸治療の希望の有無

図6-9 ストレスを感じているときの年代別鍼灸治療の希望比率

灸がより近いものになる，⑥先生も女性だと，妊娠・出産・月経など自分とより経験をわかちあう感じがする，といった声があったとし，女性専用の鍼灸院の必要性について報告している．

　鍼灸治療に対する女性の意識は高く，潜在需要も大きい．女性が気軽に受療できる鍼灸院，いろいろなことが相談できる鍼灸院，女性のための女性による鍼灸院，女性の生涯にわたって健康を支援してくれる鍼灸院など，女性の多様なニーズに対応できるような鍼灸院，すなわちレディース鍼灸を専門とする鍼灸院が求められていることは確かである．

　「レディース鍼灸」が始まってからまだ10数年であるが，広がりをみせている．それだけに今後は「女性鍼灸学」の構築を目指し，レディース鍼灸を専門領域として位置づけ，東西医学による補完医療の確立も視野に入れて発展することが望まれる．

参考文献

1) 貴邑冨久子・監修：性差医学入門―女と男のよりよい健康と医療のために．じほう，東京，2003．
2) マリアン・レガット：下村滿子・監訳；イブに生まれて―こんなに違う女の医療と男の医療．健学社，東京，2005．
3) 宮尾益理子，太内尉義：我が国における女性外来の必要性．ホルモンと臨床，52：491-492, 2004．
4) 天野恵子：性差に基づく医療とは―性差医学の概念と米国における展開．ホルモンと臨床，52：493-500, 2004．
5) 岩田喜美枝：厚生労働行政における性差医療の取り組み．ホルモンと臨床，52：526-532, 2004．
6) 後山尚久：今，なぜ漢方か．性差と医療，創刊号：27-31, 2004．
7) 大坪眞紀，花輪壽彦：漢方における女性医療．ホルモンと臨床，52：585-589, 2004．
8) 天野恵子：性差医療の現状と展望．治療学，39：225-227, 2005．
9) 松田昌子：女性外来と医療経済問題を含む今後の課題．ホルモンと臨床，52：591-596, 2004．
10) 岩本美江子，山内葉月：勤労女性とヘルスケア．産科と婦人科，67：448-456, 2000．
11) 武谷雄二・総編集：新女性医学大系・4女性の症候学．中山書店，東京，1999．
12) 武谷雄二・総編集：新女性医学大系・9女性と予防医学．中山書店，東京，1999．
13) 三脇史子，松田七重，矢野　忠：女性のストレス及び鍼灸に関する意識調査．明治鍼灸大学平成16年度卒業論文，2005．

第2節　健康美と鍼灸

　　最近の皮膚科学の進歩により皮膚への認識は大きく変わろうとしている．すなわち皮膚は単なる隔壁や革袋ではなく，広汎な外受容器としての身体外部からの刺激に反応する一つの場であるとともに，身体内部の歪を写し出す高感度のブラウン管的役割を果たしている，という認識である．加えて皮膚は，タッチングを介して非言語的なコミュニケーションをかわす場でもある．こうした皮膚の多機能性を第三の脳，あるいは露出した脳であるとし，体を包む薄い脳であるとの認識が広まりつつある[1,2]．

　　こうした最新の皮膚科学の知見に基づく皮膚の新しい認識は，すでに鍼灸の中にあった．鍼灸医学では，古来，皮膚の状態は心身の健康レベルを映す場と捉え，皮膚の状態を良くすることを通して高次の健康を獲得してきた．その一端が，近年，美容鍼灸として応用され，注目を集めている．

　　ここでは，鍼灸医学からみた皮膚の捉え方とともに皮膚機能への鍼灸の効果および美容鍼灸の基本的な方法につい概説する．

1. 鍼灸医学からみた皮膚[3]

1）皮膚の捉え方

　　鍼灸診療の特色は，皮膚を診察と治療の場にしているところにある．まさに体表医学と言い換えても過言ではない．鍼灸医学では，皮膚は身体内外の情報を交流する場であるという認識である．伝統医学的な用語では"気の交流"として説明されるが，身体内部の情報が皮膚に投影され，皮膚への外来刺激が身体内部の機能を調整できるという視点である．皮膚を診察と治療の場とする根拠はここにある．

　　このように鍼灸医学では，古来，皮膚は外界と絶えず情報交流を行うインターフェイスの役割を有する重要な器官として捉え，重視してきた．

2）皮膚はバリア

　　鍼灸医学では，皮膚を「皮毛」あるいは「肌表」といい，汗を排泄して体温や水分を調節し，外界から身体を衛る作用を有する重要な器官として認識してきた．そして，それらの機能は，皮膚をくまなく循行する気（衛気）の作用によるとし

た．したがって，衛気が皮膚をめぐり，充たしていれば，外からのストレス（環境変化や病原微生物など）の侵襲を撥ねつけ，健康状態を維持するが，不良なライフスタイルや精神的ストレスなどの原因で気が不足（気虚）すると，生体防御力は低下し，容易にストレスの侵襲を受けて心身の変調をきたすことになる，と捉えている．

気は主として脾胃（胃腸機能）と肺（呼吸機能）によって産生されることから，これらの機能の変調は皮膚の状態や機能にも影響を及ぼす．ちなみに胃腸機能の変調や呼吸機能の低下は，肌荒れの原因になることはよく知られている事実である．このように鍼灸医学では，皮膚は人体を衛るバリアとして古くから認識されていた．

2. 美容鍼灸について

鍼灸臨床で扱う皮膚疾患は，アトピー性皮膚炎と円形脱毛症が代表的であるが，他にも種々の疾患（爪白癬，膠原病などの皮膚疾患，疣など）に関して効果があったと報告されている．皮膚疾患への鍼灸治療の共通する効果には，皮膚性状の改善とともに心身にわたる愁訴が改善されるという特色がみられるが，そのホーリステックな効果を美容分野に活かそうとして生まれたのが「美容鍼灸」である．

1）美容鍼灸と美身鍼灸

美容鍼灸の明確な定義はないが，筆者らは心身の調和による健康美を目的とした鍼灸の応用領域であると理解している．一方，エステティックは，痩身，脱毛，美白をはじめとした全身の美容術である．両者の特性を補完し，健康美による肌も含めた美しさを引き出そうとするのが「美容鍼灸」の目指すところである．

とかく"美容"が強調されすぎて美容術の一手段としての鍼灸と受け取られがちであるが，その目的は心身の調和による健康美（内から輝く美しさ）の創出にある．そのことを端的に表す用語は見当たらないが，筆者らは「美身鍼灸」（Holistic Beauty Acupuncture：HBA）として提唱したい．ここでいう「身」とは，日本語の「み」としての"身"である．それは，「あなたの身」という文脈での「身」で，「心身一如」としてのからだ（身）を指す．「美身」という言葉には，心身の健康によって創出される美しい"からだ"という意味をもたせ，「美身鍼灸」はそれを目指す鍼灸であると定義づける[4]．

「美」と「身」でできる漢字は，「躾」である．そこには身を調えることによって心身の輝きが自ずとにじみ出るとする考え方が底流をなしている．「美身鍼灸」とは，そのような視点からの造語である．

2）美容鍼灸の内容

現在，美容鍼灸で行われていることは，くま・くすみ，シミ，たるみ，シワ，乾燥肌，脂性肌などの美容上の皮膚のトラブルから，にきび（尋常性痤瘡），円形脱毛症，アトピー性皮膚炎などの皮膚疾患，さらには痩身の治療まで，広く行われている．皮膚疾患などについては一定のエビデンスはあるが，美容上の皮膚トラブルへの効果とその機序については，不明な点が多く，EBMによる美容（美身）鍼灸を構築しなければならない．

3）皮膚バリア機能に及ぼす鍼の効果[4]

そこで筆者らは，その第1段階として皮膚機能への鍼の影響について検討したところ，鍼により皮膚バリア機能が改善できる可能性が示唆された．

図6-10は，単回鍼刺激による皮膚バリア機能に及ぼす効果を示す．実験は，健康成人男子14名を対象とし，前腕内側部で人工的に皮膚バリアを破壊して人工的荒れ肌を作製（TS処理）し，それに対する鍼刺激の効果を鍼治療群と無治療群の2群によるクロスオーバーデザイン法で検討した．皮膚機能の評価指標として，①角層水分量，②経皮水分蒸散量（TEWL値），③電流知覚閾値（CPT値）を用い，保湿・バリア機能・敏感肌について検討した．

その結果，TS（テープストリッピング）未処理部位において，角層水分量，TEWL値，CPT値は，鍼刺激群，無刺激群ともに経時的に顕著な変化は認められなかったが，TS処理部位のTEWL値については24時間後に鍼刺激群では無

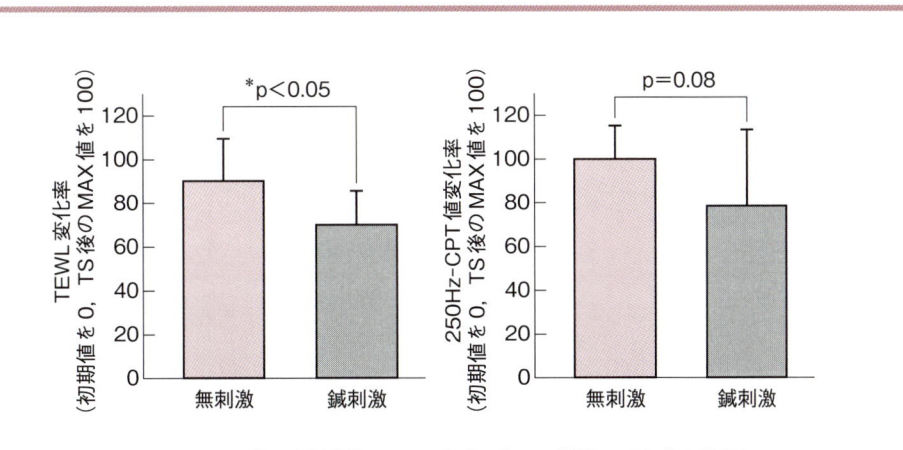

図6-10　単回鍼刺激による皮膚バリア機能に及ぼす効果

TS処理部位のTEWL値については24時間後に鍼刺激群では無刺激群と比較して有意に低下した（左）．また，CPT値についてもTS処理24時間後に鍼刺激群では無刺激群と比較して250 Hz-CPT値が上昇する傾向が認められた（右）

刺激群と比較して有意に低下した．また，CPT 値についても TS 処理 24 時間後に鍼刺激群では無刺激群と比較して 250 Hz-CPT 値が上昇する傾向が認められた．これらの結果から，鍼刺激は皮膚バリア機能の回復を早めることが示唆された．

図 6-11 は，長期反復鍼刺激による皮膚バリア機能に及ぼす効果を示す．実験は，健康成人男子 20 名を対象とし，冬季に週 1 回 12 週にわたり鍼刺激を行い，頬部の皮膚バリア機能および皮膚性状に対する影響を検討した．さらに前腕内側部において TS 処理によって人工的荒れ肌を作製し，長期間の鍼刺激による皮膚バリア機能および皮膚性状の回復効果を検討した．実験は，対象を鍼治療群と無治療群の 2 群にランダムに割り付け，比較検討した．評価は，頬部においては，角層水分量，TEWL 値，エリスマー index とし，前腕部においては角層水分量，TEWL 値とした．

その結果，頬部においては，鍼刺激群では無刺激群と比較して TEWL 値が低下し，季節的な影響による皮膚バリア機能の低下が抑制された．加えて頬部のエリスマー index も鍼刺激によって低下する傾向を示し，皮膚紅斑の改善傾向が示された．また，前腕内側部の TS 処理部位においては，鍼刺激 8 週目以降で TS 処理による TEWL 値の上昇が抑制され，12 週目で有意に抑制され，TS 処理に対する抵抗性の増強が示唆された．加えて，鍼刺激群では健康調査表によって調査した健康状態が向上する症例が多く，鍼刺激による全身状態の向上が皮膚機能に影響している可能性が考えられた．

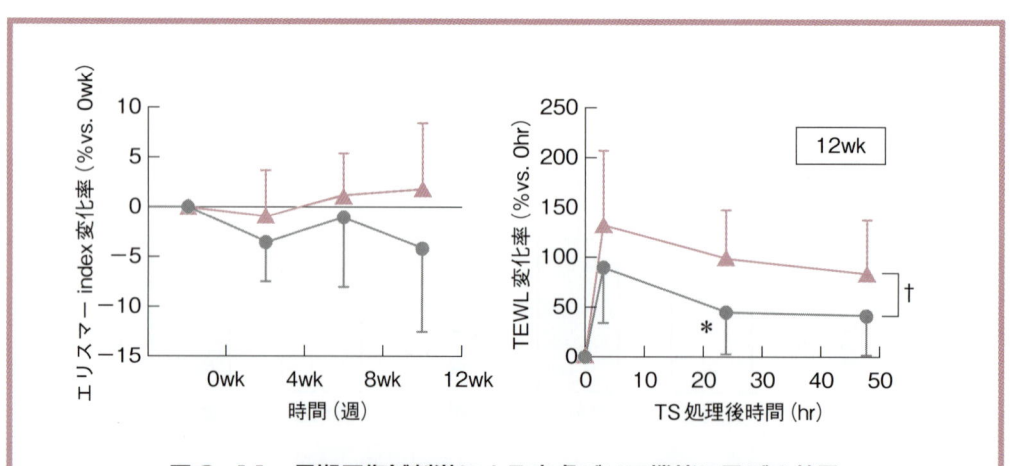

図 6-11　長期反復鍼刺激による皮膚バリア機能に及ぼす効果

●は鍼刺激群を，▲は無刺激対照群を示す．
頬部のエリスマー index は鍼刺激群で低下傾向を示し，皮膚紅斑の改善傾向を示した（左）．また，前腕内側部の TS 処理部では鍼刺激群において 12wK 目で TEWL は有意に抑制された（右）．

このように鍼刺激（治療）を定期的に継続させることにより，皮膚バリア機能は改善，あるいは外部の影響に対して抵抗性を示すようになるとともに全身状態が良い方向に向かうことが示唆された．ここに鍼灸治療の意義があり，「美容鍼灸」としての発展の可能性があるものと考える．

3. 美身鍼灸の実際[5]

　上述のように美身鍼灸は，「健康美を目的とした鍼灸治療」であるが，一般的には「美容鍼」として顔面部への鍼治療を指すことが多い．現在，「美容鍼」の治療方法も多様である．顔面部の皮膚組織や表情筋に対して行うもの，中医学の弁証論治により行うものなどである．

　以下に治療例を紹介する．

(1) リフトアップ（たるみ，むくみの改善）

　顔面部のたるみに伴い，腠理（毛穴）の開き（気虚），張りや艶のない肌（血虚）などの状態は，脾虚，肺虚による．脾の機能は，肌肉を主り，清昇の機能を有し，気血生成に深く関わっていることから，脾気が不足すると筋肉は垂れさがる傾向を示し，肌の艶も損なわれがちになる．

　また肺の機能は，気を主ることである．気の中でも衛気は脈外にでて体表をめぐり，腠理の開閉を調節していることから，肺気が不足すると腠理（毛穴）が開き，気が漏れ，皮膚のバリア機能は低下する．

　病証としては，気血弁証では気虚，血虚，臓腑弁証では脾虚・肺虚が想定される．

　処方例としては，脾兪，足三里，太白（公孫），三陰交を配して脾気を補い，肺兪，足三里，気海，血海，大椎を配して肺気を補う．また血不足には，脾兪，足三里，血海，膈兪，三陰交を配し，血の生成を促す．これに頭顔面部への刺鍼を加える．

> 処方例（図6-12）
> 脾兪，肺兪，足三里，太白（公孫），気海，大椎，血海，膈兪，三陰交

(2) ブライトニング（くすみ，くまの改善）

　くすみやくまは，腎虚の病症とみなすことができる．腎は，五行では黒に属することから，腎気が不足すると顔面部がすすけたように黒ずんでくる．また，くまも生じる．腎は先天の元気を宿すが，腎精を補っているのが血である．した

図6-12 リストアップ，ブライトニングの処方例

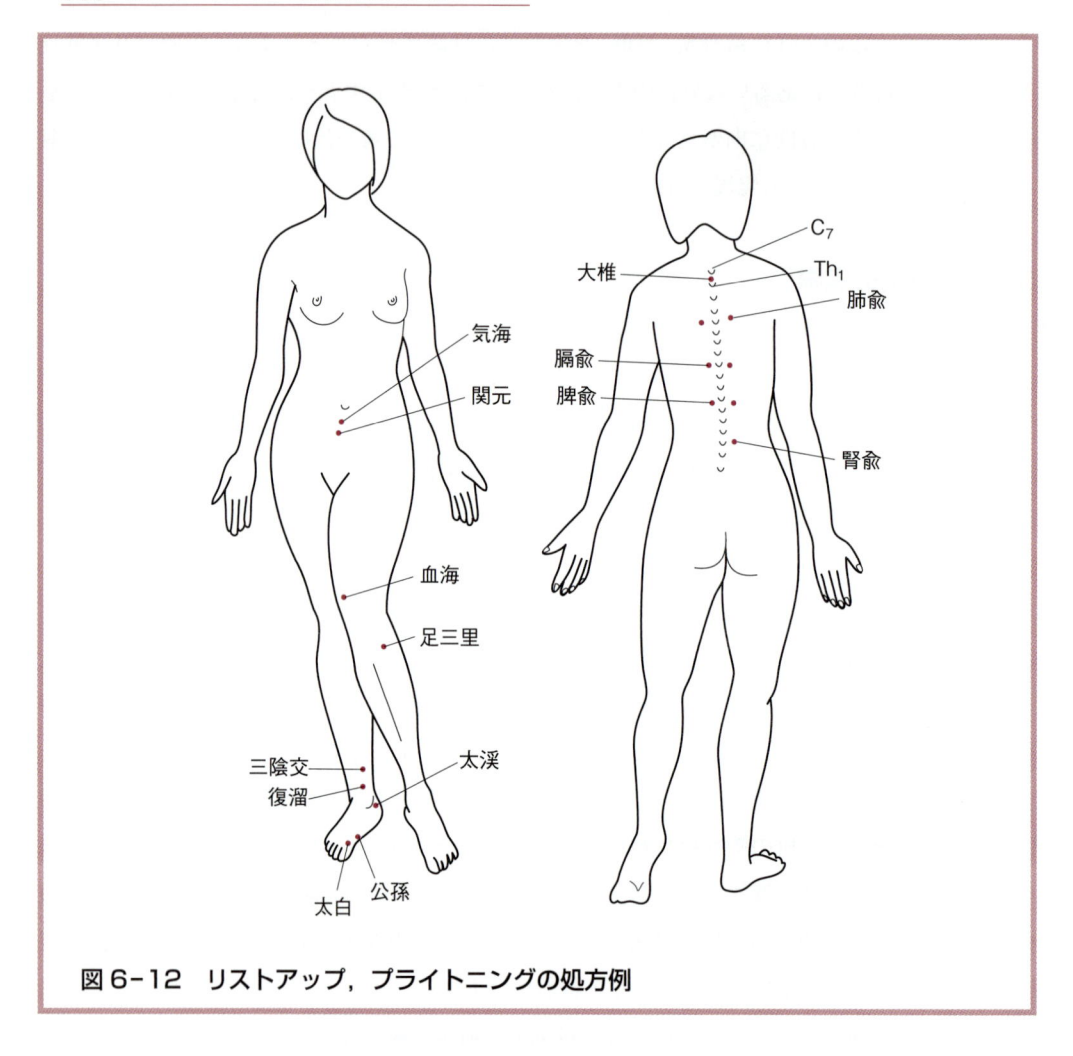

がって腎気を補うには脾の気血生成を促す必要がある．なお，くすみやくまを伴う肌は，艶のない肌を呈することが多い．

病証としては，主として腎虚が想定される．

処方例としては，主として足三里，三陰交，脾兪，腎兪，太渓（または復溜），関元を配して腎気を補し，脾兪，足三里，太白（または公孫），血海，膈兪，三陰交を配して脾の血生成を促す．これに頭顔面部への刺鍼を加える．

> 処方例（図6-12）
> 足三里，三陰交，太白（公孫），脾兪，腎兪，関元，血海，膈兪，太渓（復溜）

(3) 頭顔面部の刺鍼

顔面筋を大別すると，上顔面筋と下顔面筋に分けることができる．顔面の下にある筋肉は意志により自由に動かすことができるが，上にある筋肉はどちらかと

図 6–13　頭顔面部の刺鍼・処方例

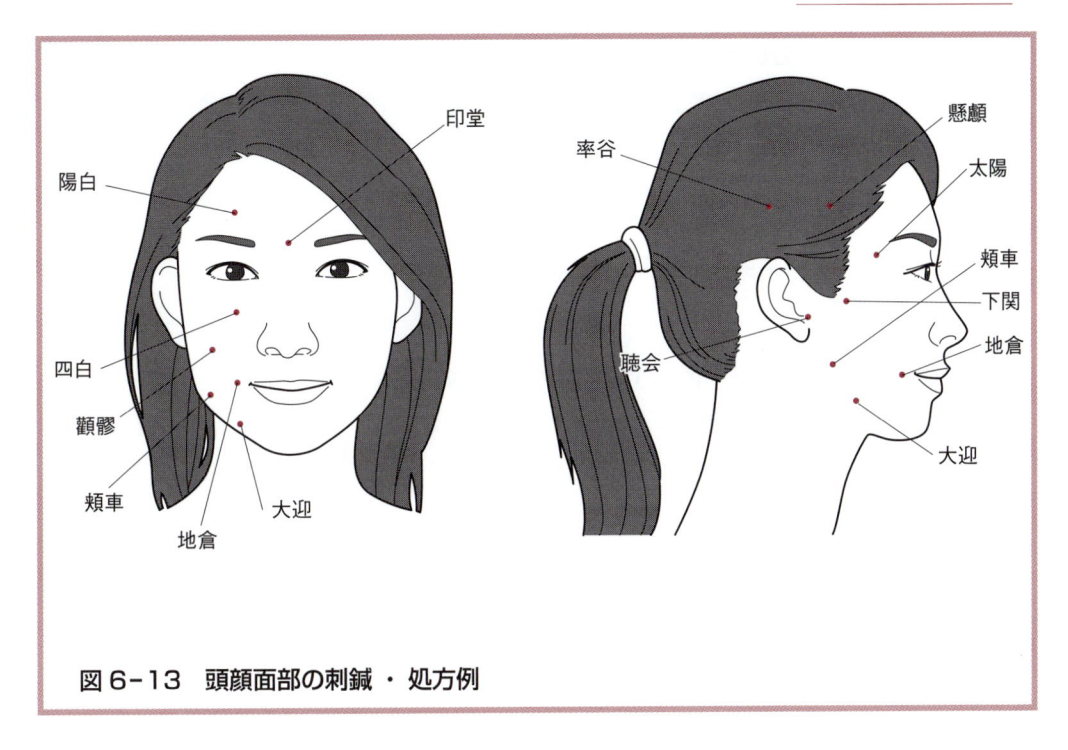

いえば自然と表情を表すことに関わる筋肉である．特に目の周囲に表情が現われるといわれている．また，顔学では「表情こそが人の顔」とし，最も人の記憶に残りやすい顔の表情が「頬笑み」である．頬笑みを作るときに使われる筋肉が，主として大頬骨筋と口輪筋であり，口角を下げる口角下制筋，眉を動かす皺鼻筋も人の表情に大きく関わる筋肉である．

美容鍼では上記したように，たるみ・しわ，またくすみなどが対象として行われるが，顔面部においては，それらの部位へのアプローチが一般的である．

主な治療穴は，印堂，四白，地倉，頬車，下関，顴髎，太陽，陽白，聴会，率谷，懸顱などである．治療部位や治療目的に応じて上記の経穴から選穴する．なお，治療穴は多くならないよう厳選を心がける．

顔面部の刺鍼に当たっては，刺鍼に伴う有害事象について十分説明し，了解を得てから行う．使用鍼は，細い鍼（16号鍼以下）を使用し，斜刺，水平刺を原則として，筋線維の走行に直角になるように刺鍼する．刺入は約10 mm 以内とする．刺入痛は可能な限り避ける．なお，刺鍼に当たっては，リラックスさせてから刺鍼する．抜鍼には，細心の注意を払い，ゆっくりと抜き取るとともに押手の母指で刺鍼部位を圧迫し，出血の発生を防止する．

> 処方例（図6-13）
> 治療目的に応じて上記した弁証論治による処方例の治療に頭顔面部の治療穴を加える．
> 頭顔面部の治療穴：印堂，四白，地倉，頬車，下関，顴髎，太陽，陽白，聴会，率谷，懸顱

(4) スリミングボディ（ダイエットの補助）

　顔のむくみとともに，俗にいう"水ぶくれ"の改善を目的に行う．脾気の不足により，体内に水湿が停滞し，"水ぶくれ"の肥満傾向を呈する．したがって，脾気を補い，湿を改善する．

　病証として，脾虚が想定される．

　処方例は，足三里，三陰交，脾兪，太白（公孫）を配して，脾気を高める．これに肥満改善を期待して耳鍼（肺点，胃点への円皮鍼）を加える．

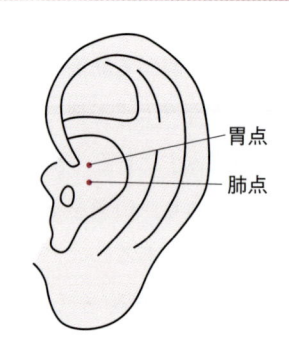

図6-14　耳鍼の処方例

> 処方例（図6-13，14）
> 体鍼：足三里，三陰交，脾兪，太白（公孫）
> 耳鍼：肺点，胃点への円皮鍼

参考文献

1) 傳田光洋：賢い皮膚-思考する最大の＜臓器＞．ちくま新書，筑摩書房，2009．
2) 傳田光洋：皮膚は考える．岩波科学ライブラリー112，岩波書店，2005．
3) 上海中医学院・編：針灸学．刊々堂，東京，1978．
4) 矢野　忠，江川雅人：皮膚疾患と美容への鍼灸医学的アプローチ．*FRAGRANCE JOURNAL*，9月号，50-56，2009．
5) 美容と鍼灸．医道の日本 No.11（臨時増刊），2006．

第3節　産婦人科領域における鍼灸研究の現状

　産科・婦人科領域における鍼灸治療は，骨盤位，乳汁分泌不足，早産予防，つわり，月経困難症，月経不順，更年期障害など，様々な疾患や症状に対して行われ，一定の臨床的効果をあげている．しかし，それらの疾患に対する作用機序については不明な点が多く，機序の解明が強く求められている．そこで，産科・婦人科領域における鍼灸治療の作用機序を考察する上で関連する有益な研究成果について，動物を対象とした基礎的研究と，ヒトを対象とした研究に分けて紹介する．

1. 動物を対象とした基礎的研究の成果
―子宮および卵巣に及ぼす体性感覚刺激の効果―

　体性感覚刺激が子宮および卵巣にどのような作用を及ぼすのか．生理的に安定した状態のもとで，情動の影響をできる限り抑制した動物を用いた基礎研究のうち，主として①子宮の血流および運動，②卵巣の血流，③ホルモン系などに及ぼす効果とその機序について紹介する．

1) 子宮の自律神経調節

(1) 血流への影響

　ヒトを含む種々のほ乳類では，子宮の血管壁にコリン作動性神経が存在する．非妊娠ラットの骨盤神経（副交感神経）遠心性線維に電気刺激を与えると，コリン作動性ムスカリン受容体を介する子宮血流の増加が起こる[1]．一方，下腹神経（交感神経）遠心性線維に電気刺激を行うとα-アドレナリン受容体を介する血流減少がみられる．

(2) 子宮収縮への影響

　非妊娠ラットの骨盤神経に電気刺激を与えると，ムスカリン受容体を介する子宮収縮が子宮体部や子宮頸部に起こる[1]．下腹神経に刺激を与えた場合も子宮収縮が起こるが，この反応はα-アドレナリン受容体遮断薬の影響を受けない．

(3) 子宮からの求心性神経

　ラットの子宮に伸展刺激をはじめとする種々の機械刺激やブラジキニンなどの化学的侵害刺激を与えると，骨盤神経あるいは下腹神経の求心性線維が興奮する[2-5]．卵巣に近い子宮角の伸展刺激では下腹神経の求心性線維が興奮し，子宮頸部から体部の伸展刺激では骨盤神経の求心性線維が興奮する[2]．

2）子宮および卵巣に及ぼす体性感覚刺激の効果

(1) 血流への影響

Hottaら[6]は，麻酔により情動の影響を抑制した非妊娠ラットの会陰部や後肢（中足骨の間の皮膚）にピンチ刺激（ピンセットで皮膚をつまむ）を行うと，刺激開始直後から子宮体部の血流が増加することを見いだした．会陰部のブラシ刺激（非侵害性機械刺激）でも血流増加がみられる．他の部位の刺激（顔，前肢，腹）では血流反応がみられない．刺激中は骨盤神経遠心性線維の興奮が起こる（図6-15）．下腹神経を切断してもピンチ刺激による血流増加反応はみられるが，骨盤神経を切断すると反応が消えるので，この反応は骨盤神経を遠心路とする体性−子宮反射と考えられる．

ラットの脊髄（第1頚髄）を切断して脊髄に入力された情報が脳に伝わらないような急性脊髄モデルをつくり，後肢や会陰部にピンチ刺激を加えると子宮血流が著しく増加する．このことから，分節性の脊髄反射が存在することが明らかになった．さらに，脊髄無傷ラットに比べ急性脊髄ラットの血流増加反応が大きいことから，通常は脳からの下行性抑制が働いている可能性がある．

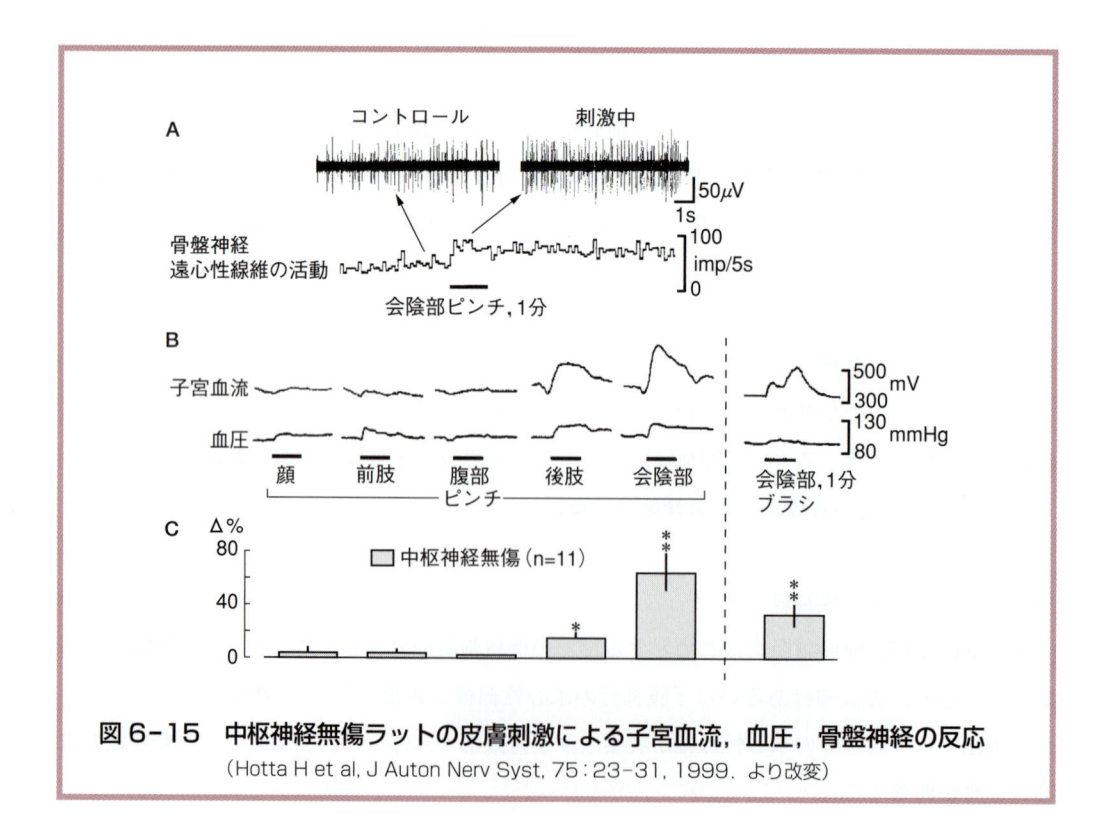

図6-15 中枢神経無傷ラットの皮膚刺激による子宮血流，血圧，骨盤神経の反応
(Hotta H et al, J Auton Nerv Syst, 75：23-31, 1999. より改変)

(2) 子宮収縮への影響

　麻酔ラットの会陰部にピンチ刺激を与えると，骨盤神経を介して反射性に子宮が収縮する．他の部位の刺激では反射性の子宮収縮はみられない[6]．しかし急性脊髄ラットでは，会陰部のみでなく後肢のピンチ刺激でも子宮収縮が起こる．

　麻酔ラットのアキレス腱と内果の間（SP6・三陰交付近）や，前肢の第1・2中手骨間（LI4・合谷付近）の筋に30分の鍼刺激を行うと，子宮運動が減り，さらに非妊娠ラットに比べて妊娠ラットでは，鍼刺激による子宮運動の減少反応が大きいことがKim JSら[7,8]によって観察されている．妊娠期には子宮内でプロスタグランジン（PG）濃度が高くなることが知られているが，この実験モデルでは，PGF_{2a}を投与すると子宮収縮が増加し，鍼刺激を行うとPGの合成酵素であるシクロオキシゲナーゼ（COX-2）が減ることが免疫組織化学法により確認されている．PGに誘発される子宮収縮が鍼刺激により抑制される可能性を示している．

(3) 卵巣血流の自律神経調節

　ほ乳類の卵巣には交感神経や感覚神経が分布している．1990年以降，新たな分子生物学的手法のおかげで，卵巣に分布する神経や種々の神経伝達物質が卵巣の成長や卵巣機能の調節に関与することが明らかになってきた[9]．特に交感神経の働きが重要とされる．

　ラットの卵巣血管には，卵巣動脈に沿って走行するovarian plexus nerveと卵巣提索を走行するsuperior ovarian nerveが分布し，いずれも交感神経アドレナリン作動性神経として作用する．この交感神経の節後線維の細胞体は腹腔神経節付近にあり，神経終末は卵巣に達する（ヒトは下腹神経からの支配もある）．卵巣は迷走神経の支配も受けるが，作用は不明である．ヒト[10]やラットの卵巣血管にはa-アドレナリン受容体があるらしい．Uchidaら[11]は，非妊娠ラットの内臓神経（交感神経）遠心性線維に電気刺激を加えると，卵巣血流が刺激頻度および強度依存性に減少し，a-アドレナリン受容体遮断薬を投与した後に電気刺激をすると，血流減少反応がなくなることを観察している．一方，迷走神経の電気刺激では血流変化がみられない．副交感神経は卵巣血流調節にはほとんど関与しないことが示された．

(4) 卵巣血流に及ぼす体性感覚刺激の効果

　麻酔した非妊娠ラットの後肢の皮膚にピンチ刺激を与えると，反射性に血圧が上昇するが，卵巣血流は一過性に減少し刺激後に増加傾向を示す[11]．刺激中，卵巣の交感神経活動は亢進する．卵巣の交感神経を切断してピンチ刺激を与えると，血圧上昇に依存して卵巣血流は著しく増加する（図6-16）．ピンチ刺激による卵巣交感神経の活動亢進は，血圧上昇に伴う卵巣血流の急激な増加を防いでいる可能性がある．後肢刺激による卵巣交感神経反応は上脊髄性反射である[12]．

　麻酔された非妊娠ラットの大腿二頭筋と腹部（表層の筋）へ低頻度（2 Hz）の鍼通電刺激（EA）を行うと，刺激開始後から卵巣血流が増加し，高頻度（80 Hz）の鍼通電刺激では血圧低

下に伴い卵巣血流も低下することを Stener-Victorin ら[13]は報告している．卵巣交感神経を切断すると，低頻度の鍼通電刺激による血流増加反応はなくなるので，鍼通電刺激が卵巣の交感神経の活動を抑制して卵巣血流を増加させたと考察している．この研究グループは，多嚢胞性卵巣（PCO）のラットモデルへ低頻度（2 Hz）の鍼通電刺激を行った場合も卵巣血流が増加することを確認している．正常ラットに比べて血流増加反応が小さく，背景には PCO ラットの交感神経活動が亢進している可能性が指摘されている[14]．

> **メモ　PCO ラットモデル**[14]：エストラジオール（E2）と同じ作用をもち，作用持続時間が長い estradiol valerate（EV）の投与により，無排卵性の多嚢胞卵巣，交感神経活動の亢進，卵巣ノルアドレナリンの増加，卵巣内の β_2 アドレナリン受容体の感受性の減少を示すようになる．ヒトの排卵障害の原因のひとつの多嚢胞卵巣症候群（PCOS）と似た症状を示すとされる．

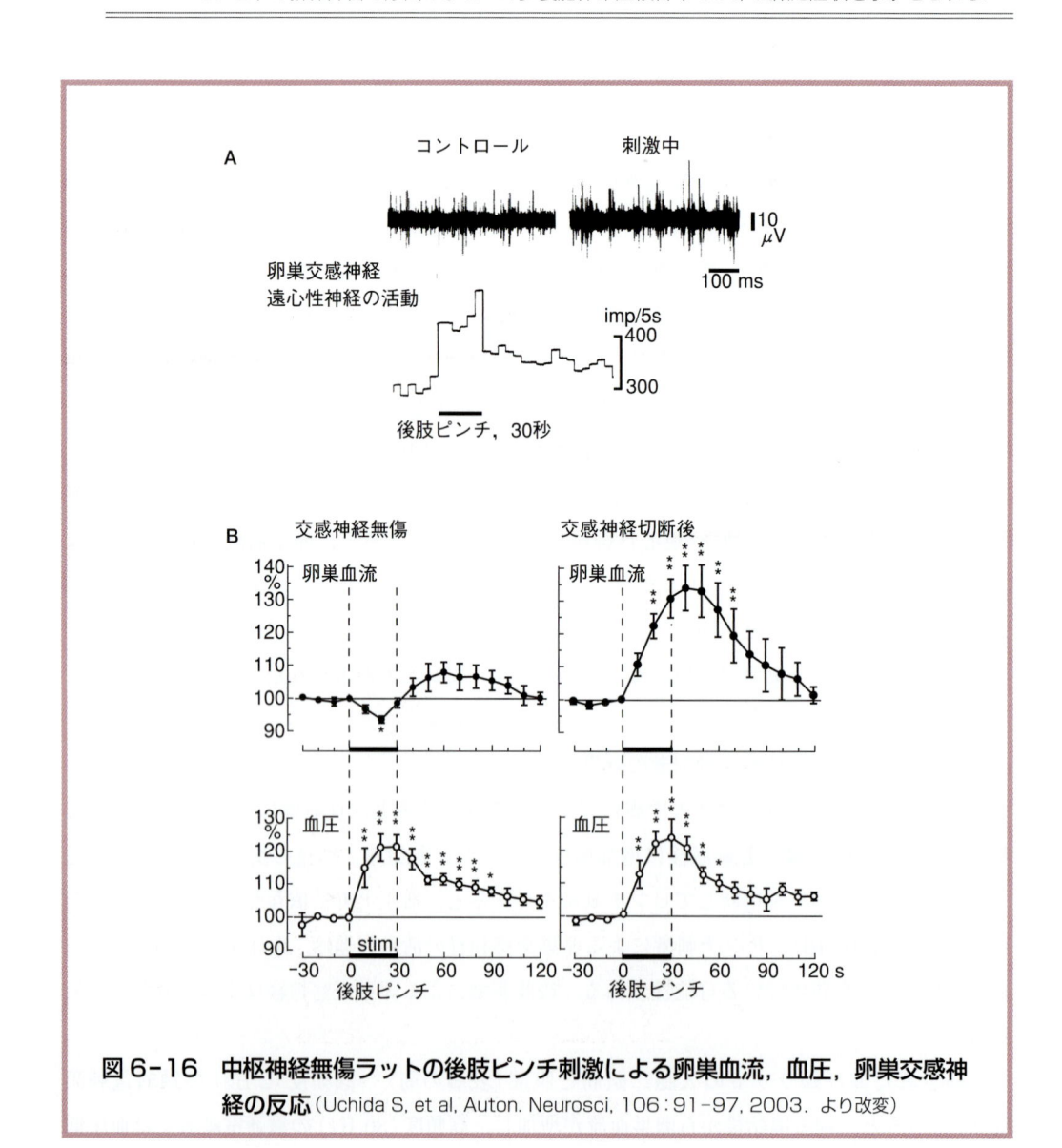

図 6-16　中枢神経無傷ラットの後肢ピンチ刺激による卵巣血流，血圧，卵巣交感神経の反応（Uchida S, et al, Auton. Neurosci, 106：91-97, 2003. より改変）

(5) ホルモン系に及ぼす体性感覚刺激の効果

多くのほ乳類で，乳頭への感覚刺激によりオキシトシンが分泌され，射乳反射や子宮収縮が起こる．乳頭以外の部位へ種々の体性感覚刺激を加えると，血中のオキシトシン濃度が増加することがラットで確認されている[15,16]．卵巣切除により，卵巣女性ホルモンの影響を取り除いた非妊娠ラットの後肢のピンチ刺激や坐骨神経に電気刺激を行うと，視床下部の室傍核（オキシトシン産生に関与）が興奮することがAkaishiら[17]により明らかにされている．

Pakら[18]は，妊娠後期ラットのオキシトシン誘発性子宮収縮が鍼刺激により抑制されることを，オキシトシン・アンタゴニストとの比較実験で確認している．早期陣痛の防止に対する鍼灸の有用性を調べるための研究である．さらには卵巣摘出ラットへ鍼通電刺激を行うと，視床下部―下垂体―卵巣系に影響を及ぼすという報告がある[19]．

(6) 子宮や卵巣に及ぼす性周期や妊娠の影響

妊娠ラットは非妊娠ラットに比べて卵巣血流が増加する．免疫学的研究によると，妊娠末期のラットでは，子宮筋層の血管に分布する神経を除いて，子宮体部に分布する神経線維がほとんど消失し，出生後1～2日後に急速な神経線維の再生が起こる[20]．これと似た現象はヒトでも確認されている．

非妊娠時の子宮血流や卵巣血流は性周期により変化する．卵巣を切除すると子宮血流が著しく減少する．非妊娠ラットの子宮に伸展刺激を加えたときの自律神経求心性線維の興奮閾値は，性周期（発情前期，発情期，発情後期，休止期）によって異なることがRobbinsら[21]により報告されている．それによれば，子宮を伸展させた際の自律神経求心性線維の興奮閾値は発情前期が最も低い．しかし，体性感覚刺激を与えた際の遠心性線維の興奮，および受容器の感受性が性周期によりどのように変わるかはまだよくわからない．

参考文献

1) Sato Y, Hotta H, Nakayama H et al：Sympathetic and parasympathetic regulation of the uterine blood flow and contraction in the rat. *J Auton Nerv Syst*, 59：151-158, 1996.
2) Berkley KJ, Robbins A & Sato Y：Functional differences between afferent fibers in the hypogastric and pelvic nerves innervating female reproductive organs in the rat. *J Neurophysiol*, 69(2)：533-544, 1993.
3) Robbins A, Berkley KJ & Sato Y：Estrous cycle variation of afferent fibers supplying reproductive organs in the female rat. *Brain Res*, 20：596(1-2), 353-356, 1992.
4) Sato S, Hayashi RH & Garfield RE：Mechanical responses of the rat uterus, cervix, and bladder to stimulation of hypogastric and pelvic nerves in vivo. *Biol Reprod*, 40(2)：209-219, 1989.
5) Berkley KJ, Robbins A & Sato Y：Afferent fibers supplying the uterus in the rat. *J Neurophysiol*, 59(1)：142-163, 1988.
6) Hotta H, Uchida S, Shimura M. et al：Uterine contractility and blood flow are reflexively regulated by cutaneous afferent stimulation in anesthetized rats. *J Auton Nerv Syst*, 15：75(1)：23-31, 1999.

7) Kim JS, Shin KH&Na CS：Effect of acupuncture treatment on uterine motility and cyclooxygenase-2 expression in pregnant rats. *Gynecol Obstet Invest*, 50(4)：225-230, 2000.

8) Kim JS, Na CS, Hwang WJ et al：Immunohistochemical localization of cyclooxygenase-2 in pregnant rat uterus by Sp-6 acupuncture. *Am J Chin Med*, 31(3)：481-488, 2003.

9) Leung PCK and Adashi EY：The ovary. 2rd ed., Elsevier Amsterdam, 2004, pp 3-23

10) Varga B, Zsolnai B & Bernard A：Stimulation of the alpha-and beta-adrenergic receptors in human ovarian vasculature in vitro. *Gynecol Obstet Invest*, 10(2-3)：81-87, 1979.

11) Uchida S, Hotta H, Kagitani F et al：Ovarian blood flow is reflexively regulated by mechanical afferent stimulation of a hindlimb in nonpregnant anesthetized rats. *Auton Neurosci*, 31：106(2)：91-97, 2003.

12) Uchida S, Kagitani F, Hotta H et al：Cutaneous mechanical stimulation regulates ovarian blood flow via activation of spinal and supraspinal reflex pathways in anesthetized rats. *Jpn J Physiol*, 55(5)：265-277, 2005.

13) Stener-Victorin E, Kobayashi R & Kurosawa M：Ovarian blood flow responses to electro-acupuncture stimulation at different frequencies and intensities in anaesthetized rats, *Auton Neurosci.*, 31：108(1-2), 50-6, 2003.

14) Stener-Victorin E, Kobayashi R,Watanabe O et al,：Effect of electro-acupuncture stimulation of different frequencies and intensities on ovarian blood flow in anaesthetized rats with steroid-induced polycystic ovaries. *Reprod Biol Endocrinol.*, 26：2(1)：16, 2004.

15) Stock S & Uvnäs-Moberg K：Increased plasma levels of oxytocin in response to afferent electrical stimulation of the sciatic and vagal nerves and in response to touch and pinch in anaesthetized rats. *Acta Physiol Scand*, 132(1)：29-34, 1988.

16) Sato A, Sato Y & Schmidt RF：The impact of somatosensory input on autonomic functions. *Rev. Physiol., Biochem. Pharmacol*, 130：239-252, 1997.

17) Akaishi T, Robbins A, Sakuma Y et al：Neural inputs from the uterus to the paraventricular magnocellular neurons in the rat. *Neurosci Lett*, 11：84(1)：57-62, 1988.

18) Pak SC, Na CS, Kim JS et al：The effect of acupuncture on uterine contraction induced by oxytocin. *Am J Chin Med*, 28(1)：35-40, 2000.

19) Zhao H, Tian ZZ, Chen BY：An important role of corticotropin-releasing hormone in electroacupuncture normalizing the subnormal function of hypothalamus-pituitary-ovary axis in ovariectomized rats. *Neurosci Lett.*, 25：349(1), 25-28, 2003.

20) 内田さえ，志村まゆら，佐藤優子：総説：子宮の神経性調節と鍼灸．全日本鍼灸学会誌，49(4)：555-566, 1999.

21) Robbins A, Sato Y, Hotta H et al：Responses of hypogastric nerve afferent fibers to uterine distension in estrous or metestrous rats. *Neurosci Lett*, 110：82-85, 1990.

2. ヒトを対象とした研究の成果

　鍼灸刺激は，C線維またはAδ線維の自由神経終末にあるポリモーダル受容器を主要な末梢受容器として，内因性鎮痛系，自律神経系，内分泌系，免疫系など，生体の調節系に作用することにより，様々な治療効果を発現させるのではないかといった機序が提唱されている[1]．ここでは，産科・婦人科領域の症状に対する鍼灸刺激や経皮的神経電気刺激法（transcutaneous electrical nerve stimulation；TENS）の作用機序を解明する上で一助となる研究のうち，ヒトを対象にして行われた研究について，①痛みのコントロール，②自律神経系に及ぼす影響，③筋の緊張・異常収縮に及ぼす影響，④血流量への影響，⑤女性ホルモンに及ぼす影響に分けて，それぞれの成果を紹介する．

1）痛みのコントロール

　生体内には下行性鎮痛系，脊髄分節性の鎮痛機構，広汎性侵害抑制調節（diffuse noxious inhibitory controls；DNIC），ストレス誘発鎮痛など様々な鎮痛系が存在する．鍼灸刺激はこれらの内因性鎮痛系を巧みに賦活させて痛みのコントロールを行っている．下行性鎮痛系は侵害的刺激により賦活され，中脳中心灰白質や延髄大縫線核など，上脊髄性の中枢を介して脊髄レベルで痛み入力を抑制する鎮痛系で，効果は全身性で，内因性オピオイドペプチドが関与するとされている．実際に，ヒトを対象にした研究でも，鍼刺激や鍼通電刺激により血漿β-エンドルフィン濃度[2]や血漿メチオニン—エンケファリン濃度[3]が上昇することが報告されており，これらの鎮痛効果はオピオイドペプチドの拮抗剤であるナロキソンの投与により減弱・消失する[4]．

　一方，脊髄分節性の鎮痛機構はゲートコントロール説に基づいており，脊髄後角において痛みを伝える細い神経線維（C線維）からの入力が，同一神経支配領域の触・圧覚を伝える太い神経線維（Aβ線維）からの入力によって抑制される，脊髄分節性に鎮痛効果が生じる鎮痛系である．痛いところをさすると痛みが和らぐ現象は，この鎮痛系によるものと考えられている．TENSは，特にこの太い神経線維を選択的に電気刺激して鎮痛効果を発現させることを目的としている．また，DNICは全身のいろいろな組織に与えた侵害的刺激が，痛みを伝える侵害受容ニューロンの活動を抑制する上脊髄性の中枢が関与する鎮痛系で，鍼灸刺激によりこの系も賦活されるものと考えられている[5]．

　月経困難症や月経前症候群の痛み，あるいは産科領域の分娩時痛などに対する鍼灸刺激の鎮痛・和痛効果は以上のような機序が考えられている．

2）自律神経系に及ぼす影響

　鍼灸刺激は自律神経系にも大きな影響を及ぼす．上肢に行った鍼灸刺激により心拍数は減少

し[6]，下肢を中心に行った鍼灸刺激により胃・腸・胆嚢などの運動は亢進することが報告されている[7-9]．また，内分泌系や循環器系などにも影響を及ぼし，筋の緊張緩和にも関与する．全体としては，交感神経の興奮が抑制する方向あるいは副交感神経の興奮が亢進する方向に作用する場合が多い[10]．

自律神経失調症や更年期障害で生じる症状を改善したり，妊娠嘔吐（つわり）を緩和するのは，鍼灸刺激の自律神経系に及ぼす作用によるところが大きい．

3）筋の緊張・異常収縮に及ぼす影響

鍼灸刺激によって起こる現象のひとつに筋緊張の緩和作用が挙げられる．持続的な筋緊張は血管の圧迫から循環動態の悪化を招き，頸肩部のこり感，頭痛，腰痛，冷え症など，様々な症状を引き起こす．また，妊婦の子宮筋の過度の緊張や異常収縮は骨盤位の正常胎位への整復の妨げになったり，切迫早産の危険性を高める．

佐々木は，生体組織用硬さ測定システムを用いて，肩井穴付近で硬結部に鍼を約 6 mm 刺入して上下動 1〜2 mm の雀啄刺激を行ったところ，皮膚表面から 4〜6 mm，6〜8 mm の深さの硬さは有意に減少したと報告している[11]．鍼灸刺激により筋の緊張が緩む直接の機序の詳細はいまだ不明ではあるが，交感神経の興奮が直接あるいは間接的に筋収縮をもたらすことが報告されており[12]，前述のように鍼灸刺激によって交感神経の興奮が抑制されると筋の緊張は緩む方向に傾く．また，産科領域では，丹羽らは骨盤位の胎位矯正に対して湧泉穴，三陰交穴，至陰穴に温灸をしたところ，胎位が矯正できた妊婦の多くは，施術前に比べる

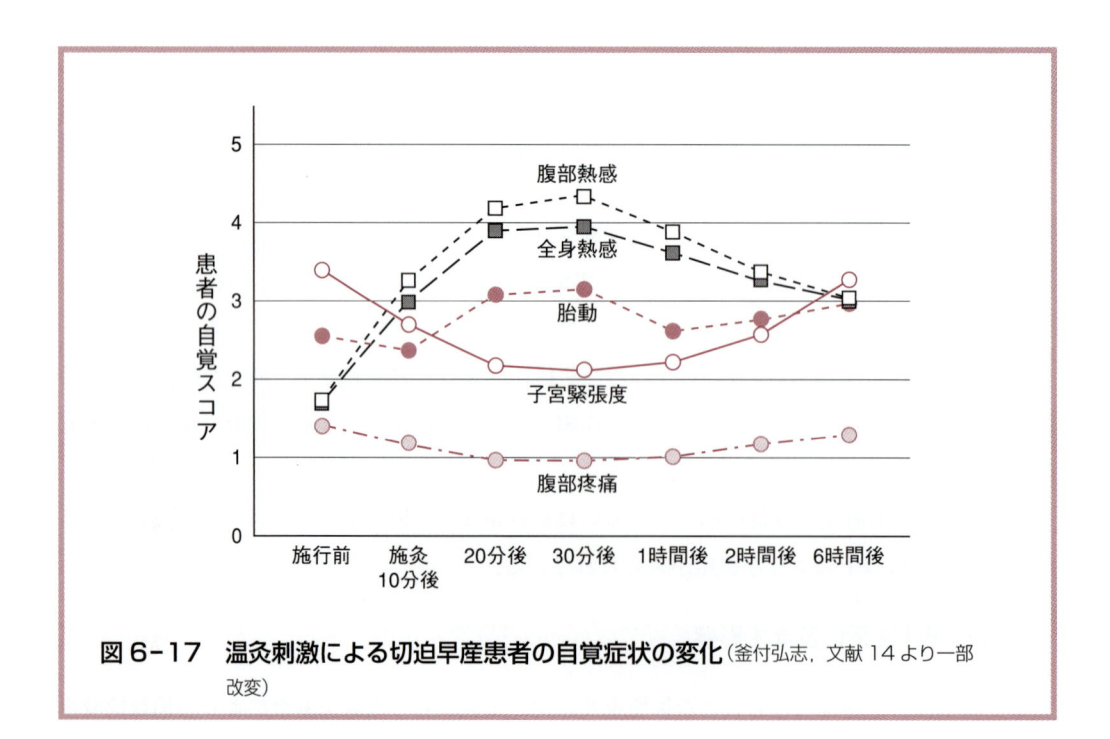

図 6-17 温灸刺激による切迫早産患者の自覚症状の変化（釜付弘志，文献 14 より一部改変）

と子宮緊張の自覚症状が軽減したことを報告しており[13]，釜付らも前述の切迫早産患者に対する下肢への温熱療法により夜間や外出・入浴時の子宮の異常収縮が抑制され，腹部（子宮）の自覚的な張った感じも減少したことを報告している（図6-17）[14]．

以上のように，鍼灸刺激には筋緊張や異常な筋収縮を改善する効果があり，頸肩部のこり感，緊張型頭痛，腰痛など筋由来の症状を改善し，産科領域では骨盤位の胎位矯正，切迫早産の予防，胸部筋の緊張が原因で起こる乳汁分泌不全などに効果がある．なお，筋の緊張が緩むと血管への圧迫も緩和し，循環動態は改善していく．

4）血流量への影響

鍼灸刺激の血流量に及ぼす影響を調べた研究も多くみられる．産科領域では，骨盤内血行動態に及ぼす影響を調べるために，高橋らは超音波ドプラー法を用いて，子宮動脈と臍帯動脈の血管抵抗を指標にして骨盤位矯正の目的で至陰穴へ温灸刺激を行ったところ，各々の動脈の血管抵抗が有意に減少し，特に胎位が矯正した群ではより低下していたことを報告している（図6-18）[15]．同様の結果は，切迫早産患者に対して温熱刺激を行った釜付ら[14]や，不妊症患者に対して鍼通電刺激を行ったElisabet Stener-Victorinら[16]も報告している．また，下肢・下腹部・腰部などに行った鍼灸刺激により下肢や下腹部の皮膚温や自覚的な温かさが上昇したり，下肢の血流量が増加することも報告されている[13,14,17]．

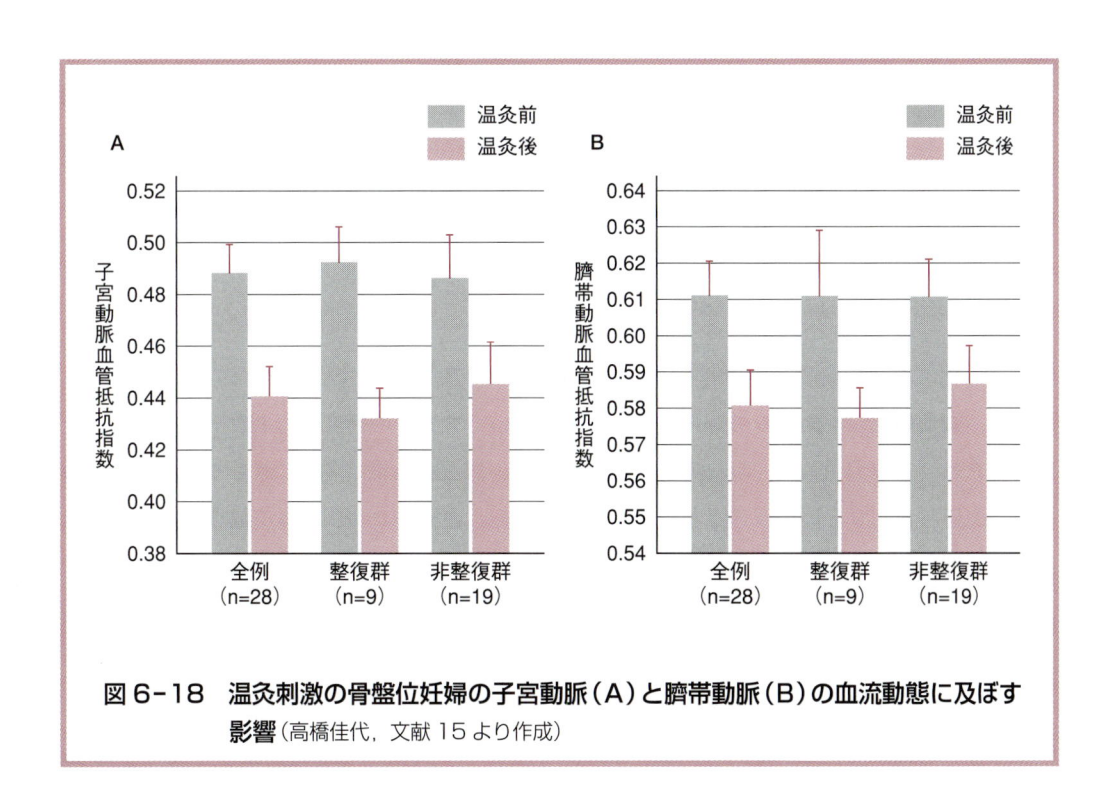

図6-18 温灸刺激の骨盤位妊婦の子宮動脈（A）と臍帯動脈（B）の血流動態に及ぼす影響（高橋佳代，文献15より作成）

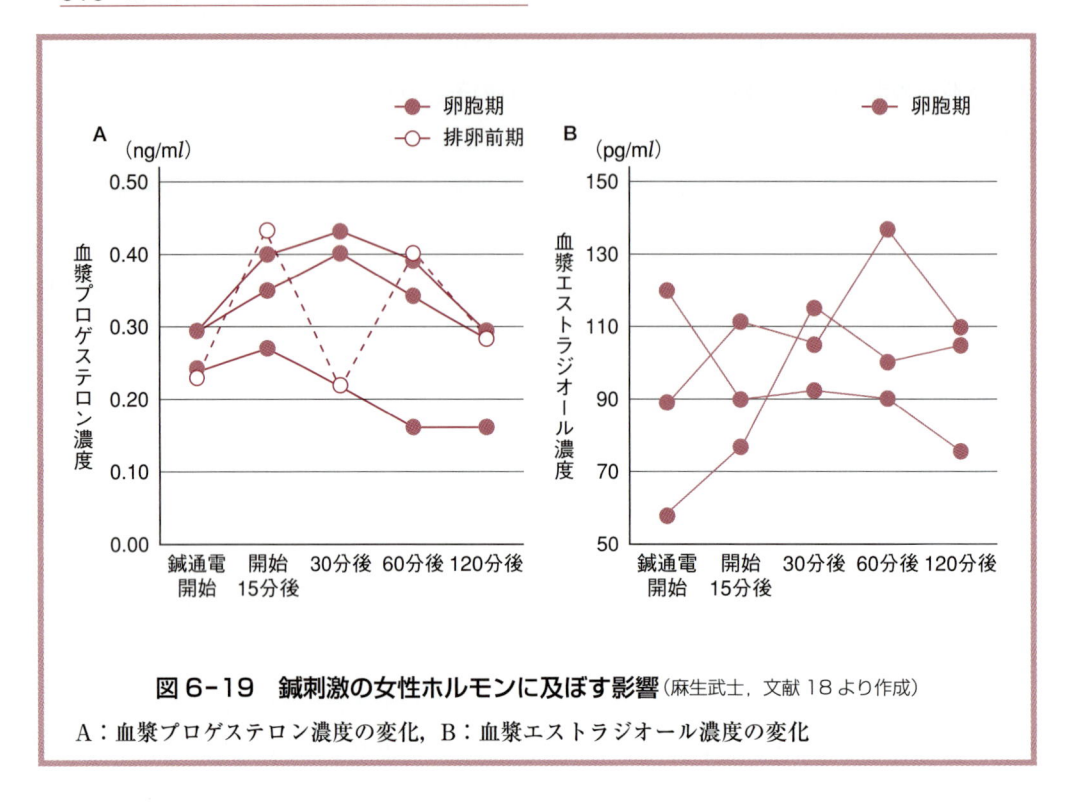

図6-19 鍼刺激の女性ホルモンに及ぼす影響(麻生武士,文献18より作成)
A：血漿プロゲステロン濃度の変化,B：血漿エストラジオール濃度の変化

　これらの報告のように，鍼灸刺激には血流量を増加させる作用がある．特に下肢あるいは下腹部の鍼灸刺激は，子宮動脈・臍帯動脈などの血流を増加させ，骨盤内血行動態を改善する効果が期待でき，子宮筋・腹部筋の緊張の緩和と併せて，骨盤位の胎位矯正の機序のひとつと考えられている[13,15,17]．また，末梢の血流量の増加は皮膚温を上昇させ冷えの症状を緩和する．施術部付近の血流量の増加は軸索反射により，広い範囲の循環動態の改善は自律神経系を介しての作用によるものと考えられる．

5) 女性ホルモンに及ぼす影響

　産科・婦人科系疾患では，ホルモンのバランスの乱れによって発症するものも少なくない．そこで，鍼灸刺激の女性ホルモンに及ぼす影響についても若干の研究が行われている．
　麻生らは，正常月経女性(卵胞期3例，排卵前期1例，黄体期2例)に対して，関元穴，中極穴，大赫穴に120分間の鍼通電刺激を行ったところ，血漿プロゲステロン濃度が卵胞期例と排卵前期例において一時的な上昇傾向を示し，血漿エストラジオール濃度が卵胞期例において高値になったことを報告している(3例中2例；図6-19)．また，黄体化ホルモン放出ホルモン投与下で鍼通電刺激を行うと，卵胞期例と黄体期例で血漿黄体化ホルモン(LH)濃度がコントロールより上昇したことを報告している[18]．山辺らは不妊症患者(散発性無排卵周期症と持続性無排卵周期症)に対して，下肢・下腹部・腰背部の経穴に鍼通電刺激を行ったところ，

卵胞期のLHの不整例が正常化し，排卵期には正常なLHサージが認められ，血漿エストラジオール濃度は卵胞期例・黄体期例ともに上昇傾向だったことを報告している[19]．また，鈴木らは，子宮内膜の形状が8 mm以上で3層構造という基準にまで至らないことが要因のひとつであると考えられる不妊症患者(5例)に対して，下腹部・腰部・下肢の経穴に鍼灸治療を行ったところ，子宮内膜の状態が8 mm以上，3層構造に改善し，妊娠に至ったとの報告をしている[20]．

　以上のように，月経不順や月経困難症，不妊症などに対して，特に卵巣周期に応じて鍼・鍼通電刺激を行うことにより，女性ホルモンの分泌状態を改善し，症状が改善する可能性を期待することができる．ただし，この鍼灸刺激と女性ホルモンに関する研究は，例数や機序の点で今後の詳細な検討が必要であるものと思われる．

参考文献

1) 川喜田健司："侵害刺激としての鍼灸刺激―ポリモーダル受容器仮説―"．西条一止・他編；鍼灸臨床の科学．医歯薬出版，東京，p407, 2000.
2) Boulton, FF, Smith, A：Electroacupuncture and peripheral β-endorphin ACTH levels, *Lancet*, 8141：535-536, 1979.
3) Kiser, RS, Gatchel, RJ, Bhatia, K, et al：Acupuncture relief of pain syndrome correlates with increased plasma met-enkephalin concentrations, *Lancet*, 8364：1394-1396, 1983.
4) Mayer, DJ, Price, DD, Rafii, A：Antagonism of acupuncture analgesia in man by the narcotic antagonist naloxone. *Brain Res*, 121：368-372, 1977.
5) 川喜田健司："TENS, DNICと鍼鎮痛"．西条一止・他編；鍼灸臨床の科学．医歯薬出版，東京，2000, pp469-481.
6) 西條一止，矢澤一博，森英俊・他：鍼灸と自律神経反射(3)．全鍼灸誌，31(4)：342-349, 1982.
7) 愛知政則，川瀬勝士：足三里穴の胃の蠕動運動に及ぼす影響　体性―胃反射の実験．医道の日本，641：56-60, 1997.
8) 山川緑，篠原昭二，石丸圭荘・他：腸管運動に及ぼす鍼灸刺激の効果に関する実験的検討．明治鍼灸医学，6：89-95, 1990.
9) 矢野　忠，大山良樹，山田伸之・他：経絡・経穴系の特異的作用の解明に関する基礎的研究―胆嚢形態に及ぼす下腿胆経上の経穴の作用について―．日温気物医誌，53(4)：207-218, 1990.
10) 西條一止：東洋物理療法の効果とその科学的裏付け．日温気物医誌，53(1)：36-37, 1989.
11) 佐々木和郎："肩こりの研究と鍼灸治療"．西条一止・他編；鍼灸臨床の科学．医歯薬出版，東京，2000, pp131-132.
12) 川喜田健司：筋痛の発生機序―痛みの悪循環説を中心に―．ペインクリニック，25(1)：81-86, 2004.
13) 丹羽邦明，金倉洋一，松原英孝・他：骨盤位に対する灸療法の試み．日本東洋医学会誌，45(1)：345-50, 1994.
14) 釜付弘志，金倉洋一，野村祐久・他：切迫早産患者に対する灸療法の有用性について．日本東洋医学会誌，45(4), 849-858, 1995.
15) 高橋佳代，相羽早百合，武田佳彦・他：骨盤位矯正における温灸刺激の効果について．東女医大誌，65：801-807, 1995.
16) Elisabet Stener-Victorin, Urban Waldenstrom et al：Reduction on blood flow impedance in the uterine arteries of inferitile women with electroacupuncture, *Human Reproduction*, 6：1314-

1317, 1996.
17) 林田和郎：東洋医学的方法による胎位矯正法．東邦医学会雑誌，34(2)：196-206, 1987.
18) 麻生武士，本橋亨，村田匡好・他：ハリ刺激の女性内分泌環境におよぼす影響．産婦科治療，33(2)：200-205, 1976.
19) 山辺徹，森淳躬，三浦清巒：不妊症に対する電気経絡針の応用．産婦人科の世界，30：29-34, 1978.
20) 鈴木裕明，越智正憲：不妊症に対する鍼灸治療の検討―高度生殖医療に鍼灸治療を併用した5症例―．全日本鍼灸学会誌，50(2)：344, 2000.

索　引

=欧文=

ART　218
BBT　81
BMI　174
Bonicaの説　242
CPD　96
CT　92
CTG　95
DHEA-S負荷試験　94
FSH　83
gender　291
GnRH負荷試験　84
GSM　291
hPL　94
HRT　142
HSV　125
IBS　106
IUFD　156
IUGR　161
Kupperman閉経期指数　265
LH　83
LHRH負荷試験　84
LHサージ　55
LLPDD　99, 100
MRI　93
NRS　180
NST　96
OD　102
O脚　278
paper bag rebreathing法　109
PCOラットモデル　312
PFS　181
PIH　162
PMDD　120
PMS　120
POMSテスト　180
PRL　83
PSスコア　180
RCT　235
Rubin test　85
sex　291
STD　123
TENS　244
TRH負荷試験　84
TTTS　168
VDT作業　298
X脚　278

=あ=

アトピー性皮膚炎　110
アトピー性皮膚炎の診断基準　111
アトピー素因　111
アレルゲン　112
あん摩　44
阿是穴　40
圧痛（変形性膝関節症の）　279

=い=

インヒビン　52
医療面接　74
胃　19
異所性妊娠　157
異常収縮　316
萎縮性腟炎　144
遺尿　268
痛みの軽減　281
痛みのコントロール　315
痛みの神経支配　242
陰結　187
陰陽の消長　4
陰陽のバランス　100
陰陽の平衡　5
陰陽論　3

=う=

ウイメンズクリニック　293
ウロダイナミックス検査　272
うっ滞性乳腺炎　171
うつ乳　171
内膝蓋　283

=え=

エコロジーの医学　1
エステティック　302
エストロゲン　53, 252
エストロゲン欠乏　264
エストラジオール　83
円皮鍼療法　256

=お=

オーバードーゼ　287
オキシトシン　248
おねしょ　268
悪心　152
悪阻　226
瘀血　216
黄体化ホルモン　83
黄体期　56
黄体期後期違和障害　99
嘔吐　152

=か=

カウンセリング　143
カラードプラー装置　92
下肢伸展挙上訓練　283
過換気症候群　108
過換気症候群の診断基準　109
過呼吸テスト法　109
過少月経　113
過多月経　113
過短月経　113
過長月経　113
過敏性腸症候群　106, 186
過敏性腸症候群のRome II 診断基準　107
過労死　177
鵞足　283
外因　9
外陰腟炎　122
外感性頭痛　183
角層水分量　303
肩こり　205
滑液包炎　278
完全流産　155
肝　17
肝鬱　215
寒邪　66
寒熱　32
漢方　46
漢方療法　142
関節内水腫　278, 281

=き=

気　5, 13
気虚　33, 179
気血津液病証　33
気功　45
気滞　33
気秘　187
希発月経　113, 198
奇経八脈　39
奇穴　40

奇恒の腑　59
起立性調節障害　102
基礎体温　81, 114
基礎体温曲線　82
器質的月経困難症　117
機能性月経困難症　117
偽鍼　209
旧優性保護法　154
灸　45
急性化膿性乳腺炎　171
虚寒　66
虚実　33
虚損　178
虚秘　188
胸脇苦満　30
勤務妊婦　298
勤労女性　296
筋緊張の緩和　316
緊張型頭痛　104, 182
緊張性尿失禁　268

=く=

クラミジア感染症　124
グッドマン法　96
グラーフ卵胞　54
群発頭痛　182

=け=

ゲートコントロール説　193, 194
下痢　186
形質細胞性乳腺炎　171
経穴　40
経行後期　200
経行先期　200
経行先後無定期　202
経行腹痛　191
経質　80
経色　80
経早　200
経遅　200
経腟走査法　90
経腟超音波　90
経皮水分蒸散量　303
経腹走査法　90
経腹超音波　90
経閉　198
経脈　39
経絡　37
経乱　202
経量　80
頸管妊娠　157

頸管粘液検査　84, 87
稽留流産　155
欠乳　253
血　5, 14
血液型不適合妊娠　169
血瘀　34, 215
血虚　34
血流量　317
月経　57, 63
月経異常　78, 113
月経困難症　116, 319
月経周期　57, 197
月経前症候群　120
月経前不快気分障害　120
月経痛　117, 190
月経不順　202, 319
元気　13
原穴　30
原始卵胞　54
原発(性)無月経　115
原発性月経困難症　117
減量　175

=こ=

コルポスコピー　89
コンピューター断層撮影　92
古代九鍼　46
固摂作用　236
鼓脹　186
五行　6
五行理論　97
五行論　6
五臓診　28
五労　179
交感神経　102
交替勤務　298
交流分析　143
行動療法　109
抗アレルギー剤　112
抗うつ薬　142
抗ヒスタミン剤　112
抗不安薬　142
更年期　52, 100
更年期障害　139, 263, 296
更年期スコア　264
後肢ピンチ刺激　312
高血圧症　146, 285
高脂血症　148
項強　205
国際尿失禁スコア　269
骨粗鬆症　144

骨度法　41
骨盤位　229, 317
骨盤位矯正法　234
骨密度の測定　145

=さ=

サーモグラフィ　213
細胞診　88
臍下不仁　30
臍帯　170
逆子　230
三焦　20
三大アレルゲン　110
産痛　242
産痛スコア　247

=し=

子癇　165
子宮　309
子宮癌　136
子宮鏡診　89
子宮筋腫　134
子宮頸管炎　124
子宮頸癌　136
子宮腺筋症　132
子宮体癌　137
子宮内胎児死亡　156
子宮内膜　55
子宮内膜症　129, 196
子宮内膜組織診　85
子宮卵管造影法　85
四診　20
至陰　238
自然治癒力の医学　2
自然流産　154
刺激過多　287
思春期　50, 97
思春期女性　294
脂質異常症　148
視診　76
嗜好の変化　152
耳鍼　308
耳聾　273
自律訓練法　109, 143
自律神経系　315
自律神経失調　106
自律神経失調症　139, 212
自律神経調節　309
磁気共鳴画像　93
色体表　7
七情　11

索　引　323

湿邪　67
膝関節　280
膝腫痛　284
膝痛　276
下血海　283
腫瘍マーカー　89, 128
十二経別　39
十二経脈　39
縦位　230
循環器の反射帯　287
女性外来　292
女性ホルモン　318
小宇宙　1
小産　236
小腸　19
小腹急結　30
小腹不仁　30
小便失禁　270
小便不禁　270
少乳　253
症候性肥満　174
衝脈　61
情志の失調　101
心　17
心下痞鞕(硬)　28
心身一如の医学　1
心包　19
津液　15
津傷　34
浸潤癌　150
進行流産　155
鍼灸　45
鍼灸研究　309
人工的荒れ肌　303
人工流産　154
陣痛　244
陣痛周期　248
陣痛促進　248
陣痛促進剤　248
腎　18
腎気の衰え　100
腎虚　179, 214

＝す＝

ストレス　299
頭痛　181
頭痛の国際分類　104
水液停滞　35
健やか親子21　292

＝せ＝

セロトニン説　120
生殖補助医療　218
生殖器の萎縮症状　143
生理的無月経　115
成熟卵胞　54
性　291
性感染症　123
性器脱　143
性器ヘルペス　125
性交後頸管粘液検査　88
性差医療　291
性周期　53
性成熟期　51, 98, 294
精液検査　88
精子検査　87
切経　30
切診　27
切迫早産　236, 316
切迫流産　155
舌質　21
舌診　21
舌苔　22
尖圭コンジローマ　127
前置胎盤　166

＝そ＝

祖脈　27
組織診　88
疏肝気　70
双合診　77
双胎間輸血症候群　168
早産　160, 236
早産予防　239
相剋　6
相生　6
騒音職場　298
増殖期　55
臓腑　17
臓腑病証　35
足冷　210
続発(性)無月経　115
続発性月経困難症　117

＝た＝

ダニ抗原　110
多胎妊娠　167
体脂肪率　174
体性感覚刺激　309
体表医学　301

胎位　230
胎位不正　232
胎児採血　96
胎児心拍(数)陣痛図　95
胎児発育不全　161
胎児付属物の異常　169
胎動不安　236
胎盤　170
胎盤機能検査　93
帯下　79
帯脈　63
大宇宙　1
大腸　19
単純性肥満　174
単純ヘルペスウイルス　125
胆　19
痰湿　215
男女雇用機会均等法　297

＝ち＝

チョコレート嚢胞　196
血の道症　264
腟拡大鏡診　89
腟鏡診　77
腟スメア　87
腟トリコモナス症　126
中高年期　296
超音波検査　151
超音波断層法　90
超音波ドプラー胎児心拍検出装置　91
調気血　72
直腸鏡診　89
直腸診　77
鎮痛系　315

＝つ＝

つわり　152, 226
痛経　191, 192

＝て＝

テストステロン　84
低温職場　297
低周波通電療法　247
天癸　58, 59
電磁波　299

＝と＝

トータル医療　293
トリガーポイント　222
閉ざされた質問　75

頭位　230
同身寸法　42
動作開始時痛　277
導引　44
督脈　61
突発性難聴　273

= な =

内因　10
内因性オピオイド説　120
内隙　282
内傷性頭痛　183
内上顆　283
内診　77
内臓肥満　174
内反変形　278
難産　249

= に =

二次性高血圧　147
二次性高血圧症　286
二次卵胞　54
日本頭痛学会　181
乳管周囲性乳腺炎　171
乳癌　150
乳汁不行　253
乳汁分泌不全　251, 255, 256
乳汁分泌量　257
乳腺炎　171
乳腺欠損　252
乳腺発育不全　252
乳房マッサージ　254
尿失禁　268
尿失禁 QOL 評価法　269
尿中 hCG 値　160
尿中エストリオール　93
尿の切れ感　272
尿漏れ　268
任脈　61
妊娠悪阻　152
妊娠高血圧症候群　156, 162
妊娠中毒症　162

= ね =

熱邪　66
熱秘　187

= の =

ノンストレステスト　95

= は =

ハウスダスト　110
パジェット病　150
パルスドプラー装置　92
肺　18
排尿障害　144
排卵　54
八綱病証　31
発育卵胞　54
鍼　45

= ひ =

ヒステロスコピー　89
ヒト胎盤性ラクトゲン　94
皮膚バリア機能　303
冷え症　210
泌尿器の萎縮症状　143
肥胖　174
肥満　173
肥満度　174
非浸潤癌　150
非薬物療法　122
疲労　177
疲労物質　179
脾　18
脾虚　179
美身鍼灸　302
美容鍼灸　301, 302, 305
美容鍼　305
微弱陣痛　248
膝 OA　276
表裏　32
標準体重　174
病証　30
病証の決定　36
病的無月経　115, 116
開かれた質問　74
頻発月経　113, 198

= ふ =

ブライトニング　305
プラスミン　57
プラセボ鍼治療　196
プロゲステロン　83, 252, 258
プロスタグランジン　248
プロスタグランジン説　117
プロラクチン　83
不正性器出血　78
不全流産　155
不通則痛　191

不定愁訴　98, 99, 139
不内外因　11
不妊　130
不妊検査　85
不妊症　214, 319
副交感神経　102
副腎皮質ホルモン薬　112
腹圧性尿失禁　268
腹腔鏡診　89
腹診　28
腹膜妊娠　158
分泌期　56
分娩痛　243
聞診　23

= へ =

片頭痛　182
変形性膝関節症　276
便失禁　186
便通障害　185
便秘　186
便秘（妊娠中の）　260

= ほ =

ホルモン　313, 318
ホルモン測定　82
ホルモン負荷試験　84
ホルモン補充療法　142
ホルモン療法　122
補腎気　72
母体保護法　154
募穴　30
方剤弁証　47
胞宮　59
胞状奇胎　159
望診　20
膀胱　20
膀胱鏡診　89
本態性高血圧　146, 286

= ま =

マッサージ　44
マッスル・セッティング　283
マルサス法　96
マンモグラフィ　151

= み =

未病の医学　2
耳鳴り　272
脈診　27

=む=

無月経　115, 197
無痛分娩　242
無排卵周期症　198, 202

=め=

メニエール病　273

=も=

森田療法　143
問診　23, 75

=や=

夜尿　268

=ゆ=

腧穴　40
兪穴　30

=よ=

予診　75
羊水　170
羊水鏡診　90
羊水検査　93
羊水穿刺　93
要穴　41
陽結　187
腰痛　218
腰痛（妊娠中の）　258
腰痛の原因　219
抑うつ症　106

=ら=

ライフステージ　139
ラセン動脈　56
ラパロスコピー　89
ランダム化比較試験　235
絡脈　40
卵胞刺激ホルモン　83
卵管疎通性検査法　85
卵管通気法　85
卵管通色素法　86
卵管通水法　86
卵管妊娠　157
卵巣　53, 309
卵巣機能の低下　139
卵巣腫瘍　127
卵巣妊娠　157
卵胞　53

=り=

リストアップ　305
リプロダクティブ・ヘルス・ライツ　292
リラキシン　258
流産　154
淋疾（病）　126

=れ=

レディース鍼灸　293
冷感症　210
冷秘　188
癘気　10

=ろ=

老年期　100
労働力率　296
六淫　10
六経病証　36

=わ=

和痛　245
和痛分娩　241
和脾胃　71